病態と治療戦略がみえる

免疫・アレルギー疾患イラストレイテッド

田中良哉（産業医科大学医学部第1内科学講座）編集

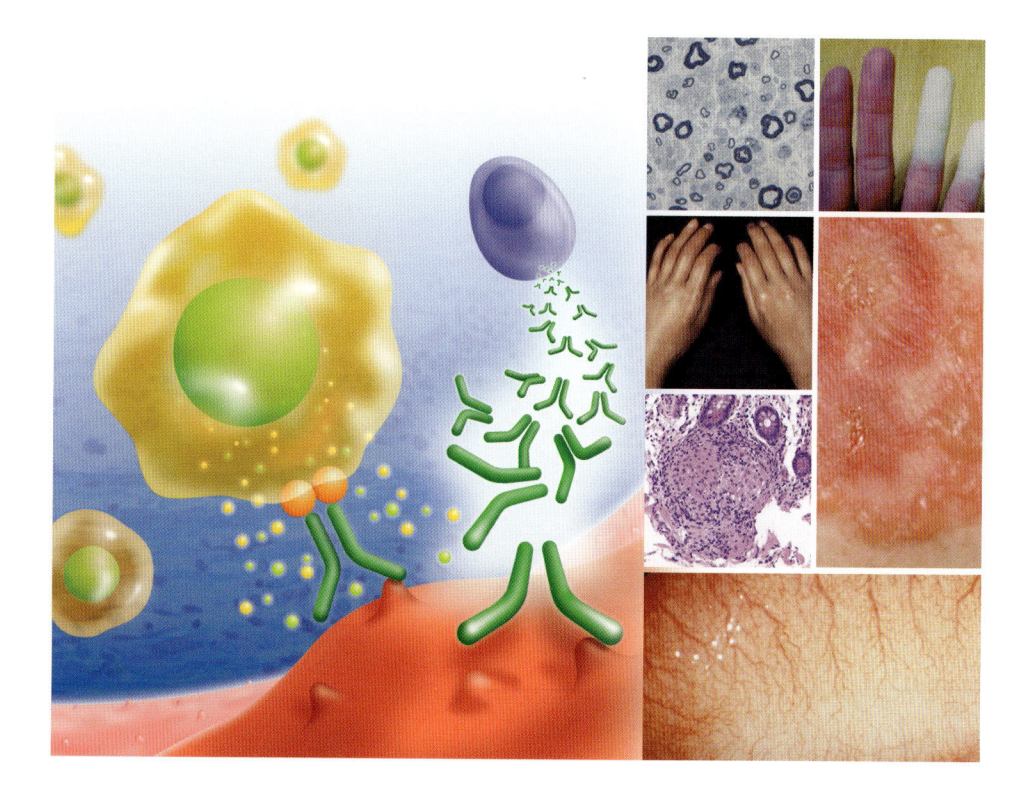

羊土社
YODOSHA

謹告

　本書に記載されている診断法・治療法に関しては，発行時点における最新の情報に基づき，正確を期するよう，著者ならびに出版社はそれぞれ最善の努力を払っております．しかし，医学，医療の進歩により，記載された内容が正確かつ完全ではなくなる場合もございます．

　したがって，実際の診断法・治療法で，熟知していない，あるいは汎用されていない新薬をはじめとする医薬品の使用，検査の実施および判読にあたっては，まず医薬品添付文書や機器および試薬の説明書で確認され，また診療技術に関しては十分考慮されたうえで，常に細心の注意を払われるようお願いいたします．

　本書記載の診断法・治療法・医薬品・検査法・疾患への適応などが，その後の医学研究ならびに医療の進歩により本書発行後に変更された場合，その診断法・治療法・医薬品・検査法・疾患への適応などによる不測の事故に対して，著者ならびに出版社はその責を負いかねますのでご了承ください．

序

　「免疫はわかりにくい」,「免疫疾患は診断も治療も難しい」という声を耳にします．全身を再循環するリンパ球が免疫を司り，リンパ球にはいくつかのサブセットが存在し，多彩な表面分子やサイトカインを介して細胞間で情報伝達し，複雑な細胞内シグナルを活性化し…．確かに活字から入ると大変です．しかし，イラストならばイメージが湧くはずです．本シリーズは，医学・生物学系を専門とする学生，大学院生を主な対象とし，「目で見てわかる」書籍をめざしています．今回,『免疫・アレルギー疾患イラストレイテッド』は，自己免疫疾患やアレルギー疾患をイラストでわかりやすく解説する教科書として仲間入りしました．

　「免疫疾患をイメージ」してください．免疫系は自らを守るために，微生物から数百万年をかけて進化してきたシステムです．多様な抗原に対応できる，次の侵入に備えて記憶できる，自己には寛容であるなどの特徴を具備します．生体を守るしくみそのものなのです．しかし，自己を抗原と誤って認識し，記憶し，寛容でなくなると，自己免疫疾患を発症します．抗原に対して過剰に反応すれば，アレルギー疾患を呈します．このような疾患のメカニズムについて，イラストをみながらイメージすることからはじめてほしいと願っています．

　「免疫疾患研究はおもしろい！」と言われるようになってきました．免疫学的ツールを用いて，免疫難病を制御できるようになってきたからです．例えば，関節リウマチの病態形成過程で重要な役割を担うTNFやIL-6を標的として，抗体を用いたピンポイント治療を施せば，関節破壊の進行を抑止できます．このような治療革命は，さまざまな免疫・アレルギー疾患に応用され，最も注目される分野になりました．本書は，進歩の速い免疫疾患の最先端の知見まで解説されています．

　『免疫・アレルギー疾患イラストレイテッド』は，免疫のしくみ，全身性自己免疫疾患（膠原病），臓器特異的自己免疫疾患，アレルギー疾患の4部構成です．免疫・アレルギー疾患領域のオールスターの先生方にご執筆いただきました．疾患の発症メカニズムから薬の作用機序まで，網羅的な内容にしていただきました．「目で見てわかる」教科書をつくるために，多大なるご協力を賜りましたことを心から御礼申し上げます．読者の皆様には，免疫疾患をイラストから理解し，イメージを自由に膨らませていただきますことを期待しています．

2013年7月

田中良哉

目次概略

基礎編 免疫のしくみ ── 11
1. 免疫と自己免疫
2. アレルギー総論
3. ヒトゲノムと膠原病・アレルギー
4. 抗原提示細胞
5. T細胞
6. B細胞
7. マスト細胞，好塩基球，好酸球
8. サイトカイン
9. 化学伝達因子
10. 補体

臨床編I 全身性自己免疫疾患（膠原病）── 105
1. 膠原病総論
2. 関節リウマチ
3. 血清反応陰性脊椎関節症
4. 成人スティル病
5. 全身性エリテマトーデス
6. 抗リン脂質抗体症候群
7. 強皮症と関連疾患
8. 多発性筋炎，皮膚筋炎
9. 混合性結合組織病
10. シェーグレン症候群
11. IgG4関連疾患
12. 血管炎症候群
13. 高安動脈炎
14. ベーチェット病

臨床編II 臓器特異的自己免疫疾患 ── 199
1. クローン病
2. 潰瘍性大腸炎
3. 重症筋無力症
4. 多発性硬化症
5. ギランバレー症候群
6. 自己免疫性肝炎
7. 自己免疫性膵炎
8. 原発性胆汁性肝硬変，原発性硬化性胆管炎
9. 自己免疫性溶血性貧血
10. 特発性血小板減少性紫斑症
11. バセドウ病
12. 橋本病
13. 1型糖尿病
14. 天疱瘡，類天疱瘡―自己免疫性水疱症

臨床編III アレルギー疾患 ── 285
1. アレルギー疾患総論
2. アナフィラキシー
3. 血清病
4. 気管支喘息
5. 過敏性肺炎
6. アレルギー性鼻炎
7. 蕁麻疹
8. アトピー性皮膚炎
9. 接触皮膚炎
10. アレルギー性結膜炎
11. 食物，薬剤，職業性アレルギー
12. 好酸球増多症，好酸球増多症候群

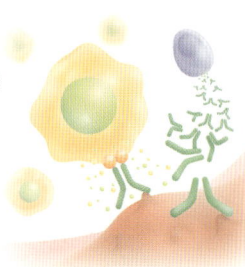

表紙写真解説

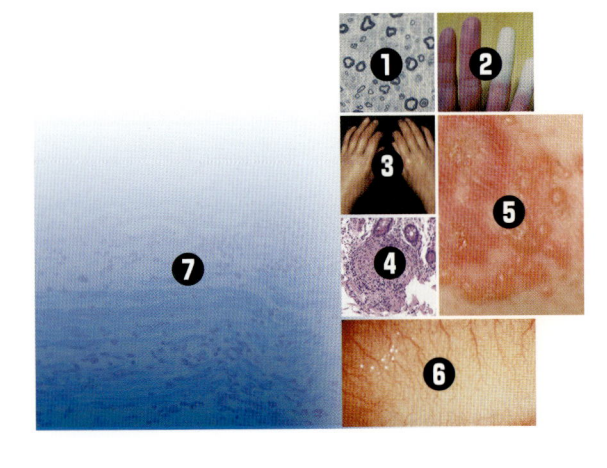

❶ ギランバレー症候群（AIDP）患者の生検腓腹神経
 ⇒臨床編II - 5 ギランバレー症候群；図1A 参照

❷ SSc に特徴的な身体所見
 ⇒臨床編I - 7 強皮症と関連疾患；図2C 参照

❸ SSc に特徴的な身体所見
 ⇒臨床編I - 7 強皮症と関連疾患；図2B 参照

❹ クローン病の病態
 ⇒臨床編II - 1 クローン病；概念図 参照

❺ 天疱瘡の特徴
 ⇒臨床編II -14 天疱瘡，類天疱瘡；概念図 参照

❻ アレルギー性結膜炎の前眼部写真
 ⇒臨床編III - 10 アレルギー性結膜炎；図2 参照

❼ 剖検例の坐骨神経近位部
 ⇒臨床編II - 5 ギランバレー症候群；図2 参照

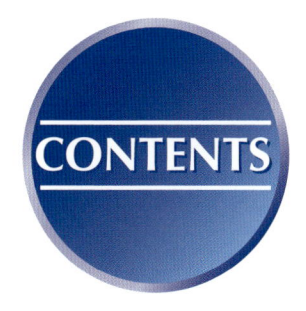

病態と治療戦略がみえる 免疫・アレルギー疾患イラストレイテッド

CONTENTS

序 .... 田中良哉

基礎編　免疫のしくみ　11

❶ 免疫と自己免疫（藤尾圭志）.. 12
1. 自己免疫疾患の定義とは
2. 臓器特異的自己免疫疾患と全身性自己免疫疾患
3. 遺伝的素因
4. 環境要因と自然免疫—腸内細菌叢と免疫系
5. 細胞レベルでの「サブセット」をもとにした免疫応答の理解
6. 今後の展望

❷ アレルギー総論（平原 潔，中山俊憲）.. 20
1. "アレルギー" の成り立ち
2. "アレルギー" の分類
3. Ⅰ型アレルギー
4. Ⅱ型アレルギー
5. Ⅲ型アレルギー
6. Ⅳ型アレルギー
7. 喘息における Th 細胞サブセットの関与
8. 今後の展望

❸ ヒトゲノムと膠原病・アレルギー（山田 亮）................................ 28
1. ゲノムの多様性と疾患の関係
2. ゲノムとその他のオミックスとの関係
3. DNA 配列バリエーション・遺伝子多型
4. 免疫系の遺伝子に特有な遺伝的多様性
5. DNAバリアントの発生時期と疾患—生殖細胞変異と体細胞変異
6. 免疫系疾患の疾患リスク遺伝子
7. DNA バリアントの機能性
8. 今後の展望

❹ 抗原提示細胞（長谷川久紀，上阪 等）.. 40
1. 抗原提示細胞とは
2. 樹状細胞
3. マクロファージ
4. B 細胞

❺ T 細胞（中山田真吾，田中良哉）.. 50
1. T 細胞と疾患との関連
2. T 細胞による抗原特異性の獲得と自己反応性 T 細胞の除去
3. ヘルパー T 細胞サブセットによる病態形成
4. Treg 細胞による末梢性免疫寛容と破綻による病態形成
5. ヘルパー T 細胞の可塑性と多様性
6. その他の T 細胞による病態形成
7. T 細胞を標的とした治療薬

❻ B 細胞（桑原一彦，阪口薫雄）.. 59
1. 自己免疫疾患への B 細胞の関与
2. B 細胞分化とトレランス
3. 中枢性トレランスとレセプターエディティング
4. 末梢性トレランスと胚中心の役割
5. トレランスにおけるプレ B 細胞受容体の役割
6. 記憶 B 細胞とトレランス—新たな治療標的
7. ヒト B 細胞のトレランスのチェックポイント
8. 制御性 B 細胞
9. 免疫不全と自己免疫
10. 治療開発に向けて

❼ マスト細胞，好塩基球，好酸球（布村 聡，羅 智靖）...................... 68
1. 形態学的特徴と機能
2. アレルギー性炎症における役割
3. 寄生虫感染に対する免疫応答

⑧ サイトカイン (針谷正祥) ... 77
1. サイトカインの働き
2. サイトカインの特徴
3. サイトカイン受容体の特徴
4. ケモカイン
5. 自然免疫系に関与する炎症性サイトカイン
6. 獲得免疫に関与するサイトカイン
7. 抗炎症性サイトカイン
8. 代表的な自己免疫疾患におけるサイトカインネットワーク

⑨ 化学伝達因子 (野島 聡, 熊ノ郷 淳) ... 87
1. 免疫疾患と化学伝達因子
2. ヒスタミン—生体アミンの1つ
3. エイコサノイドの種類
4. プロスタグランジン
5. トロンボキサン
6. ロイコトリエン
7. スフィンゴシン-1-リン酸(S1P)—新たな脂質メディエーター

⑩ 補体 (塚本 浩, 堀内孝彦) ... 96
1. 補体とは
2. 補体活性化経路
3. 補体受容体
4. 補体制御因子
5. 補体の機能

臨床編Ⅰ　全身性自己免疫疾患（膠原病） ... 105

❶ 膠原病総論 (宮坂信之) ... 106
【膠原病とは】
1. 疾病概念
2. 診察の仕方—症候・病態の見極め
3. 診断
4. 治療戦略の概略

❷ 関節リウマチ (髙田哲也, 竹内 勤) ... 112
【関節リウマチとは】
1. 病態
2. 病因
3. 臨床所見
4. 画像所見
5. 血液検査所見
6. 診断
7. 薬物治療

❸ 血清反応陰性脊椎関節症 (折口智樹, 川上 純) ... 119
【血清反応陰性脊椎関節症とは】
1. 発症機序
2. 臨床症状，診察所見，画像所見の特徴
3. 診断
4. 治療

❹ 成人スティル病 (多田芳史) ... 127
【成人スティル病とは】
1. 病因
2. 病態，発症機序
3. 臨床所見，診断
4. 治療

❺ 全身性エリテマトーデス (坊垣 幸, 小池隆夫) ... 131
【全身性エリテマトーデス（SLE）とは】
1. 病因
2. 症状
3. 診断基準
4. 検査
5. 疾患活動性の判定
6. 治療方針

❻ 抗リン脂質抗体症候群 (渡邊俊之, 渥美達也) ... 141
【抗リン脂質抗体症候群とは】
1. 抗リン脂質抗体と病態
2. 臨床像
3. 診断
4. 治療

❼ 強皮症と関連疾患 (桑名正隆) ... 146
【強皮症とは】
1. 臨床所見
2. 診断
3. 病型分類と経過
4. 治療戦略

❽ 多発性筋炎，皮膚筋炎 (髙崎芳成) ... 153
【多発性筋炎，皮膚筋炎とは】
1. 病態，発症機序
2. 臨床症状
3. 検査および画像所見

CONTENTS

- **4** 診察所見
- **5** 診断

❾ 混合性結合組織病 (三森経世) 159
【混合性結合組織病とは】
- **1** 病態―抗U1-RNP抗体との関連
- **2** 臨床所見
- **3** 検査所見
- **4** 画像所見など
- **5** 診断
- **6** 治療

❿ シェーグレン症候群 (住田孝之) 166
【シェーグレン症候群とは】
- **1** 発症機序
- **2** 臨床症状
- **3** 検査所見
- **4** 診断
- **5** 治療

⓫ IgG4関連疾患 (梅原久範) 172
【IgG4関連疾患とは】
- **1** 臨床病態
- **2** 診断
- **3** 治療

⓬ 血管炎症候群 (尾崎承一) 181
【血管炎症候群とは】
- **1** 分類
- **2** 疫学
- **3** 病態，発症機序
- **4** 臨床症状，検査所見，画像所見
- **5** 診断と治療の概略

⓭ 高安動脈炎 (川人 豊) 189
【高安動脈炎とは】
- **1** 病態，発症機序
- **2** 臨床症状
- **3** 診断と治療戦略
- **4** 治療

⓮ ベーチェット病 (廣畑俊成) 193
【ベーチェット病とは】
- **1** 病態，発症機序
- **2** 臨床症状，診察所見，画像所見の特徴
- **3** 診断と治療戦略の概略

臨床編 Ⅱ　臓器特異的自己免疫疾患　199

❶ クローン病 (大島 茂, 藤井俊光, 渡辺 守) 200
【クローン病とは】
- **1** 臨床
- **2** 発症機序
- **3** 治療戦略
- **4** これからの治療展開

❷ 潰瘍性大腸炎 (三好 潤, 久松理一, 日比紀文) 206
【潰瘍性大腸炎とは】
- **1** 定義
- **2** 疫学
- **3** 病因と病態
- **4** 臨床所見と治療
- **5** 課題

❸ 重症筋無力症 (古賀道明, 神田 隆) 213
【重症筋無力症とは】
- **1** 病態，発症機序
- **2** 臨床症状，診察所見，検査所見の特徴
- **3** 診断と治療戦略の概略

❹ 多発性硬化症 (山﨑 亮, 吉良潤一) 218
【多発性硬化症とは】
- **1** 疫学
- **2** 病態機序
- **3** 臨床症状，画像所見
- **4** 診断
- **5** 治療法とその作用機序
- **6** 治療に向けて

❺ ギランバレー症候群 (小池春樹, 祖父江 元) 227
【ギランバレー症候群とは】
- **1** 病態
- **2** 臨床症候
- **3** 検査所見
- **4** 病理所見
- **5** 治療

❻ 自己免疫性肝炎 (原田 大) ··· 232
【自己免疫性肝炎とは】
1 発症機序
2 臨床症状，検査ならびに病理所見
3 診断
4 治療

❼ 自己免疫性膵炎 (岡崎和一，内田一茂) ··························· 236
【自己免疫性膵炎とは】
1 病因，病態
2 臨床症状，画像所見の特徴
3 診断と治療戦略

❽ 原発性胆汁性肝硬変，原発性硬化性胆管炎 (竹山康章，向坂彰太郎) ·········· 241
【原発性胆汁性肝硬変とは】
1 病態
2 臨床症状
3 血液・生化学検査所見
4 組織学的所見
5 病型，経過
6 合併症
7 診断
8 治療
9 予後
【原発性硬化性胆管炎とは】
1 病態
2 臨床症状，生化学，組織所見
3 診断
4 治療
5 病態の整理

❾ 自己免疫性溶血性貧血 (山本譲司，張替秀郎) ················ 248
【自己免疫性溶血性貧血とは】
1 病態，発症機序
2 臨床症状，診察所見
3 検査所見
4 診断と治療戦略の概略

❿ 特発性血小板減少性紫斑症 (南谷泰仁，黒川峰夫) ··········· 255
【特発性血小板減少性紫斑症とは】
1 病態
2 症状，診断
3 治療

⓫ バセドウ病 (赤水尚史) ·· 261
【バセドウ病とは】
1 発症機序と病態
2 臨床症状
3 診断と治療

⓬ 橋本病 (橋本貢士，森 昌朋) ··· 267
【橋本病とは】
1 病態と発症機序
2 橋本病に関連する遺伝子多型
3 診断基準，画像所見の特徴
4 病理学的所見
5 IgG4関連甲状腺炎について
6 橋本病と悪性疾患

⓭ 1型糖尿病 (福中彩子，藤谷与士夫，綿田裕孝) ················ 272
【1型糖尿病とは】
1 成因
2 発症機序
3 病態
4 治療
5 今後の展望

⓮ 天疱瘡，類天疱瘡—自己免疫性水疱症 (山上 淳，天谷雅行) ·········· 277
【天疱瘡群とは】【類天疱瘡群とは】
1 天疱瘡群の発症機序
2 天疱瘡の病態
3 デスモグレイン代償説
4 類天疱瘡群の発症機序
5 類天疱瘡の病態
6 自己免疫性水疱症の診断
7 自己免疫性水疱症に対する治療戦略
8 病態解明をめざした研究のトピックス

臨床編Ⅲ　アレルギー疾患　285

❶ アレルギー疾患総論 (秋山一男) ····································· 286
【アレルギー疾患とは】
1 疫学
2 病態，発症機序
3 臨床症状，診察所見
4 診断と治療戦略の概略

CONTENTS

❷ アナフィラキシー（高橋健太郎，岩本逸夫）·········293
【アナフィラキシーとは】
1. 病態，発症機序
2. 臨床症状
3. 検査所見
4. 診断
5. 治療
6. 予後
7. 長期管理

❸ 血清病（中島裕史）·········300
【血清病とは】
1. 病態生理
2. 臨床症状
3. 検査
4. 診断
5. 治療，予後
6. 予防

❹ 気管支喘息（大田 健）·········304
【喘息とは】
1. 疫学
2. 病態と将来への動向
3. 診断
4. 治療
5. おわりに

❺ 過敏性肺炎（宮崎泰成，稲瀬直彦）·········312
【過敏性肺炎とは】
1. 発症機序
2. 検査および画像所見の特徴
3. 治療戦略の概略

❻ アレルギー性鼻炎（櫻井大樹，岡本美孝）·········317
【アレルギー性鼻炎とは】
1. 増加の要因
2. 発症機序
3. 診断
4. 治療戦略

❼ 蕁麻疹（中原真希子，古江増隆）·········323
【蕁麻疹とは】
1. 病態，発症機序
2. 臨床症状，診断
3. 治療

❽ アトピー性皮膚炎（中原真希子，古江増隆）·········327
【アトピー性皮膚炎とは】
1. 病態，発症機序
2. 診断
3. 治療

❾ 接触皮膚炎（戸倉新樹）·········332
【接触皮膚炎とは】
1. 疫学
2. 病態，発症機序
3. 臨床症状，診察所見
4. 診断，治療

❿ アレルギー性結膜炎（山田直之，園田康平）·········340
【アレルギー性結膜炎とは】
1. 定義と分類
2. 症状
3. 検査
4. 臨床所見
5. 発症機序と治療

⓫ 食物，薬剤，職業性アレルギー（岡山吉道）·········343
【食物，薬剤，職業性アレルギーとは】
1. 発症機序
2. 臨床症状
3. 診断と治療戦略

⓬ 好酸球増多症，好酸球増多症候群（植木重治，苅原順一）·········350
【好酸球増多症，好酸球増多症候群とは】
1. 病態
2. 臨床症状
3. 診断と治療戦略

索引 354

執筆者一覧

【編 集】

田中良哉　　産業医科大学医学部第1内科学講座

【執筆者】(50音順)

赤水尚史	和歌山県立医科大学内科学第一講座	田中良哉	産業医科大学医学部第1内科学講座
秋山一男	国立病院機構相模原病院	茆原順一	蘇生会総合病院
渥美達也	北海道大学大学院医学研究科内科学講座免疫・代謝内科学分野/北海道大学病院内科II	塚本 浩	九州大学大学院病態修復内科学
		戸倉新樹	浜松医科大学皮膚科学
天谷雅行	慶應義塾大学医学部皮膚科	中島裕史	千葉大学大学院医学研究院アレルギー・臨床免疫学
稲瀬直彦	東京医科歯科大学医学部附属病院呼吸器内科	中原真希子	九州大学大学院医学研究院皮膚科学
岩本逸夫	国保旭中央病院アレルギー・リウマチセンター	中山俊憲	千葉大学大学院医学研究院免疫発生学講座
植木重治	秋田大学大学院医学系研究科病態制御医学系感染・免疫アレルギー・病態検査学	中山田真吾	産業医科大学医学部第1内科学講座
		南谷泰仁	東京大学医学部附属病院血液・腫瘍内科
内田一茂	関西医科大学内科学第三講座	布村 聡	日本大学医学部生体機能医学系分子細胞免疫・アレルギー学分野
梅原久範	金沢医科大学血液免疫内科学		
大島 茂	東京医科歯科大学消化器内科	野島 聡	大阪大学大学院医学系研究科病態病理学講座
大田 健	独立行政法人国立病院機構 東京病院	橋本貢士	東京医科歯科大学大学院医歯学総合研究科メタボ先制医療講座
岡崎和一	関西医科大学内科学第三講座		
岡本美孝	千葉大学大学院医学研究院耳鼻咽喉科・頭頸部腫瘍学	長谷川久紀	東京医科歯科大学大学院医歯学総合研究科膠原病・リウマチ内科学
岡山吉道	日本大学医学部免疫・アレルギー学グループ	原田 大	産業医科大学医学部第3内科学講座
尾崎承一	聖マリアンナ医大学リウマチ・膠原病・アレルギー内科	針谷正祥	東京医科歯科大学大学院医歯学総合研究科薬害監視学講座/東京医科歯科大学医学部附属病院膠原病・リウマチ先端治療センター
折口智樹	長崎大学大学院医歯薬学総合研究科リハビリテーション科学講座		
川上 純	長崎大学大学院医歯薬学総合研究科展開医療科学講座(第一内科)	張替秀郎	東北大学病院血液・免疫科
		久松理一	慶應義塾大学医学部消化器内科
川人 豊	京都府立医科大学大学院医学研究科免疫内科学講座/京都府立医科大学附属病院膠原病・リウマチ・アレルギー内科	日比紀文	北里大学北里研究所病院炎症性腸疾患先進治療センター
		平原 潔	千葉大学大学院医学研究院先進気道アレルギー学寄附講座
神田 隆	山口大学大学院医学系研究科神経内科学	廣畑俊成	北里大学医学部膠原病感染内科学
吉良潤一	九州大学大学院医学研究院神経内科学	福中彩子	順天堂大学大学院医学研究科代謝内分泌内科学
熊ノ郷淳	大阪大学大学院医学系研究科呼吸器・免疫アレルギー内科学	藤井俊光	東京医科歯科大学消化器内科
		藤尾圭志	東京大学医学部アレルギー・リウマチ内科
黒川峰夫	東京大学大学院医学系研究科血液腫瘍病態学	藤谷与士夫	順天堂大学大学院医学研究科代謝内分泌内科学
桑名正隆	慶應義塾大学医学部リウマチ内科	古江増隆	九州大学大学院医学研究院皮膚科学
桑原一彦	熊本大学大学院生命科学研究部免疫学分野	坊垣 幸	NTT東日本札幌病院
小池隆夫	NTT東日本札幌病院	堀内孝彦	九州大学大学院病態修復内科学
小池春樹	名古屋大学神経内科	三森経世	京都大学大学院医学研究科内科学講座臨床免疫学
上阪 等	東京医科歯科大学大学院医歯学総合研究科膠原病・リウマチ内科学	宮坂信之	東京医科歯科大学名誉教授
		宮崎泰成	東京医科歯科大学保健管理センター
古賀道明	山口大学大学院医学系研究科神経内科学	三好 潤	東京歯科大学市川総合病院消化器内科
阪口薫雄	熊本大学大学院生命科学研究部免疫学分野	森 昌朋	群馬大学大学院医学系研究科病態制御内科学
向坂彰太郎	福岡大学医学部消化器内科	山上 淳	慶應義塾大学医学部皮膚科
櫻井大樹	千葉大学大学院医学研究院耳鼻咽喉科・頭頸部腫瘍学	山﨑 亮	九州大学大学院医学研究院神経治療学
住田孝之	筑波大学医学医療系内科(膠原病・リウマチ・アレルギー)	山田直之	山口大学医学部眼科
		山田 亮	京都大学大学院医学研究科附属ゲノム医学センター統計遺伝学分野
園田康平	山口大学医学部眼科		
祖父江元	名古屋大学神経内科	山本譲司	仙台市立病院血液内科
髙崎芳成	順天堂大学医学部膠原病内科	羅 智靖	日本大学医学部生体機能医学系分子細胞免疫・アレルギー学分野
髙田哲也	慶應義塾大学医学部免疫統括医療開発学寄附講座		
髙橋健太郎	国保旭中央病院アレルギー・リウマチセンター	綿田裕孝	順天堂大学大学院医学研究科代謝内分泌内科学
竹内 勤	慶應義塾大学医学部内科学教室リウマチ内科	渡邊俊之	北海道大学大学院医学研究科内科学講座免疫・代謝内科学分野/北海道大学病院内科II
竹山康章	福岡大学医学部消化器内科		
多田芳史	佐賀大学医学部膠原病・リウマチ内科	渡辺 守	東京医科歯科大学消化器内科

基礎編

免疫のしくみ

❶ 免疫と自己免疫 ……………………………… 12
❷ アレルギー総論 ……………………………… 20
❸ ヒトゲノムと膠原病・アレルギー …………… 28
❹ 抗原提示細胞 ………………………………… 40
❺ T細胞 ………………………………………… 50
❻ B細胞 ………………………………………… 59
❼ マスト細胞，好塩基球，好酸球 ……………… 68
❽ サイトカイン ………………………………… 77
❾ 化学伝達因子 ………………………………… 87
❿ 補体 …………………………………………… 96

基礎編　免疫のしくみ

1 免疫と自己免疫

　生体における自己免疫寛容とは，免疫系がある自己エピトープに攻撃的に反応できないことである．この自己免疫寛容が破綻すると，T細胞や抗体が自己の細胞や組織の抗原と反応するようになり，自己免疫疾患が惹起される．自己免疫疾患は臓器特異的自己免疫疾患と全身性自己免疫疾患に分けられ，その原因となる自己免疫寛容の破綻機構はいまだ不明であるが，近年の研究により遺伝的素因や腸内細菌などの環境要因と自己免疫疾患の関連がわかってきている．将来的には疾患の発症機構をより詳細に解明し，それに沿った治療戦略の開発が期待される．

概念図

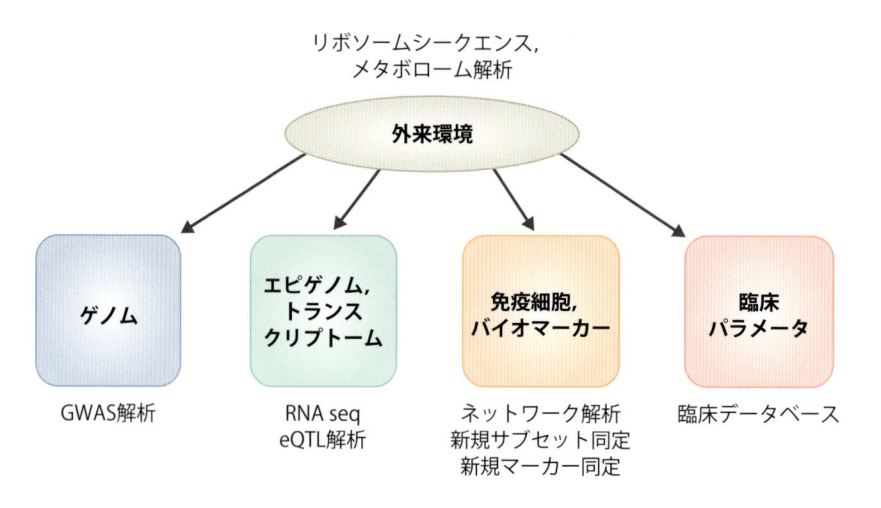

```
                    リボソームシークエンス，
                    メタボローム解析
                         │
                      ┌─外来環境─┐
              ┌───────┼────────┼────────┐
              ▼       ▼        ▼        ▼
           ┌──────┐ ┌──────┐ ┌──────┐ ┌──────┐
           │      │ │エピゲノム，│ │免疫細胞，│ │ 臨床 │
           │ゲノム │ │トランス  │ │バイオ  │ │パラメータ│
           │      │ │クリプトーム│ │マーカー │ │      │
           └──────┘ └──────┘ └──────┘ └──────┘
           GWAS解析   RNA seq   ネットワーク解析  臨床データベース
                     eQTL解析  新規サブセット同定
                              新規マーカー同定
```

● **生体の免疫応答を規定するさまざまな階層および解析法**
生体の免疫応答はさまざまな階層の要因と反応により決定されている．自己免疫疾患はこれらの各要素の異常の集積の結果発症すると考えられる．近年それぞれの要素を解析するアプローチが確立されつつあり，自己免疫疾患の統合的な理解が可能となってきている．
GWAS：genome wide association study（ゲノムワイド解析），eQTL：expression-quantitative trait loci

1 自己免疫疾患の定義とは

1）自己免疫寛容の破綻＝自己免疫疾患

　生体における自己免疫寛容とは，免疫系がある自己エピトープに攻撃的に反応できないことである．通常，自己免疫寛容は，自己の構成タンパク質のエピトープを認識しうるT細胞受容体（TCR）またはB細胞受容体（BCR）を発現するリンパ球の，不活性化と破壊を誘導するプログラムにより成り立っている．この不活性化と破壊は，初期分化の時期に生ずる中枢性免疫寛容，末梢でリンパ球に組み込まれる末梢性免疫寛容いずれにおいても重要である．自己免疫寛容が破綻すると，T細胞や抗体が自己の細胞や組織の抗原と反応するようになり，その結果として臓器障害が生じた病態が自己免疫疾患とよばれている．しかし実際に自己免疫疾患の定義を考えてみるとそれほど容易ではない．

2）提唱されている定義

　1957年に提唱されたErnest Witebskyの仮説では，自己免疫疾患というために必要な要件として①自己免疫応答が自己抗体または細胞性免疫により示される，②責任抗原が同定される，③実験動物において相当する自己免疫応答が誘導され，④免疫された動物がヒト類似の疾患を発症する，ことがあげられた[1]．これらの仮説は自己免疫疾患を定義する優れた基盤となったが，実際に疾患を分類するうえでは厳しい基準であった．

　そこで1993年にWitebskyの同僚であったNoel Roseらにより再定義された．それによると自己免疫疾患では①自己抗体または自己反応性T細胞の移入による病態の再現によるdirect evidence（直接証拠），②実験動物における自己免疫疾患の再現や，自己抗体および自己反応性T細胞の同定によるindirect evidence（間接証拠），③ほかの自己免疫疾患との関連，臓器へのリンパ球浸潤，MHCハプロタイプとの関連や免疫抑制の有効性などのcircumstantial evidence（状況証拠）が必要とされた（表1）[2]．今のところ多くの自己免疫疾患が，indirect evidenceやcircumstantial evidenceを根拠に定義されているのが現状である．

● 表1　自己免疫疾患の定義に関するWitebskyの仮説（Roseらによる改変）
（文献2をもとに作成）

①自己抗体または自己反応性T細胞の移入による病態の再現によるdirect evidence
②実験動物における自己免疫疾患の再現や，自己抗体および自己反応性T細胞の同定によるindirect evidence
③ほかの自己免疫疾患との関連，臓器へのリンパ球浸潤，MHCハプロタイプとの関連や免疫抑制の有効性などのcircumstantial evidence

3）正常・病的状態の境界は不明瞭

　しかし近年の研究により，生命現象がこのような定義に必ずしもそぐわないこともわかってきている．例えばⅡ型コラーゲンの免疫やその他遺伝子組換えマウスなどで，関節リウマチ（RA）様の関節炎を誘導することができる．これらの実験動物の関節炎の病理組織像はヒトのRAと類似しているが，RAに特異的な抗シトルリン化タンパク質抗体は産生されない．そうすると何をもって「実験動物における再現」というかは不明瞭と言わざるをえない．また自己反応性のT細胞やB細胞は一定の割合で健常人の末梢血中にも存在することが判明しており，何をもって自己反応性を「病的」と定義するかも不明瞭である．

　総体としてみれば免疫系が自己の抗原に対して病的反応を示さない，という免疫寛容の状態が存在していることは明らかであるが，免疫応答の正常状態と病的状態の境界が明確でない点には注意が必要である．

2 臓器特異的自己免疫疾患と全身性自己免疫疾患

1）病態

■臓器特異的自己免疫疾患

　自己免疫疾患は臓器特異的自己免疫疾患と全身性自己免疫疾患に分けられる．臓器特異的自己免疫疾患では標的抗原と組織障害が1つの臓器に限局している．これは本来免疫寛容になっているはずの，ある臓器に特異的な自己抗原に対する自己免疫応答が成立してし

まった結果と考えられる．自己免疫性甲状腺疾患，1型糖尿病，多発性硬化症などがこれに相当する．これらの疾患では臓器抗原特異的な自己抗体が検出されたり，末梢血や障害臓器に臓器抗原に特異的なT細胞の存在が確認されている．また動物モデルにこれらの自己抗体やT細胞を移入すると疾患を再現できることが示されており，Witebskyの仮説を満たしやすい特徴をもつ．

■ 全身性自己免疫疾患

全身性自己免疫疾患には全身性エリテマトーデス，混合性結合組織病，多発筋炎，皮膚筋炎，強皮症などがあるが，これらの疾患では細胞の核内抗原など生体に広く分布している抗原に対する自己免疫応答を生じ，多臓器にわたる障害がみられる．ただ，全身性自己免疫疾患といっても一定の臓器障害のスペクトラムがみられ，臓器特異的自己免疫疾患様の病像を呈することもある．

2) 解析のためのアプローチ

免疫応答の破綻がなぜ特定の臓器の抗原や核内抗原に生じ臓器障害に至るのかを解明するためには，免疫応答自体を追跡していくのは1つの有力なアプローチである．しかし免疫応答が非常に多様性の高いネットワークであるために，ある自己抗原特異的T細胞や抗体を同定しても，それらがどこでどのようにして活性化されるのか正確に突き止めるのは非常に困難である．そこで役に立つのが，ある遺伝子の修飾がある場合にどのような疾患と関連するか，を解析する遺伝子ターゲティングマウスやゲノムワイド解析（GWAS）にみられるアプローチである．

■ CD4陽性CD25陽性制御性T細胞の機能

坂口らは自己免疫応答を抑制する免疫抑制能を有する「CD4陽性CD25陽性制御性T細胞（regulatory T cells：以下Treg）」を同定した[3]．CD4陽性CD25陽性Tregは転写因子Foxp3がマスター遺伝子であるが，機能的Foxp3を欠損したScurfyマウスやIPEX患者では，甲状腺，消化管，膵臓の炎症を生ずることがわかった．このことはCD4陽性CD25陽性Tregが，これら臓器特異的自己免疫疾患の標的臓器における免疫寛容に関与している可能性を示している．その一方で機能的Foxp3を欠損した生体では関節炎，糸球体腎炎や抗二本鎖DNA抗体は出現せず，RAや全身性エリテマトーデスとはかなり異なる表現型を示す．このことは全身性自己免疫疾患では，CD4陽性CD25陽性Foxp3陽性Treg以外の免疫寛容機構にも異常がある可能性を示唆している．さらに臓器特異的自己免疫疾患といえども，全身の免疫系に及ぶ異常を背景に発症している可能性も示しており，たいへん興味深い．

これまでのところ，自己免疫疾患を臓器特異的自己免疫疾患と全身性自己免疫疾患に便宜上分けることは可能であるが，「その分類の基盤となるものはどのような免疫寛容破綻か」という問いについては，まだ容易に答えられる段階にないというのが現状であろう．

3 遺伝的素因

1) 寄与する遺伝子の探索

一卵性双生児の片方が自己免疫疾患の場合，もう一人がその疾患になる率は1型糖尿病で約50％，多発性硬化症で約30％，全身性エリテマトーデスで約25％，RAでは約15％とされている．この事実は，自己免疫疾患になりやすい遺伝的素因があることを示すとともに，何らかの環境要因が加わって発症することを示唆している．

遺伝素因については特に，T細胞に抗原を提示する分子である主要組織適合遺伝子複合体（major histocompatibility gene complex：MHC，ヒトではHLA）が寄与することがわかっている．このHLA遺伝子の寄与は，ある自己抗原を提示できるMHC分子の自己免疫応答への関与を示唆していると考えられている．またHLA以外の遺伝子の寄与についても，近年の一塩基多型（SNP）を用いたGWAS解析により理解が大きく進んでいる．Eyreらのヨーロッパ人種のRA 11,475例の解析では，RAの遺伝率（heritability）のうち36％をHLA遺伝子が，51％をHLA遺伝子ではない既知の31の非HLA遺伝子座で説明可能であった．さらに彼

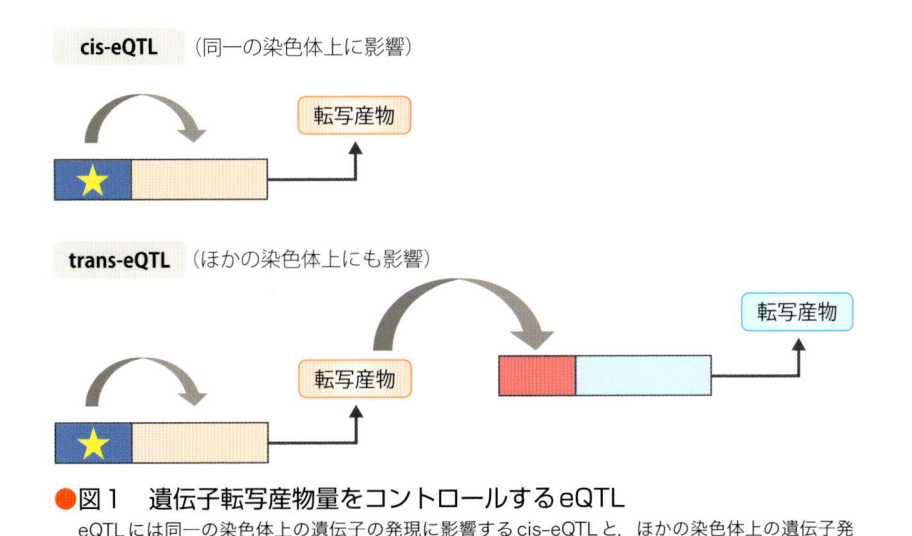

図1 遺伝子転写産物量をコントロールするeQTL
eQTLには同一の染色体上の遺伝子の発現に影響するcis-eQTLと，ほかの染色体上の遺伝子発現に影響するtrans-eQTLが存在する

らが新たに同定した14の遺伝子座は4％寄与したと報告している[4]．

SNPによる疾患リスクには多様なパターンがある．コード領域のアミノ酸配列が変わることで分子の機能に影響がある場合（例：PTPN22），同じくアミノ酸配列が変わるが分子の機能よりも転写産物量に影響すると考えられる場合（例：PADI4），プロモーター活性に影響を与える場合（例：FCRL3），スプライスバリアントの産生に影響を与える場合（例：CTLA4）などがある．ノックアウトマウスではある遺伝子機能を欠損することにより，マウスの約1年という短い寿命の範囲である病態を発症するが，ヒトではある遺伝子機能が相対的に軽度に変化し，そのことにより数十年の期間を経て発症する点が特徴である．

2) 遺伝子転写産物量の考慮

これまでのGWASでは，臨床上の疾患とDNA配列の違いとの関連の有無が解析されてきた．しかしDNA配列の違いから疾患の発症までには，mRNAの転写，タンパク質への翻訳およびそこを制御するさまざまな分子機構が関与している．最近ではDNAとmRNAなどの転写産物との関係を解析するeQTL（expression-quantitative trait locus）（図1）のマッピングとGWASを組み合わせた解析が行われるようになってきている．従来，mRNA発現量という量的形質（quantitative trait）は，メンデルの法則が適用しづらく解析が困難であった．しかしマイクロアレイ解析や次世代シークエンスによる体系的な転写産物解析と，詳細なDNAマーカー解析によりeQTLをマッピングし，そのことで遺伝子多型とmRNA発現量と疾患の関連を解明できることが期待されている．

3) 疾患関連遺伝子・パスウェイの解析

従来のGWASでも例えばRAではNF-κBサブユニットのRel，NF-κBシグナルの抑制因子であるTNFAIP3がRAの感受性遺伝子として同定されており，炎症性サイトカイン産生に関与するNF-κB経路の重要性が示されてきている．このように，特定の疾患にどのような免疫学的・細胞生物学的パスウェイが寄与しているのかが判明してくれば，臨床的な治療戦略につながりうる．ゲノム解析で疾患と関連することが判明した遺伝子やパスウェイの情報を基盤として免疫学的解析を進めることで，より効率的なヒト疾患の解明につながると考えられる．ただその一方で，GWASである遺伝子がある疾患の強い感受性遺伝子と同定されなかったという結果は，その遺伝子がある疾患に関

与していないということを意味しない．自己免疫疾患のメカニズムは，GWASの知見と免疫学的な妥当性を取捨選択して考えていくことが必要である．

4 環境要因と自然免疫
—腸内細菌叢と免疫系

生体は気道，皮膚，消化管を介して外部環境と接触する．特に近年，Toll-like受容体（TLR）をはじめとする自然免疫システムの解明が進み，生体の微生物認識機構が明らかとなってきた．環境要因として最も注目されているのが，消化管およびその常在細菌叢である．そこで次にこれらの常在細菌叢と生体の相互作用の解明が問題となっている．

1) T細胞サブセットへの影響

最近，腸内細菌叢がT細胞サブセットに影響することがわかってきている．IL-17を産生するCD4陽性T細胞はTh17細胞とよばれ，自己免疫疾患における関節や中枢神経の炎症に関与している．Th17細胞は腸管の粘膜固有層に多いが，無菌状態にするとみられなくなることから，腸内細菌叢に依存して分化すると考えられた．マウスではバンコマイシン感受性のSFB（Segmented filamentous bacteria）がTh17細胞を誘導することが判明した[5]．興味深いことにヒトのパネート細胞の抗菌ペプチドであるα-defensinをマウスに発現させると，SFBが消失しTh17細胞が減少する．この結果は宿主の免疫環境が腸内細菌を制御し，さらにそのことが宿主自体の免疫応答を修飾することを示唆している．

さらに本田らは，マウスではClostridium属の細菌がCD4陽性CD25陽性Tregを誘導することを見出した[6]．彼らは無菌マウスやバンコマイシン投与マウスではCD4陽性CD25陽性Tregが減少し，この現象にはグラム陽性で芽胞を形成するClostridium属の細菌の存在が重要であることを同定した．CD4陽性CD25陽性Tregの誘導にはTGF-βの産生が重要であるが，Clostridium属の細菌は大腸上皮におけるTGF-β産生を誘導した．この結果は腸内細菌自体が免疫応答を抑制することを示している．

2) 動物モデルでの解析

さまざまな動物モデルでも腸内細菌叢の重要性が示されている．K/BxN関節炎モデルマウスでは，無菌にすると脾臓のTh17細胞が減少し関節炎が減弱する．マウスの実験的自己免疫性脳脊髄炎モデルでも，無菌にすると症状は著明に減弱し，IL-17産生CD4陽性T細胞の分化が低下する．一方，1型糖尿病のモデルNODマウスでは結果は異なっており，NODマウスは無菌にしても糖尿病を発症する．そしてTLRシグナル伝達を担うMyD88を欠損したNODマウスは通常の飼育環境では糖尿病を発症しなくなるが，無菌にすると発症するようになる[7]．MyD88欠損NODマウスの腸内細菌を調べたところ，食物繊維から抗炎症作用のある短鎖脂肪酸をつくるBacteroides属の細菌が増加していた．

これらの動物モデルの報告は，宿主の免疫応答の変化により腸内細菌叢が変化すること，腸内細菌叢の内容により，炎症を起こすT細胞応答が活性化されることも抑制されることもあることを示している（図2）．また，T細胞以外の免疫担当細胞への腸内細菌叢の影響も報告されてきている．これらの知見をもとに，ヒトの腸内細菌叢と自己免疫疾患の関連については現在精力的に研究が進められている．

5 細胞レベルでの「サブセット」をもとにした免疫応答の理解

1) 免疫系に存在するアクセルとブレーキ

生体の免疫応答のプレイヤーであるリンパ系細胞は，ここまで述べた遺伝的素因と環境要因の影響を受けて分化・機能する．免疫系には応答を正に制御する，車でいわば「アクセル」に相当する機構と，負に制御する「ブレーキ」に相当する機構が存在する．これは「アクセル」と「ブレーキ」を同時に作動させることで，状況に応じた適切な範囲の応答にもっていくためと考えられる．

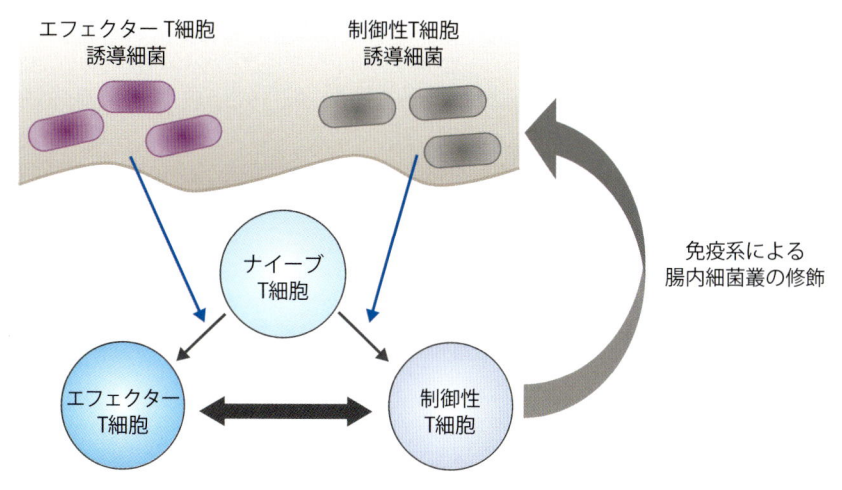

●図2　腸内細菌叢と免疫系の相互作用
近年の解析により，腸内細菌にはエフェクターT細胞の誘導を促進するものと，制御性T細胞の誘導を促進するものがあることがわかってきた．このことは腸内細菌叢が全身性の免疫応答に影響する可能性を示唆している

　自己免疫疾患は「ブレーキ」にあたる部分の機能異常に由来することが多い．分子レベルでいえば，抑制性サイトカインのTGF-β1や抑制性の共刺激分子のCTLA4やPD-1を欠損したマウスは，全身性もしくは臓器特異的な自己免疫疾患の病像を呈する．免疫系の理解には，これらの抑制性分子がどのような状況で機能しているかの理解が重要である．しかしTGF-β1，CTLA4やPD-1などは多様な細胞上にさまざまな環境下で発現することが知られており，実際にどのように機能しているかの理解は容易ではない．そこである機能を代表する「細胞サブセット」を想定し，細胞レベルでのブレーキである「抑制性サブセット」を用いて整理すると，免疫学的な異常が理解しやすくなる（図3）．

2）抑制性サブセット

　代表的な「抑制性サブセット」は前述したCD4陽性CD25陽性Tregであり，このサブセットの機能が失われると甲状腺，消化管，膵臓に炎症を生じ，IPEX症候群という自己免疫疾患を発症する．そして近年の解析により，「抑制性サブセット」はT細胞だけでも数種類以上のものが報告されている．

　なかでも興味深いサブセットの1つはQa-1拘束性のCD8陽性Tregである[8]．Qa-1は非古典的MHCクラスIに属する分子である．2004年にCantorらは，Qa-1拘束性のCD8陽性T細胞が自己反応性のCD4陽性T細胞を標的とし，多発性硬化症のマウスモデルである自己免疫性脳脊髄炎（EAE）を抑制する活性があることを報告した．ただQa-1ノックアウトマウスはEAEへの感受性が亢進していたが，自己免疫疾患を自然発症はしなかった．この要因としてQa-1はTCRに結合するが，CD94/NKG2Aにも結合するため，Qa-1ノックアウトマウスではQa-1とTCRの結合の重要性が評価できないことが考えられた．

　そこでCD94/NKG2Aには結合するがTCRとは結合しない変異Qa-1ノックインマウス（D227Kマウス）を作製すると，このマウスは抗核抗体・抗二本鎖DNA抗体・糸球体腎炎を主体とする全身性エリテマトーデス様の全身性自己免疫疾患像を呈した．D227Kマウスでは，B細胞の抗体産生を促進するTFH細胞（follicular helper T細胞）が著明に増加していた．野生型マウスではCD8陽性分画中のCD8陽性CD44陽性ICOSL陽性細胞がTFHの抑制活性をもっていた．D227Kマウス免疫時のTh1, Th2, Th17応答は変化がなく，CD8陽性Tregの抑制能はTFH細胞を標的とし

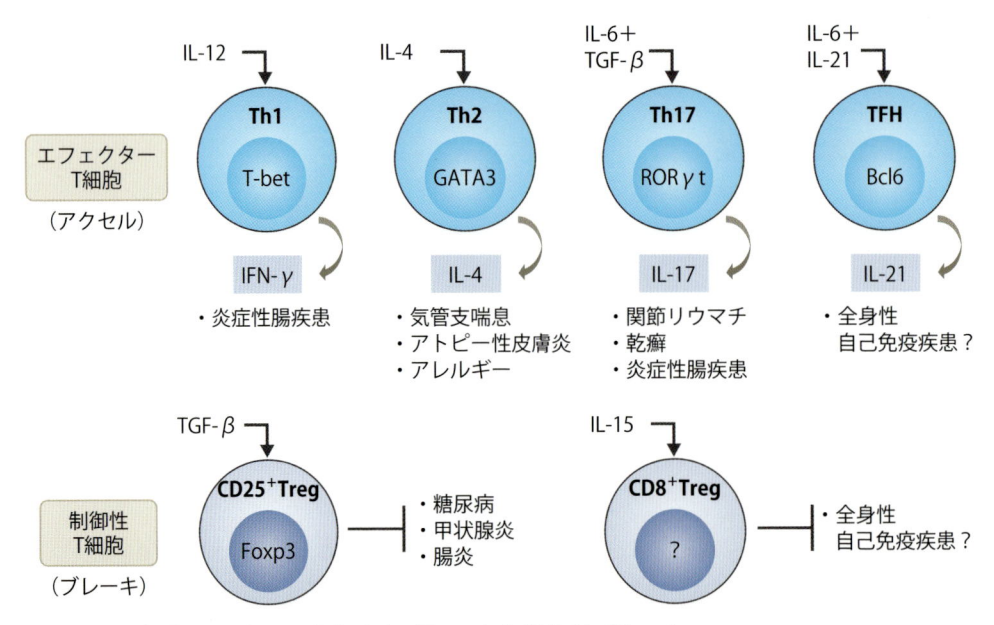

●図3 T細胞レベルのアクセルとブレーキを担うサブセット
免疫系のアクセルであるエフェクターT細胞と，ブレーキである制御性T細胞を想定すると，各種自己免疫疾患と特定のサブセットとの関連が示唆される

ていると考えられている．これらの結果は，CD4陽性CD25陽性TregとCD8陽性Tregでは明らかに寄与する自己免疫寛容の範囲が異なっていることを示している．さらに「抑制性サブセット」ごとに制御する免疫応答が異なっていること，つまりは自己免疫疾患ごとに異常のある「抑制性サブセット」が異なっている可能性も示唆している．

3）「サブセット」の概念における注意点

ただ免疫系を考えるうえで有用なこの「サブセット」の概念が，いまだ厳密には定義されていない点には注意が必要である．Th17細胞はIL-17を産生しマスター転写因子としてRORγtを発現するサブセットと考えられてきた．しかし最近Littmanらのグループが，Th17細胞分化に関連する5つの転写因子IRF4，BATF，STAT3，c-Maf，RORγtによる遺伝子発現への影響を，①これらの転写因子自体の遺伝子領域への結合と，②これらの転写因子のノックアウトマウスにおける遺伝子発現の変化，の情報をもとに解析した．彼らの結果によるとRORγtは染色体のリモデリングにはあまり作用していない，つまりある分化状態を固定する作用は弱く，Th17関連遺伝子の染色体はサイトカイン環境の変化の影響を受けやすい状態であると考えられた[9]．この結果はTh17細胞にplasticity（可塑性）があることだけでなく，CD4陽性T細胞の「サブセット」がある独立したlineage（系統）を成すのではなく，特定の環境下でのT細胞分化の一状態である可能性を示唆している．

このように不確定な部分はあるが，今後は「エフェクターサブセット」と「抑制性サブセット」をさらに同定し，それらに対する遺伝的素因と環境要因の影響を解明することで，自己免疫寛容および疾患の理解が進み，より特異的な免疫制御法の開発につながることが期待される．

6 今後の展望

免疫系は近年大きく解明が進んでいる分野の1つである．自己免疫疾患の臨床でも，副腎皮質ステロイド，免疫抑制薬および生物学的製剤の使用により大きく予

後が改善してきている．しかし将来的には自己免疫疾患の発症機序をより正確に理解することで，より質の高い治療を達成する必要があると考えられる．そのためには現在の基礎免疫学とゲノム科学，臨床免疫学，臨床疫学など幅広い分野を総合して，ヒト免疫学を解明していくことが必要である（概念図）．

（藤尾圭志）

■ 文 献 ■

1) Witebsky, E. et al. : Chronic thyroiditis and autoimmunization. J. Am. Med. Assoc., 164 : 1439-1447, 1957
2) Rose, N. R. & Bona, C. : Defining criteria for autoimmune diseases (Witebsky's postulates revisited). Immunol. Today, 14 : 426-430, 1993
3) Sakaguchi, S. et al. : Regulatory T cells and immune tolerance. Cell, 133 : 775-787, 2008
4) Eyre, S. et al. : High-density genetic mapping identifies new susceptibility loci for rheumatoid arthritis. Nat. Genet., 44 : 1336-1340, 2012
5) Ivanov, I. I. et al. : Induction of intestinal Th17 cells by segmented filamentous bacteria. Cell, 139 : 485-498, 2009
6) Atarashi, K. et al. : Induction of colonic regulatory T cells by indigenous Clostridium species. Science, 331 : 337-341, 2011
7) Wen, L. et al. : Innate immunity and intestinal microbiota in the development of Type 1 diabetes. Nature, 455 : 1109-1113, 2008
8) Kim, H. J. et al. : Inhibition of follicular T-helper cells by CD8(+) regulatory T cells is essential for self tolerance. Nature, 467 : 328-332, 2010
9) Ciofani, M. et al. : A validated regulatory network for Th17 cell specification. Cell, 151 : 289-303, 2012

基礎編　免疫のしくみ

2 アレルギー総論

　アレルギー反応は，関与する免疫細胞および免疫反応に基づいて4つの型に分類されることが多い．アレルギー反応には，多様な免疫担当細胞がかかわっている．その結果，それぞれの反応ごとに特徴的な病態を示す．近年，急激に増加してきているアレルギー性疾患の病態生理を免疫反応に基づいて理解することは，これらの疾患の適切な治療のみならず，将来の予防的治療法の開発のためにも必須である．

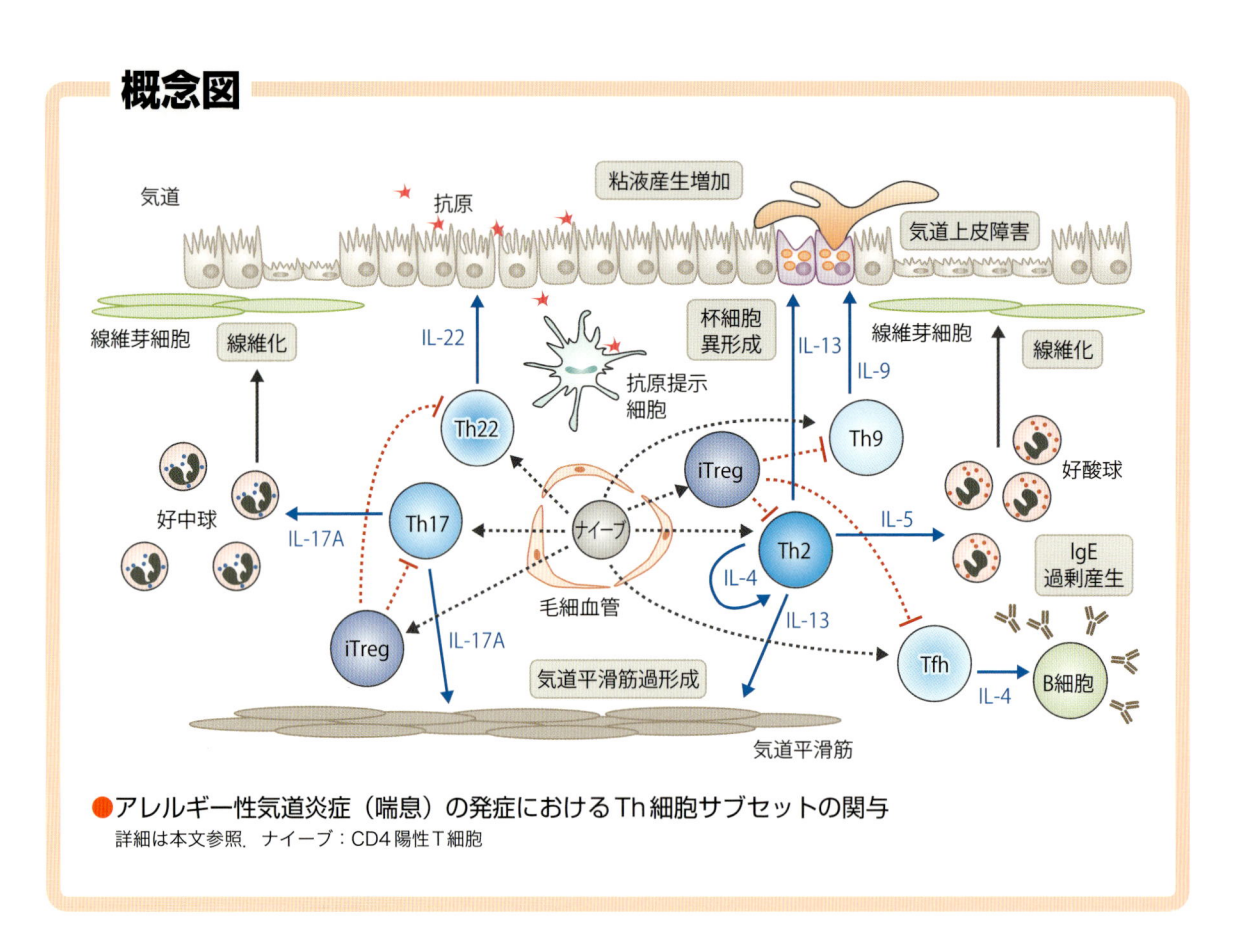

概念図

●アレルギー性気道炎症（喘息）の発症におけるTh細胞サブセットの関与
詳細は本文参照．ナイーブ：CD4陽性T細胞

1 "アレルギー"の成り立ち

　アレルギーという概念は，提唱されてから100年程度しか経過していない比較的新しい病態概念である．1906年にウィーン大学の小児科学教授であるClemens Freiherr von Pirquetによって，この概念ははじめて提唱された．彼は，天然痘ワクチンを1回投与した患者に，再度ワクチン投与を行うと過剰な反応が認められることを見出した．彼はこの過剰反応を，アレルギー（ドイツ語：Allergie）という造語〔ギリシャ語のallos（other：他の，別の）とergon（reaction：反応）を組み合わせてつくられた〕を用いて説明した．

　もともと1890年に，北里柴三郎（日本）とE. Behling（ドイツ）が，異種抗毒素を投与中の患者が，2回目以降の投与の際，発熱，発疹，関節痛などの臨床症状を示すことを報告していた．さらに，1902年，フランスのRichetとPortierによるアナフィラキシーショック（臨床編III-2参照）の報告，1903年，アルサス（Arthus）反応（後述）の発見と，"外部からの何らかの作用により生体が変わった反応を示す"という事実が，当時，つぎつぎと明らかにされていった．Pirquetは，彼の観察結果とほかの報告された反応を統括する概念として，アレルギーという新たな概念を提唱した．

　現在では，外部からの特定の抗原（アレルゲン）に対する生体反応の結果，生体に対し有害な作用をもたらすものが，アレルギーとよばれている．

2 "アレルギー"の分類

　1963年，英国の免疫学者であるCoombsとGellは，アレルギーを①反応出現にかかる時間，②関与する細胞の種類，の2点に基づいてI～IVの4つの型に分類した（図1）．このCoombsとGellの分類は，現在でも使用されることが多い．以下にそれぞれについて記述する．

3 I型アレルギー（図1A）

1）作用機序

　I型アレルギーは，即時型アレルギー，アナフィラキシー型ともいう．抗原刺激から数分で起こるアレルギーである．主として，抗体の一種であるIgEが関与する．

> **MEMO**
>
> **IgE**
> 　1966年，日本人免疫学者，石坂公成博士により世界ではじめて同定された，免疫グロブリン（抗体）の一種である．健常人では全免疫グロブリンの0.004％程度といわれるが，強力なアレルギーを引き起こし，I型アレルギー反応において中心的な役割を果たす．IgEは，骨髄でつくられるリンパ球の一種であるB細胞が，特定の刺激下で分化した形質細胞から産生される．

　この反応に関与する主な細胞は，マスト細胞や好塩基球である．マスト細胞は単核の細胞であり，血液中にはほとんど認められないが，外界に接する組織（呼吸器，消化器，皮膚など）に豊富に存在する．マスト細胞は，炎症反応，特にアレルギー反応において重要な役割を果たす．一方，好塩基球は，末梢血中の白血球のなかの1％未満でしか認められない，非常に数の少ない顆粒細胞の一種である．長年，生体内における好塩基球の役割は不明であったが，近年，アレルギー反応に関与していることが明らかになってきている．

　血中や組織中のマスト細胞，好塩基球上の膜表面には，高親和性IgE受容体（Fc受容体）とよばれる，IgEの定常部（Fc部：fragment, crystallizable）に対する受容体が発現している．この細胞膜の受容体に結合した高親和性IgE抗体に，さらにアレルゲン（＝抗原）が結合してFc受容体が2分子架橋されることで，受容体凝集が起こり細胞活性化のシグナル伝達機構が始動する．その結果，マスト細胞，好塩基球からヒスタミンやロイコトリエンなどの化学伝達物質が放出され（脱顆粒），血管拡張，血管透過性の亢進，発赤，腫脹，瘙痒，咳，くしゃみ，腺分泌亢進，気道や消化管の平滑筋収縮が生じる．

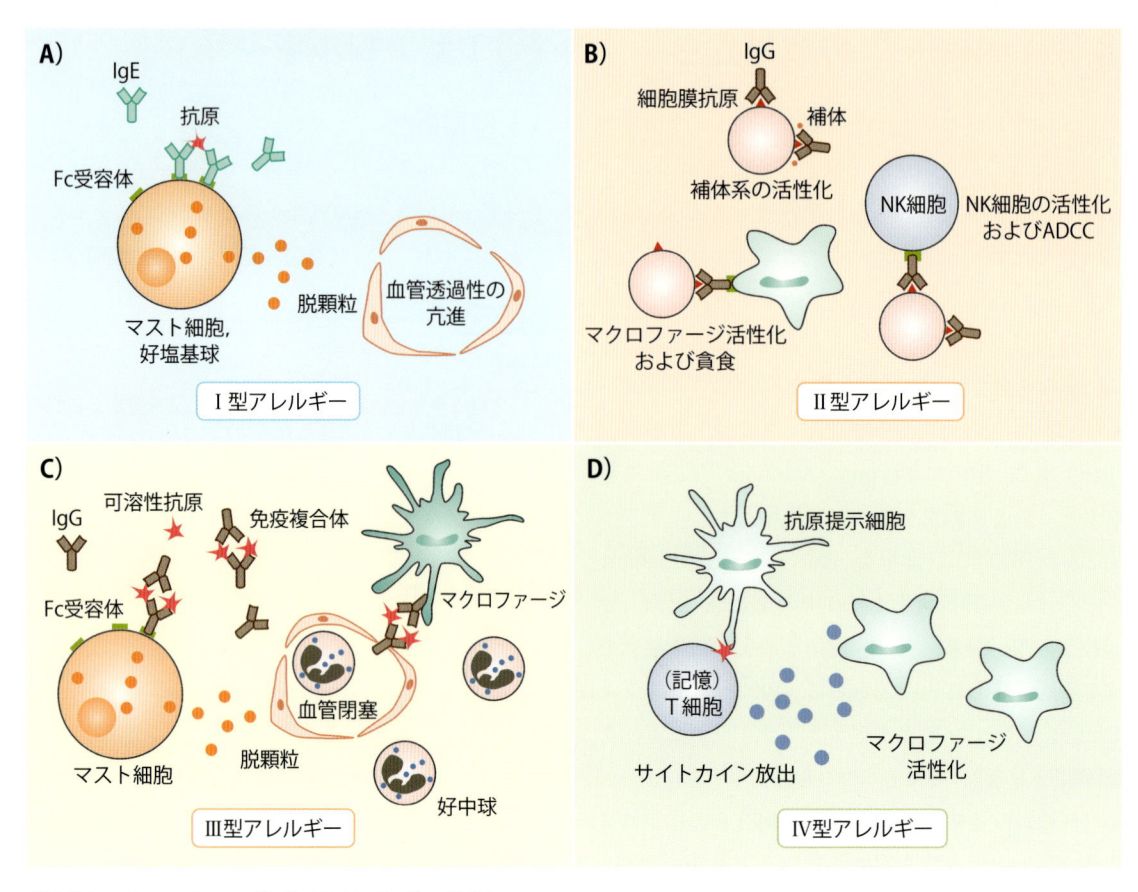

●図1　CoombsとGellのアレルギー分類

MEMO

抗体分子の構造

　抗体分子は，いずれのサブクラスも基本的には同じ構造をもっており，"Y"字型の四本鎖構造を基本構造としている（図2）．この四本鎖は，二本の重鎖と二本の軽鎖からなっている．"Y"字の下半分の部分を定常部とよぶのに対して，"Y"字の上半分を可変部とよぶ．抗体は，可変部の部分で抗原と結合する．

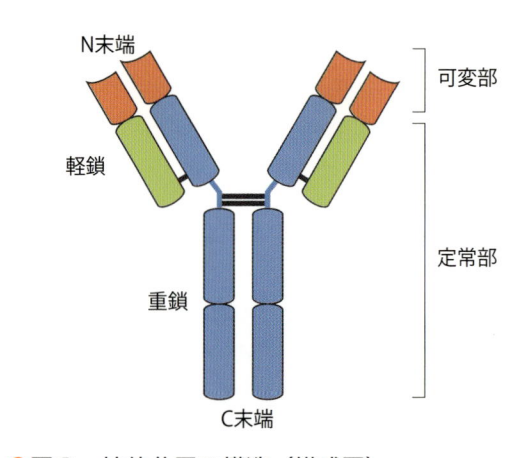

●図2　抗体分子の構造（模式図）

2）主な疾患

　代表的疾患として，蕁麻疹，アレルギー性鼻炎，気管支喘息，アトピー性皮膚炎，食物アレルギー，アナフィラキシーなどがある．
　アレルゲンとしては，さまざまな物質が同定されている．例えば，アレルギー性鼻炎や気管支喘息の原因としては，花粉やハウスダストなどがある．また，薬物（抗生物質など），昆虫の毒物（ハチなど），食物（特

に卵，ピーナッツ，ソバなど）は，アナフィラキシーを引き起こしうる．アナフィラキシー（詳細は**臨床編Ⅲ-2**を参照）反応は，ショック状態を引き起こすことがある．アナフィラキシーショックは，急速に死の転帰をとることがあり，きわめて危険な病態である．したがって，その病態生理，患者の臨床症状および対処方法（エピネフリンの皮下，もしくは筋内投与）は熟知する必要がある．

4 Ⅱ型アレルギー （図1B）

1）作用機序

Ⅱ型アレルギーは，細胞傷害型，細胞融解型アレルギーともいう．主にIgG抗体，補体が関与する．IgG抗体は，免疫グロブリン（抗体）全体の70〜75％を占め，血漿中に最も多い抗体である．一方，補体とは，抗体の機能を補うという意味で，抗体が結合した細菌や細胞を，殺菌，溶解する働きをもつタンパク質の一群である．生体内での補体の重要な役割として，①貪食細胞を局所へ引き寄せる（走化作用），②細菌などの抗原へ補体が結合することにより抗原が貪食細胞に取り込まれやすくする（オプソニン作用），③膜侵襲複合体の形成による細胞の融解，の3つがあげられる（**基礎編-10**参照）．

Ⅱ型アレルギー反応には，マクロファージ，ナチュラルキラー（natural killer：NK）細胞といったFc受容体を発現している細胞が関与する．マクロファージは組織中に存在する代表的な食細胞であり，末梢血中の単球が組織へ移動後，分化したものである．マクロファージには，①死細胞や細菌，ウイルスなどの異物を取り込む（食作用），②食作用で分解した抗原をリンパ球に提示する（抗原提示作用），の2つの大きな作用がある．NK細胞は，やや大型で細胞質内に多くの顆粒をもつリンパ球の一種である．初期の生体防御に重要な役割を果たす．

Ⅱ型アレルギー反応では，薬剤，感染などが引き金となり，生体内の細胞膜抗原に変化が起こる．その結果，赤血球など自己の細胞表面が抗原として認識され，自己細胞に対するIgG抗体が産生される．そこへ補体が結合し，活性化された補体系が膜侵襲複合体を形成することで，細胞が破壊される．さらに，細胞膜抗原に結合したIgG抗体に対しては，IgG-Fc受容体をもつマクロファージ，NK細胞なども結合する．これらの細胞は，標的細胞を傷害する抗体依存性細胞傷害（antibody dependent cell mediated cytotoxicity：ADCC）を引き起こし，これも組織傷害の原因となる．

> **MEMO**
>
> **補体系の活性化**
>
> 補体系の活性化経路には，①古典的経路，②レクチン経路，③第二経路の3つの経路がある．古典的経路では，抗原-抗体複合体によって補体系が活性化される．一方，レクチン経路では，血中のレクチンが細菌やウイルスの糖構造に結合することによって，補体系の活性化が誘導される．第二経路は，上記2つの経路と異なり，自然に活性化されている補体系因子が病原体細胞膜上に結合することで補体系が増幅活性化される．

2）主な疾患

Ⅱ型アレルギーでは，主に，赤血球，白血球，血小板，リンパ球などの血球細胞，腎や皮膚組織の基底膜抗原が標的となる．したがって，代表的疾患として，ABO不適合輸血による溶血性貧血，自己免疫性溶血性貧血，特発性血小板減少性紫斑病，薬剤性溶血性貧血，Rh因子不適合妊娠，顆粒球減少症，グッドパスチャー（Goodpasture）症候群，水疱性類天疱瘡，尋常性天疱瘡などがある．

例えば，ABO不適合輸血では，輸血された不適合赤血球に赤血球抗体が反応する．その結果，補体の活性化が起こり血管内で赤血球が急速に破壊される．血管内でのこの急激な溶血が引き金となり，播種性血管内凝固症候群，血圧低下，急性腎不全などさまざまな重篤な症状がつぎつぎと起こり，ときに患者は死に至る．

Ⅱ型アレルギーの亜型として，重症筋無力症，バセドウ病など，生体内の各種受容体に対する自己抗体が産生される疾患がある（詳細は**臨床編Ⅱ-3，-11**参

照).これらの疾患では,自己抗体が受容体に結合し,受容体の機能が亢進,もしくは抑制されることが病因となる.例えば重症筋無力症では,患者の80％からアセチルコリン受容体に対する抗体が検出される.また,バセドウ病では,抗甲状腺刺激ホルモン受容体抗体が検出される.ただし,これらの疾患では細胞傷害は認められないため,Ⅴ型アレルギーに分類する場合もある.

5 Ⅲ型アレルギー (図1C)

1) 作用機序

Ⅲ型アレルギーは免疫複合体型,アルサス(Arthus)型ともよばれる.抗原,抗体,補体などが互いに結合し形成された免疫複合体によって生じるアレルギーである.

Ⅱ型アレルギー反応では,細胞膜や組織の表面抗原に対するIgG抗体が病態形成に関与するのに対し,Ⅲ型アレルギー反応では,体液中に溶けている可溶性抗原に対するIgG抗体が病態形成に重要な役割を果たす.

通常,生体内で可溶性抗原とIgG抗体が免疫複合体を形成すると,マクロファージや好中球に処理される.しかし,この免疫複合体が,マクロファージなどの処理能力を超えて存在すると,その免疫複合体の多くが腎,肺の血管に付着してしまう.さらに組織に沈着した免疫複合体が,局所において補体系を活性化する.補体系の活性化は,マスト細胞や好塩基球からの脱顆粒を誘導し,その結果,血管透過性亢進,平滑筋収縮が起こる.また,補体系の活性化により好中球が組織局所に集められる.好中球は免疫複合体を貪食し,タンパク質分解酵素の分泌,活性酸素の放出を起こし,組織障害につながる.同時に,免疫複合体は血小板を凝集し,局所の微小血栓による虚血,組織壊死が起こる.

過去にある抗原に対して感作されたことのある個体が,同じ抗原に対するIgGをもっている場合,その抗原を皮内注射することで,抗原投与後3〜8時間で最大となる紅斑,浮腫を特徴とする局所の炎症反応を誘導しうる.この反応は,アルサス反応とよばれる.

2) 主な疾患

Ⅲ型アレルギーの代表的疾患として,溶連菌感染後急性糸球体腎炎,膜性増殖性糸球体腎炎,ループス腎炎,過敏性肺臓炎,血清病などがある.

例えば,溶連菌感染後急性糸球体腎炎は,A群β溶血性連鎖球菌の感染後に発症する場合が多い.この疾患では,ヒトの生体内でA群β溶血性連鎖球菌の一部を抗原とする免疫複合体が形成される.この免疫複合体が腎臓の糸球体へ付着し,前述の機序で局所の炎症が起こり,最終的に腎障害が引き起こされる.溶連菌感染後急性糸球体腎炎,膜性増殖性糸球体腎炎,ループス腎炎では,血中補体価の低下が認められるという特徴がある.

6 Ⅳ型アレルギー (図1D)

1) 作用機序

Ⅳ型アレルギーは,症状の出現まで24〜48時間かかるため,遅延型アレルギーともよばれる.Ⅰ型〜Ⅲ型アレルギーが抗体を介した反応であるのに対し,Ⅳ型アレルギー反応は,T細胞,特に記憶T細胞(メモリーT細胞)とよばれるリンパ球が関与する.

> **MEMO**
>
> **T細胞**
>
> T細胞(詳細は**基礎編-5**を参照)はリンパ球の一種であり,骨髄由来の前駆細胞が胸腺で選択され,分化・成熟した細胞である.T細胞は,T細胞受容体(TCR)およびCD4,CD8とよばれるマーカー分子を有している.CD4陽性T細胞は,B細胞の分化成熟および抗体産生の誘導といったほかの細胞の機能誘導を行うことから,ヘルパーT細胞とよばれる.一方,CD8陽性T細胞は,ウイルス感染細胞やがん細胞の除去に重要であり,キラーT細胞とよばれる.

Ⅳ型アレルギー反応は,感作過程と活性化過程の2つの過程に大別される.

感作過程は，体内へ侵入した抗原が，局所の抗原提示細胞により取り込まれ処理された後，T細胞へ提示されることからはじまる．抗原提示細胞から抗原の情報を受けとったT細胞は活性化され，サイトカインとよばれる免疫細胞に特異的な情報伝達のためのタンパク質を放出する．一方で，活性化されたT細胞の一部は，記憶T細胞として生体内に長期間残る（感作過程）．

初回と同様の抗原が生体内に侵入すると，再び抗原提示細胞により抗原がT細胞に提示される．この際，感作過程でつくられた抗原特異的な記憶T細胞が活性化される．活性化した記憶T細胞は，インターフェロン・ガンマ（interferon gamma：IFN-γ）をはじめとする炎症性サイトカインを放出する．これらのサイトカインは，血管透過性の亢進，局所組織の破壊，マクロファージの活性化などを引き起こし，局所組織の炎症反応が進行する（活性化過程）．

Ⅳ型アレルギーにはキラーT細胞による感染細胞，腫瘍細胞，移植組織片に対する直接傷害も含まれる．キラーT細胞は抗体のFc部分に対する受容体をもっており，抗体の結合した細胞を傷害することができる（ADCC）．

2）臨床応用

Ⅳ型アレルギー反応を利用した検査として，ツベルクリン反応がある．ツベルクリンは，結核菌から精製されたタンパク物質である．精製ツベルクリンタンパク質を皮内に注射すると，皮膚の抗原提示細胞（ランゲルハンス細胞）が精製ツベルクリンを貪食し，T細胞に対して抗原提示をする．結核菌に反応する記憶T細胞がマクロファージを活性化させ，活性化したマクロファージが種々のサイトカインを放出することで，皮膚局所に発赤，硬結がつくられる．前述のように，被投与者の体内に結核菌に対して反応する記憶T細胞が存在すると局所反応が陽性になるため，臨床上，結核に曝露されているかどうかの指標として用いられている．

ただし，日本のようにBCG接種を行っている国では，ツベルクリン検査では多くの場合陽性反応が出るため，ツベルクリン検査での結核感染の評価は難しい．近年，BCG接種に影響されることなく，結核感染の有無を診断できる可能性の高い方法が開発され，利用されている．

MEMO

ツベルクリン反応の臨床上での問題点

ツベルクリン反応では，結核菌感染者とBCG既接種者を区別することは困難である．近年，試験管内で，記憶T細胞の結核菌に対する反応を測定する方法（クォンティフェロン®）が確立され，結核菌感染症の診断のための重要な補助検査の1つとして臨床上用いられている．これは，被験者の血液中の記憶T細胞の有無を，同細胞からの結核菌特異的抗原に対するIFN-γの産生量を測定することで判定する検査方法である．

3）主な疾患

Ⅳ型アレルギー反応の代表的疾患として，アレルギー性接触性皮膚炎，結核などがあげられる．アレルギー性接触性皮膚炎では，抗原投与後，ランゲルハンス細胞が所属リンパ節に移動し，抗原特異的T細胞を分化増殖させる．この抗原特異的感作T細胞が再度抗原を投与された皮膚に遊走し，抗原を認識しサイトカインを産生することにより炎症反応を起こす．また，結核菌，真菌感染で認められる肉芽腫反応は数週間かけて形成され，数日で自然消退するツベルクリン反応や接触過敏反応と異なり，自然消退傾向に乏しい．この場合，マクロファージ内で病原菌が長く残る場合が多い．

7 喘息におけるTh細胞サブセットの関与

1）Th細胞サブセットとその可塑性

以上で概説したように，喘息（以下，アレルギー性気道炎症）は，CoombsとGellの分類上ではⅠ型アレルギーに分類される．一方，近年の研究から，アレルギー性気道炎症に，CD4陽性T細胞も非常に深く関与していることが明らかになってきた（概念図）．

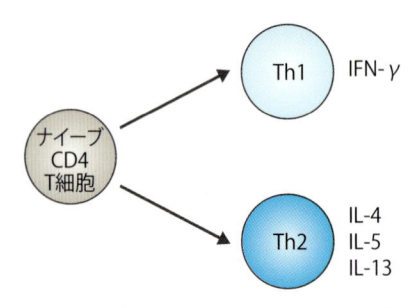

●図3 "古典的"Th細胞分化について（模式図）

もともとCD4陽性T細胞は，その産生するサイトカインおよび関与する病態からTh1細胞とTh2細胞に分類されてきた（図3）．しかし，最近の精力的な研究の結果，CD4陽性T細胞は非常に多様な亜集団（サブセット）からなっており〔CD4陽性T細胞の多様性（diversity）〕，1つのサブセットは固定したものではなく，周囲の環境で容易に変化することが明らかになってきている〔CD4陽性T細胞の可塑性（plasticity）〕．このCD4陽性T細胞の多様性および可塑性については，現在免疫学領域における大きなトピックの1つである．

2）CD4陽性T細胞のアレルギー性気道炎症での役割

これらのCD4陽性T細胞のサブセットは，アレルギー性気道炎症において，それぞれ特異的な役割を担っていることが明らかになってきた（概念図）．例えばTh2細胞は，インターロイキン5（interleukin-5：IL-5）を介して好酸球を気道へ誘導すると同時に，IL-13を介して気道平滑筋の過形成や杯細胞の異形成を引き起こす．また，IL-9を特異的に産生するTh9細胞も杯細胞異形成や粘液産生亢進の病態に関与している．一方，Th17細胞から産生されるIL-17Aは，炎症局所への好中球の誘導を介した気道上皮の線維化の原因となる．Th22細胞から産生されるIL-22は，もともと肺や腸管のバリア機能に必要なサイトカインとして報告されたが，喘息患者の重症度とIL-22の濃度が相関するという報告があり，気道炎症の病態形成に関与している可能性が示唆される．さらに，Tfh（follicular helper T）細胞はB細胞に働き，IgEの過剰産生を促進する．制御性T（induced regulatory T：iTreg）細胞は，これらのさまざまなCD4陽性T細胞のサブセットの働きを抑え，アレルギー性気道炎症を抑制する役割を担っている．

実際の炎症組織では，Th1，Th2，Th17，Th22，Th9細胞や制御性T細胞が混在しており，特に炎症が慢性期になると，たいへん複雑な炎症浸潤細胞の病態を呈す．このCD4陽性T細胞の多様性に加え，CD4陽性T細胞の可塑性も慢性期のアレルギー性気道炎症の病態形成に深く関与している．制御性T細胞は，IL-6やIL-21の存在下でTh17細胞になり，Th17細胞はIL-4産生Th2細胞やIFN-γ産生Th1細胞に，それぞれIL-4やIL-12存在下で分化することが現在までに報告されている．このことは，CD4陽性T細胞のサブセットを固定した集団ととらえ，治療法を開発することの限界を示している．慢性期のアレルギー性気道炎症は現在の標準的治療に抵抗性を示す．そのため，慢性期のアレルギー性気道炎症の病態解明および新規治療法の開発は今後の大きな研究課題である．

8 今後の展望

以上，CoombsとGellの分類に基づいて，アレルギー反応とそれに関連する代表的疾患，およびその疾患群の病態生理について概説した．

さらには，代表的アレルギー疾患の1つであるアレルギー性気道炎症について，最近のトピックであるCD4陽性T細胞の多様性と可塑性に基づいて概説した．

近年，アレルギー性鼻炎，喘息といったアレルギー疾患の有症率は上昇傾向にあり，特に花粉症は今や"国民病"ともよばれている．さらに毎年，食物アレルギーやハチ毒を原因とするアナフィラキシーショックによる死亡事故も少なからず報告されている．これらの疾患に対する根治的治療もしくは発症予防の方法は現在のところない．免疫系の理解を通して，アレルギーの病態生理のさらなる解明が強く望まれる．

（平原　潔，中山俊憲）

■ 文 献 ■

1) Rajan, T. V. : The Gell-Coombs classification of hypersensitivity reactions: a re-interpretation. Trends Immunol., 24 : 376-379, 2003
2) Uekusa, Y. et al. : Immunological parameters associated with the development of allergic rhinitis: a preliminary prospective study. Am. J. Rhinol. Allergy, 26 : 92-96, 2012
3) Inamine, A. et al. : Sublingual administration of Lactobacillus paracasei KW3110 inhibits Th2-dependent allergic responses via upregulation of PD-L2 on dendritic cells. Clin. Immunol., 143 : 170-179, 2012
4) Karasuyama, H. et al. : Nonredundant roles of basophils in immunity. Annu. Rev. Immunol., 29 : 45-69, 2011
5) Cavalcante, P. et al. : Autoimmune mechanisms in myasthenia gravis. Curr. Opin. Neurol., 25 : 621-629, 2012
6) Hirahara, K. et al. : Mechanisms underlying helper T-cell plasticity: Implications for immune-mediated disease. J. Allergy Clin. Immunol., 131 : 1276-1287, 2013
7) Yamashita, M. et al. : Immune mechanisms of allergic airway disease: regulation by transcription factors. Crit. Rev. Immunol., 27 : 539-546, 2007

■ 参考文献 ■

・"Fundamental Immunology, 7th edition"(Paul, W. E.), Lippincott Williams & Wilkins, 2012
・"Janeway's Immunobiology, 8th edition"(Murphy, K. M.), Garland Science, 2012

基礎編　免疫のしくみ

3 ヒトゲノムと膠原病・アレルギー

　DNAに刻まれた多数の遺伝子の働きを総合的にとらえて生命現象・疾病を理解しようとするのが，ゲノムアプローチである．DNA配列には多様性があり，それが遺伝子の発現状態を含めた機能全般に多様性をもたらし，ひいては個体のさまざまな特徴（表現型）に影響する．病気も個体の表現型の1つであり，自己免疫疾患・アレルギー疾患という表現型の疾患感受性にもさまざまな遺伝子のDNAバリエーションが影響を与えることが示されている．本稿では，免疫系遺伝子特有のゲノム多様性のしくみ（HLA遺伝子の高度な多型性・リンパ球の体細胞組換え）にも触れながら，ゲノムの多様性や変化について，免疫系疾患との関係に焦点をあてて説明する．

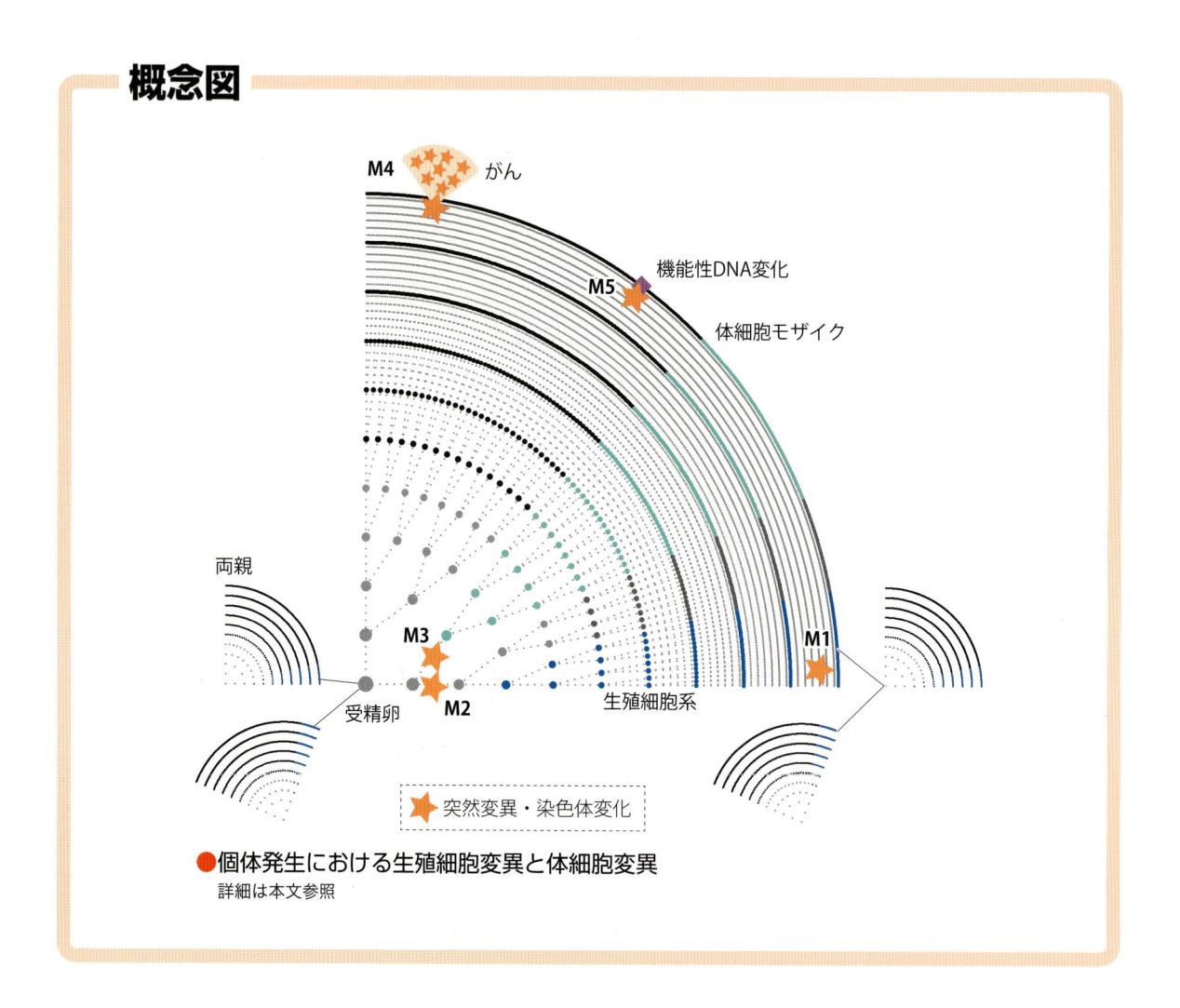

概念図

M4　がん
M5　機能性DNA変化
体細胞モザイク
両親
M3
受精卵
M2
生殖細胞系
M1

★ 突然変異・染色体変化
● 個体発生における生殖細胞変異と体細胞変異
　詳細は本文参照

1 ゲノムの多様性と疾患の関係

すべての個体は受精卵が細胞分裂を繰り返し，発生・分化する．その細胞分裂の様子を描いたのが概念図である．中央の大きな扇型では，左下の丸が受精卵を示し，それが細胞分裂を繰り返し，細胞数が増えていく様子を表している．発生の過程で，細胞の一部は次世代に『ゲノム』を伝えるための配偶子になる部分と，それ以外の身体を構成するものとに大きく分かれる．図では扇の下の青色の部分が配偶子に運命づけられた部分を表す．

中央の扇型のほかに小さな扇型が4つあるが，左側の2つの小さな扇型は，中央の大きな扇型の両親を表し，両親に由来する2つの配偶子が結合して受精卵ができる様子が示してある．また，中央の大きな扇型の個人に由来する配偶子が，別の個体からの配偶子と合わさって，次世代の受精卵が生じている．これら，ゲノム情報を次世代に伝える流れを『生殖細胞系列』とよぶ．生殖細胞系列に起きたDNA配列の変化は次世代に伝えられ，次第に子孫に広く伝わり，集団に広まることもある．集団に広まるとそれは『多型』とよばれる．

また，この図には，『体細胞系列』に起きたゲノムの変化も示している．体細胞に起きた突然変異の結果，異常増殖するのが『がん』である．発生の途中に起きるゲノム変化は個体の身体の一部にその変化を引き継ぎ，ゲノム的なモザイク状態をつくりだす．リンパ球では分化の途中で『体細胞組換え』を起こし，T細胞受容体（TCR）とB細胞受容体（BCR）の多様性を生むが，これも体細胞のゲノムの多様性の一形態である．

2 ゲノムとその他のオミックスとの関係

1) 染色体と遺伝子とゲノム

ヒトゲノムは，22対の常染色体と1対の性染色体（X, Y）からなる核ゲノム（約31億塩基対）とミトコンドリアゲノム（約1万6千塩基対）からなる（図1）．このゲノムDNAの塩基配列に遺伝子がコードされている．遺伝子にはDNAからmRNAに転写されポリペプチド鎖に翻訳されるタンパク質コーディング遺伝子と，機能性RNAをコードする遺伝子とがある．タンパク質コーディング遺伝子の数は約25,000個と考えられている．また，機能性RNA遺伝子はまだその種類・総数について全貌が明らかになっていない．

これらの個々の遺伝子とその産物である機能性タンパク質・機能性RNAの働きを解明することが，生命現象・疾患メカニズムの理解に必須であることはもちろんである．しかしながら，遺伝子は相互にかかわりあいながら，全体として生命現象をつくりあげていることから，すべての遺伝子を総合的に理解することも不可欠である．このようにすべての遺伝子を包括的にとらえた全体をゲノムとよぶ．

2) ゲノム・トランスクリプトーム・プロテオーム・フェノームと疾患

以下，本稿では，遺伝子のうちその機能が比較的よくわかっているタンパク質コーディング遺伝子に関して説明する．

タンパク質コーディング遺伝子の場合，DNAにコードされた遺伝情報は，mRNAに転写され，タンパク質に翻訳されて機能を発揮する．ある遺伝子DNAから異なるmRNA配列が生じることは多々ある（トランスクリプトバリアント）．図2において，DNAから複数のmRNAへと矢印が出ているのがそのことを意味している．トランスクリプトバリアントができるしくみの1つがスプライシングの違いであり，また異なる転写開始点の使い分けによる場合もある．ある遺伝子DNAからどのトランスクリプトバリアントをつくるのかを変化させたり，複数のトランスクリプトバリアントの比率を変えたりすることで，同一のゲノムをもつ細胞でも，その遺伝子発現の状態には多様性が生じる．

同様に，mRNAからポリペプチド鎖が翻訳される場合も翻訳開始コドンを使い分けるなどして，異なるペプチド配列（ペプチドバリアント）を生じる．このようにして生じる発現状態の多様性はさらに，タンパク

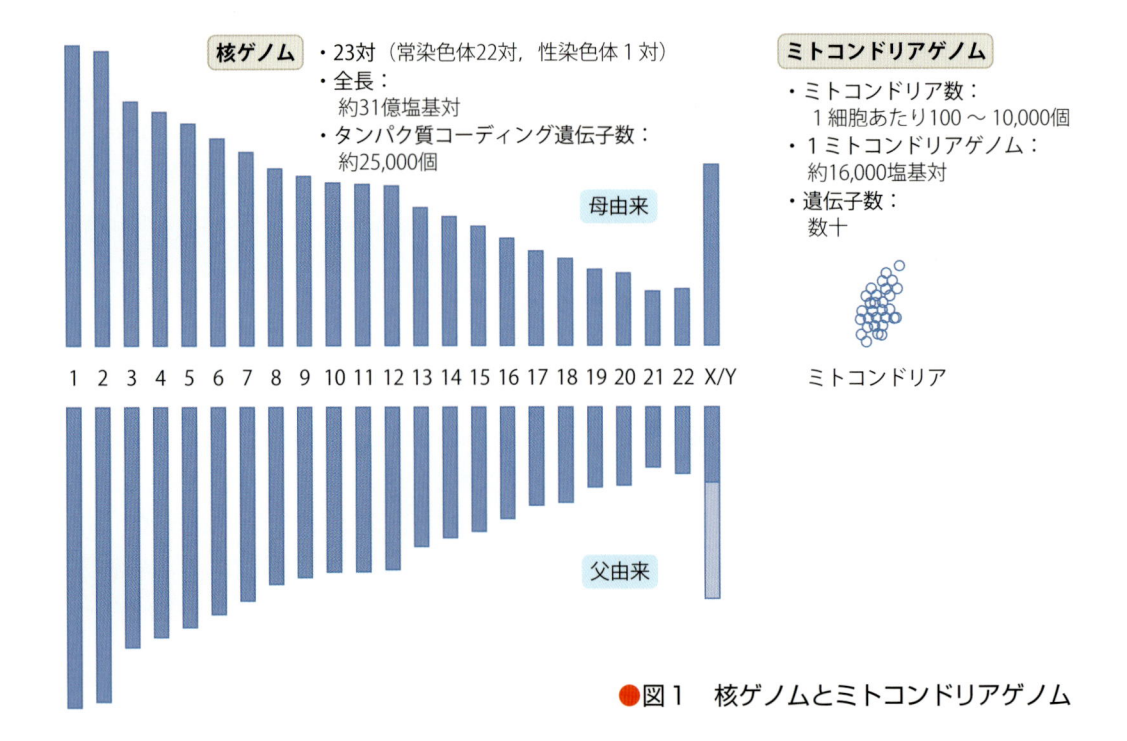

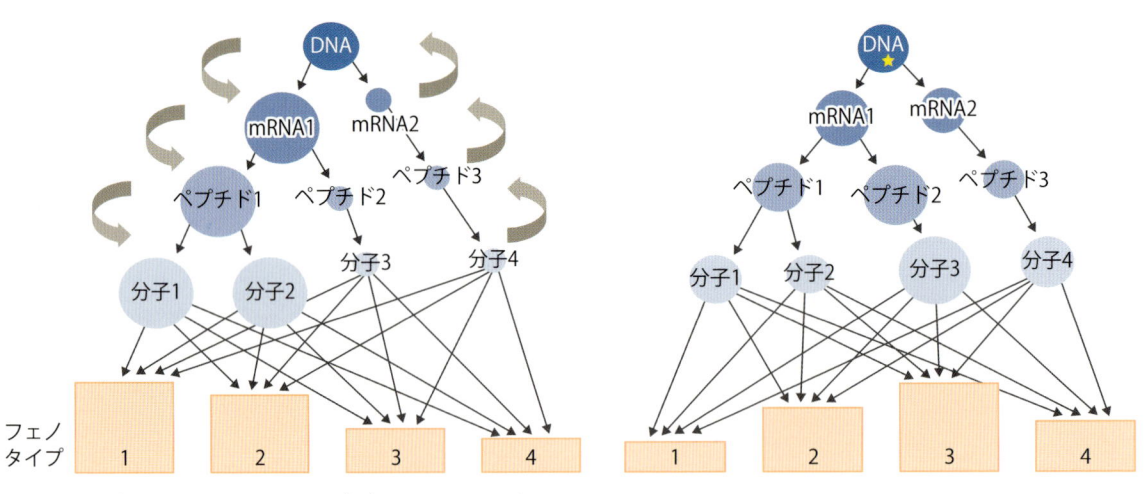

●図1　核ゲノムとミトコンドリアゲノム

●図2　ゲノムとオミックスと疾患フェノタイプ

質の翻訳後修飾のバリエーションや，タンパク質－タンパク質相互作用などを通じて，さらに複雑で精緻な多様性を示すようになる．

　このように，同一のDNAから広がるmRNA，タンパク質の多様性を包括的にとらえる立場が，トランスクリプトーム・プロテオームである．さらにこのような多様性のうち代謝状態に着目して包括的にとらえるとき，それはメタボローム（代謝：メタボリズム）とよばれ，個体に現れる特徴（表現型：フェノタイプ）の多様性にまで視野を広げればフェノームとよぶことになる．疾患というのは個人に現れる特徴の1つであるから，疾患もフェノームに含まれる表現型の1つで

ある．機能性RNAが働いたり，DNAやヒストンをタンパク質が修飾したり，mRNAをタンパク質が修飾したり分解したりするなどの例からもわかるように，ゲノム・トランスクリプトームなどの各オームの層は相互に影響を及ぼしあって状態を変化させている．

後述するように，DNA配列には一塩基多型などを含むDNA配列バリエーションとよばれる多様性（図2では右半分のDNAに星型として示してある）があるが，その影響はmRNAの塩基配列，タンパク質のアミノ酸配列に違いをもたらすこともあれば，それらの発現量に影響を与えたり，トランスクリプトバリアントやペプチドバリアントの多寡や割合に変化をもたらしたりすることもある．その結果，疾患を含むフェノームのパターンにも影響が及ぶ．これが，ゲノム・オミックス的立場から見た疾患の位置づけである．図2では，mRNA，ペプチド・分子・フェノタイプの丸と四角の大きさの変化としてそれを示してある．

3 DNA配列バリエーション・遺伝子多型

DNA配列バリエーション（以下DNAバリエーション）とは，染色体ごとのDNA配列の違いの総称である．それらは集団における頻度，塩基配列の変化の仕方，配列変化単位の大きさによって分類される．

1) コモンバリエーションとレアバリエーション —集団におけるDNAバリエーションの存在頻度

DNAバリエーションのなかにはヒトの染色体のうちの数十％がもつ（高頻度）ものもあれば，世界でただ1本の染色体にのみ認められる（非常に低頻度）ものもある．比較的頻度の高いものを多型（コモンバリエーション）とよび，まれなものを変異（変異配列，レアバリエーション）とよび分けることもあるが，高頻度のそれと低頻度のそれとの間に明らかな区切りがあるわけではない．

2) DNAバリエーションの配列変化のタイプ

DNAバリエーションは図3Aに示すように，その配列の変わり方から，置換型，挿入・欠失型，リピート型，逆位型，転座型に分けられる．

3) DNAバリエーションの分類

このようなDNAバリエーションはたった1つの塩基対を単位とすることもあれば，非常に大きな範囲を単位としていることもあり，そのサイズによってよび名が異なることもある．例えば，一塩基対単位で置換型であれば一塩基多型（SNP）・一塩基バリエーション，1,000対を超える長さの単位でリピート型であれば，コピーナンバー多型（CNV）という具合である（図3B）．

4 免疫系の遺伝子に特有な遺伝的多様性

免疫系は大きく先天免疫（自然免疫）と適応免疫（獲得免疫）に二分できる．適応免疫はリンパ球が中心となって担う免疫で，非常に広範な抗原の多様性に特異的に対応するためのしくみをもつ．そのようなしくみの1つが，抗原認識分子の遺伝子のアレルの数の多さである．この適応免疫は，ほぼ無限ともいえる抗原多様性に対応することを可能にしたことと引き換えに，自己抗原に対する攻撃の可能性を発生させ，それを発揮させないしくみ（免疫寛容・トレランス）を不可欠にした．自己免疫疾患は，このトレランスの破綻と関連があり，また，アレルギー反応は外来抗原に対する過剰な適応免疫反応にかかわるものである．

このような適応免疫系に特有な，DNA配列を多様化するしくみは，免疫系遺伝子に特有の2つの機構から構成されている．1つは，①HLA遺伝子とKIR遺伝子にみられる，その他の遺伝子とは比較にならないほど高度な多型性である．また，もう1つは，②B細胞受容体（免疫グロブリン：BCR）とT細胞受容体（TCR）の遺伝子に認められる体細胞組換えである．

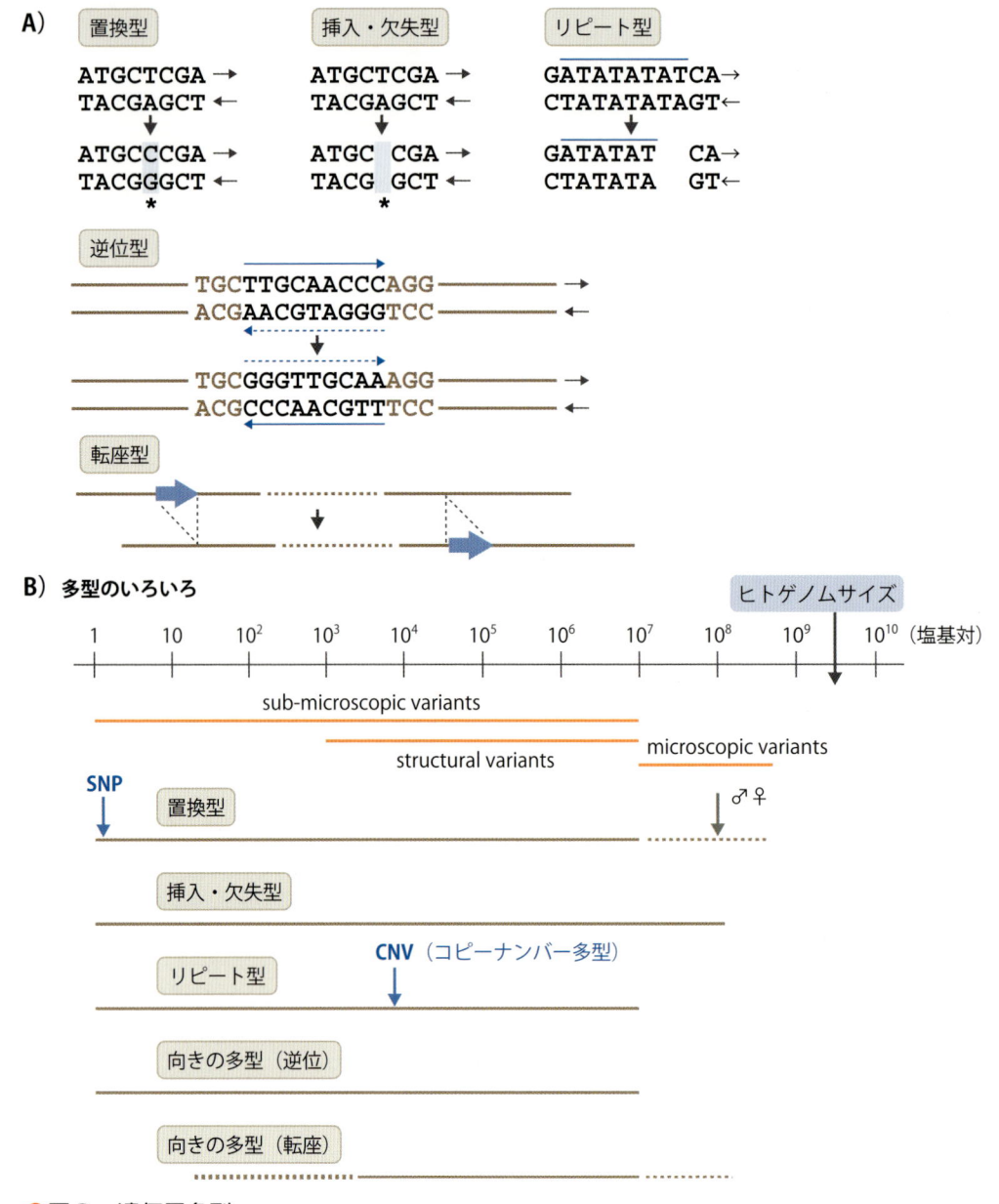

●図3　遺伝子多型
sub-microscopic variants：光学顕微鏡で観察できないサイズのバリアント，structural variants：構造多型，microscopic variants：光学顕微鏡で観察できるサイズのバリアント

1）HLA遺伝子とKIR遺伝子の高度な多型性

　HLA分子はTCRが抗原を認識するときに協働する分子で（図4A），クラスIとクラスIIに分けられる．クラスI分子はすべての細胞に発現し，クラスII分子は免疫系細胞に発現する．このHLAの遺伝子多型は抗原の認識特性に個人差をもたらす．実際，HLA遺伝子は表1に示すように非常に多くのアレルをもっている．適応免疫がさまざまな外来抗原に対処するためのしくみであるという視点からこの多型性をみれば，HLA分

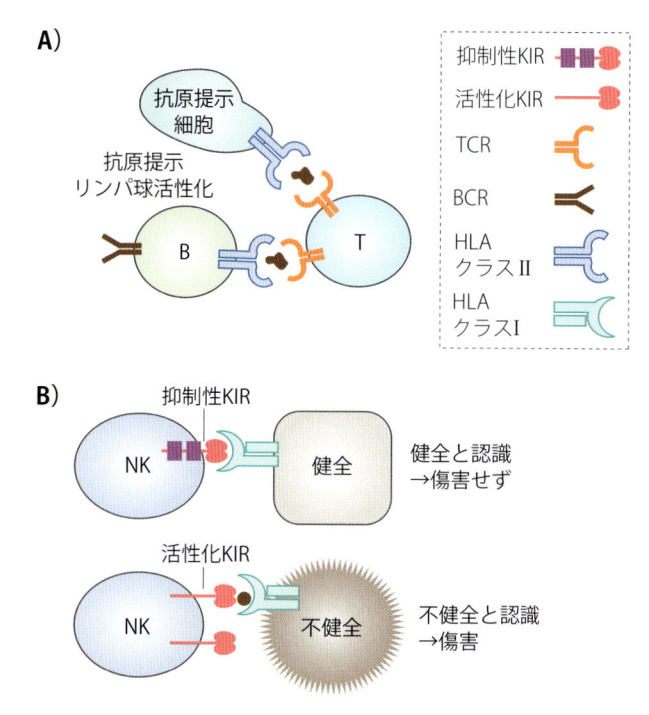

●図4　免疫系の遺伝子多様性に富む分子の相互作用

●表1　HLA遺伝子アレル数（2012年12月現在 IMGT/HLA データベース登録数）

クラス	遺伝子座	遺伝子		アレル数（塩基配列）	アミノ酸配列数
クラスI		A		2,132	1,527
		B		2,798	2,110
		C		1,672	1,200
クラスII	DP	DPA		28	16
		DPB		142	124
	DQ	DQA		35	26
		DQB		127	89
	DR	DRA	DRA	7	2
		DRB	DRB1	1,196	887
			DRB3	58	46
			DRB4	15	8
			DRB5	20	16

子が高度の多型性をもっているのは，外来抗原に対する多彩な反応性をもつ個人によってヒト集団を構成するという生物戦略の結果であると考えることができる．またこのHLA遺伝子の多様性は，移植におけるドナー-レシピエント適合関係や，移植後の拒絶・GVHD（移植片対宿主病）の中核をなす機構でもある．図5AにHLA分子とその遺伝子をまとめた．

HLA遺伝子のように，ある分子に対して非常に多くの配列を保有してそれを使い分けるという戦略を，ナチュラルキラー（NK）細胞もとっている．NK細胞は

A) HLA分子の遺伝子とその発現

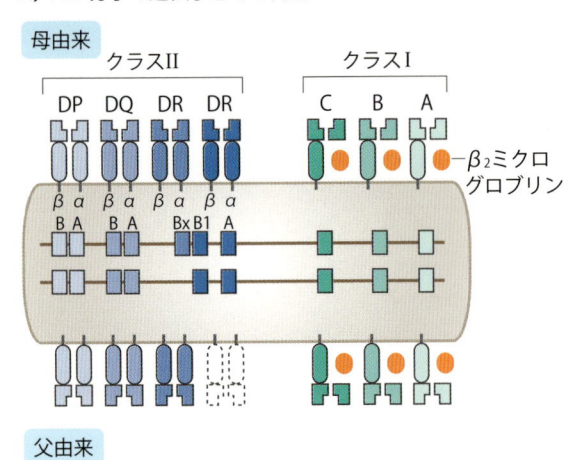

B) BCR遺伝子の体細胞組換え

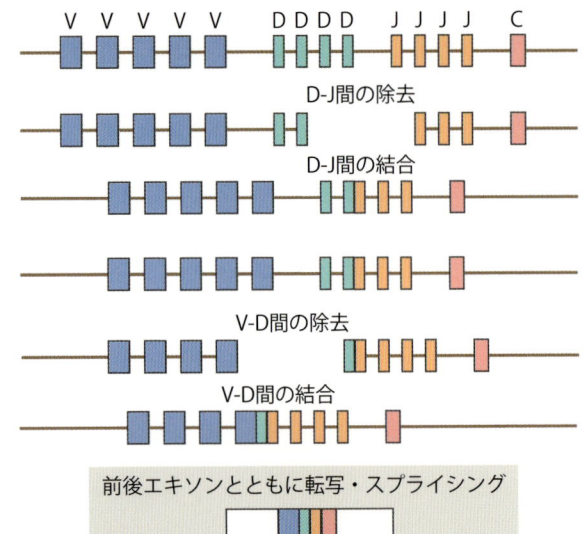

● 図5　多様性を産むHLA遺伝子多型（A）と体細胞組換え（B）

A) HLAのアレルは，クラスⅠに3つのメジャー遺伝子A，B，Cと3つのマイナー遺伝子E，F，Gの6個の遺伝子がある．これらクラスⅠ遺伝子は膜遺伝子として発現し，β₂ミクログロブリンとヘテロ二量体を形成して機能する．クラスⅡには5分子ある．こちらは，3つのメジャー分子HLA-DP，HLA-DQ，HLA-DRと2つのマイナー分子HLA-DM，HLA-DOとからなる．クラスⅡの分子もヘテロ二量体の形で機能を発揮する．ヘテロ二量体を構成する2種類の分子は分子α，分子βとよばれ，それぞれをコードする遺伝子はA，Bとよばれる．AとBの遺伝子は相互に近接して存在している．HLA-DQの場合には，HLA-DQα分子とHLA-DQβ分子と，それらをコードするHLA-DQA，HLA-DQB遺伝子とがある．HLA-DRの場合には，さらに事情が複雑である．なぜなら，HLA-DRβ分子をコードする遺伝子が，1つではなく複数あるからである．HLA-DRβ分子をコードする遺伝子はHLA-DRB1，HLA-DRB3，HLA-DRB4，HLA-DRB5の4つある．染色体によって，DRB1のみをもつもの，DRB1とDRB3，4，5のうちのいずれか1つの，あわせて2つをもつものとがある．DRB1をもち，DRB3，4，5をもたないハプロタイプと，DRB1とDRB3のみをもつハプロタイプ，DRB1とDRB4のみをもつハプロタイプ，DRB1とDRB5のみをもつハプロタイプとがあるとも言い換えられる（したがって，すべての個人はDRB1遺伝子を2コピーもつが，DRB3，4，5遺伝子の所有数は0，1，2のいずれかとなる）．DRB遺伝子が複数あるハプロタイプをもつときには，どちらのDRB遺伝子由来のDRβ分子も発現し，DRα分子とヘテロ二量体を形成するが，DRB1遺伝子の方が，それ以外のDRB遺伝子よりも発現量が数倍多い．HLA遺伝子は両親由来の2コピーがある．すべて6番染色体のHLA領域にコードされており，図では細胞を示す楕円のなかに両親由来のDNAと遺伝子の配置を示してある．母由来の染色体にはHLA-DRB1とDRBx（xは3，4，5のいずれか）がコードされ，父由来の染色体にはDRB1のみがコードされている例を示してある．

B) 上から下へと組換えが進む．最上段は，体細胞組換え前のDNA配列を示す．V，D，Jとよばれる領域に対応して，複数のエキソンがある．B細胞が成熟する過程でDNAが除去されることによって，V，D，Jのエキソンが1つずつ連結する．このときどのエキソンが選ばれるかが細胞によって異なるため，B細胞ごとに異なるDNA配列をもつことになる．BCRのmRNAが転写されるときには，C領域のエキソンと連結し，膜タンパク質へと翻訳される

ウイルス感染細胞や悪性化した細胞の除去，妊娠免疫を含む適応免疫系の調節などに役割を果たすとともに，自己免疫現象や移植拒絶反応に関与する．このNK細胞は抑制性・活性化性の2種類の免疫グロブリン様の受容体（KIR）を細胞膜表面に発現し，適応免疫に参画する．このKIR遺伝子がHLA遺伝子と同様に非常に多様性に富んでいる．KIRはHLAクラスⅠと協働関係（図4B）にあるので，HLA遺伝子とKIR遺伝子との両方の遺伝的多様性と相まって，NK細胞の反応性には非常に高度な個人差が生じていると考えられる．

HLA遺伝子には，もう1つの特徴がある．それは，HLA遺伝子は6番染色体のHLA領域とよばれる領域に存在し，多数の免疫系の遺伝子と近接していることである．

ゲノム上には，免疫系の遺伝子が比較的集中してコードされている領域が複数ある．免疫系遺伝子群の系統発生研究によれば，現在のHLA領域の原型となる領域が，進化の途上で配列重複を起こし，それがゲノ

ムのあちこちに分散したからと考えられている．極端に高度なアレル多型性を有しているのは6番染色体にあるHLA領域のみであるが，複数の免疫系遺伝子が近接している点でこれらの領域は共通である．複数の遺伝子が相互に近い位置に存在する場合，それらの発現が共通する機構によって制御される可能性が高くなり，複数遺伝子が協調して機能を発揮する分子遺伝学的な基盤を提供する．

2) BCRとTCRの体細胞組換え

ヒトDNA分子は受精卵ができるときにその構成が確定し，すべての体細胞のDNAは受精卵のDNAの複製であることを原則とする．しかしながら，この原則の唯一ともいえる例外がB細胞，T細胞のBCRとTCRの遺伝子に起きるDNA配列の再構成である．図5Bに示すように，BCR，TCRの遺伝子はリンパ球の成熟につれてもとのDNA配列の一部が取り除かれ，細胞ごとに多様なDNA配列をもつに至る．これによって限られたDNA配列から非常に多彩なDNA配列をつくりだし，さまざまな抗原に対して自在なアフィニティをもつBCR・TCR分子をつくることができる．

5 DNAバリアントの発生時期と疾患―生殖細胞変異と体細胞変異

概念図に示すように，ゲノムは親から子へと生殖細胞系列の細胞を介して伝えられる．親の配偶子（精子・卵子）のゲノムにあったDNAバリアントは子の受精卵のゲノムに引き継がれ，子のすべての細胞にそのDNAバリアントが存在することとなる．したがって，子がつくる配偶子にもそのDNAバリアントは必ず存在し，次世代へと渡される．

これとは異なり，自身の受精卵には存在していなかったDNAバリアントが配偶子を通じて子に伝えられることがある．これを*de novo*バリアントとよぶ．通常は，配偶子が精巣・卵巣にてつくられる段階で発生する突然変異や染色体変化に由来する（概念図M1）．配偶子に反映する突然変異・染色体変化ではあっても，必ずしも精巣・卵巣ができあがってから起きるとは限らない．発生の初期段階で，将来生殖細胞になる運命の細胞に突然変異・染色体変化が起これば，それは配偶子のゲノムに反映して子に伝わる（概念図M2）．M2がごく初期に起きれば，それは体細胞にも伝わり，身体の細胞の一部がこのバリアントを有することになる．それは概念図M3のタイプと同様である．M2とM3の違いはM2が生殖細胞系列と体細胞系列の両方の変化であるのに対して，M3は体細胞系列のみの変化であって子には伝わらない点である．

体細胞突然変異・染色体変化は発生途上のみならず，出生後も起きている．そのような体細胞突然変異・染色体変化のうち，制御されない増殖能をもたらすようなものは，悪性腫瘍となる．悪性腫瘍の場合には，発生の段階で突然変異・染色体変化があるだけではなく，悪性腫瘍細胞が増殖する段階で高頻度に突然変異・染色体異常が発生蓄積することも特徴である（概念図M4）．

このような体細胞のDNA変化は多数起きており，その大多数は悪性腫瘍化しないものである．しかしながら，悪性腫瘍化しないからといってそのような変化のすべてがサイレントであるとは限らず，ときには機能的な変化をもたらし，それが病気と関係していることもあると想像される（概念図M5）．実際，発生途中に起きる体細胞DNA変化がメンデル型遺伝病の変異である場合には，その遺伝病の軽症例となることがあり，それがこの考え方を支持している．表2にDNA変化の起きるタイミングと疾患との関係をまとめた．

6 免疫系疾患の疾患リスク遺伝子

これまで，DNA配列の多様性について述べてきた．この節では，免疫系の疾患リスクに関係する遺伝子についてまとめる．

1) 遺伝的疾患リスクと複合遺伝性疾患

DNAバリアントの保有が疾患の発病に決定的な役割

● 表2　DNA変化の起きるタイミングと疾患リスクと遺伝性との関係

DNAバリアントのタイプ	概念図のMx	DNA 親	DNA 子	表現型 親	表現型 子	親子での表現型の共有（疾患の遺伝性）
集団におけるDNAバリアント・遺伝子疾患の変異	—	あり	あり	○	○	認める
生殖細胞系列のde novo DNAバリアント	M1	なし	あり	×	○	認めない
生殖・体細胞系列上流のde novo DNAバリアント	M2	モザイク	あり	△	○	認めることがある
体細胞系列発生時DNAバリアント	M3	モザイク	なし	△	×	認めない
がん化体細胞系列DNAバリアント	M4	がん細胞の集団のみ有する	なし	○	×	認めない
機能性・体細胞系列DNAバリアント	M5	わずかな細胞のみ有する	なし	○	×	認めない

あり：個体のほぼ全細胞が有する
なし：個体の細胞に認められない
モザイク：個体の一定割合の細胞が有する
○：メンデル遺伝病ならば，疾患を発病する．多因子遺伝性疾患ならば，疾患リスクが上昇する
×：メンデル遺伝病ならば，疾患を発病しない．多因子遺伝性疾患ならば，疾患リスクは上昇しない
△：メンデル遺伝病ならば，軽症・病態亜型を示すなどの場合がある．多因子遺伝性疾患ならば，疾患リスクがある程度上昇する可能性がある

を果たす場合，単一遺伝子性疾患とよんだり，メンデル型遺伝病とよんだりする．免疫系の疾患のなかにもそのような疾病はあるが，多くの場合は，複数の遺伝子にあるDNAバリアントが環境要因とあいまって疾患リスクを高めている．このようなタイプの疾患を複合遺伝性疾患とよぶ．免疫系の疾患のなかには，双生児研究・家系研究などにより，遺伝性の強さや関与する遺伝子の数についての予想がなされているものもあるが，有病率・発病率の低い疾患の場合には，遺伝性について明確な根拠は得られていないものもある．しかしながら，ほとんどの免疫系疾患にDNAバリエーションが関与しているとみなされている．

2）HLA領域と疾患感受性・薬剤副作用感受性

HLAクラスⅠ，クラスⅡの遺伝子は6番染色体にあり，それらを含む領域はHLA領域とよばれる．このHLA領域は，非常に多くの疾患の遺伝的リスクと関係があることが知られており，また，薬剤副作用とHLA領域とが関係する例が明らかになってきている．

HLA領域には，クラスⅠ，クラスⅡの遺伝子のほか，多数の免疫系・非免疫系の遺伝子がある．この領域に認められる疾患・薬剤感受性との関連は，特定のHLA遺伝子のアレルとの間に認められていることもあれば，HLA領域内の非HLA遺伝子のDNAバリエーションと関連が強い場合もある．また，HLA遺伝子のDNAバリアントとHLA領域内の非HLA遺伝子のDNAバリアントとの組み合わせ（ハプロタイプ）との間に関連が示唆されている場合もある．HLA領域は遺伝子数も多く，それらのDNAバリアント同士の関係も複雑なので，この領域に認められる疾患との関連の多くについて，その分子生物学的な理由はいまだ不明なものが多く，今後の解明が待たれている．表3は，HLA領域と関連する疾患・薬剤副作用の例である．

3）非HLA遺伝子と免疫系疾患
　―複合遺伝性疾患と免疫系遺伝子の相互作用

免疫系疾患には単一遺伝子性疾患と複合遺伝性疾患とが知られている．単一遺伝子性疾患では，小児期発症の免疫不全症候群や遺伝性自己免疫疾患などがある．概念図に示すような体細胞モザイクが，免疫・炎症系遺伝子疾患の表現型亜型をもたらすことも知られて

● 表3 HLA領域と関連の認められる主な疾患と薬物

疾患	遺伝子
強直性脊椎炎	HLA-B27
関節リウマチ	HLA-DRB1
1型糖尿病	HLA-DR3, -DR4
自己免疫性甲状腺疾患（バセドウ病・橋本病）	HLA-DR
多発性硬化症	HLA-A, -DRB1, -DQB1, -DRA
全身性エリテマトーデス	HLA-DR, HLA-DRB1
薬物	
アロプリノール	HLA-B
カルバマゼピン	HLA-A, HLA-B
クロザピン	HLA-DRB5
フェニトイン	HLA-B

いる．

他方，複合遺伝性疾患としての免疫系疾患の場合には，多くの場合，HLA遺伝子もしくはHLA領域と，非HLA領域遺伝子とが複合して疾患リスクをもたらすと考えられており，実際，多数の免疫系疾患に複数のリスク遺伝子が認められつつある．また，ある遺伝子が複数の自己免疫疾患に共通して関連することも認められている．このことは，複数の自己免疫疾患が同一家系内に発症することとあわせ，発病の機序が複数の疾患に共通することを示唆している．表4に免疫系疾患とその非HLA関連遺伝子との関係を示す．

7 DNAバリアントの機能性

最後に，DNAバリアントの機能性について述べる．DNA配列が大きく異なり，それが生存を脅かすような変化をもたらすようなバリアントは観察できない．実際にヒトの染色体に観察されるDNAバリアントは機能的にほぼ中立であり，機能変化をもたらすバリアントは比較的，数が少なく，機能変化の強さも通常はそれほど目立たないと考えられる．このようにさほど強くない機能性しかもたないDNAバリアントが疾患リスクをもたらすのは，ときとして，その機能性バリアントでは不都合なことが生じるような環境に曝されるなどが原因として考えられる．また，ある機能性DNAバリアントが疾患リスクをもたらす過程には，そのバリアントの機能をほかの分子が代償するしくみが強いか否かの影響も受けると考えられ，これが，複数の遺伝子のDNAバリアントの影響が相互に密接に関係する背景であると考えられる．

以下，免疫系のDNAバリアントの機能性を，抗原認識特性にかかわる諸分子と，それ以外とに分けて説明する．

1) 抗原認識特性にかかわる遺伝子
　　—HLA/KIR/TCR/BCR

図4に示すように，高度な多型性をもつHLA分子・KIR分子は，体細胞組換えによって多様性を獲得するTCR/BCRと協同して抗原認識を行い，免疫反応の中核を担っている．これが，これらの分子の反応性に対するDNAバリエーションの影響である．また，これらの細胞の活動は免疫系諸分子の反応ネットワークにより制御されるので，次項で説明する．免疫系の各種分子のアミノ酸配列・発現量とも密接に関係する．

カルバマゼピンに対する中毒性表皮剥離症（TEN）の発症リスクが，特定の民族において，特定のHLAアレルをもつことにより1,000倍以上高まることは，この好例であると考えられる．

● 表4　非HLA疾患関連遺伝子

機能	遺伝子	AITD	AS	セリアック病	CD	GD	MS	PSA	PSO	RA	SLE	T1D
膜受容体と細胞内シグナル伝達	PTPN22	●								●	●	●
	BANK1										●	
	TNGAIP3				●					●	●	
	BLK										●	
	PTPN2				●							●
	TRAF1									●		
パターン認識受容体	IFIH1					●						●
	NOD2/CARD15				●							
転写因子	REL									●		
	STAT4									●	●	
	IRF5										●	
	NKX2-3				●							
サイトカイン・サイトカイン受容体	CCR6				●	●				●		
	IL2/IL21			●						●		●
	IL23R		●		●			●	●			
	IL7RA						●					
	IL12B				●				●			
膜分子・副刺激分子	CTLA4									●		●
	ITGAM										●	
	CD244									●		
	FCRL3	●						●		●	●	
	CD40									●		
自食作用	ATG16L1				●							
	IRGM				●							
酵素	ARTS1		●									
	PADI4									●		
自己抗原	INS											●
	TSHR	●										
その他	SLC22A4/5				●					●		

AITD：自己免疫性甲状腺疾患，AS：強直性脊椎炎，CD：クローン病，GD：バセドウ病，MS：多発性硬化症，PSA：乾癬性関節炎，PSO：乾癬，RA：関節リウマチ，SLE：全身性エリテマトーデス，T1D：1型糖尿病

2）その他の一般的な遺伝子

　DNAバリエーションが遺伝子構造のどこに存在するかによって遺伝子への機能影響を分類できる．

　図6に示すように，遺伝子はエキソンとイントロンからなる．エキソンはmRNAに転写される領域であり，イントロンはエキソンに挟まれた領域である．エキソンの上流は，転写開始点から比較的近い部分にも相当に遠い部分にも転写調節にかかわる場所がある．転写調節にはイントロンも下流部分も関与することがある．これらの領域のDNAバリエーションは転写効率に影響しうる．また，転写効率だけではなく，転写の開始・終始位置に影響を与えたり，スプライシングに影響を与え，転写されてできるmRNA配列の種類や比率にも影響を及ぼしうる．

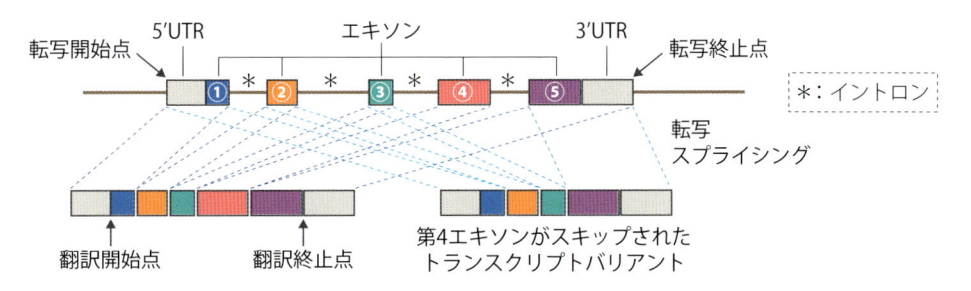

● 図6　遺伝子構造上の位置とDNAバリアント

　DNAが転写されてmRNAになるのはエキソン領域である．したがってエキソン上のDNAバリエーションはmRNAの配列を変化させる．mRNAの配列変化は二次構造に影響を与えうることから，mRNAの安定性が影響を受けることがある．エキソンのうちペプチドに翻訳されない領域を5′UTR，3′UTRというが，この部分のDNAバリエーションがmRNAの安定性に影響を与えることも多い．また，ペプチドに翻訳される領域はアミノ酸配列を変える場合とそうでない場合があるが，例えペプチドの配列を変えない場合であっても，mRNA配列には変化があるのでmRNAの二次構造や安定性への影響の可能性がある．

　DNAバリエーションがアミノ酸配列を変える場合には，その変化アミノ酸が酵素の活性中心にある場合のように，ペプチドの機能に直接的に関係するアミノ酸であるような場合もあれば，ペプチドの二次構造・三次構造に影響を与えるようなアミノ酸の置換に相当する場合もあり，それらが機能性に影響する．

8　今後の展望

　免疫系とその異常としての自己免疫疾患・アレルギー疾患をゲノムという立場から理解するために，ゲノムとその多様性についてと，免疫系遺伝子に特徴的なDNA多様性について概説した．また，現在わかっている免疫系疾患のリスク遺伝子をあげ，DNAバリエーションが免疫系疾患のリスクを上げるしくみについて解説した．ゲノムアプローチは個別の疾患研究・個々の分子研究と相互に補いあいながら，今後も，免疫系疾患の病態の理解を進めるものと考えられる．

（山田　亮）

■ 参考文献

- Zhernakova, A. et al.：Detecting shared pathogenesis from the shared genetics of immune-related diseases. Nat. Rev. Genet., 10：43-55, 2009
- Barreiro, L. B. & Quintana-Murci, L.：From evolutionary genetics to human immunology: how selection shapes host defence genes. Nat. Rev. Genet., 11：17-30, 2010
- Flajnik, M. F. & Kasahara, M.：Origin and evolution of the adaptive immune system: genetic events and selective pressures. Nat. Rev. Genet., 11：47-59, 2010
- Becquemont, L.：HLA: a pharmacogenomics success story. Pharmacogenomics, 11：277-281, 2010
- Thong, B. Y. & Tan, T. C.：Epidemiology and risk factors for drug allergy. Br. J. Clin. Pharmacol., 71：684-700, 2011
- Gregersen, P. K. & Olsson, L. M.：Recent advances in the genetics of autoimmune disease. Annu. Rev. Immunol., 27：363-391, 2009
- IMGT/HLA データベース（EMBL-EBI）　http://www.ebi.ac.uk/imgt/hla/nomenclature/index.html

4 抗原提示細胞

　抗原提示細胞（APC）は，細胞外抗原をエンドソームやファゴソームなどの小胞内へ取り込みペプチドへと分解し，MHCクラスⅡ分子と結合させ，CD4T細胞に提示する．一方，細胞内抗原に対しては，細胞質のプロテアソームで分解後，小胞体内へ輸送し，MHCクラスⅠ分子と結合させてCD8T細胞に提示する．また，APCの代表である樹状細胞（DC）の一部は，細胞外抗原を小胞内から細胞質へ輸送して分解する経路などを介し，抗原をMHCクラスⅠ分子上にも提示する（cross-presentation）．APCは，MHC-抗原複合体とT細胞受容体との作用を介し，抗原特異的にT細胞を活性化し，T細胞による免疫応答を誘導する．なお，ナイーブT細胞がエフェクターT細胞へと増殖・分化するには，DCからT細胞上の補助刺激分子への補助シグナルと，DC由来サイトカインによる刺激も必要である．

概念図

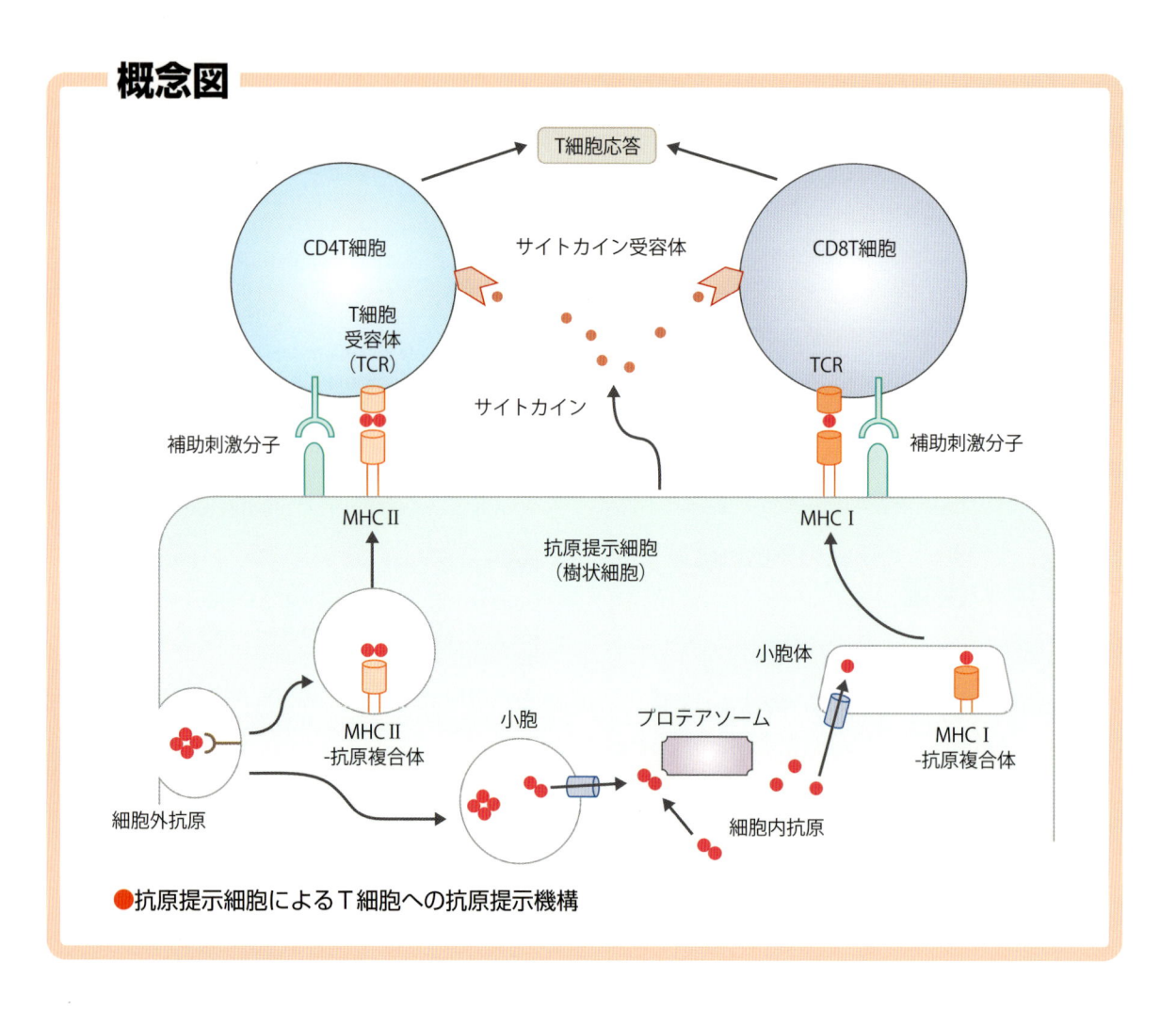

● 抗原提示細胞によるT細胞への抗原提示機構

1 抗原提示細胞とは

T細胞が抗原を認識する際には，抗原提示細胞（antigen presenting cell：APC）が主要組織適合性複合体（major histocompatibility complex：MHC）分子上に抗原を結合させ，T細胞に提示する．ほぼすべての生体内の細胞はMHCクラスI分子を発現しており，CD8T細胞に対して抗原を提示することができるので，広義には抗原提示細胞である．

一方，プロフェッショナルAPCは，骨髄の造血幹細胞（hematopoietic stem cell：HSC）を起源とし，MHCクラスII分子を発現してCD4T細胞へ抗原を提示でき，T細胞と相互作用する補助刺激分子も発現する[1]．狭義のAPCは，このプロフェッショナルAPCを指し，本稿でもAPCと略記する．APCとして作用する細胞には，樹状細胞（dendritic cell：DC），マクロファージ，B細胞の3種類が知られている．なかでもDCは，抗原をT細胞へ提示することが免疫系での主な役割であるので，本稿ではDCを中心に，APCが抗原を取り込み，分解し，細胞表面に提示してT細胞を活性化する機序に関して解説し，最後にAPCとしてのマクロファージとB細胞に関して解説する．

> **MEMO**
> **主要組織適合性複合体（MHC）**
> 主要組織適合性複合体（major histocompatibility complex：MHC）は，ヒトでは第6番染色体，マウスでは第17番染色体上に位置し，膜糖タンパク質MHC分子をコードする遺伝子である．MHC分子にはクラスIとクラスIIがあり，それぞれ異なったアミノ酸長の抗原ペプチドと結合し，前者はCD8T細胞の，後者はCD4T細胞のT細胞受容体（TCR）へ抗原を提示する．MHCは多型のある遺伝子群であり，この多型により一個体に複数のMHCクラスIとクラスII分子が発現する．また，各MHC分子に結合しうる抗原ペプチドの種類も異なるため，T細胞応答は，MHC分子と抗原ペプチドの両者に対するTCRの特異的な認識に拘束される．

2 樹状細胞

1）樹状細胞とは

DCは1973年に故Ralph Steiman博士らにより獲得免疫反応にきわめて重要な細胞として発見され，博士はその業績で2011年にノーベル医学生理学賞を受賞した[2]．

DCは皮膚や腸管のような外部と接している環境から，心臓や腎臓などの実質臓器内，そしてリンパ臓器まで個体のいたるところに存在する．DCはナイーブT細胞を活性化できる唯一のAPCであり，有害な病原体を細胞内へ取り込み，タンパク質分解酵素により分解し，抗原ペプチドとして細胞外に提示することで獲得免疫を活性化する．また，DCは，ナイーブT細胞以外にエフェクターT細胞，メモリーT細胞も刺激する一方で，自己抗原に対する免疫寛容の誘導と維持にもかかわっている[3,4]．

2）樹状細胞の種類と分化

DCは均一の細胞集団ではない．DCはHSCを起源とし，MDP（macrophage/DC progenitors）からサイトカインFlt3-L（Fms-related tyrosine kinase 3 ligand）の刺激によりCDP（common DC progenitors）となった後，通常型DC（conventional DC：cDC）と形質細胞様DC（plasmacytoid DC：pDC）に分化する．またHSCから分化した単球も，GM-CSF（granulocyte-macrophage colony-stimulating factor）に加え，IL（interleukin）-4，IL-15，IFN（interferon）-α，TNF（tumor necrosis factor）-αなどの複数のサイトカインの刺激で炎症性DC（inflammatory DC）に分化する[3,5,6]（図1）．

■ cDC

cDCは，Steiman博士らが発見したDCであり，CD（cluster of differentiation）11c陽性である．成熟時にはMHCクラスII分子を高発現して効率的に抗原を提示し，ナイーブT細胞を活性化できるため，獲得免疫発動において重要な役割を担う．なお，cDCには，プレcDCの状態で骨髄から血流を介して末梢組織に運ば

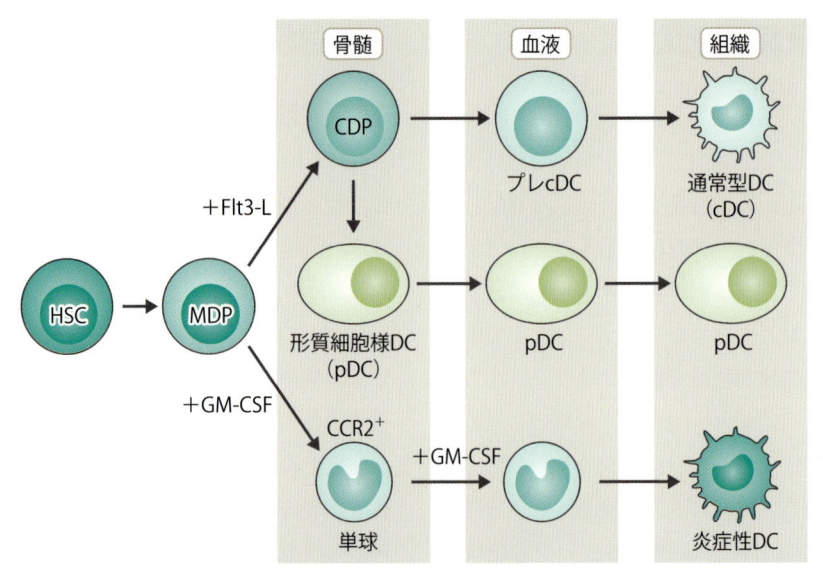

●図1　樹状細胞の起源と分化（文献6をもとに作成）
骨髄でまずHSCがMDPへ分化する．その後，Flt3-L存在下でCDPとなった後，骨髄内でプレcDCまたはpDCまで分化し，血流を介して各組織へ移動する．プレcDCはその後，各組織においてcDCへと分化する．一方，GM-CSF存在下では，MDPから分化した単球が炎症性DCへ分化する

れるものとリンパ臓器へ運ばれるものが存在し，前者は遊走性DC，後者はリンパ臓器固有DCとよばれる．

【cDC：遊走性DC】

遊走性DCは，最も古くからその成熟と抗原提示能獲得が明らかにされたDCである．未熟な段階のDCは，病原体の取り込みと分解に特化しており，MHCや補助刺激分子の発現が低く，ナイーブT細胞を活性化できない．未熟なDCの活性化には，病原体が有する脂質，炭水化物，核酸などのPAMP（pathogen-associated molecular patterns）が，DC上のPRR（pattern recognition receptors）を刺激する必要がある．PRRの一種であるエンドサイトーシス受容体のマンノース受容体やCD205は，認識した病原体を細胞内に取り込む．同じくPRRであるTLR（toll-like receptors）は，活性化によりDC上にケモカイン受容体（CCR）7の発現を誘導し，リンパ臓器で産生されるケモカインリガンド（CCL）21への感受性を高めることにより，DCを成熟化させるとともに，リンパ流を介してリンパ臓器の皮質部T細胞領域へと移動させる．また，DCは複数の補助刺激分子を細胞表面上に高発現し，ナイーブT細胞やメモリーT細胞をDCへ遊走させるケモカインも産生する．さらに，細胞表面上にMHCと抗原ペプチドとの複合体を提示して，それを認識する抗原特異的なT細胞を活性化し増殖させ，エフェクターT細胞へと分化させる[3)4)]．

【cDC：リンパ臓器固有DC】

リンパ臓器固有DCは，表面マーカーによりさらに細分化され，マウスではCD8陰性CD11b陽性DCとCD8陽性CD11b陰性DCとに分けられる．ヒトではBDCA（blood dendritic cell antigen）-1陽性DCとBDCA-3陽性DCとに相当する．前者がCD4T細胞への抗原提示を担当するのに対し，後者はCD4T細胞への抗原提示に加え，CD8T細胞への抗原の交叉提示（cross-presentation）をすることができる[3)～5)]．なお，cross-presentationは，炎症性DCも担うことができる[6)7)]．また最近，ヒトでは，BDCA-1陽性DCとpDCもcross-presentationできることが報告された[8)]．

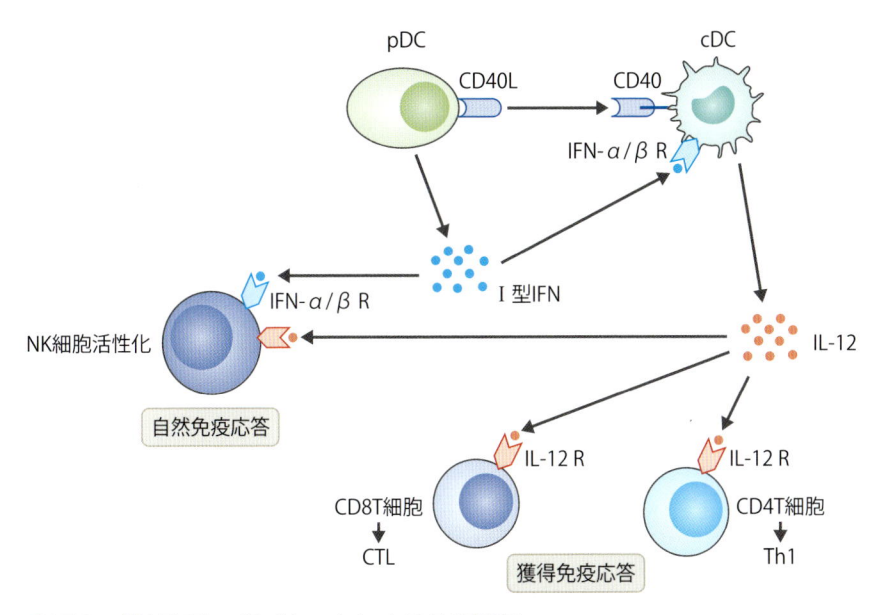

●図2　樹状細胞のサブセットによる協調関係（文献3をもとに作成）
pDCはⅠ型IFNを産生し，NK細胞を活性化させ，自然免疫応答にかかわる．また，Ⅰ型IFNはcDCのIFN-α/β受容体（IFN-α/βR）を刺激し，さらにpDC上のCD40LからcDC上のCD40へのシグナル伝達が加わると，cDCからのIL-12産生が高まる．IL-12刺激により，CD4T細胞はTh1細胞へ，CD8T細胞はCTLへ分化しやすくなり，獲得免疫応答が増強する．また，IL-12によりNK細胞の細胞傷害能も高まる

> **MEMO**
>
> **cross-presentation**
>
> cross-presentationとは，DCが取り込んだ細胞外抗原をペプチドへ分解後，MHCクラスⅡ分子上ではなくクラスⅠ分子上に提示し，CD8T細胞応答を惹起する機構である．

■ pDC

pDCは，マウスではCD11cを低発現し，ヒトでは発現しない．また，cDCとは異なり，骨髄でCDPからpDCへと分化してから各組織やリンパ臓器へ移動し，樹状形態も呈していない[5)9)]．

ウイルス感染時，pDCはエンドソーム内にウイルスを取り込むと，ウイルス由来核酸によりエンドソーム内のTLR7/9が刺激され，Ⅰ型IFN（IFN-α，IFN-β）を産生する．このIFNは，NK（ナチュラルキラー）細胞活性化をはじめ，自然免疫応答によるウイルス排除に重要な役割を担う．また，TLRを介して活性化されたpDCでは，MHCクラスⅡ分子や補助刺激分子の発現が亢進し，T細胞を活性化して獲得免疫に関与する．しかし，病原体を分解するタンパク質分解酵素の発現やMHCクラスⅡ分子の発現レベルが低いため，pDCのT細胞応答発動能はcDCより弱いと考えられている[3)〜5)9)]．

一方，pDCは，産生するⅠ型IFNがcDCのIFN-α/β受容体を刺激することに加え，自身が発現するCD40リガンド（CD40L）でもcDC上のCD40を刺激する．刺激を受けたcDCではIL-12の産生が高まり，CD4T細胞のTh1細胞への分化，ならびにCD8T細胞の細胞傷害性T細胞（CTL）への分化が促進される．このように，pDCは直接的，間接的に獲得免疫応答を増強する．なお，cDCから産生されるIL-12はNK細胞の細胞傷害能も高める[3)4)]（図2）．

■ 炎症性DC

cDCやpDCが定常状態でCDPから分化するのに対

し，炎症性DCは炎症や感染の状況下でのみ単球から分化する．Ly-6c（lymphocyte antigen 6 complex locus C）とCCR2を発現する骨髄中の単球に，炎症局所で産生されたCCL2が血流を介して到達してシグナルを伝達すると，この単球は骨髄から血液中へ出て，CD11c陽性CD11b陽性CD103陰性DCへと分化しながら炎症や感染が生じている末梢組織やリンパ臓器へ移動する[10]．

炎症性DCは，一酸化窒素やTNF-αを産生し，感染組織において病原体を排除する自然免疫を担う．また，MHC分子や補助刺激分子の発現も認め，CD4T細胞の活性化だけでなく，cross-presentationを介したCD8T細胞の活性化も可能であり，獲得免疫発動にも関与する．CCR2欠損マウスでは，末梢組織やリンパ臓器における炎症性DCの数が有意に減少しているのに対し，同様に本来CCR2を発現しているT細胞，B細胞，NK細胞，pDCの細胞数は有意な変化が認められない[10)11]．また，そのCCR2欠損マウスに単純ヘルペスウイルス（HSV）-2やインフルエンザAウイルスを感染させると，CCR2欠損マウスは野生型マウスと比較し，感染組織でのCD4T細胞からのIFN-γ産生量や病原体特異的なCD8T細胞数の有意な減少を認める．以上より，炎症性DCはcDCだけではコントロール不十分な感染に際し，獲得免疫を補強する役割を担うと考えられている[6)11]．

3）樹状細胞の抗原処理と抗原提示

DCは細胞外物質を取り込む複数の機構により，あらゆる病原体を提示することが可能であるが，取り込んだ病原体を分解してMHC分子に結合させ，CD4またはCD8T細胞に提示する機構としては大きく4つが知られている（図3）．

1つめは，マンノース受容体やCD205などのエンドサイトーシス受容体により，病原体を細胞内に取り込み，エンドソームに運ぶものである．病原体を含んだエンドソームは，次第に内部の酸性度を増し，リソソームと融合する．酸性化したエンドソーム・リソソーム融合体内で，病原体は酸性プロテアーゼ（カテプシンD, Sなど）によりアミノ酸長15〜24の抗原ペプチドへと分解される．その後，抗原ペプチドはMHCクラスⅡ区画（MHC classⅡ compartment：MⅡC）という特別なエンドソーム内でMHCクラスⅡ分子と複合体を形成し，細胞表面上に運ばれ，CD4T細胞に提示される．マクロピノサイトーシスにより細胞外液とともに取り込まれる病原体も，エンドサイトーシス経路に入り，同様の過程で処理される[4]．

ウイルスがDCに直接感染した際には2つめの機構が働く．ウイルスはDC細胞内で細胞のタンパク質合成機構を利用してウイルスタンパク質を合成するが，ウイルスタンパク質は細胞質のプロテアソームによりペプチドへと分解され，小胞体膜上に存在するTAP1，TAP2（transporters associated with antigen processing1, 2）を介して小胞体内へ輸送される．ウイルスペプチドは小胞体内でERAP（endoplasmic reticulum-associated aminopeptidase）によりさらにアミノ酸長8〜10まで分解され，MHCクラスⅠ分子と複合体を形成し，細胞表面へ移動し，CD8T細胞に提示される[4]．

> **MEMO**
> **ERAP**
> ERAP（endoplasmic reticulum-associated aminopeptidase）は，小胞体に存在するタンパク質分解酵素であり，長いポリペプチドをMHCクラスⅠ分子に結合できるサイズに切断する役割をもつ．

また，一部のDCには，取り込んだ細胞外抗原をMHCクラスⅠ分子に結合させて，CD8T細胞へ提示する3つめの機構（cross-presentation）が存在する．感染細胞，腫瘍細胞，壊死細胞などが産生する細胞外抗原は，エンドサイトーシス作用によりCD8陽性DCや炎症性DCなどに取り込まれる．その後，細胞外抗原がMHCクラスⅠ分子上に提示されることとなるが，その経路として現在，2種が明らかにされている．1つめの主経路では，まずエンドソーム内の細胞外抗原がカテプシンDにより一部分解された後，エンドソーム

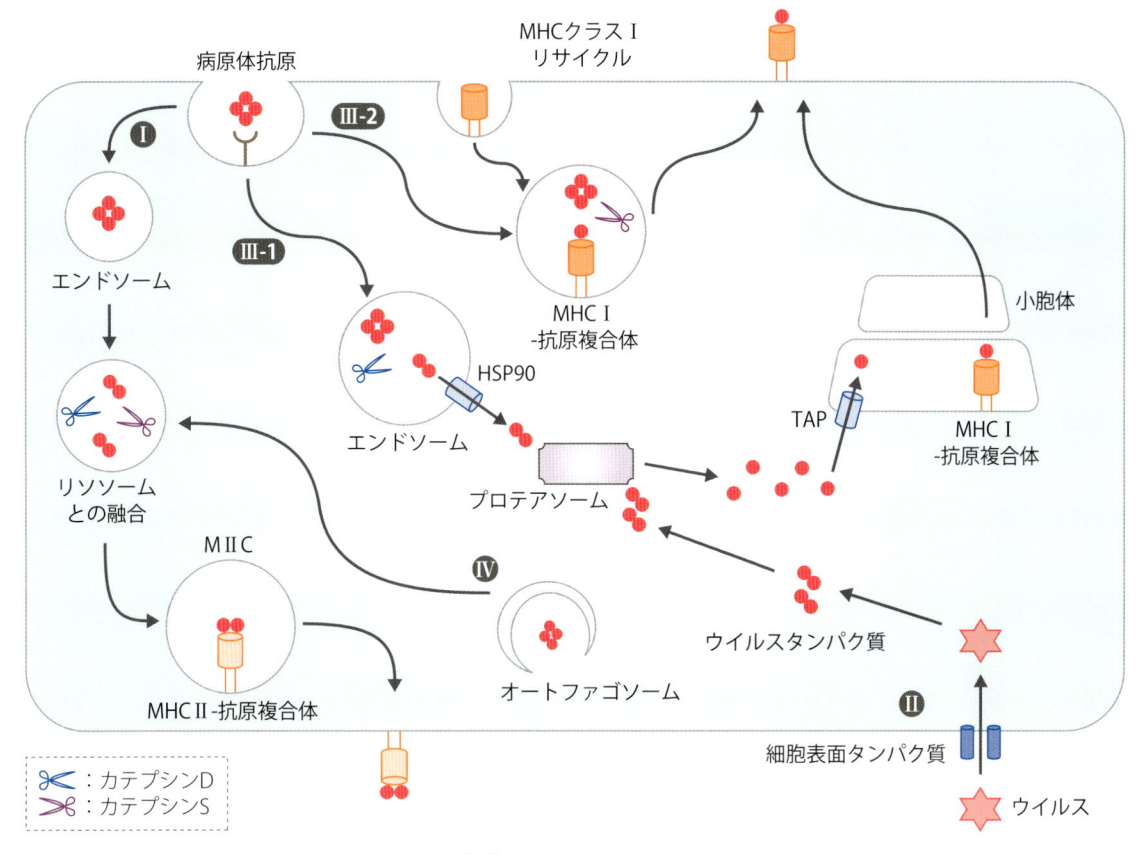

●図3　樹状細胞の抗原処理と抗原提示機構
　Ⅰ：細胞外抗原がエンドソーム内に取り込まれてカテプシンにより分解され、MHCクラスⅡに結合する
　Ⅱ：DCに感染したウイルスに由来するペプチドが細胞質のプロテアソームにより分解され、TAPを介して小胞体内に輸送されてMHCクラスⅠに結合する
　Ⅲ：エンドソームから細胞質へ輸送された細胞外抗原がプロテアソーム処理を受けた後、小胞体に輸送されてMHCクラスⅠに結合する（Ⅲ-1）、または、細胞外抗原がエンドソーム内でのみ分解され、リサイクルされたMHCクラスⅠ分子に結合する（Ⅲ-2）
　Ⅳ：細胞内抗原がオートファゴソームに取り込まれてからMHCクラスⅡ分子に結合する（マクロオートファジー）

上のHSP（heat shock protein）90を介して細胞質へ輸送される[7)12)]．そしてプロテアソームによりさらに分解されてからTAPを通じ小胞体内腔へ再送され，抗原ペプチドはMHCクラスⅠ分子と複合体を形成する．2つめの経路では，細胞外抗原がエンドソーム内のみで分解され，細胞表面よりリサイクルされたMHCクラスⅠ分子と複合体を形成し，細胞表面に提示される．この経路では，カテプシンSが細胞外抗原の分解にかかわっている[13)]．この機構により，DCは細胞外抗原に対しても抗原特異的なCD8T細胞応答を惹起することができる．

　cross-presentationにより細胞外抗原由来のペプチドがMHCクラスⅠ分子上に提示されるように，細胞質タンパク質由来のペプチドがMHCクラスⅡ分子に提示されていることもある．この現象には，細胞質タンパク質や小器官を分解するために小胞系へ運ぶオートファジーという4つめの機構が利用されている．マクロオートファジーとよばれるこの過程では，細胞質抗原は脂質二重膜をもつオートファゴソームに取り込まれる．オートファゴソームがリソソームと融合後，細胞質抗原は分解されてペプチドとなり，MⅡCへ運ばれてMHCクラスⅡ分子と結合し，細胞表面へ提示される[4)]．

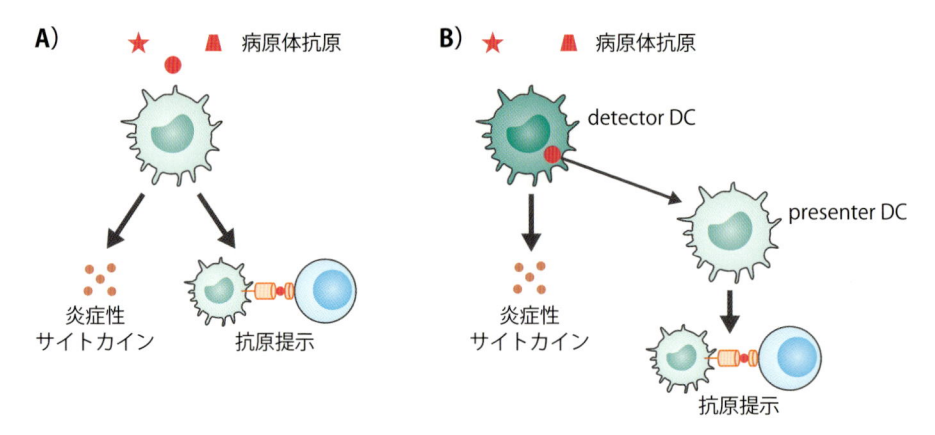

●図4　樹状細胞のサブセットによる分業理論（文献5をもとに作成）
A) 従来の考えでは，同一のDCが抗原を認識して取り込み，炎症性サイトカインの分泌とナイーブT細胞への抗原提示の両方を担っているとされた
B) DCサブセットによる分業理論では，遊走性DCや単球由来のCD11c陽性CD11b陽性CD103陰性DCがdetector DCとして抗原を取り込み，サイトカインを分泌する．一方，リンパ臓器固有DCのCD11b陽性またはCD8陽性DCはdetector DCより抗原を受け取り，抗原をT細胞へ提示するpresenter DCとして働く

4) 樹状細胞サブセットによる分業理論（division of labor）

　従来の考えでは，同一のDCが，病原体を細胞内に取り込み，分解し，抗原ペプチドとして細胞表面に提示する一連の過程すべてに加え，炎症性サイトカインの分泌も担うとされてきた．しかしHSVのマウスへの皮膚感染では，CD8T細胞に抗原ペプチドを提示して直接活性化するDCは，遊走性DCの皮膚DCではなく，リンパ臓器固有DCのCD8陽性DCであると判明している．一方，皮膚DCの遊走を阻害するとHSV特異的なCD8T細胞の増殖が抑制されることより，HSV感染では，皮膚DCがHSV抗原を捕捉して所属リンパ節へ運び，抗原をリンパ節のCD8陽性DCへと引き渡し，CD8陽性DCが抗原を分解してナイーブCD8T細胞へ提示し，CTLへと増殖・分化させると考えられる[4）14)]．同じく局所感染のインフルエンザ感染においても，気道DCと縦隔リンパ節のCD8陽性DC間での抗原の移動が認められる[15)]．そのため，現在は，DCの抗原の認識からT細胞への提示までの一連の作業が，各組織やリンパ臓器における複数のDCサブセットにより分業されているとする理論（division of labor）が提唱されている．なお，各組織に存在する遊走性DCや単球由来のCD11c陽性CD11b陽性CD103陰性DCは，病原体を認識して取り込み，炎症性サイトカインを分泌して局所の免疫細胞を刺激することからdetector DCともよばれている．一方リンパ臓器固有DCのCD8陰性CD11b陽性DCやCD8陽性CD11b陰性DCは，detector DCより抗原を受け取って分解後，抗原ペプチドとしてT細胞へと提示するためpresenter DCともよばれている[5)]（図4）．

5) ナイーブT細胞活性化のための3シグナル理論

　DCがナイーブT細胞を活性化し増殖・分化させるためには，DCからTCRを介したシグナルが必要である．しかし，これだけでは十分ではなく，補助刺激分子を介したシグナルとサイトカインによるシグナルの合計3つのシグナルが必要である．DCのMHC分子上に提示されている抗原ペプチドがTCRに結合すると，シグナルがナイーブT細胞に入る（シグナル1）．その際，DCとT細胞上に発現している補助刺激分子同士の結合により，抗原特異的なT細胞応答を増強する補助刺激シグナルがT細胞側に入る（シグナル2）．最後に，DCから産生される炎症性サイトカインが，ナ

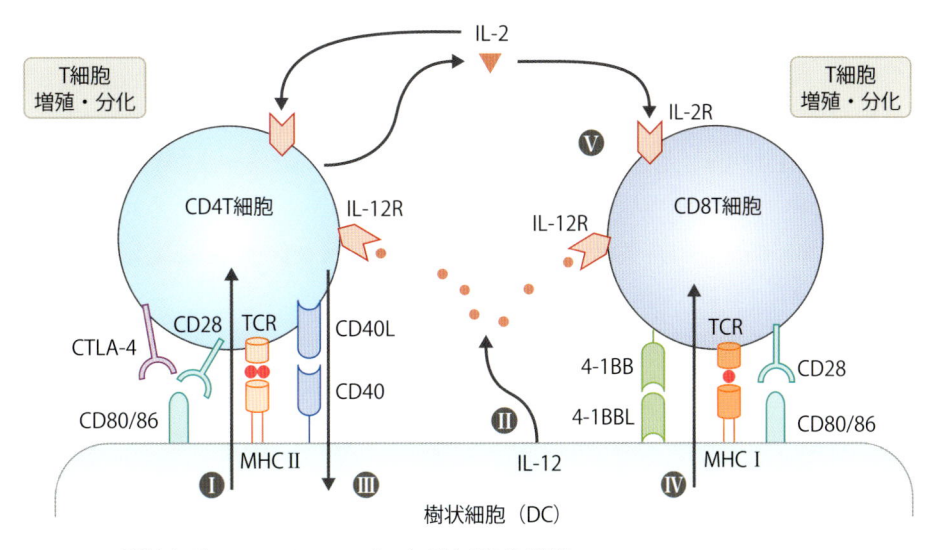

● 図5　樹状細胞によるナイーブT細胞活性化機構
Ⅰ：DCのMHCクラスⅡ-抗原複合体がナイーブCD4T細胞のTCRと結合し，さらにCD80/86がCD28に結合するとCD4T細胞はIL-2を産生して増殖する
Ⅱ：DCが産生するIL-12刺激により，CD4T細胞はTh1細胞へと分化が誘導される
Ⅲ：活性化したCD4T細胞が発現するCD40LがDC上のCD40に結合し，DCはさらに活性化され，CD80/86，4-1BBLの発現が高まる
Ⅳ：DCのMHCクラスⅠ-抗原複合体がCD8T細胞のTCRと結合し，CD80/86からCD28を介して十分な補助刺激シグナルがCD8T細胞に入り，
Ⅴ：IL-12やIL-2による刺激も加わると，CD8T細胞はCTLへと増殖・分化する．また，4-1BBLから4-1BBを介した刺激によりCTLの機能はさらに増す．
なお，CTLA-4がCD28に代わりCD80/86へ結合すると，T細胞の活性化は阻害される

イーブT細胞をエフェクターT細胞へと分化させるシグナルとして働く（シグナル3）[3)4)16)]．

■ 補助刺激シグナル：CD80/86-CD28経路

補助刺激分子の代表例は，DCの成熟に伴い発現が亢進するCD80とCD86であり，その受容体はT細胞上のCD28である．CD80/86-CD28経路は最も強力に補助刺激を伝える経路と考えられ，MHC-抗原複合体とTCRが結合した際，CD80/86がCD28に結合してナイーブT細胞にシグナルが入る．その結果，T細胞のIL-2産生の大幅な亢進とそれに伴うT細胞の増殖などが生じる[3)4)16)]（図5）．

CD80/86-CD28経路は，正常なT細胞応答の開始と維持に重要である一方，免疫寛容の制御にも関与している．つまり，抗原刺激の際にCD28へ補助刺激シグナルが入らない場合，T細胞のIL-2などのサイトカイン産生は増加せず，T細胞は抗原に対して不応答性のアネルギー状態に陥る．これは，炎症や感染のない状況で，未熟なDCが自己抗原をT細胞に提示している場合が当てはまる．この状況下ではCD80/86の発現が低く，適切な補助シグナルがT細胞に入らないため，自己反応性T細胞は末梢でアネルギー状態となり応答が抑制される[16)]．DCはこの機序を利用し免疫寛容を誘導・維持している．なお，この免疫寛容誘導にはcDCがかかわるのに対し，炎症性DCはかかわらないと考えられている[6)]．

■ 補助刺激シグナル：CD40-CD40L経路

ほかの補助刺激分子としては，CD40-CD40Lもあげられる．CD40はDC上に発現し，CD40LはpDCや活性化したT細胞に発現する．pDC上のCD40LからCD40を介してDCに刺激が入ると，DCはさらに活性化し，T細胞分化を促進するIL-12を産生する[3)16)]（図2）．

また，CD8T細胞のエフェクター作用の細胞傷害は

破壊的な作用であるため，ナイーブCD8T細胞の活性化にはナイーブCD4T細胞よりも強い補助刺激シグナルが必要とされる．例えば，ウイルス感染時に，DCとの相互作用で先に活性化したCD4T細胞上に発現したCD40Lが，DC上のCD40に結合してDCをさらに活性化し，CD80/86の発現を高める．その結果DCはナイーブCD8T細胞に対し十分な補助刺激を伝え，CTLへの分化が可能となる[4]（図5）．また，活性化したDCとCD4，CD8T細胞上には，それぞれ補助刺激分子の4-1BBLと4-1BB（CD137）も発現するが，両分子の相互作用の影響はCD8T細胞に著しく，CD8T細胞の増殖や細胞傷害能が亢進する[16]（図5）．

■ 補助刺激シグナル：CTLA-4抑制経路

前述の補助刺激経路が抗原特異的なT細胞応答を増強するのに対し，T細胞応答を抑制する分子も存在する．T細胞上に発現するCTLA-4（cytotoxic T lymphocyte-associated antigen-4，CD152）がその代表であり，CD80/86に対しCD28より約100倍強く結合し，CD80/86からCD28へのT細胞活性化シグナルを阻害する．CTLA-4がCD80/86に結合すると，CD28を介する刺激は消失し，かつCTLA-4を介してT細胞増殖，IL-2産生が抑制される．CTLA-4はCD28刺激がT細胞に入ると誘導されるため，生体における役割は，CD28による過度な刺激がT細胞に入ることを防ぐネガティブフィードバック機構と考えられている[16]（図5）．

CTLA-4によるT細胞抑制能を利用し，CTLA-4の細胞外部分とヒトIgGを融合させたCTLA-4 Igが，関節リウマチ治療薬アバタセプトや腎移植時の免疫抑制薬ベラタセプトとして臨床で使用されている．

■ DCが産生するサイトカイン：シグナル3

DCが産生し，シグナル3としてナイーブT細胞に作用するサイトカインとしてはまずIL-12があげられる．IL-12により，ナイーブCD4T細胞からTh1細胞へ，ナイーブCD8T細胞からCTLへの分化が誘導される．CD4T細胞はTh1細胞以外のエフェクターサブセットにも分化でき，DCが産生する種々のサイトカインの相対的比率により分化経路が決定する．IL-4優位な環境下ではCD4T細胞はTh2細胞へ，TGF（transforming growth factor）-βとIL-6が優位な環境ではTh17細胞へ，TGF-βやIL-10が優位な環境下では制御性T細胞へと分化が誘導される[4]（基礎編-5参照）．

3 マクロファージ

マクロファージは，主に自然免疫に関与し，感染微生物の多くを貪食して破壊し，生体を防御する．一方，貪食による殺菌に抵抗性を示す微生物を排除する方法として，マクロファージはそれら微生物に由来するタンパク質を細胞外に抗原として提示し，獲得免疫を応答させる手段をとる．

マクロファージは主に，輸入リンパ管がリンパ節に流入する箇所の辺縁洞や輸出リンパ管が血流に入る前の髄索に存在し，微生物や病原体の血中への流入を阻止している．DCと同様に，マクロファージは細胞表面上のマンノース受容体やスカベンジャー受容体などを介して微生物を細胞内ファゴソームへ取り込む．マクロファージのファゴソームおよびファゴソーム・リソソーム融合体内で微生物由来タンパク質は分解されてペプチド断片となり，MHCクラスⅡ分子と複合体を形成して細胞表面上に提示され，同一抗原に応答して活性化した抗原特異的エフェクターT細胞を刺激する．そして，特に，Th1細胞が分泌するIFN-γならびに細胞上のCD40Lからの刺激を，マクロファージがそれぞれINF-γ受容体およびCD40で受け，活性化する．活性化したマクロファージでは，細胞内のファゴソームとリソソームの融合促進，活性酸素や一酸化窒素の産生促進をきたし，殺菌作用が強まり，細胞内微生物を死滅させることが可能となる[4]．

一方，マクロファージが活性化すると，MHCクラスⅡ分子に加えCD80/86分子の発現も亢進するため，マクロファージはエフェクターT細胞のTCRとCD28を刺激してIL-2産生亢進とそれに伴うT細胞増殖を促し，DCにより開始された免疫応答を増幅できる[4) 17)]．

4 B細胞

　B細胞はリンパ濾胞内に存在し，マクロファージが取り込むことができない細菌性毒素のような可溶性抗原を細胞表面の免疫グロブリン（B cell receptor：BCR）を介して捕捉し，エンドサイトーシスにより細胞内へ取り込んでペプチドへ断片化する．また，BCRと抗原が結合するとB細胞は活性化し，MHCクラスII分子の発現が亢進するため，B細胞は高密度のMHCクラスII・抗原ペプチド複合体を細胞表面上に提示でき，抗原特異的エフェクターT細胞に認識される．BCRを介したシグナルに加え，エフェクターT細胞上のCD40LからB細胞上のCD40へシグナルが入ると，B細胞は増殖し，抗体を産生する形質細胞やメモリー細胞へと分化する[4]．

　一方，活性化したB細胞でもCD80/86の発現が亢進するため，マクロファージと同様に，エフェクターT細胞に補助刺激シグナルを加え，T細胞を増殖させることができる[4,17,18]．

（長谷川久紀，上阪　等）

■文献

1) Sundstrom, J. B. & Ansari, A. A. : Comparative study of the role of professional versus semiprofessional or nonprofessional antigen presenting cells in the rejection of vascularized organ allografts. Transpl. Immunol., 3 : 273-289, 1995
2) Steinman, R. M. & Cohn, Z. : Identification of a novel cell type in peripheral lymphoid organs of mice. J. Exp. Med., 137 : 1142-1162, 1973
3) Van Brussel, I. et al. : Optimizing dendritic cell-based immunotherapy: tackling the complexity of different arms of the immune system. Mediators Inflamm., 2012（690643）: 1-14, 2012
4) 『免疫生物学（原書第7版）』（Murphy, K. et al./著・笹月健彦/監訳）pp182-196, pp331-356, pp369-400, 南江堂, 2010
5) Lewis, K. L. & Reizis, B. : Dendritic cells: arbiters of immunity and immunological tolerance. Cold Spring Harb. Perspect. Biol., 4 : 1-14, 2012
6) Hespel, C. & Moser, M. : Role of inflammatory dendritic cells in innate and adaptive immunity. Eur. J. Immunol., 42 : 2535-2543, 2012
7) Fonteneau, J. F. et al. : Characterization of the MHC class I cross-presentation pathway for cell-associated antigens by human dendritic cells. Blood, 102 : 4448-4455, 2003
8) Segura, E. et al. : Similar antigen cross-presentation capacity and phagocytic functions in all freshly isolated human lymphoid organ-resident dendritic cells. J. Exp. Med., 210 : 1035-1047, 2013
9) Colonna, M. et al. : Plasmacytoid dendritic cells in immunity. Nat. Immunol., 5 : 1219-1226, 2004
10) Serbina, N. V. & Pamer, E. G. : Monocyte emigration from bone marrow during bacterial infection requires signals mediated by chemokine receptor CCR2. Nat. Immunol., 7 : 311-317, 2006
11) Iijima, N. et al. : Recruited inflammatory monocytes stimulate antiviral Th1 immunity in infected tissue. Proc. Natl. Acad. Sci. USA, 108 : 284-289, 2011
12) Neefjes, J. & Sadaka, C. : Into the intracellular logistics of cross-presentation. Front. Immunol., 3 : 1-6, 2012
13) Shen, L. et al. : Important role of cathepsin S in generating peptides for TAP-independent MHC class I crosspresentation in vivo. Immunity, 21 : 155-165, 2004
14) Allan, R. S. et al. : Migratory dendritic cells transfer antigen to a lymph node-resident dendritic cell population for efficient CTL priming. Immunity, 25 : 153-162, 2006
15) Belz, G. T. et al. : Distinct migrating and nonmigrating dendritic cell populations are involved in MHC class I-restricted antigen presentation after lung infection with virus. Proc. Natl. Acad. Sci. USA, 101 : 8670-8675, 2004
16) Bakdash, G. et al. : The nature of activatory and tolerogenic dendritic cell-derived signal II. Front. Immunol., 4 : 1-18, 2013
17) Harris, N. L. & Ronchese, F. : The role of B7 costimulation in T-cell immunity. Immunol. Cell Biol., 77 : 304-311, 1999
18) Ranheim, E. A. & Kipps, T. J. : Activated T cells induce expression of B7/BB1 on normal or leukemic B cells through a CD40-dependent signal. J. Exp. Med., 177 : 925-935, 1993

基礎編　免疫のしくみ

5　T細胞

　免疫応答において，T細胞は司令細胞として中心的に関与する．T細胞の役割は，抗原情報の認識とサイトカイン産生を介した免疫系細胞の活性化による病原体の排除であるが，その過剰な活性化は自己免疫やアレルギーなどの疾患をもたらす．近年，新たなT細胞サブセットとその役割が明らかにされ，T細胞が免疫応答の誘導のみならず免疫寛容の維持にも重要であることが示されている．今後，T細胞の多様性と活性化のメカニズムを明らかにすることで，免疫疾患の病態の解明と免疫学的な寛解を可能とする治療応用への進展が期待される．

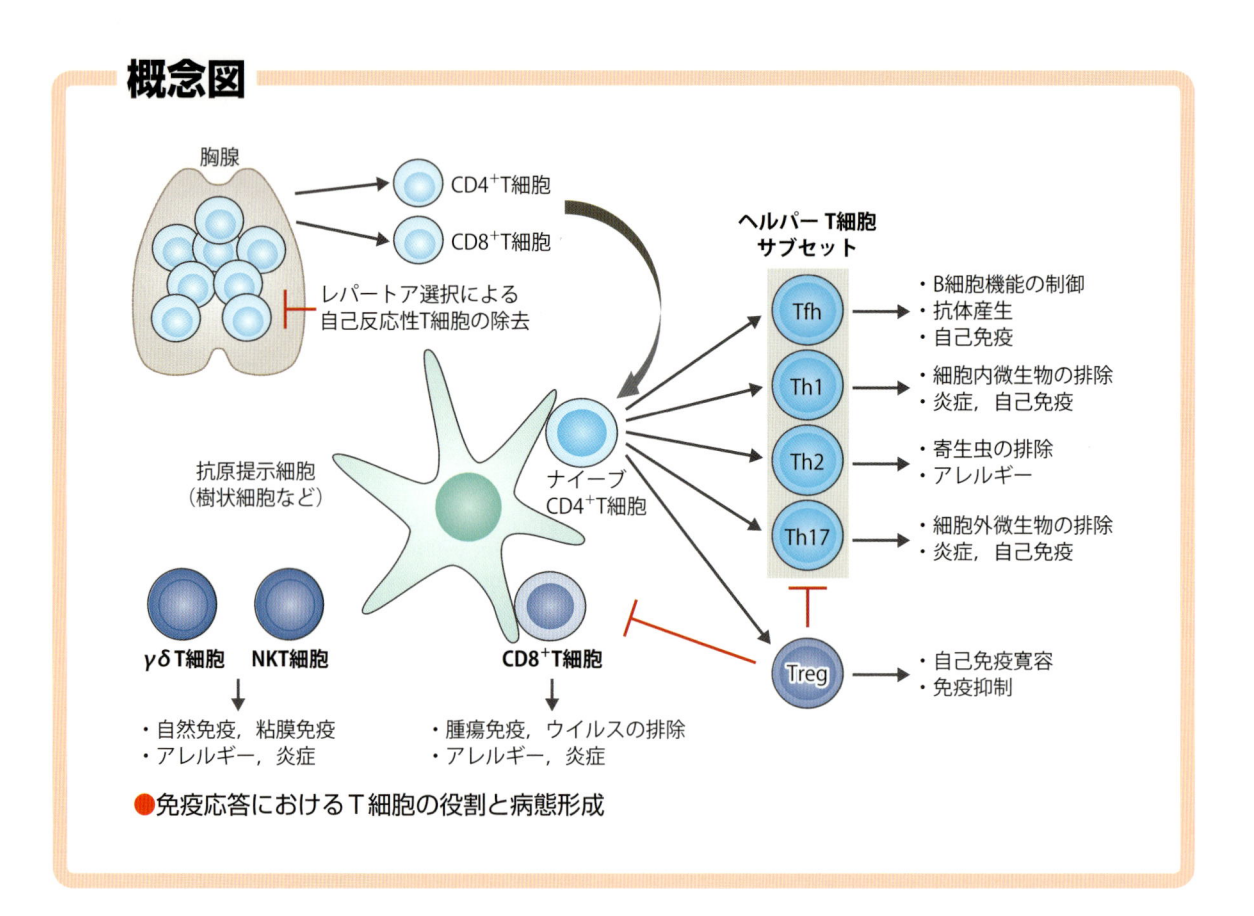

概念図

胸腺
- CD4$^+$T細胞
- CD8$^+$T細胞

レパートア選択による自己反応性T細胞の除去

抗原提示細胞（樹状細胞など）

ナイーブCD4$^+$T細胞

ヘルパーT細胞サブセット
- Tfh → ・B細胞機能の制御　・抗体産生　・自己免疫
- Th1 → ・細胞内微生物の排除　・炎症，自己免疫
- Th2 → ・寄生虫の排除　・アレルギー
- Th17 → ・細胞外微生物の排除　・炎症，自己免疫

Treg → ・自己免疫寛容　・免疫抑制

γδT細胞　NKT細胞
- 自然免疫，粘膜免疫
- アレルギー，炎症

CD8$^+$T細胞
- 腫瘍免疫，ウイルスの排除
- アレルギー，炎症

●免疫応答におけるT細胞の役割と病態形成

1 T細胞と疾患との関連

1）T細胞の種類と疾患

　免疫系は外来異物を排除して生体を防御するしくみであると同時に，自己には寛容であることを保証するシステムである．そのため自己と非自己の識別が不可欠であり，T細胞がこれを担当する．T細胞の分化は胸腺ではじまり，ヘルパーT細胞，細胞傷害性T細胞などの固有の機能をもったT細胞が成熟する．T細胞は無数の病原体に対応するため，抗原特異性を獲得する．この過程で人体にとって有害な"自己反応性T細胞"が除去される．自己反応性T細胞の除去機構の破綻とその過剰な活性化は自己免疫疾患をもたらす．

　獲得免疫系のヘルパーT細胞は炎症の環境に応じて，Th1細胞，Th2細胞，Th17細胞などサブセットへ分化することで機能を発揮する（概念図）．Th1細胞は細胞内微生物，Th2細胞は寄生虫，Th17細胞は細胞外微生物の排除にかかわるが，そのバランスの異常はさまざまな病態を形成する．例えば，Th1細胞およびTh17細胞は炎症性免疫疾患，Th2細胞はアレルギー疾患の誘導に関与する．さらに近年，B細胞の機能を制御する濾胞性ヘルパーT（Tfh：follicular helper T）細胞やエフェクターT細胞の活性化を抑制する制御性T（Treg：regulatory T）細胞が同定された．それぞれ液性免疫と免疫寛容の誘導に重要な役割を担い，両者の機能異常が自己免疫疾患の病態形成に重要である．

> **MEMO**
> **エフェクターT細胞**
> 　抗原刺激を受容し活性化したT細胞であり，サイトカイン産生能や細胞傷害活性を有する．主として，ヘルパーT細胞と細胞傷害性T細胞が含まれる．

　細胞傷害性T細胞はアポトーシスを介した細胞傷害活性によりウイルス感染細胞やがん細胞の除去に働くが，その過剰はアレルギー疾患や免疫疾患を誘発する．さらに，NK（ナチュラルキラー）T細胞，γδT細胞などの自然免疫系に働くT細胞が，炎症性腸疾患や気管支喘息などの免疫・アレルギー病態に関与していることも示唆されている．

2）治療標的としてのT細胞

　以上のように，T細胞は免疫応答における司令塔として生体防御を担う一方で，外来抗原への過剰反応によるアレルギー，免疫寛容の破綻による自己免疫などの病態形成にも関与しており，表裏一体の生命現象を制御している．現在，T細胞の分化の多様性と活性化のメカニズムが精力的に研究されており，今後，免疫異常の修復をめざした病態制御が期待される．本稿では，T細胞の役割を免疫・アレルギー病態に関連する現象にスポットをあて概説する（概念図）．

2 T細胞による抗原特異性の獲得と自己反応性T細胞の除去

　T細胞は生体に侵入する外来抗原を非自己と認識して，抗原特異的な免疫応答を誘導する．T細胞は一次リンパ器官である骨髄での造血幹細胞から発生して，未熟な状態のまま胸腺へ移動してヘルパーT（CD4陽性）細胞あるいは細胞傷害性T（CD8陽性）細胞へ成熟する．その過程で抗原受容体であるT細胞受容体（TCR）の多様なレパートアが形成され，無数の外来抗原への対応が可能となる．その際，T細胞に抗原を提示する主要組織適合抗原（major histocompatibility complex：MHC）と適度に反応するT細胞が選択され（正の選択），MHCと自己抗原に強く反応する自己反応性T細胞はアポトーシス機構によって除去される（負の選択）．一方，MHCと反応できない無用な細胞は死滅する（無の選択）（図1）．

　このような選抜を受けたT細胞が自己のMHCに提示される異物抗原のみを認識できるようになり，胸腺を出てリンパ節や脾臓などの二次リンパ器官を巡回して免疫の監視を行う．T細胞の分化過程で自己反応性T細胞を除去する負の選択を中枢性免疫寛容といい，人体にとって有害となる自己抗原への免疫応答を阻止している．中枢性免疫寛容には，自己抗原を胸腺内に

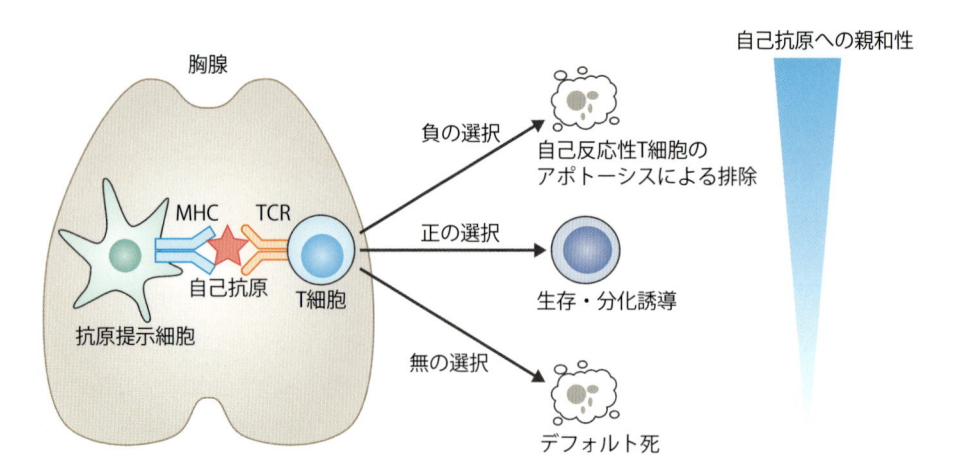

●図1　T細胞による抗原特異性の獲得と自己反応性T細胞の除去
　未熟なT細胞は，胸腺において抗原特異性を獲得する．その際，抗原受容体であるT細胞受容体（TCR）の多様なレパートアが形成され，T細胞に抗原を提示する主要組織適合抗原（MHC）と適度に反応するT細胞が選択され（正の選択），MHCと自己抗原に強く反応する自己反応性T細胞はアポトーシス機構によって除去される（負の選択）．さらに，MHCと反応できない無用な細胞は死滅する（無の選択）

発現させる転写因子であるAIRE（autoimmune regulator）が重要な役割を担っており，AIREの欠損や異常は自己免疫疾患を誘発する．また，中枢性免疫寛容は完全ではなく，一部の自己反応性T細胞は胸腺での除去を逃れて末梢に存在する．これらを排除するシステムである末梢性免疫寛容については後述する．

MEMO

AIRE

　胸腺髄質上皮細胞に特異的に発現する転写因子．胸腺内で胸腺以外の組織のタンパク質（臓器特異的抗原）を低いレベルで発現させ，未成熟T細胞へ負の選択を誘導する．自己免疫異常による内分泌臓器障害と，皮膚粘膜カンジダ症を主徴とする常染色体劣性疾患である自己免疫性多腺性内分泌不全症I型（autoimmune polyendocrinopathy-candidiasis-ectodermal dystrophy：APECED）はAIREの遺伝子異常が原因とされる．

3 ヘルパーT細胞サブセットによる病態形成

　外来抗原と出会ったことのないナイーブT細胞は，抗原提示細胞上のMHCクラスIIの抗原情報をTCRを介して受容し，CD28やCD40Lなどの共刺激分子からのシグナルの共存によって活性化する．さらに，周囲のサイトカイン環境に応じて，細胞内のJAK/STAT（janus kinase/signal transducer and activator of transcription）シグナルにより，Th1細胞，Th2細胞，Th17細胞などの機能の異なるヘルパーT細胞サブセットへ分化する[1]．これらのサブセットは細胞特異的なマスター転写因子を発現し，エフェクターサイトカインを産生して病原体の排除に必要な免疫応答を増強させるとともに，B細胞を活性化させることで抗体産生を促進（ヘルプ）する（図2）．ヘルパーT細胞は獲得免疫系による生体防御の主役であるが，その過剰な活性化やバランスの偏向はさまざまな免疫病態に関与している．

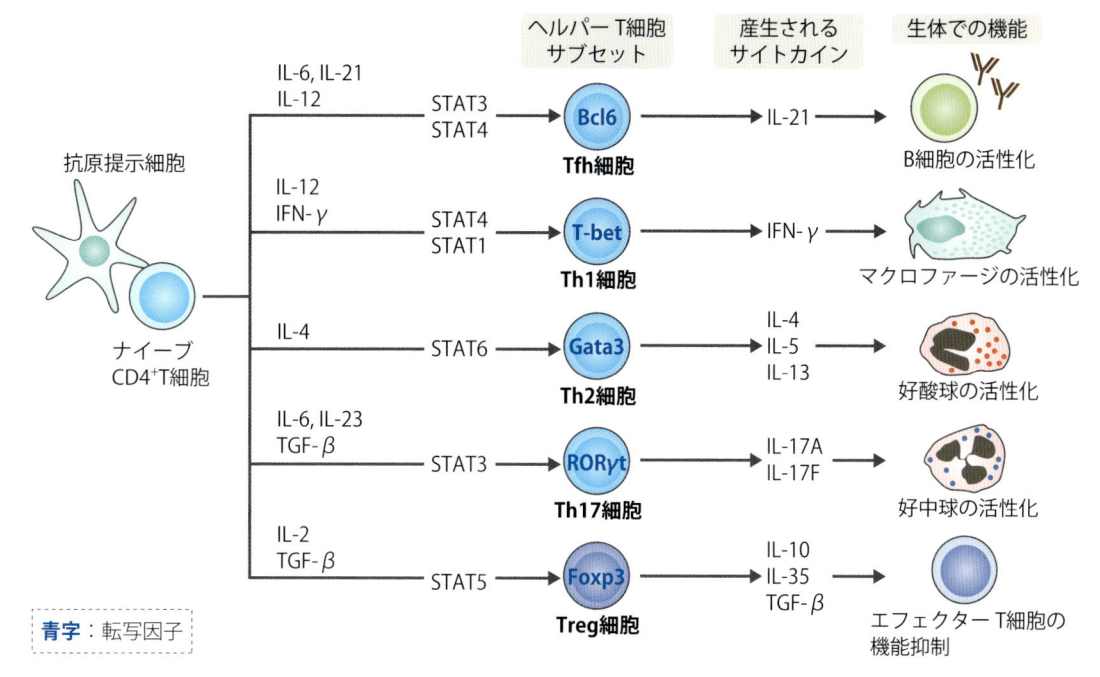

●図2　ヘルパーT細胞サブセットの分化経路と機能
外来抗原と出会ったことのないナイーブCD4陽性T細胞は，抗原提示細胞からの刺激と特定のサイトカイン環境にさらされることで細胞内のSTATシグナルを介して分化成熟する．ヘルパーT細胞は特異的なサイトカインの分泌と転写因子の発現パターンにより，濾胞性ヘルパーT（Tfh）細胞，Th1細胞，Th2細胞，Th17細胞，制御性T（Treg）細胞などに分類され，感染防御，免疫病態において異なった機能を発揮する

> **MEMO**
>
> **JAK/STAT経路**
> サイトカイン全般で誘導される生物活性を媒介する細胞内シグナル経路．サイトカインが受容体に結合すると，特定のJAKが会合・活性化することで上流の受容体と下流のSTATをリン酸化する．リン酸化されたSTATは二量体となって核内へ移行して，エピゲノム修飾と遺伝子発現を制御する．JAK/STAT経路はヘルパーT細胞の分化と機能に必須であり，免疫疾患の格好の治療標的となりうる．

1）Th1細胞/Th2細胞

　Th1細胞はインターロイキン（IL）-12とインターフェロン（IFN）-γの刺激による細胞内STAT4およびSTAT1の活性化により誘導され，転写因子T-betを発現して成熟する．Th1細胞はIFN-γを産生することで，マクロファージや細胞傷害性T細胞などを活性化してウイルスや細胞内微生物の除去，抗腫瘍免疫などの細胞性免疫を担当する．Th1細胞の過剰な活性化は，関節リウマチ（RA），クローン病，多発性硬化症（MS），1型糖尿病などの自己免疫疾患と関連する．

　Th2細胞はIL-4刺激によるSTAT6の活性化により誘導され，転写因子Gata3を発現して成熟する．Th2細胞はIL-4やIL-5を産生して，好酸球の活性化を介した寄生虫への感染防御を担う．これらのサイトカインは，B細胞からのIgE産生とマスト（肥満）細胞や好塩基球からのヒスタミン放出を促進させる．Th2細胞の過活性は，気管支喘息やアトピー性皮膚炎などのアレルギー病態に関与する．

2）Th17細胞

　Th17細胞はIL-6およびIL-23依存性のSTAT3の活性化とTGF-βシグナルを介して分化する．Th17細胞

は転写因子RORγtを発現し，主としてIL-17を産生する[2]．IL-17は上皮細胞や線維芽細胞に作用してTNF-α，G-CSF，IL-8などの好中球の遊走因子を産生させ，好中球主体の炎症を惹起することで細胞外微生物や真菌の排除に寄与する．Th17細胞の過剰な活性化は，MS，RA，乾癬（PsA）などの自己免疫疾患に深く関連している．近年，Th1細胞と性質が重複したTh17細胞の亜群が，炎症性腸疾患などの免疫病態に重要であることが示唆されている[3]．

3）Tfh細胞

Tfh細胞はB細胞の親和性成熟，クラススイッチなど液性免疫に特化した機能をもつヘルパーT細胞である．Tfh細胞の分化はIL-6，IL-12，IL-21などを介したSTAT3とSTAT4の活性化により誘導されるが，詳細は不明である[4]．マスター転写因子としてBcl6を発現し，ケモカイン受容体であるCXCR5の発現によるリンパ濾胞における胚中心への局在と，IL-21の産生が特徴である[5]．Tfh細胞は，RA，全身性エリテマトーデス（SLE），シェーグレン症候群などの全身性自己免疫疾患における自己抗体の産生に中心的に関与しており，自己免疫病態を制御していると考えられている．

4 Treg細胞による末梢性免疫寛容と破綻による病態形成

免疫寛容は自己免疫の抑制と病原体に対する過剰な免疫応答を抑制するためのシステムである．胸腺における中枢性免疫寛容を逃れた自己反応性T細胞は，末梢においても自己寛容（末梢性免疫寛容）により制御される．T細胞の活性化には，抗原提示細胞の抗原情報を受容するTCRからの抗原シグナルと共刺激分子からの共刺激シグナルの共存を必須とする．定常状態あるいは自己抗原を提示する抗原提示細胞は共刺激分子のリガンドであるCD80/CD86を発現しておらず，共刺激シグナルを欠いたT細胞は活性化せずアナジー（免疫不応答）に陥る．さらに，自己反応性T細胞はTreg細胞によって負の制御を受ける[6)7]．

Treg細胞には胸腺内で分化するnTreg（natural occurring Treg）細胞と，末梢で分化するiTreg（inducible Treg）細胞が存在する．iTreg細胞は，ナイーブT細胞がTGF-βの作用によりマスター転写因子Foxp3を発現することで分化成熟する（図2）．Treg細胞は，共刺激分子CTLA4の高発現を特徴とする．CTLA4は活性化T細胞やTreg細胞に発現し構造的にCD28と類似するが，CD28が活性化シグナルを誘導するのに反してCTLA4は抑制性シグナルを誘導する．さらに，CTLA4はCD28に比し抗原提示細胞上の共刺激分子リガンドへの結合力が強く，Treg細胞上のCTLA4は負のシグナルを誘導するだけでなく，抗原提示細胞上の共刺激分子リガンドをマスクすることによりT細胞の活性化を抑制する．さらに，Treg細胞はTGF-β，IL-10などの抑制性サイトカインを産生することで，エフェクターT細胞の活性化を抑制する．これらの機序により，Treg細胞は末梢性免疫寛容の誘導に中心的に関与するが，その量的および質的異常は自己免疫疾患を誘発する．全身性自己免疫疾患であるIPEX（immunodysregulation, polyendocrinopathy, enteropathy, X-linked）は，Foxp3遺伝子の突然変異によるTreg細胞の欠損とそれに伴う自己反応性T細胞による組織障害が原因である．

以上のようなエフェクターT細胞とTreg細胞による正と負のシグナルの巧妙なバランスは，適切な免疫応答の維持に重要であるが，その破綻が自己応答性T細胞の増殖をもたらし，自己免疫疾患を誘発する（図3）．

5 ヘルパーT細胞の可塑性と多様性

従来，ヘルパーT細胞は限定的なサイトカインの産生とマスター転写因子の発現により独立した機能をもつ安定的なサブセットで構成されると考えられていた．しかし近年，各サブセット間に分化の段階での"可塑性"が存在すること，分化の後に相互に形質転換が可能であり機能を調整しあうことなどの"多様性"が明らかとなった（図4）[8]．

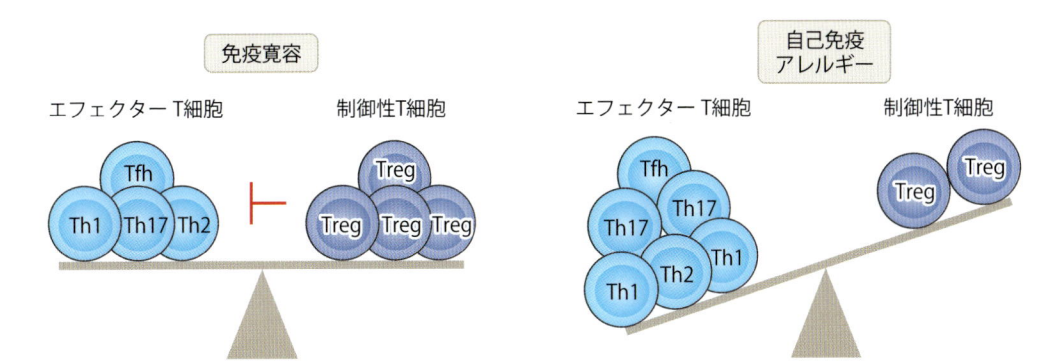

●図3 エフェクターT細胞／制御性T（Treg）細胞のバランス異常による病態形成
免疫寛容は自己免疫の抑制と病原体に対する過剰な免疫応答を抑制するためのシステムである．エフェクターT細胞はTreg細胞によって負の制御を受ける．エフェクターT細胞とTreg細胞のバランスは適切な免疫応答の維持に重要であるが，Treg細胞の量的および質的な低下はエフェクターT細胞の過剰な活性化をもたらし，自己免疫疾患やアレルギー疾患を誘発する

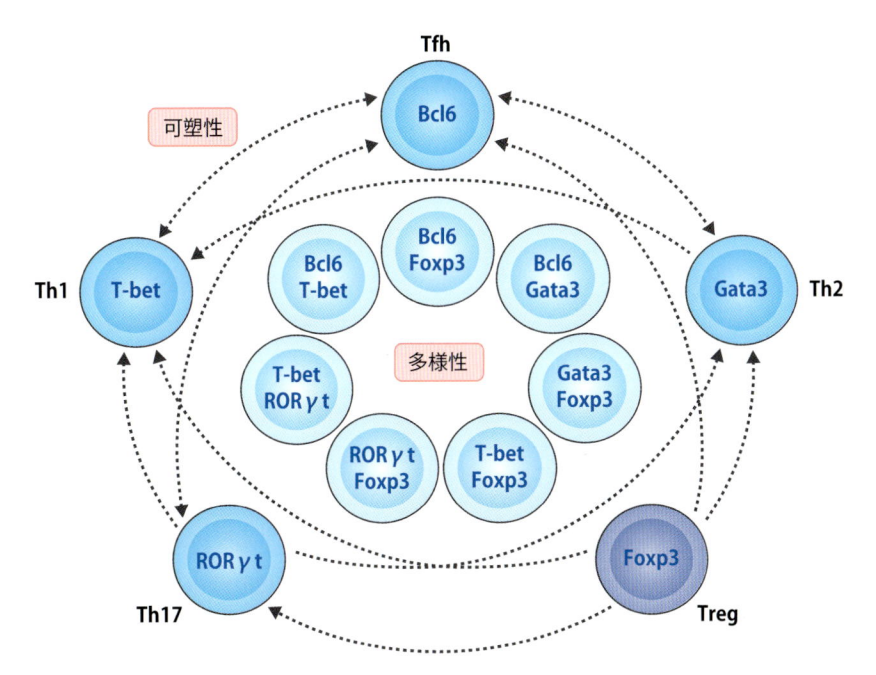

●図4 ヘルパーT細胞の可塑性と多様性（文献8より引用）
近年の研究成果により，ほぼすべてのヘルパーT細胞において相互の形質転換，すなわち細胞分化における"可塑性"が存在することが明らかとなった．その機序として，すべてのCD4陽性T細胞サブセットにおいて複数のマスター転写因子を同時に発現する細胞の存在が明らかになっており，このような"多様性"をもつ細胞が機能的に重要であると考えられつつある（矢印は，報告されている形質転換の方向を示す）

　重要なことに，マウスを用いた実験系ではこのような多様性をもつ細胞が機能的に重要であると考えられている．例えば，多発性硬化症のモデルであるEAEではTh17細胞が病態に重要な役割をもつが，RORγtを単独発現するTh17細胞に病原性は少なく，T-betとRORγtを共発現しTh1細胞様の形質を重複するTh17

細胞が病原性を発揮する．さらに，リンパ濾胞の胚中心では，Foxp3とBcl6を共発現する濾胞性制御性T（Tfr）細胞が抗体の過剰産生を抑制する機能を有する．

このように，ヘルパーT細胞は複数のマスター転写因子を同時に発現することが可能である．この現象を裏づけるように，近年のエピジェネティクス解析により，マスター転写因子の遺伝子発現を制御するヒストンタンパク質の修飾は，サブセットの種類や分化段階に関係なく普遍的に準備状態にあることが示唆されている[8]．すなわち，ヘルパーT細胞は周囲の炎症環境に応じた転写因子のバランスにより柔軟に細胞形質を変化させることが可能である．このことはさまざまな病原体に対抗するため生体にとり理にかなったしくみである一方で，自己免疫疾患の病態と治療を考えるうえでは留意すべき現象でもある．今後，ヘルパーT細胞の可塑性を誘導する制御機構を明らかにしていくことが，免疫病態の理解と治療戦略に重要である．

MEMO

エピジェネティクス

DNAの塩基配列の変化を伴わない，遺伝子発現と細胞表現型を調節する遺伝子制御機構．DNAのメチル化，ヒストンタンパク質の修飾，DNAとタンパク質の複合体であるクロマチンの立体構造変化からなり，修飾されたゲノムをエピゲノムとよぶ．多くの生命現象に関連しており，リンパ球の発生と分化，iPS（人工多能性幹）細胞やES（胚性幹）細胞の形質転換などの生命現象，がんや生活習慣病などの疾患の発症にもかかわっている．

6 その他のT細胞による病態形成

1）細胞傷害性（CD8陽性）T細胞

細胞傷害性T細胞は，MHCクラスIを介した抗原特異的な細胞傷害により細胞内微生物への感染防御に働く．MHCクラスI分子は赤血球を除くほぼすべての体細胞に発現しており，ウイルスなどが細胞内に感染すると，その抗原をMHCクラスIを介して細胞傷害性T細胞に提示する．細胞傷害性T細胞がこれを認識することで活性化して，パーフォリン，グランザイムなどのアポトーシス誘導因子の放出やFasリガンドを介したアポトーシスによって感染細胞を殺傷する．

細胞傷害性T細胞は炎症性免疫疾患における組織障害やアレルギー性気道過敏性の誘導などに関与することが報告されている．

2）NKT細胞

NK（ナチュラルキラー）T細胞は，NK細胞とヘルパーT細胞の両方の分子と機能を有するT細胞である．通常のT細胞がMHC上のペプチド抗原を認識するのに対して，NKT細胞はMHCクラスIに類似するCD1d分子により提示される糖脂質を認識して活性化する．活性化したNKT細胞は，迅速かつ大量のIFN-γやIL-4などのエフェクターサイトカインを産生することで自然免疫系および獲得免疫系の活性化，腫瘍免疫などに寄与する．

NKT細胞の不足や機能障害は，自己免疫疾患やがんを引き起こし，逆に過剰な活性化が気管支喘息などのアレルギー病態の促進に関連する．

3）γδT細胞

γδT細胞は皮膚や腸管などの粘膜上皮に存在し，主として細胞傷害活性によって寄生虫やウイルスの感染防御に働くT細胞である．γδT細胞はほかのT細胞と異なり，抗原認識に抗原提示分子を必要とせず，ピロリン酸や脂質などの分子を直接認識する．

近年，IL-17を産生するγδT細胞の自己免疫疾患や炎症性腸疾患などへの病態関与が注目されている．

7 T細胞を標的とした治療薬

ステロイド薬は強力な抗炎症作用により免疫・アレルギー性炎症を制御するが，その非特異的な作用による全身性の副作用が問題である．免疫疾患の病態形成には，自己反応性T細胞やB細胞の活性化，および産生された自己抗体などによる組織障害が介在する．か

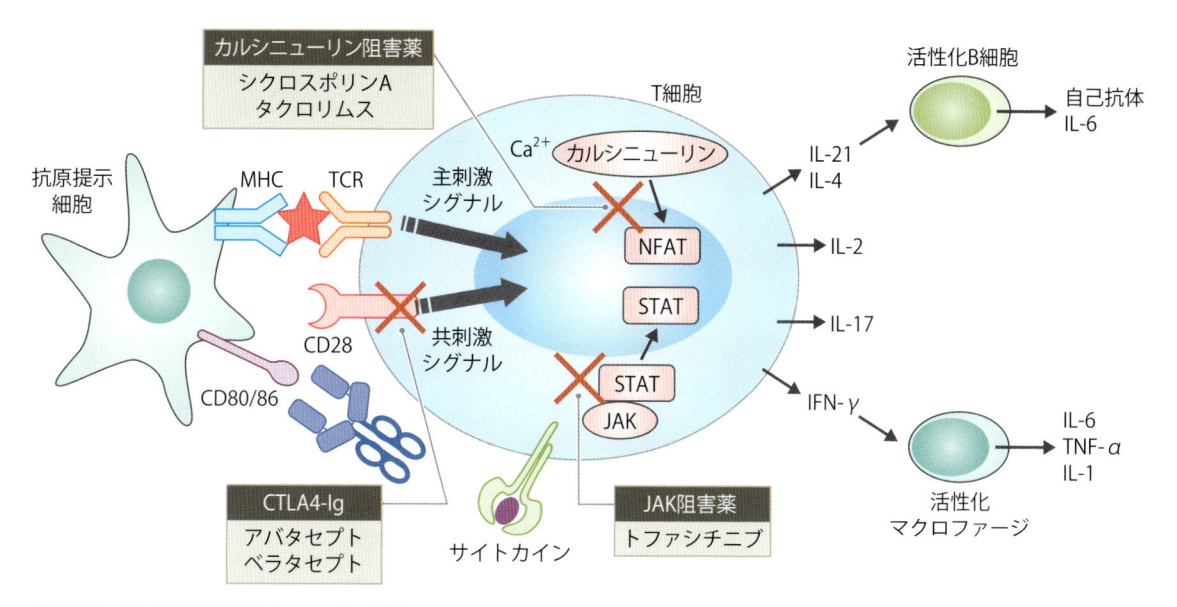

●図5 T細胞を標的とした治療薬
カルシニューリン阻害薬（シクロスポリンA，タクロリムス）は，転写因子NFATの核内移行を阻害してT細胞によるIL-2などのサイトカイン産生を抑制する．CTLA4-Ig融合タンパク質（アバタセプト，ベラタセプト）は，抗原提示細胞上のCD80/CD86とCD28の結合で伝達される共刺激シグナルを阻害してT細胞の活性を抑制する．JAK阻害薬（トファシチニブ）は，JAK1およびJAK3を介したシグナルを阻害することにより，T細胞の分化とエフェクター機能を抑制する

ような免疫異常を是正し，組織・臓器障害を制御することを目的として，免疫抑制薬が使用される．

メトトレキサートを中心とする抗リウマチ薬（DMARD）やシクロホスファミド，シクロスポリンA，タクロリムス，アザチオプリンなどの免疫抑制薬によるリンパ球の活性化阻害，生物学的製剤によるサイトカインなどの阻害は，RAなどの免疫疾患の治療において画期的な効果をもたらした．さらに，T細胞選択的共刺激調節薬としてのCTLA4-Ig融合タンパク質，低分子化合物であるJAK阻害薬などによる特異的なT細胞活性化制御が高い治療効果を示すなど，T細胞の治療標的としての重要性がさらに注目を集めている（図5）[9)][10)]．

1) 免疫抑制薬：
シクロスポリンA / タクロリムス

シクロスポリンA（サンディミュン®，ネオーラル®）とタクロリムス（プログラフ®）は選択的なカルシニューリン阻害薬であり，細胞内結合タンパク質であるイムノフィリンと複合体を形成し，カルシニューリンに結合することでその活性を阻害する．免疫系では特にNFATの脱リン酸化による核内移行を阻害することで，ヘルパーT細胞によるIL-2などのサイトカイン産生の抑制による強力な免疫抑制作用を示す．さらに，多剤耐性の原因となるリンパ球表面に発現するP糖タンパク質への拮抗阻害作用を示し，ステロイド抵抗性を改善させる効果もある．臓器移植における拒絶反応および移植片対宿主病の抑制，さらにRA，SLE，尋常性乾癬，ネフローゼ症候群，全身型重症筋無力症，アトピー性皮膚炎などの治療薬として広い領域で使用されている．

2) 生物学的製剤：
アバタセプト / ベラタセプト

CD28活性化受容体を標的としたCTLA4-Ig融合タンパク質は，RAに対してT細胞選択的共刺激調節薬アバタセプト（オレンシア®）として市販され，海外では移植領域を中心にベラタセプトが開発されている．

アバタセプトは，CTLA4の細胞外領域とヒトIgG1Fc領域の融合タンパク質で，抗原提示細胞上のCD80/CD86とCD28の結合で伝達される共刺激シグナルを阻害してT細胞の活性化を抑制する．ベラタセプトは，アバタセプトとは2残基の相違によりCD86との結合力が有意に強く，生物活性が強力とされる．これらのCTLA4-Ig融合タンパク質は，試験管内ではナイーブT細胞，メモリーT細胞の増殖，およびIL-2，IFN-γやTNFの産生を抑制することで多様な免疫応答を制御する．

3) 低分子化合物：トファシチニブ

細胞内シグナル分子を標的とした治療は，細胞毒性の少ない，より特異的な病態制御をめざした，かつ比較的廉価な経口低分子化合物として，有力な次世代の治療と考えられている．なかでも，T細胞の分化と機能を制御するサイトカインシグナルを媒介するJAK/STAT経路は格好な治療標的である．

JAK阻害薬であるトファシチニブ（ゼルヤンツ®）がRAに対して，経口薬であるにもかかわらず生物学的製剤と匹敵する効果を示すことが明らかとなり，免疫疾患での低分子化合物を用いた創薬を先導している．T細胞に対する作用機序として，JAK1およびJAK3を標的とし，主としてIL-2受容体を介したシグナルを阻害することにより，Th1，Th2，Th17の分化とエフェクター機能を抑制することが報告されている．

（中山田真吾，田中良哉）

■ 文 献

1) O'Shea, J. J. & Plenge, R.：JAK and STAT signaling molecules in immunoregulation and immune-mediated disease. Immunity, 36：542-550, 2012
2) Peters, A. et al.：The many faces of Th17 cells. Curr. Opin. Immunol., 23：702-706, 2011
3) Kanai, T. et al.：RORγt-dependent IL-17A-producing cells in the pathogenesis of intestinal inflammation. Mucosal Immunol., 5：240-247, 2012
4) Crotty, S.：Follicular helper CD4 T cells（TFH）. Annu. Rev. Immunol., 29：621-663, 2011
5) Nakayamada, S. et al.：Early Th1 cell differentiation is marked by a Tfh cell-like transition. Immunity, 35：919-931, 2011
6) Josefowicz, S. Z. & Rudensky, A.：Control of regulatory T cell lineage commitment and maintenance. Immunity, 30：616-625, 2009
7) Sakaguchi, S. et al.：Regulatory T cells and immune tolerance. Cell, 133：775-787, 2008
8) Nakayamada, S. et al.：Helper T cell diversity and plasticity. Curr. Opin. Immunol., 24：297-302, 2012
9) Vincenti, F. & Luggen, M.：T cell costimulation: a rational target in the therapeutic armamentarium for autoimmune diseases and transplantation. Annu. Rev. Med., 58：347-358, 2007
10) Tanaka, Y. et al.：Phase II study of tofacitinib (CP-690,550) combined with methotrexate in patients with rheumatoid arthritis and an inadequate response to methotrexate. Arthritis Care Res., 63：1150-1158, 2011

■ 参考文献

・『改訂第2版 免疫学最新イラストレイテッド』（小安重夫/編），羊土社，2009
・『もっとよくわかる！免疫学』（河本 宏/著），羊土社，2011

基礎編　免疫のしくみ

6　B細胞

　B細胞は生体内で中枢性および末梢性自己寛容（トレランス）により制御され，自己反応性B細胞の異常に起因する自己免疫疾患の発症を防いでいる．さまざまな遺伝子改変マウスの解析から自己免疫疾患にかかわる分子群が同定され，自己免疫疾患の分子標的治療を開発するための重要な情報が得られている．さらにトレランスがヒトでどのように起こっているのかについても近年知見が集積されており，複雑なヒトの自己免疫疾患の病態の理解が進みつつある．

概念図

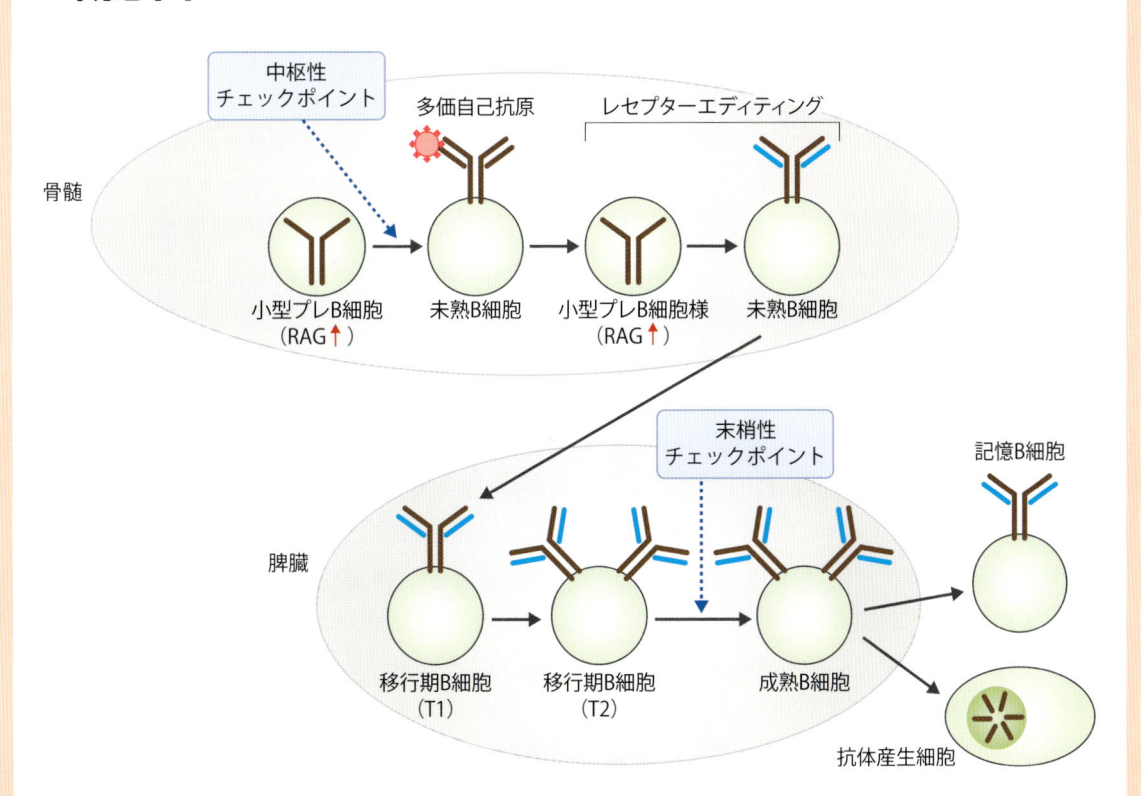

骨髄
- 中枢性チェックポイント
- 多価自己抗原
- レセプターエディティング
- 小型プレB細胞（RAG↑）→ 未熟B細胞 → 小型プレB細胞様（RAG↑）→ 未熟B細胞

脾臓
- 末梢性チェックポイント
- 移行期B細胞（T1）→ 移行期B細胞（T2）→ 成熟B細胞 → 記憶B細胞 / 抗体産生細胞

●B細胞分化とトレランス

　骨髄中で産生されるB細胞はRAG分子の発現による免疫グロブリン遺伝子の再構成により，さまざまな抗原に対する結合性を有することができる．さらに脾臓など末梢リンパ組織の胚中心においては，抗原刺激が誘導する体細胞突然変異によりV領域の特異性を変化させる．これらはランダムな変化のため，自己抗原に反応するB細胞の出現も生み出すことになる．これら自己反応性B細胞は自己寛容（トレランス）により制御され，自己免疫疾患の発症を防いでいると考えられる．

1 自己免疫疾患への B細胞の関与

自己免疫疾患は，元来，外来抗原に対する免疫応答であるはずの獲得免疫反応が，自己抗原を誤って外来抗原と同様に認識して反応することによる一群の病態と考えられる．なかでも自己抗体が検出される自己免疫疾患は，自己抗原特異的なB細胞が活性化されることに原因があるといえる．

1）疾患関連自己抗体

自己抗体の認識する抗原はさまざまな自己免疫疾患固有の抗原を対象としていて，それぞれ特徴ある病態と連動していることが知られている．これらは自己免疫疾患の診断と病態，予後を知るうえで重要な情報を提供してくれる．例えば関節リウマチ（rheumatoid arthritis：RA）では関節滑膜に存在する自己抗原を認識し，グッドパスチャー症候群は肺胞や腎臓の基底膜に特有の抗原を認識している．

しかし，自己抗体すべてが組織破壊の直接的な原因因子であるかどうかはまだ確定されていない．例えば，全身性エリテマトーデス（systemic lupus erythematosus：SLE）などでみられる抗核抗体や抗DNA抗体がどのように自己免疫疾患の病態を引き起こすのかは，動物実験でも明確には回答を得るまでには至っていない．

2）自己抗体と発症の関連

これらの自己抗体のうち，直接組織破壊を引き起こす場合と，直接は重篤な病変を惹起するには至らないが，抗原抗体複合体や抗原提示細胞を介する免疫系の異常な活性化によって，自己反応性のT細胞やB細胞が活性化され，トレランスの制御をすり抜けて，末梢リンパ組織に出現することが見つかっている．このような全身性の反応の場合はさまざまなサイトカインがサイトカインストームとして猛威をふるうため，その病態の第一原因がどのようなものであるかを理解することはなかなか困難である．ましてや臨床の現場では免疫抑制薬の投与を余儀なくされるために，ステージが進んだ自己免疫疾患の治療維持は判断が難しい場合が多い．しかし，さまざまな自己免疫疾患の病態とその経過を分子レベルで検証することは，的確な分子標的治療を行うために必須の要件となっている．

本稿では実験動物における分子レベルでのB細胞の免疫トレランスをもとに，その制御をすり抜けて発症する自己免疫疾患を理解したうえで最近の知見と考え方について概説し，ヒトにおける自己免疫疾患についての分子標的治療への橋渡しとしたい．

2 B細胞分化とトレランス

1）多様なB細胞が産生されるしくみ

B細胞の前駆細胞は骨髄に出現するリンパ性幹細胞に由来するといわれ，RAG分子の発現による免疫グロブリン遺伝子のH鎖（重鎖）のD-J遺伝子組換えに端を発する（プロB細胞）．引き続きV-DJ遺伝子の組換えが起こり，H鎖を発現したプレB細胞となる．この後L鎖（軽鎖）遺伝子の再構成が行われ，最終的にH鎖とL鎖の両者を発現した骨髄内未熟B細胞となり，さまざまな抗原系に反応しうるレパートリー（一次）を保有したB細胞初期集団として毎日のように継続して誕生している（概念図）．

このような初期の未熟B細胞は末梢のリンパ組織に配置され，末梢リンパ組織や脾臓のリンパ濾胞とよばれる領域に到達する．末梢の組織へ侵入した異物やウイルスなどの病原体は，外来抗原として直接B細胞に結合して活性化を誘導する．このとき，自己抗原に反応する抗原受容体（B cell antigen receptor：BCR）を発現しているB細胞が選ばれて活性化される．一次レパートリーのB細胞は，通常は外来抗原に対する反応性があまり強くない低親和性のBCRを発現しているため，末梢リンパ濾胞内の胚中心で増殖し，可変部領域（V領域）の体細胞突然変異（somatic hypermutation：SHM）を導入して変異V領域としてより強力に抗原と結合するB細胞が産生される．

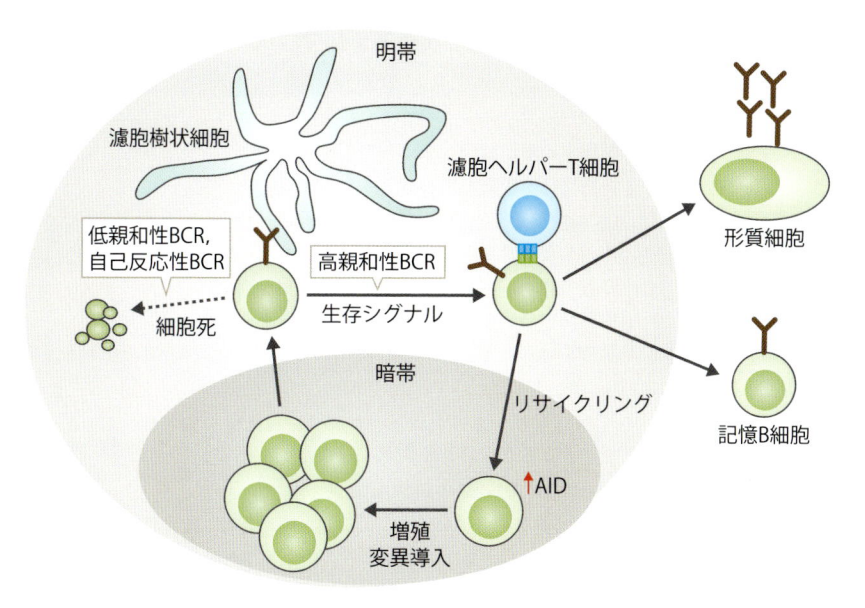

●図1　胚中心における自己反応性B細胞排除のモデル

T細胞依存性抗原で活性化されたB細胞は末梢リンパ組織の胚中心の暗帯で活発な細胞分裂を繰り返し，その過程でV領域に高頻度に変異を導入する．その後細胞分裂を停止し，明帯に移動し，濾胞樹状細胞上の抗原抗体複合体と結合する．高い親和性を獲得した細胞は記憶B細胞や形質細胞へ分化する．一方，低親和性や自己反応性BCRを発現する細胞はアポトーシスで排除される

2）トレランスの誘導

　このようにB細胞は，誕生の過程と，抗原に反応した免疫応答中の過程の両方で，V領域遺伝子のDNAレベルでのランダムな変化によって抗原に対するさまざまな程度の結合性を生み出す．必然的に特異性を大きく変化させるため，自己抗原に対しても反応するようなB細胞が派生することは避けがたい．この際の自己抗原反応性B細胞は，初期分化の際の中枢性トレランスとよばれる機構によってクローンレベルで除去し（クローン除去），あるいは不応答性にして残したり（クローン麻痺），あるいは再度の遺伝子改変によって自己反応性ではないように変化させる場合（レセプターエディティング）があることがわかっている．これらは初期B細胞におけるプレBCRやBCRへの自己抗原の結合の程度を検証することで明らかにされている．

3）多様性獲得の第二のしくみ

　次に抗体V領域遺伝子の第二の変化に関しては，近年めざましい進展がある．抗原刺激を受けたB細胞は胚中心で増殖する間にB細胞特異的なAID（activation-induced cytidine deaminase）を誘導する[1]．AIDがV領域遺伝子にC→U変化を誘導することに端を発する遺伝子の傷をもとに，DNA修復過程で誤りがちなDNAポリメラーゼ（error-prone DNA polymerase）の作用によって遺伝子変異を集積するとされている．このようなV領域の遺伝子変異はやはり自己反応性B細胞クローンの派生を余儀なくされることから，このときに誕生する自己抗体産生B細胞クローンを選択して除去する必要があると考えられている．おそらくその場は胚中心であろうと推測されているが，その実態を証明するには至っていない（図1）．

　むしろ末梢のリンパ組織では自己反応性のB細胞には寛容で，これらの増殖はT細胞の自己反応性クローンをシャットアウトすることによって阻止されている可能性があると考えられる．つまり末梢では若干の自己反応性B細胞の存在に対しては無頓着で，その異常

● 表1　自己反応性B細胞による代表的な自己免疫疾患モデルマウス

マウス名	症状	その他の特徴
① BCR関連シグナル分子		
Lyn欠損マウス	循環する自己抗体，糸球体腎炎	SLE様
CD45ノックインマウス（Glu^{613}）	自己抗体，重篤な糸球体腎炎	
SHP-1変異マウス	B1細胞増加，高γグロブリン血症，自己抗体，糸球体腎炎	モスイートンマウスとよばれる
PKCδ欠損マウス	多数の胚中心，自己抗体，糸球体腎炎，血管周囲リンパ球浸潤	
CD19トランスジェニックマウス	抗DNA抗体，糸球体腎炎	強皮症のモデル，TSKマウスに類似
② 抑制性共受容体		
FcγRIIb欠損マウス	抗DNA抗体，抗クロマチン抗体，糸球体腎炎，さまざまな自己免疫病	末梢性トレランスに重要
CD22欠損マウス	IgGクラスの抗DNA抗体高値	
PD-1欠損マウス	Balb/c背景では拡張型心筋症，C57BL/6背景ではループス腎炎，関節破壊	末梢性トレランスに重要
PECAM-1欠損マウス	B1細胞の増加，糸球体腎炎，自己抗体，ループス様症状	
③ アポトーシス関連分子		
CD40Lトランスジェニックマウス	自己抗体，糸球体腎炎	
Bim欠損マウス	自己抗体，糸球体腎炎	
④ miRNA		
CD19-Cre-Dicer$^{fl/fl}$マウス	抗DNA抗体，糸球体腎炎	miR185の関与

な反応性さえ阻止すればこのようなB細胞でも残しておいてもよいとしているような感がある．

4）マウスから得られた知見

マウスの研究からCD5陽性B細胞（B1細胞）が自己免疫に関与することが示されている．この細胞集団は成体マウスの骨髄中にはほとんどその幹細胞を認めないことから，通常のB細胞（B2細胞）とは起源を異にする．主に腹腔内に存在し，低親和性および多重交差性の自己抗体を産生することから，自己免疫疾患における自己抗体産生細胞と考えられている．しかし，ヒトではマウスでみられるようなB1細胞の検証は行われていない．ヒトB1細胞はSLEなどで増加するものの，実際に病態と関連する高親和性抗DNA抗体はB2細胞マーカーを発現している細胞集団から出現していることから，B1細胞が自己免疫疾患の病態にどの程度関連しているのかは不明である．

近年の自己免疫疾患発症の原因として，ウイルスなどによる免疫応答で出現してくる元来は無害と思われる程度の自己反応性B細胞クローンが，ときとして異常な免疫応答を起こすような存在にまで拡大することが問題となっている．さまざまな自己免疫疾患モデルマウスによって，シグナル伝達分子の欠損や異常な発現が自己反応性クローンの出現を許容してしまうことが明らかになっている（表1）．

3 中枢性トレランスとレセプターエディティング

1）中枢性チェックポイントを経てレセプターエディティングへ

骨髄中における主要なトレランスのチェックポイントは，小型プレB細胞（表面IgM陰性でκ鎖の再構成が活発にみられる細胞）から未熟B細胞への移行期に

起こると考えられている（概念図）．未熟B細胞の段階で，μ鎖とκ鎖によって構成されるBCRがIgα/Igβヘテロ二量体の補助のもと細胞表面上に発現する．この段階でBCRが膜タンパク質，膜糖脂質，核酸のような多価抗原を自己抗原として認識すると，未熟B細胞はプレB細胞のように再びRAGを発現するようになり，新たなVκ-Jκ鎖の再構成を誘導する．これをレセプターエディティングとよび，受容体の結合特異性を変えてしまう．L鎖再構成を繰り返すことによって自己抗原に反応するBCRの特異性を変化させているという現象は，遺伝子導入マウスやヒトの検体などで観察されている．

MEMO

抗体の基本構造

すべての抗体の基本構造は同じであり，重鎖（H鎖）と軽鎖（L鎖）それぞれ2本ずつで構成されている．L鎖にはκ鎖とλ鎖の2種類があり，すべての免疫グロブリンはこのどちらかをもつ．H鎖にはγ鎖，μ鎖，α鎖，δ鎖，ε鎖の，構造の異なる5種類があり，このH鎖の違いによってIgG，IgM，IgA，IgD，IgEの5種類のクラスの免疫グロブリンが形成される．

抗体はパパインにより2つのFab領域と1つのFc領域に分けられる．Fab領域の先端部分で抗原と結合することができ，Fab領域の先端に近い半分はアミノ酸の配列に多彩な変化がみられる．そのためこの部分を可変領域（可変部，V領域）（**基礎編-2 図2**参照）といい，L鎖のV領域をV_L領域とよぶ．V領域以外のFab領域とFc領域はアミノ酸変化の比較的少ない領域で，定常領域（定常部，C領域）という．L鎖のC領域をC_L領域（κ鎖の場合はCκ）とよぶ．

L鎖のV領域をコードする遺伝子はV_L遺伝子（κ鎖の場合はVκ）とJ_L遺伝子（κ鎖の場合はJκ）からなり，それらが再構成してV_L領域を形成する．

2度目の再構成がout-of-frameでタンパク質をコードできないとき，あるいはin-frameでもまだ自己抗原に反応する場合は，引き続きλ鎖の再構成を行う．λ鎖の再構成時にはκ鎖遺伝子座の欠失を伴うことが報告されているが，マウスCκの下流にはRS（recombining sequence）とよばれる配列があり，この配列がκ鎖遺伝子座の欠失とλ鎖再構成の誘導の両者に必須であることが示されている[2]．ヒトでもKDE（κ-deleting element）とよばれる，RSに類似した配列があることが明らかにされている．KDEの組換え頻度を測定することでレセプターエディティングが起こっている指標となるが，SLEやI型糖尿病においてはレセプターエディティングが欠失していることが示されている．

2）クローン除去，クローン麻痺によるトレランス誘導

自己の細胞の膜タンパク質に対するトレランスが骨髄中でレセプターエディティングによって誘導されるのに対し，可溶性自己抗原の場合には未熟B細胞と移行期B細胞のステージでクローン麻痺を誘導する．1980年代後半にGoodnowらおよびNemazeeらによって用いられたBCRトランスジェニックマウスの先駆的研究から，クローン除去とクローン麻痺によってトレランスが誘導されるその機構が示された[3][4]．

その後，自己反応性BCR遺伝子ノックインマウスの実験系により，骨髄で分化しているB細胞においては，多価抗原に対するトレランスはクローン除去よりもレセプターエディティングがより重要な役割を果たしていることが示された．もっとも，レセプターエディティングが働かない状況下ではクローン除去が起こる可能性は否定できない．実際，アポトーシス抑制活性をもつBcl2トランスジェニックマウスでは，レセプターエディティングが正常に働くにもかかわらず自己反応性B細胞が存在し，中枢性トレランスにおいてはクローン除去も行われていることが示唆される．

4 末梢性トレランスと胚中心の役割

1）胚中心での突然変異導入

末梢リンパ組織に存在する抗原特異的B細胞は，T細胞依存性抗原に対する免疫応答により，リンパ濾胞

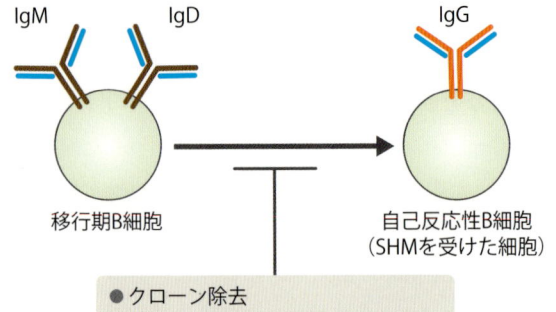

●図2　末梢性トレランスの機構
脾臓中の未熟B細胞と移行期B細胞は，多価自己抗原によって強く刺激されるとクローン麻痺に陥るか除去されると考えられている．LynはBCRの下流でシグナルの強度を調節しており，CD22はB細胞活性化の閾値を調節することにより，末梢性トレランスを維持している．FcγRⅡbはBCRからのシグナルを負に制御しており，クローン除去に関与する

内に形成される胚中心で活発に細胞分裂を行う（図1）．この過程でBCR遺伝子のV領域に変異（SHM）を入れ，認識する抗原に対する結合親和性を飛躍的に上昇させる．このSHMは，外来抗原に対しての高親和性を付与するのみならず，自己抗原に対しての親和性も上昇させる危険性をもつ．

SLEのマウスモデルであるMRL/lprマウスでは，SHMにより高親和性の抗二重鎖DNA抗体を産生するB細胞クローンが増加することが示されている．さらに，このマウスから作製されたハイブリドーマが産生するリウマトイド因子IgGのV領域の遺伝子変異解析を行ったところ，相補性決定領域（CDR領域）ではアミノ酸置換を伴う変異の割合がアミノ酸置換を伴わないサイレント変異よりも多く，抗原反応性のSHMが誘導されていることが確認された．同様の抗体親和性成熟は多発性硬化症，RAなどの患者検体でも認められた．

またSHMは自己抗体に対して親和性を上昇させるのみならず，非自己反応性クローンを自己反応性クローンへ変換させることにも関与している．非自己反応性抗原受容体にランダムに変異が入ることで新たな特異性を獲得し，その結果，自己反応性クローンに変化する場合が想定される．実際，SLE患者から同定された自己抗体が非自己反応性，多重反応性クローンの前駆細胞から由来することが示されている．

2）末梢性トレランスの誘導

上述のとおり，胚中心内でSHMはランダムに起こるため，持続的に自己反応性B細胞を生み出す危険性がある．そのため健常者においては自己反応性B細胞を除去する「負の選択」の場として働く（末梢性チェックポイント，概念図）．このことは自己抗原を認識するBCRを導入したトランスジェニックマウスによって明らかにされた．自己反応性クローンは胚中心内で速やかにアポトーシスによって除去され，これはBcl2の過剰発現により抑制された．この胚中心内のチェックポイントにはB細胞とT細胞が協調して関与している．B細胞の内在性チェックポイントにはLyn，CD22，FcγRⅡbなどの分子群が関与する（図2）．

一方，T細胞側では胚中心内濾胞ヘルパーT細胞の機能不全により自己反応性クローンが生じる．さらにFas-Fasリガンド系の異常はマウスとヒトで自己免疫疾患を誘導するが，この異常はB細胞とT細胞において相乗的に働くと考えられる．

上述のとおり，移行期B細胞においてトレランスが起こることが知られているが，この時期にはTNFファミリー分子であるBAFFが細胞の分化，増殖，生存に関与する．BAFFトランスジェニックマウスはSLE様症状を示し，自己反応性B細胞のクローン麻痺，クローン除去などを抑制することで自己免疫疾患発症を誘発する．実際，SLEやシェーグレン症候群の症例で

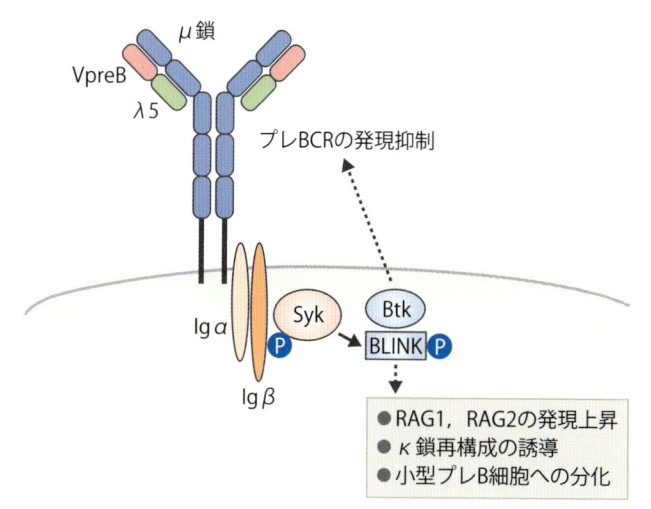

● 図3 プレB細胞受容体（プレBCR）の構造とレセプターエディティングにおける役割（モデル）

再構成したH鎖（μ鎖）が代替L鎖であるλ5，VpreBと結合し，BCRと類似した構造のプレBCRを形成する．プレBCRは大型プレB細胞の段階で表面に発現し，代替L鎖を欠損させたマウスはプレB細胞で分化が停止する．プレBCR下流のシグナル分子が活性化され，RAG分子の発現上昇，κ鎖再構成を誘導し，小型プレB細胞に分化する．同時にプレBCRの発現も抑制する．自己反応性BCRを発現した未熟B細胞のレセプターエディティングと類似した機構が働いている

は，血清中BAFF濃度が上昇していることが報告されている[5]．

5 トレランスにおけるプレB細胞受容体の役割

骨髄中の最も早期のトレランスのチェックポイントはプロB細胞からプレB細胞の移行期に存在するという報告があり，このときにプレBCRがセンサーとして機能する可能性が指摘されている．プレBCRからのシグナルが入ることでH鎖再構成がきちんと行われていることを保証する，という考えである．

プレBCRではL鎖の代わりに代替L鎖（λ5とVpreB）が発現するが，この受容体のみで自己抗原を認識できる可能性もある[6]．自己抗原を認識するプレBCRが排除される可能性は，代替L鎖欠損マウスにおいて自己反応性BCRのH鎖をもつB細胞が末梢で増加するという結果が支持する（図3）．

6 記憶B細胞とトレランス
　　　―新たな治療標的

長期生存形質細胞（long-lived plasma cells）が免疫記憶の一翼を担っていることが，近年明らかにされている．この細胞は骨髄中に存在し，通常の免疫記憶に関与する一方，自己抗体産生の重要な元凶と考えられている．

この細胞からの自己抗体産生には抗原の再刺激を必要とせず，さらに既存の免疫抑制療法に抵抗性を示すことが知られている．免疫抑制薬の投与により細胞周期は静止期に入るが，急速な病態悪化に影響を与えない程度の低濃度の自己抗体を分泌し続ける．このことが，持続する慢性炎症と組織破壊に関与し，ほかの原因によるトレランスの破綻が生じる閾値を下げることにもつながっていると考えられる．現在の治療では長期生存形質細胞を十分に除去することができないが，自己免疫疾患治療の新たな治療標的として注目されている．

7 ヒトB細胞のトレランスのチェックポイント

1）中枢性トレランス

これまでマウスで明らかにされてきたトレランスの機構はヒトでも同様に機能していると考えられるが，このことを検証するためにNussenzweigらはさまざまな分化段階のヒトB細胞の免疫グロブリン遺伝子の解析を単一細胞レベルで行い，それらの抗体の自己反応

性や多重反応性について詳細に解析している[7]．彼らは骨髄中の表面IgM陰性プレB細胞を「早期未熟B細胞」とよび，これらの再構成したμ鎖とκ鎖は約75％が自己反応性で抗核抗体をコードすること，さらにDNAなどの多様な構造の抗原に反応する多重反応性の抗体を含む可能性のあることを示唆する報告をしている．彼らは骨髄中の中枢性トレランスではレセプターエディティングが働いているものと考えている．

2）末梢性トレランス

マウスの解析結果から，ヒトにおいても移行期B細胞の段階でクローン除去やクローン麻痺が起こることが予想される．高IgM症候群の原因となるCD40リガンドの欠損は，この分化段階でトレランスの破綻を生じることが知られている．ナイーブB細胞は制御性T細胞に自己抗原を提示し，自己反応性B細胞からの抗原提示を抑制すると考えられるが，CD40-CD40リガンドの相互作用が障害された場合にこの機構が働かなくなり，トレランスの破綻が起こるものと考えられる．

8 制御性B細胞

炎症性大腸炎モデルマウスにおいて，IL-10産生CD1d^{hi}B細胞が大腸に蓄積し，これらが炎症を抑制する機能を有することが報告された[8]．その後，コラーゲン誘導関節炎モデルなどでも同様の機能を有するサブセットを認め，制御性B細胞のサブセットとして注目された．一方，B1細胞や辺縁帯B細胞を含む多くの集団も制御性細胞としての特性をもつことが知られており，生体内における制御性B細胞がどの細胞集団に属するのかは不明である．

制御性B細胞がヒトの疾患に関与する可能性を示す間接的な報告がある．Bリンパ腫の治療でリツキシマブを用いた患者で潰瘍性大腸炎が増悪することが知られており，その原因として腸炎を抑制している制御性B細胞がリツキシマブで排除されたためと考えられた．CD19陽性CD10陽性CD38陽性B細胞やCD24^{hi}CD27陽性B細胞は$in\ vitro$でIL-10産生を誘導できることが報告されているが，これらがヒトにおける制御性B細胞サブセットに相当するのかについては今後の解析が必要である．

9 免疫不全と自己免疫

1）BCRシグナル伝達異常によるトレランスの破綻

免疫不全の状態が自己免疫疾患に至る理由はいくつか考えられる．BCRからの強いシグナルはレセプターエディティング，クローン除去，クローン麻痺を誘導するため，このシグナルの伝達が阻害されるとトレランスの破綻が起こる．そしてX連鎖型無γグロブリン血症（X-linked agammaglobulinemia：XLA）はBCR下流に位置するBtkの異常が原因だが，マイルドな病態を示すXLAの患者では骨髄中の自己反応性B細胞の増加と末梢性トレランスの破綻が起こることが観察されている．

またRAGの変異は先天性重症免疫不全症の一種，オーメン症候群の原因となるが，この場合レセプターエディティングが障害されて自己免疫疾患の表現型を示す．

2）AIDとトレランスの関係性

最近，AIDの変異をもつX連鎖型高IgM症候群が自己免疫疾患の病態を伴うことが報告された[9]．この患者では，骨髄中の小型プレB細胞におけるチェックポイントと末梢におけるナイーブB細胞のチェックポイントが障害を受けることで，自己反応性B細胞の蓄積を認めると考えられる．AID欠損マウスでも同様にアポトーシス障害による中枢性トレランスの破綻を認める．AIDが中枢性トレランスにどのように関与しているのかはまだよくわかっていないが，AIDにはメチル化シチジンを脱アミノ化する機能もあることから，V(D)J組換えやレセプターエディティングに影響を与えることでトレランスに関与している可能性がある．

10 治療開発に向けて

　自己免疫疾患は，T細胞によって誘導される炎症が原因の疾患群と，自己抗体や免疫複合体が重要な役割を果たす疾患群とに大別されてきた．しかし，RAのようなT細胞を介する疾患と考えられてきた疾患において，炎症の場においてはB細胞が主要な役割を果たすことも明らかとなっている．逆にグッドパスチャー症候群など自己抗体がその発症に重要と考えられてきた疾患においても，T細胞の関与が指摘されている．

　このように多くの自己免疫疾患の病態は，B細胞とT細胞の両方の機能が密接に関与することが明らかにされてきた．ヒトのトレランスの詳細な分子機構を明らかにすることによって，新規の治療標的の探索と，新しい治療薬を開発することも夢ではないと期待している．

（桑原一彦，阪口薫雄）

■ 文 献 ■

1) Muramatsu, M. et al.: Class switch recombination and hypermutation require activation-induced cytidine deaminase (AID), a potential RNA editing enzyme. Cell, 102：553-563, 2000
2) Vela, J. L. et al.: Rearrangement of mouse immunoglobulin kappa deleting element recombining sequence promotes immune tolerance and lambda B cell production. Immunity, 28：161-170, 2008
3) Goodnow, C. C. et al.: Altered immunoglobulin expression and functional silencing of self-reactive B lymphocytes in transgenic mice. Nature, 334：676-682, 1988
4) Nemazee, D. A. & Bürki, K.: Clonal deletion of B lymphocytes in a transgenic mouse bearing anti-MHC class I antibody genes. Nature, 337：562-566, 1989
5) Mackay, F. & Schneider, P.: Cracking the BAFF code. Nat. Rev. Immunol., 9：491-502, 2009
6) Keenan, R. A. et al.: Censoring of autoreactive B cell development by the pre-B cell receptor. Science, 321：696-699, 2008
7) Wardemann, H. & Nussenzweig, M. C.: B-cell self-tolerance in humans. Adv. Immunol., 95：83-110, 2007
8) Mizoguchi, A. et al.: Chronic intestinal inflammatory condition generates IL-10-producing regulatory B cell subset characterized by CD1d upregulation. Immunity, 16：219-230, 2002
9) Meyers, G. et al.: Activation-induced cytidine deaminase (AID) is required for B-cell tolerance in humans. Proc. Natl. Acad. Sci. USA, 108：11554-11559, 2011

基礎編　免疫のしくみ

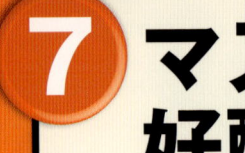

7 マスト細胞，好塩基球，好酸球

　好酸球，好塩基球およびマスト細胞は，骨髄を起源とする顆粒球であり，生体の免疫システムにとって重要な役割をもつことが知られてきている．しかしながら，その機能は画一ではない．皮膚のIgE依存性慢性炎症への関与を例にとると，マスト細胞が寄与しない炎症反応の慢性化に，好塩基球がかかわることが明らかにされつつある．本稿ではアレルギー性炎症および寄生虫に対する免疫応答におけるこれらの細胞の役割について，機能の類似点や相違点を考慮しつつ最新の知見を交えながら概説する．

概念図

【アレルギー性炎症】
- マスト細胞：①即時型・遅延型のアレルギー性炎症　②Th2免疫応答の促進（IgE産生）　③IgE依存性アナフィラキシー
- 好塩基球：①IgE依存性皮膚慢性炎症　②Th2免疫応答の促進（IgE産生）
- 好酸球：①喘息などにおけるIL-5依存性炎症

【寄生虫感染】
- マスト細胞：①排虫の促進　②Th2免疫応答の促進
- 好塩基球：①排虫の促進　②Th2免疫応答の促進
- 好酸球：①一部寄生虫の生存促進　②Th1免疫応答の抑制

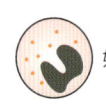

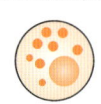

凡例：好塩基球，マスト細胞，好酸球

● マスト細胞，好塩基球，好酸球と疾患とのかかわり

1 形態学的特徴と機能

マスト細胞と好塩基球は，細胞内に好塩基性の顆粒をもち，好酸球は好酸性の顆粒を有する．核の形状については，マスト細胞は卵円形，好塩基球と好酸球は二分葉核である．また細胞寿命は，好酸球，好塩基球にくらべてマスト細胞は長寿であり，月単位の寿命をもつ．

外部からの刺激に反応して，おのおのの細胞内顆粒にあらかじめ貯蔵しているプロテアーゼや化学伝達因子（ケミカルメディエーター）を放出する（脱顆粒）．マスト細胞は脱顆粒によりトリプターゼ，キマーゼ，ヘパリン，ヒスタミンなどを，好塩基球はトリプターゼ，ヘパリン，ヒスタミン，好酸球はMBP（major basic protein），EPO（eosinophil peroxidase），ECP（eosinophil cationic protein），EDN（eosinophil-derived neurotoxin）などを放出する．脱顆粒に加えて，種々の脂質メディエーターや炎症性サイトカインや抗炎症性サイトカイン（表1）を合成・放出し，生体における炎症反応の制御に深くかかわっている．

2 アレルギー性炎症における役割

1）マスト細胞によるアレルギー性炎症の制御

マスト細胞は高親和性IgE受容体（FcεRI）を発現しており，アレルゲン特異的なIgE（immunoglobulin E）とアレルゲンによってFcεRIが架橋されると，脱顆粒，サイトカインおよび脂質メディエーターの合成・放出が誘導される．

アレルギー反応は即時型と遅延型（遅発型）の二相性であり，脱顆粒によって放出されたヒスタミンなどのケミカルメディエーターや脂質メディエーターによって，血管拡張や血管透過性の亢進，平滑筋の収縮などが惹起され，喘息発作などが誘発される（即時相反応）．一方で，花粉症の鼻粘膜，あるいは喘息の気管支粘膜などのアレルギー性炎症部位において，活性化したマスト細胞が産生したサイトカイン，ケモカインによって，好酸球，好塩基球，好中球，リンパ球などの炎症細胞が，血中から炎症局所に遊走・集積し，遅発相の炎症反応が惹起される．

さらに炎症局所で活性化されたCD40L陽性のマスト

●表1　マスト細胞，好塩基球，好酸球の比較

	マスト細胞	好塩基球	好酸球
起源	骨髄由来血液幹細胞	骨髄由来血液幹細胞	骨髄由来血液幹細胞
成熟する場	末梢組織	骨髄	骨髄
寿命	数週〜数カ月	数日	数日
大きさ	6〜12 μm	5〜7 μm	12〜17 μm
核	卵円	二分葉核	二分葉核
特殊顆粒	好塩基性	好塩基性	好酸性
脱顆粒	する	する	する
脂質メディエーター	PGD_2, $LTC_4/D_4/E_4$, PAF	$LTC_4/D_4/E_4$, PAF	LTC_4, PGE_2, PAF, トロンボキサン
サイトカイン	IL-2/3/4/5/6/8/10/13, CCL3, TNF-α, TGF-β	IL-4/13, TSLP, GM-CSF	IL-4/5/9/10/13, TNF-α, IDO

PG：prostaglandin（プロスタグランジン），LT：leukotrien（ロイコトリエン），PAF：platelet activating factor（血小板活性化因子），CCL：CC chemokine ligand（CCケモカインリガンド），TSLP：thymic stromal lymphopoietin（胸腺間質リンホポエチン），IDO：indoleamine 2, 3-dioxygenase（インドールアミン2, 3ジオキシゲナーゼ）

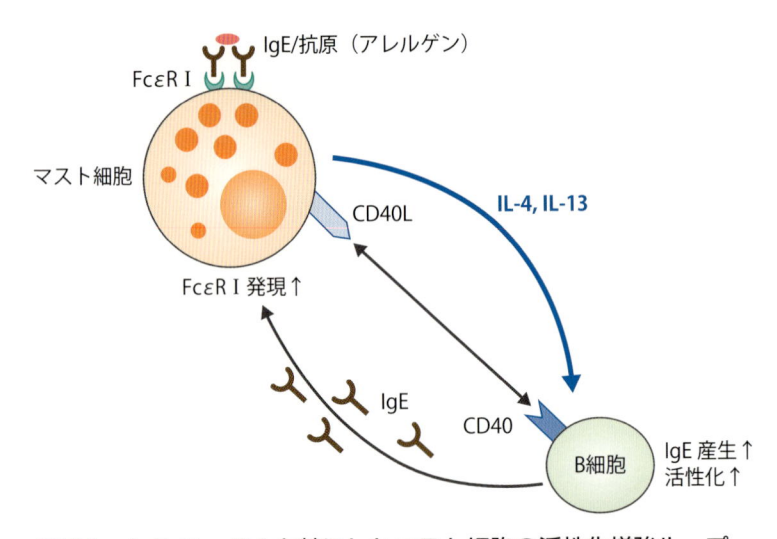

●図1　IgE-FcεRⅠを軸にしたマスト細胞の活性化増強ループ
CD40Lを発現するマスト細胞が，IL-4やIL-13などのTh2型サイトカインの産生・分泌およびB細胞との細胞接触型細胞間相互作用（CD40L-CD40）により，B細胞からのIgE産生を増強する．産生されたIgEがマスト細胞上のFcεRⅠの発現を増強させる作用をもつため，アレルゲンに対するマスト細胞の感受性が高められる

細胞は，IL（interleukin）-4やIL-13などのTh2型サイトカイン（基礎編-5参照）の産生・分泌およびB細胞との細胞接触型細胞間相互作用（CD40L-CD40）により，B細胞のIgE産生を増強する[1]．このようにして産生されたIgEがマスト細胞上のFcεRⅠの発現を増強させ，アレルゲンに対する感受性を高め，さらに炎症反応を亢進させる．FcεRⅠを起点にしたマスト細胞の活性化ループ（アレルギーの増悪回路）がアレルギー性炎症の局所では形成される（図1）．

MEMO
FcεRⅠ

FcεRⅠは，IgEと特異的に結合する1個のα鎖，シグナル伝達に関与する1個のβ鎖およびS-S結合により二量体を形成するγ鎖から構築された四量体構造をとる．ただし，ヒトのランゲルハンス細胞や単球は，αγ₂型のFcεRⅠを発現している．マウスやラットなどでは細胞膜上へのFcεRⅠの発現にβ鎖が必須の分子であり，αγ₂型のFcεRⅠは発現していない．

2）マスト細胞とアレルギー性接触皮膚炎

接触性皮膚炎は，Ⅳ型（遅延型）過敏症の代表的な疾患であり，T細胞を主体とした細胞性免疫反応によって発現してくる過敏反応として認識されてきた．例えば皮膚が特定の植物，ウルシに触れると，ウルシの成分のウルシオールなどによって皮膚の炎症細胞が感作され，免疫記憶が成立する．次回，ウルシが再び皮膚に接触することによって免疫応答が惹起され，皮膚腫脹，紅斑，接触部位の周囲組織の損傷などが生じる．この一連の反応には時間を要し，数～数十時間後に症状が明確に現れる．ウルシに対する反応は，過敏反応の誘発に皮膚との接触が必須であることから，接触過敏症の一例であることがわかる．

接触過敏症発症のメカニズムは，ハプテンとよばれる化学物質を実験動物の皮膚に塗布する実験系により明らかにされてきた．ハプテンを用いた研究から，接触過敏症の発症にはT細胞による細胞性免疫反応だけではなく，抗体による液性免疫も重要な役割を担っていることが報告された．例えば，免疫記憶の成立における抗原提示細胞（ランゲルハンス細胞）の所属リン

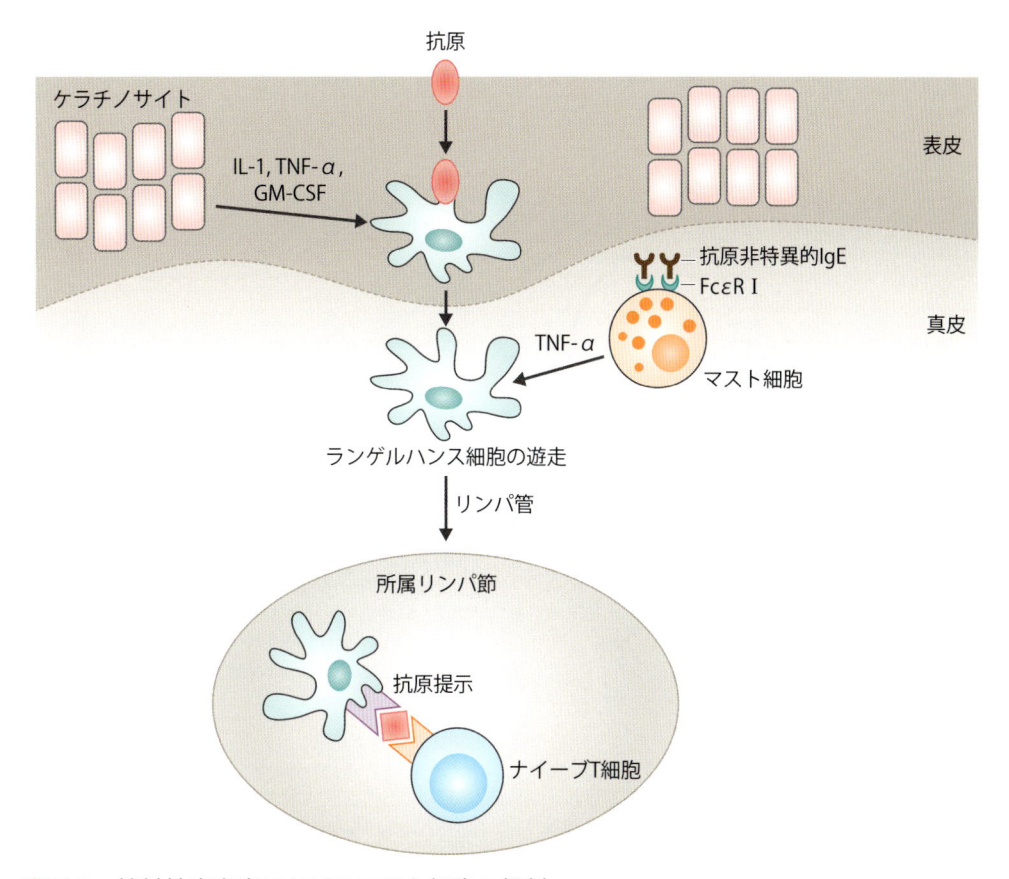

●図2 接触性皮膚炎におけるマスト細胞の役割

抗原の侵入によって，表皮層に存在するケラチノサイトからサイトカイン（IL-1，TNF-α，GM-CSF）産生が誘導され，抗原を捕捉した皮膚ランゲルハンス細胞の所属リンパ節への遊走が促されるという従来のモデルに加えて，真皮層に常在するマスト細胞とマスト細胞から産生されるTNF-αが，ランゲルハンス細胞の遊走を誘導することが明らかになってきている．マスト細胞によるランゲルハンス細胞の遊走はIgEに依存するが，抗原特異性を必要としない．所属リンパ節へと遊走したランゲルハンス細胞は抗原提示細胞として働く

パ節への遊走には，ケラチノサイトだけではなく，IgEおよびマスト細胞を必要とすることや，抗原特異的IgEによって活性化されたマスト細胞の産生するTNF（tumor necrosis factor）-αが，T細胞の接触部位への浸潤や活性化を増強させる[2]（図2）．好塩基球欠損マウスでは，ハプテンによる接触過敏症の減弱がみられず，好塩基球は発症に関与しない．

3) 好塩基球によるIgE依存性慢性皮膚アレルギー性炎症の制御

マスト細胞と同様に，好塩基球もFcεRIを発現することから，好塩基球はマスト細胞と類似する機能をもちながら血中を循環する細胞として認識されてきた．しかしながら，近年の好塩基球欠損マウスを用いた研究の結果から，マスト細胞が中心的な役割を果たすアレルギー反応と，好塩基球が中心的な役割を果たすアレルギー反応が明らかになってきた．

アレルゲン特異的なIgEを実験動物にあらかじめ受動感作することで，IgE依存性の受身皮膚アナフィラキシー，全身性アナフィラキシー，慢性皮膚アレルギー性炎症などを発症させることができる．烏山らにより，好塩基球は，IgEを介した即時型の受身皮膚アナフィラキシー，全身性アナフィラキシーには関与せず，遅延型の皮膚慢性アレルギー性炎症の発症に関与してい

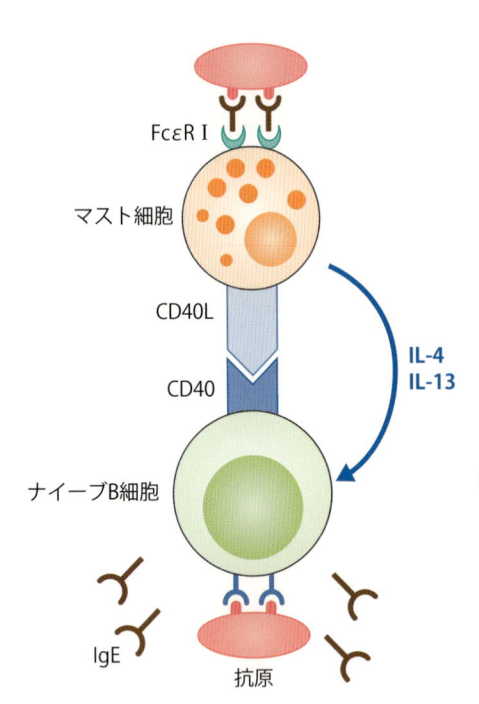

●図3 マスト細胞や好塩基球による
IgE産生誘導機構

マスト細胞と好塩基球（図ではマスト細胞のみ）は，細胞表面上に発現しているCD40Lを介してB細胞と細胞接触型細胞間相互作用を形成する．FcεRI刺激によって活性化された好塩基球およびマスト細胞が産生するIL-4, IL-13によりB細胞からのIgE産生が誘導される

ることが明らかにされた[3]．この遅延型の慢性皮膚炎は，Ⅳ型の過敏反応よりもさらに遅い相で出現する炎症反応であることが特徴である．好塩基球による慢性皮膚炎の発症機序はまだ明らかにされていないが，烏山らは，慢性アレルギー性炎症を起こしている皮膚に浸潤している炎症細胞のほとんどが好酸球と好中球であることから，好塩基球はエフェクター細胞としてではなく，イニシエーターとして働くとしている．

好塩基球は，アレルギー性気管支喘息患者の気道組織や，アレルギー性鼻炎患者の鼻洗浄液中に存在が認められることから，これらの疾患への関与が考えられているが，マウスモデルを用いた解析から，アレルギー性気管支喘息への関与は，否定される結果が報告されている[4]．

4) IgE産生制御における好塩基球の関与

好塩基球もCD40Lを発現しており，ナイーブB細胞と細胞接触型細胞間相互作用を行うことが明らかにされている．細胞接触型細胞間相互作用が形成される条件下において，FcεRI刺激によって活性化されたマスト細胞や好塩基球が産生するIL-4やIL-13により，B細胞からのIgE産生が促進される（図3）．

また，近年ではSokolらにより，システインプロテアーゼ活性をもつアレルゲンによって活性化された好塩基球が産生するIL-4やTSLP（thymic stromal lymphopoietin）により，ナイーブT細胞のTh2細胞への分化が促され，分化したTh2細胞は，B細胞からのIgE産生を誘導することが報告された．このように好塩基球によるTh2免疫応答の促進作用が明らかにされている[5]（図4）．マスト細胞欠損マウスを用いた解析から，プロテアーゼ活性によって誘導されるTh2型の免疫応答には，マスト細胞は関与しないとされている．マスト細胞が関与しない理由としては，マスト細胞と好塩基球との間でシステインプロテアーゼに対する反応性が異なることが考えられるため，さらに詳細な解析が必要であろう．

5) アレルギー性炎症における好酸球の関与

好酸球はアレルギー性気管支喘息の病態にかかわる

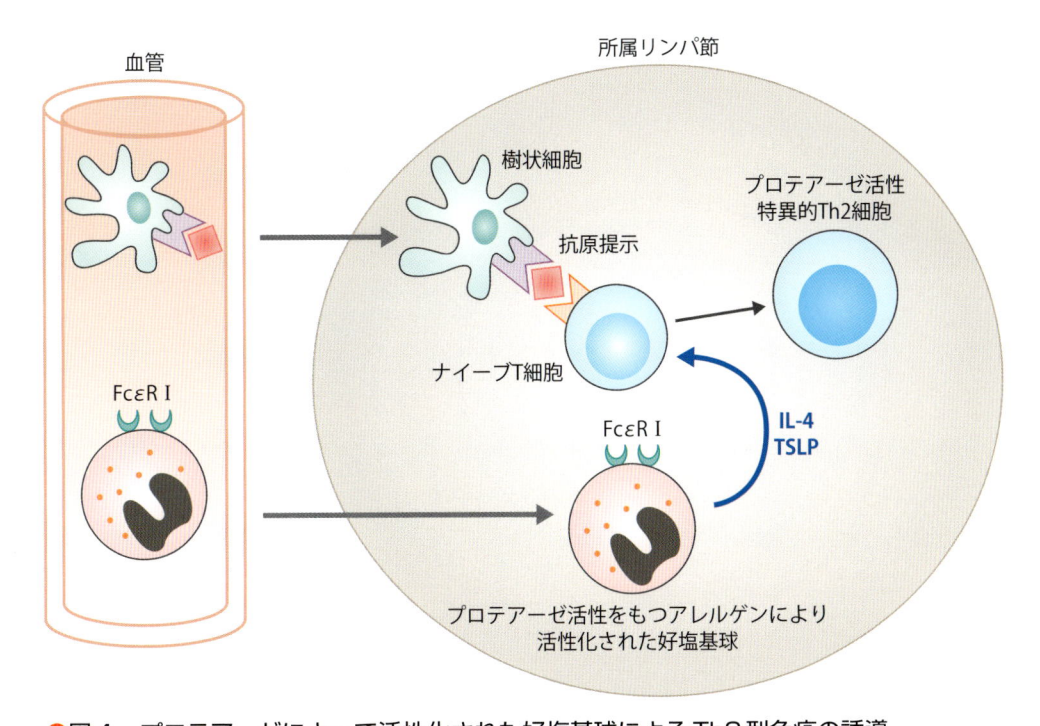

●図4　プロテアーゼによって活性化された好塩基球によるTh2型免疫の誘導
プロテアーゼによって活性化された好塩基球は，所属リンパ節に一時的に移住する．活性化された好塩基球が産生するIL-4とTSLPの作用により，ナイーブT細胞からTh2細胞への分化が促進される

とされ，実際に喘息患者の気道組織では，多数の好酸球の浸潤やMBPの沈着が認められる．IL-5は好酸球に選択的であり，好酸球の分化・増殖・生存にとって重要なサイトカインとして知られている．しかしながら，IL-5欠損マウスにおける喘息の症状（抗原特異的IgE産生，気道過敏性）は，実験のプロトコールやマウスの系統などにより，低下するとする結果とそれを否定する結果の両方が報告されており，現在のところ動物実験モデルからは明らかな結論は得られていない．

近年の抗ヒトIL-5抗体（メポリズマブ）を用いた治験の結果から，喘息病態における好酸球の役割は限局的なものである可能性が示唆された．すなわち，メポリズマブの投与は好酸球性炎症が強い喘息患者において，有意に喘息発作のリスクを減少させる効果が認められたが，それ以外のタイプの喘息患者においては顕著な抑制効果はみられなかった[6]．

3 寄生虫感染に対する免疫応答

1）マスト細胞による消化管寄生虫感染に対する宿主防御

多くのヒトや動物の消化管には，さまざまな蠕虫類（吸虫，線虫，条虫）が寄生している．これらの消化管寄生虫を排除するための宿主の免疫反応は，アレルギーの炎症反応と似ており，①IgE値の上昇，②マスト細胞，好塩基球，好酸球，杯細胞の増多などのTh2型の免疫応答，が中心となる．IL-4とIL-13はB細胞からのIgE産生を亢進させ，またIL-13は杯細胞からの粘液の分泌を促進させる．消化管に局在するマスト細胞は，IL-3とIL-9の作用により増加し，寄生虫特異的なIgEと抗原により活性化されると考えられている．

しかしながら，あらゆる蠕虫が同じ免疫システムにより排除されるわけではなく，マスト細胞の関与が明らかにされているのは，旋毛虫（*T. spiralis*），糞線虫（*Strongyloides spp.*）であり，鉤虫（*N. brasiliensis*）

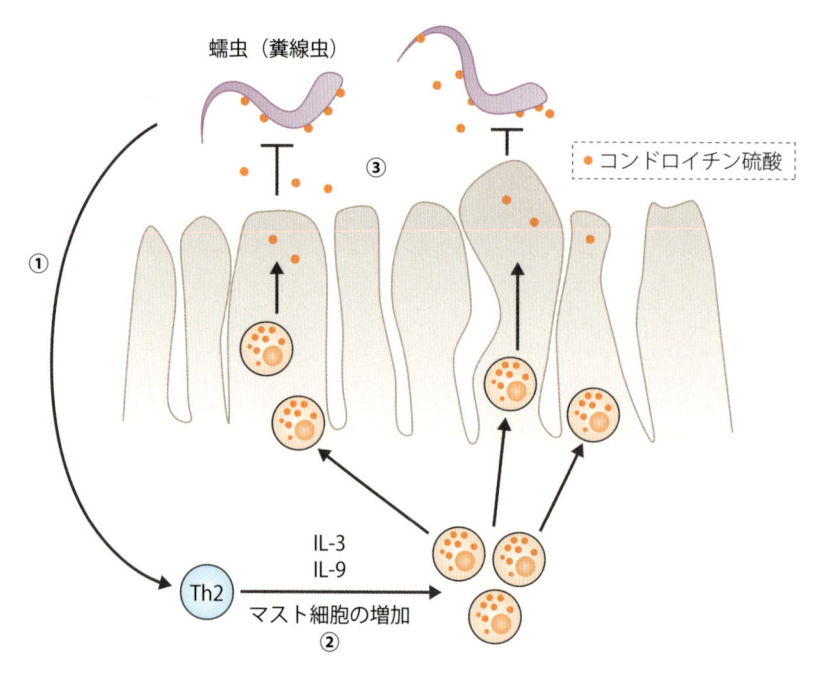

●図5　消化管寄生虫感染に対するマスト細胞の役割
糞線虫の感染によりTh2細胞の分化が誘導され（①），Th2細胞が産生・放出するIL-3，IL-9により消化管に局在する粘膜型マスト細胞の数が増加する（②）．マスト細胞は，糞線虫特異的IgEと抗原により活性化され，脱顆粒によってコンドロイチン硫酸を細胞外へ放出する．コンドロイチン硫酸は虫体に付着し，虫体が粘膜上皮に接着することを阻害する（③）

の場合には関与しない．遺伝的にマスト細胞を欠損するマウスやマスト細胞特異的なプロテアーゼ1（Mcpt1）および6（Mcpt6）を欠損するマウスでは，T. spiralisの排虫機能が有意に低下する．T. spiralisと同様にStrongyloides spp.の排虫もマスト細胞欠損マウスにおいて，著しく遅延する．マスト細胞によるStrongyloides spp.の排虫には，マスト細胞の顆粒に含まれているプロテオグリカンが重要な働きをしていることが明らかにされている．Strongyloides spp.感染によって活性化されたマスト細胞から，コンドロイチン硫酸が脱顆粒により細胞外へ放出され，このコンドロイチン硫酸が虫体に結合すると，虫体と消化管粘膜上皮との接着が阻害される．その結果として，虫体の排出が促進される（図5）．

蠕虫排除に必要なTh2型免疫応答誘導の機序は不明な点が多いが，近年，腸管寄生線虫（Heligmosomoides polygyrus）感染に対するTh2型免疫応答の誘導において，マスト細胞の脱顆粒が重要な役割を担っていることが報告された．マスト細胞欠損マウスやマスト細胞脱顆粒抑制剤（cromolyn sodium）を投与されたマウスでは，Th2型免疫誘導の初期に重要なサイトカイン群（IL-25, IL-33, TSLP）の産生能が著明に減弱するために，感染後のTh2型免疫応答と虫体排出能が低下する[7]．このマスト細胞によるTh2型免疫誘導はIgE非依存性であることから，H. polygyrusの分泌物が，直接マスト細胞の脱顆粒を惹起していると考えられている．

MEMO

マスト細胞の多様性
　マスト細胞は，皮膚や粘膜下組織といった結合組織に存在するマスト細胞と，粘膜内に存在するマスト細胞の2種類に分類される．消化管粘膜に存在するマスト細胞のプロテオグリカンはコンドロイチン硫酸であるが，結

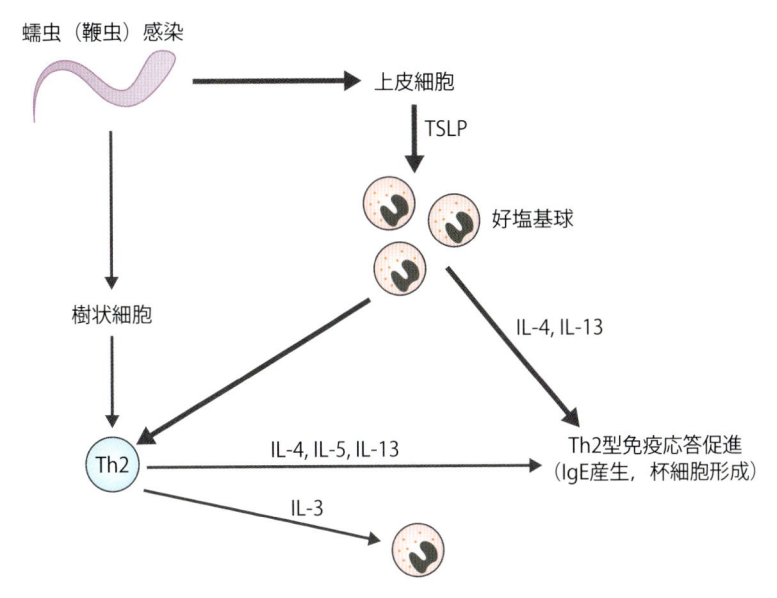

●図6　消化管寄生虫感染に対する好塩基球の役割

鞭虫の感染により，Th2細胞からのIL-3の産生が亢進するが，IL-3よりもTSLPが感染後の好塩基球の増加にとって重要になる．TSLP依存的に増加した好塩基球は，Th2細胞からのTh2型サイトカイン（IL-4，IL-5，IL-13）産生をさらに促進させ，Th2型免疫応答（IgE産生，杯細胞形成）を亢進させる

合組織に存在するマスト細胞のプロテオグリカンはヘパリンである．

2) 好塩基球の消化管寄生虫感染に対する宿主防御

前述したように，N. brasiliensis 感染の排虫機構にマスト細胞の関与は認められていない．好塩基球の場合も，一次感染前に好塩基球を除去したマウスにおいて排虫は障害されず，T細胞および好酸球数，血清IgE濃度にも好塩基球除去による影響はみられない．蠕虫感染では，2度目の感染時には1度目の感染に比べて，早く虫体が排除される．一度N. brasiliensis に感染させたマウスの好塩基球を2度目のN. brasiliensis 感染前に除去すると排虫障害がみられることから，好塩基球は，N. brasiliensis の一次感染時ではなく二次感染時の生体防御に関与していることが明らかにされた．しかしながら，二次感染前の好塩基球の除去もTh2型免疫応答には影響を及ぼさないことから，二次感染時の排虫における好塩基球の働きは不明である．

マンソン住血吸虫（Schistosoma mansoni）の一次感染に対する好塩基球の防御的役割（樹状細胞によるTh2型免疫応答の促進）については，それを支持する報告と否定する報告があり，結論は得られていない．

近年，鞭虫（Trichuris muris）の一次感染後に誘導されるTh2型免疫応答は，好塩基球の除去によって減弱することが示され，好塩基球の関与が明らかにされた．骨髄内に存在する好塩基球の前駆細胞は，IL-3またはTSLPによって好塩基球へと分化・増殖する．TSLPによって分化したIL-3非依存性の好塩基球は，IL-3によって分化した好塩基球と比べてIL-33受容体の発現レベル，アラキドン酸代謝や細胞接着に関連する遺伝子の発現量が亢進している．興味深いことに，T. muris 感染後に増加する好塩基球はTSLP依存性であり，TSLP受容体欠損マウスでは，感染に伴う好塩基球増多，T細胞のIL-5，IL-13産生能の亢進，血清IgE値の上昇がみられない．野生型マウスの好塩基球を養子移入したTSLP受容体欠損マウスでは，減弱し

たTh2型免疫応答およびT. muris排虫障害の部分的な回復が認められるようになる[8]（図6）．

3）好酸球の消化管寄生虫感染に対する宿主防御

好酸球は，好酸球が虫体に対する抗体依存性細胞傷害活性を in vitro で示すことなどから，古くから研究が進められてきた細胞の1つである．しかしながら，消化管寄生虫感染に対する好酸球の役割については，抗IL-5抗体や好酸球欠損マウスを用いた実験の結果から，S. mansoni, T. muris, および N. brasiliensis 一次感染後のTh2型免疫応答および排虫機構には関与しないことが報告されている．

近年，明らかになってきた消化管寄生虫感染時における好酸球のユニークな働きとして，Th1型免疫応答の抑制があげられる．先に述べたように，Th2型の免疫応答の亢進は蠕虫の排除に重要であり，Th1型の免疫応答は虫体の殺傷は促進されるが，Th2型の免疫応答が抑制されるために虫体の排除ができなくなる．T. spiralis は感染後，小腸で幼虫を放出してから排虫されるが，新生幼虫は骨格横紋筋細胞内で生き残り，筋肉細胞をナース細胞（筋肉細胞が，寄生に都合のよい状態にされた細胞）へと変化させる．好酸球欠損マウスでは，T. spiralis 感染後にTh1型免疫応答が亢進しT. spiralis の幼虫が殺傷されるために，野生型マウスとくらべてナース細胞の数が著しく減少することが明らかになった[9]．野生型マウス由来の好酸球を養子移入することで，欠損マウスにおけるナース細胞の減少が抑えられることから，好酸球に依存した生体応答であると考えられる．しかしながら，寄生虫感染において，好酸球がどのようなメカニズムで宿主のTh1型免疫反応を抑制しているのかは不明である．

（布村　聡，羅　智靖）

■文献■

1) Pawankar, R. et al. : Nasal mast cells in perennial allergic rhinitics exhibit increased expression of the Fc epsilonRI, CD40L, IL-4, and IL-13, and can induce IgE synthesis in B cells. J. Clin. Invest., 99 : 1492-1499, 1997

2) 布村 聡, 羅 智靖：アレルギー性接触皮膚炎発症におけるマスト細胞の役割．臨床免疫・アレルギー科, 52：538-542, 2009

3) Karasuyama, H. et al. : Nonredundant roles of basophils in immunity. Annu. Rev. Immunol., 29 : 45-69, 2011

4) Ohnmacht, C. et al. : Basophils orchestrate chronic allergic dermatitis and protective immunity against helminths. Immunity, 33 : 364-374, 2010

5) Sokol, C. L. et al. : A mechanism for the initiation of allergen-induced T helper type 2 responses. Nat. Immunol., 9 : 310-318, 2008

6) Parvord, I. D. et al. : Mepolizumab for severe eosinophilic asthma (DREAM) : a multicentre, double-blind, placebo-controlled trial. Lancet, 380 : 651-659, 2012

7) Hung, L. Y. et al. : IL-33 drives biphasic IL-13 production for noncanonical Type 2 immunity against hookworms. Proc. Natl. Acad. Sci. USA, 110 : 282-287, 2013

8) Siracusa, M. C. et al. : TSLP promotes interleukin-3-independent basophil haematopoiesis and type 2 inflammation. Nature, 477 : 229-233, 2011

9) Fabre, V. et al. : Eosinophil deficiency compromises parasite survival in chronic nematode infection. J. Immunol., 182 : 1577-1583, 2009

基礎編　免疫のしくみ

8 サイトカイン

　サイトカインは生体内で細胞間の情報交換に用いられている低分子糖タンパク質である．サイトカインは特異的な受容体に結合して低濃度で作用し，産生局所および全身的な作用を示す．1つのサイトカインが複数の作用を示し，複数のサイトカインが同じ作用を有する．代表的な炎症性サイトカインとしてTNF，IL-1，IL-6が，抗炎症性サイトカインとしてIL-10，TGF-βがあげられる．サイトカインは生体内でネットワークを形成し，お互いの発現を誘導・抑制し，お互いの作用を増強・拮抗する．近年，サイトカインを標的とするさまざまな生物学的製剤の臨床応用が進み，炎症性疾患，自己免疫性疾患の病態形成にサイトカインがきわめて重要な働きをしていることが明らかとなった．

概念図

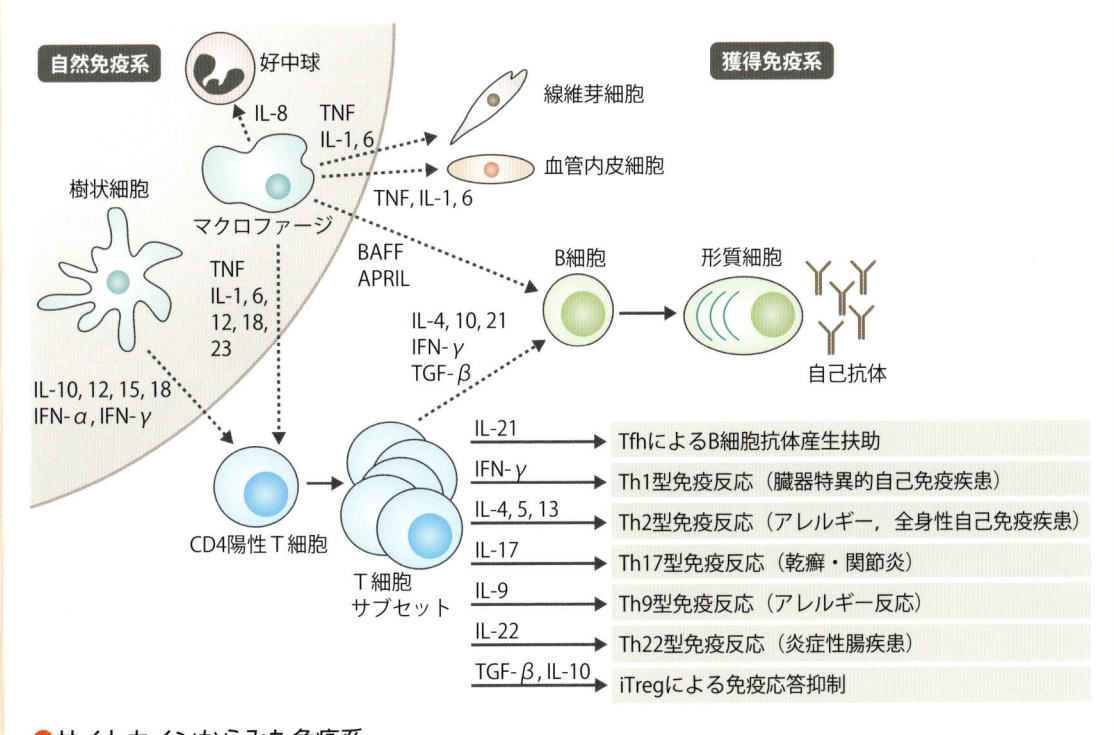

自然免疫系　　**獲得免疫系**

好中球 ← IL-8　TNF IL-1, 6 → 線維芽細胞
　　　　　　　　　　　　　　　→ 血管内皮細胞
マクロファージ　TNF, IL-1, 6
樹状細胞　TNF IL-1, 6, 12, 18, 23
　　　　BAFF APRIL → B細胞 → 形質細胞 → 自己抗体
　　　　IL-4, 10, 21
　　　　IFN-γ
　　　　TGF-β
IL-10, 12, 15, 18
IFN-α, IFN-γ

CD4陽性T細胞 → T細胞サブセット

- IL-21 → TfhによるB細胞抗体産生扶助
- IFN-γ → Th1型免疫反応（臓器特異的自己免疫疾患）
- IL-4, 5, 13 → Th2型免疫反応（アレルギー，全身性自己免疫疾患）
- IL-17 → Th17型免疫反応（乾癬・関節炎）
- IL-9 → Th9型免疫反応（アレルギー反応）
- IL-22 → Th22型免疫反応（炎症性腸疾患）
- TGF-β, IL-10 → iTregによる免疫応答抑制

●サイトカインからみた免疫系
自然免疫系・獲得免疫系で免疫応答に関与する細胞群と，細胞群間で作用するサイトカインを示した．点線は細胞間で作用するサイトカイン，実線は細胞群の分化を示す

1 サイトカインの働き

　生体内の免疫機能はサイトカインと総称される低分子糖タンパク質分子によって支えられている．当初は，サイトカインは生物学的機能に基づいて単離・定義され，発見された順番に番号が与えられていたが，近年はその構造に基づいて分類・理解されるようになった．また，ヒト全ゲノムの解析によって新たなサイトカインが数多く同定され，生体内におけるサイトカインの複雑な働きを理解することがますます難しくなりつつある．アミノ酸配列の類似したサイトカインをまとめてサイトカインスーパーファミリーとよぶ．

MEMO

サイトカインスーパーファミリー
　構造の類似したサイトカインをまとめてサイトカインスーパーファミリーとよぶ．例えば，IL（interleukin）-1スーパーファミリーにはIL-1α，IL-1β，IL-1受容体アンタゴニスト，IL-18，IL-33が含まれる．また，サイトカイン受容体も構造の類似したスーパーファミリーを形成し，同じスーパーファミリーに属するサイトカイン同士は受容体システムを部分的に共有する場合もある．たとえば，IL-1α，IL-1β，IL-1受容体アンタゴニスト，IL-33はIL-1 RACP（IL-1 receptor accessory protein）を共有する．

　一方，関節リウマチ・乾癬・炎症性腸疾患などの炎症性疾患に対する各種の抗サイトカイン療法が開発され，それらの有効性解析によって，炎症性疾患患者におけるサイトカインのヒエラルキー（階層構造）も次第に明らかとなり，免疫疾患におけるサイトカイン研究は新たな局面を迎えている．

　1つのサイトカインがさまざまな免疫応答において異なった重要な働きをする場合も多くみられ，エフェクター機能別にサイトカインを単純・明確に分類することはできないが，免疫疾患との関連性という観点から，ここでは炎症性サイトカインと抗炎症性サイトカインに大きく分類する．炎症の過程で産生され，炎症を増強あるいは拡大させる一連のサイトカインを炎症性サイトカインとよび，これらに拮抗して炎症反応を縮小あるいは沈静化させる働きを示す一群のサイトカインを抗炎症性サイトカインとよぶ．さらに前者を主として自然免疫系に関与するサイトカインと獲得免疫系に関与するサイトカインに分類可能である．**概念図**にサイトカインからみた免疫応答の概要をまとめた．自然免疫系と獲得免疫系については，**基礎編-1**（12ページ）を参照のこと．

2 サイトカインの特徴

　生体内で細胞は常に周りの細胞と情報交換を行いながら，活動を続けている．細胞間の情報交換には，細胞と細胞が直接接着する方法と細胞から放出されるメディエーターを使用する方法の2種類が知られている．サイトカインは後者のメディエーターの1つであり，細胞が使う「ことば」ともいえる．

　サイトカインには**表1**に示すような共通した特徴がある[1]．炎症巣における炎症性サイトカインと抗炎症性サイトカインのバランスは，炎症の強さ・広がり・持続を決める重要な因子である．

　サイトカインは分子量1万～10万程度の比較的小さな糖タンパク質であり，精製したサイトカインは数pg/mLないし数ng/mLという低濃度で作用する．サイトカインの多くは産生細胞の周囲で主として作用する（autocrine, paracrine）と考えられるが，疾患あるいは病態によっては，局所で産生されたサイトカインが循環血液中に放出され，他臓器で作用する（endocrine）場合もある．関節リウマチ（RA）の罹患関節内で産生されたIL-6が肝臓でCRP（C反応性タンパク）の産生を促すのはその一例といえる．

　1種類のサイトカインは通常，複数の生理活性を示すと同時に，複数のサイトカインが同一のあるいは類似した生理活性を有する．あるサイトカインのin vivoにおける機能を検討するために作製したノックアウトマウスがしばしば明らかな異常を示さないのは，欠損させたサイトカインの機能をほかのサイトカインが代償するためと考えられている．

● 表1 サイトカインとサイトカイン受容体の特徴

サイトカインの特徴	サイトカイン受容体の特徴
①糖タンパク質である ②微量で作用する ③主に産生された場所で作用する ④1つのサイトカインが多くの生理的作用を有する ⑤複数のサイトカインが同一の生理的作用を有する ⑥サイトカイン間の相互作用（サイトカインネットワーク）がある ⑦インヒビターが存在する ⑧T細胞サブセットにより異なったサイトカインが分泌される	①細胞内ドメインのキナーゼ活性の有無，シグナル伝達形式によって4種類に大別される（図1参照） ②サブユニット構造をもち，複数の受容体が同一サブユニットを共有する ③可溶性受容体が存在する

　サイトカインはお互いの発現および作用を制御する．例えばRA罹患関節では，過剰産生されたTNF (tumor necrosis factor) によりIL-1, IL-6, IL-8などの産生が誘導される（サイトカインヒエラルキー）．また，2つのサイトカイン間に相乗効果が認められる場合や，相反する機能を有する場合も知られている．いくつかのサイトカインにはインヒビターが存在する．IL-1に対するIL-1受容体アンタゴニスト，TNFに対する可溶性TNF受容体はその一例である．

　サイトカインによって複数の細胞の機能を互いに調節しあうしくみをサイトカインネットワークとよぶ．ネットワークやヒエラルキーは炎症を効率的に増幅するために，一方，機能が相反するサイトカインや特異的インヒビターの存在は炎症を収束させるために必要なしくみである．

3 サイトカイン受容体の特徴

　サイトカインはそれぞれの特異的な受容体に結合して，生理作用を発揮する．サイトカイン受容体にも共通した特徴がみられる（図1）．

　まず，サイトカイン受容体自身の細胞内ドメインにキナーゼ活性をもつタイプとキナーゼ活性をもたないタイプがある．キナーゼ活性をもつタイプには古典的なチロシンキナーゼ型受容体〔幹細胞刺激因子，マクロファージコロニー刺激因子，血管内皮増殖因子（vascular endothelial growth factor：VEGF）などの受容体〕とセリン/スレオニンキナーゼ型（TGF-β受容体）が含まれる．キナーゼ活性をもたないタイプは細胞内でキナーゼ活性をもつ分子と結合し，シグナルを伝達する．これらの受容体は，ヤヌスチロシンキナーゼ（JAK）型チロシンキナーゼと細胞内で結合する受容体（IL-2, -3, -4, -5, -6, -10, -12, -13, -23, IFN-α, IFN-γ, EPO受容体など）と，TRAFなどのアダプター分子を介してMAPキナーゼ，NF-κB経路を活性化する受容体（TNF, IL-1受容体など）に分類される[2]．

　いくつかのサイトカイン受容体はサブユニットから構成され，さらに複数の受容体でサブユニットを共有する場合がある．例えばIL-2受容体のγ鎖は，IL-4, IL-7, IL-9, IL-15の各受容体でも使用され，共通γ鎖とよばれている．このような共通のサブユニットを使用することにより，複数のサイトカインが同一の生理活性を示す現象が説明される．

　通常，受容体は細胞膜上に発現しているが，特異的酵素により細胞外ドメインが切断されたり，選択的スプライシングにより膜貫通ドメインを欠失した受容体が発現されたりすることにより，可溶性受容体が産生される．可溶性受容体はサイトカインのインヒビターとして作用する場合が多いが，可溶性IL-6受容体のようにリガンドと結合してシグナル伝達に関与する場合もある．

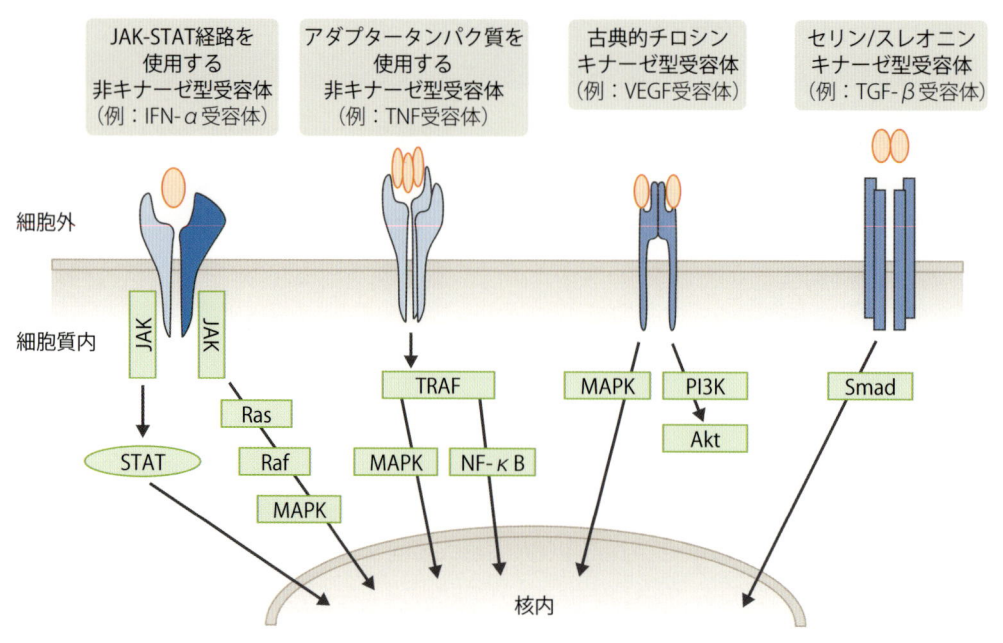

●図1　サイトカイン受容体の構造と細胞内シグナル伝達機構
キナーゼ型，非キナーゼ型の代表的なサイトカイン受容体の構造と細胞内シグナル伝達機構を示す．同じタイプの受容体は類似した細胞内シグナル伝達機構を利用する場合が多くみられる．図を簡略化するため，シグナル伝達分子の詳細は省いてある
JAK：Janus kinase, STAT：signal transducer and activator of transcription, MAPK：mitogen activated protein kinase, NF-κB：nuclear factor kappa B, PI3K：PI3 kinase

4 ケモカイン

　N末端のアミノ酸配列に4つのシステイン（C）をもつ類似した分子構造を有するサイトカインをケモカインとよび，アミノ酸配列パターンから，C-X-C，C-C，XC，CX_3Cの4つのサブファミリーに分類される．ケモカインは炎症部位にマクロファージ，リンパ球，好中球，好酸球，好塩基球などを遊走させる．また，T細胞・B細胞・マクロファージなどを生体内の必要な部位に誘導・定着させ，相互作用を営ませる作用も知られている．

　病態との関連性が知られている代表的なケモカインにCXCL8（IL-8），CXCL12（stromal cell derived factor：SDF-1），CCL2（monocyte chemoattractant protein-1：MCP-1），CCL3（macrophage inflammatory protein-1α：MIP-1α），CCL5（regulated upon activation, normal T cell expressed, and presumably secreted：RANTES），CCL11（eotaxin），CX_3CL1（fractalkine）がある．CXCL8は主に好中球を，CXCL12はリンパ球，単球，造血幹細胞を，CCL2はマクロファージ，好塩基球，活性化T細胞，NK（ナチュラルキラー）細胞を，CCL3は単球，未熟樹状細胞，T細胞，NK細胞，好酸球，好塩基球を，CCL5は単球，好酸球，活性化T細胞を，CCL11は好酸球をそれぞれ遊走させる．CX_3CL1はケモカインと接着分子の機能をあわせもち，活性化血管内皮細胞に発現する．単球，T細胞，NK細胞，樹状細胞などの血管外遊走を導く[2]．

　ケモカインは7回膜貫通Gタンパク質共役型受容体に結合し，発現するケモカイン受容体の種類によってどの細胞が集積するかが決定される．

5 自然免疫系に関与する炎症性サイトカイン

細菌・ウイルスなどの微生物が皮膚・粘膜などのバリアを突破して生体に侵入した場合に最初に働く自然免疫系には，樹状細胞，単球・マクロファージ，好中球が主として関与する．さまざまな炎症性サイトカインがこれらの細胞の機能を調節することが知られている．

1) 樹状細胞と炎症性サイトカイン

樹状細胞（dendritic cell：DC）はIL-10，IL-12，IL-15，IL-18，IFN-α，IFN-γなどを分泌し，抗原提示細胞として免疫応答を調節している[3]．

IL-12はCD154刺激およびTLR4（toll-like receptor 4）にリガンドが結合することによりDCから産生され，Th1型免疫応答を誘導する．IL-12はDC自身の，あるいは，Th1細胞やNK細胞からのIFN-γ産生を誘導することによって，抗原提示能や病原体に対する殺菌能を上昇させる．

IL-15は無刺激下でDCから産生されるが，CD154刺激で多量に産生され，細胞傷害性T細胞（CTL）の誘導，抗原提示細胞によるIL-12，IFN-γ，窒素酸化物（nitrogen oxide）産生やMHCクラスⅡ発現に重要な働きをする．

IFN-αは自己免疫疾患の病態と密接にかかわるDCのサイトカインとして近年最も注目されている．IFN-αはDCのなかでもpDC（plasmacytoid DC：形質細胞様DC）とよばれるDCのサブセットによって大量に産生される．その刺激として，アポトーシスやネクローシスに陥った細胞の破片（apoptotic body），自己抗原と自己抗体による免疫複合体，ウイルスRNAあるいはDNA，細菌由来CpG-DNAあるいはLPS（lipopolysaccharide：リポ多糖）などが知られている．IFN-αの過剰産生はDCの活性化と分化を刺激し，全身性エリテマトーデスなどの自己免疫疾患の発症につながると考えられている．

2) マクロファージと炎症性サイトカイン

マクロファージは主としてTNF，IL-1，IL-6，IL-12，IL-18，IL-23，IL-33などの炎症性サイトカインを産生し，局所および全身性の反応を誘導する．TNF，IL-1は間葉系細胞やマクロファージ自身からIL-6などのほかの炎症性サイトカインの産生を誘導し，サイトカインヒエラルキーの上位に位置すると考えられている．

TNFにはマクロファージ・好中球の活性化，血管内皮細胞活性化と血栓形成，線維芽細胞増殖，造血抑制などの作用が知られている．TNFは結核やリステリアなどの細胞内寄生菌に対する防御に重要であり，結核の肉芽腫形成に必須のサイトカインである．また，悪性腫瘍における悪液質，敗血症性ショック，RA・乾癬・クローン病などの慢性炎症性疾患において中心的な働きをするサイトカインであり，慢性炎症性疾患に対して抗TNF療法が非常に優れた有効性を示す[4]．

IL-1は内因性発熱物質として体温中枢に作用する．また，自己免疫性炎症性疾患，痛風発作の際の重要なサイトカインである．IL-1およびIL-18の分泌にはcaspace-1を含むタンパク質複合体であるインフラマソームの活性化が必要とされる．

IL-6はB細胞を抗体産生細胞に分化させるサイトカイン（B cell stimulating factor-2）として分離された．IL-6はマクロファージのみならず，T細胞，B細胞，間葉系細胞など幅広い細胞から分泌される多機能性タンパク質で，肝臓でのCRP誘導，B細胞の増殖と免疫グロブリン産生，T細胞の増殖・分化，血小板増加，破骨細胞分化・活性化などの作用をもつ．RA，特発性小児関節炎，キャッスルマン病などの病態形成に中心的な働きをする．

IL-12はTh1細胞の分化・成熟・増殖，T細胞の細胞傷害性，B細胞活性化，T細胞・NK細胞・NKT細胞・マクロファージ・樹状細胞からのIFN-γ産生を誘導する．IL-18はIL-12と共同してT細胞からのIFN-γ，IL-2の産生を増強し，IL-10の産生を抑制する．また，IL-2と共同して，IL-4，IL-13の産生を増強する．

IL-23はTh17細胞の増殖・活性化とIL-17の分泌，

NK細胞のIFN-γ産生誘導，マクロファージの炎症性サイトカイン（IL-1，IL-6，TNF）産生誘導にそれぞれ関与する．IL-23はp40とp19から構成される二量体であり，p40はIL-12とIL-23に共通したサブユニットである．p40に対するモノクローナル抗体は乾癬に高い有効性を示す．

IL-33は気道上皮細胞，活性化樹状細胞・マクロファージ，線維芽細胞，血管内皮細胞，平滑筋細胞などで発現する．I型アレルギー反応に関与し，マスト細胞の活性化とIL-5，IL-13産生，好塩基球のIL-4，IL-13産生，Th2細胞からのIL-4，IL-5，IL-9，IL-13産生，好酸球の活性化とIL-8，活性酸素の産生を誘導する．

3）好中球と炎症性サイトカイン

個々の好中球によるサイトカイン産生量は単球・マクロファージよりも少ないが，末梢血，炎症巣での細胞数を考慮すると，病態にある程度の関与をしている可能性がある．好中球はIL-1，IL-8，IL-12，TNF，MIP-1α，MCP-1，TGF-βなどのサイトカイン，ケモカイン，成長因子を産生する．なかでもIL-8やTGF-βは好中球の強力な走化性因子・活性化因子であり，炎症巣へのさらなる好中球の集積を促進する．また，IL-8は好塩基球の活性化，T細胞遊走も誘導する．

一方で好中球はIL-1受容体アンタゴニストを産生し，炎症の収束に寄与する可能性も示されている．マウスの生体内では炎症性の形質をもつ好中球と抗炎症性の形質をもつ好中球の存在が示されており，ヒトでもその可能性がある．

6 獲得免疫に関与するサイトカイン

1）T細胞と炎症性サイトカイン

ナイーブT細胞は主としてIL-2を産生し，ほかのサイトカインの産生レベルは低い．脾臓あるいはリンパ節において抗原提示を受け，クローン増殖する．この過程でさまざまな表面抗原の発現とともに，サイトカイン産生能を獲得する．近年の研究によって，CD4陽性T細胞は末梢で特異抗原とサイトカインの影響を受けながら，それぞれのサブセットに特有な転写因子とサイトカイン分泌パターンを有する少なくとも7つのサブセット（Th1，Th2，Th17，Th22，Th9，Tfh，iTreg）に分化することが明らかとなった．また，これらのサブセットは固定されたものではなく，互いに移行できることが示されている[5]（基礎編-5，50ページ参照）．CD8陽性T細胞も同様にIFN-γを発現するTc1，IL-4を発現するTc2に分類できる．

各T細胞サブセットのサイトカイン産生パターンおよび免疫疾患との関連性として，以下の点が知られている（図2）．Th1はIFN-γやIL-2を産生し，マクロファージ活性化，遅延型過敏反応，細胞傷害性反応，補体結合性IgGの産生などに関与し，臓器特異的自己免疫疾患との関連性が深い．Th2はIL-4，IL-5，IL-13を産生し，IgE抗体産生，好酸球誘導，アレルギー反応に関与し，I型アレルギー反応や全身性自己免疫疾患に関与すると考えられている．IL-17を産生するTh17は，好中球を主体とする強力な炎症を引き起こし，RAや乾癬の病態形成に関与する可能性が示されている．また，Th17は真菌感染に対する防御にも重要な役割を果たす．Th17の維持にはIL-23が必要であり，IL-12とIL-23の共通サブユニットであるp40に対する抗体は乾癬やクローン病に対する有効性が示されている．TfhはIL-21を産生し，リンパ濾胞におけるB細胞扶助を担う．Th9は主にIL-9を産生し，マスト細胞活性化を介してアレルギー反応を増強する．

2）B細胞と炎症性サイトカイン

B細胞は骨髄で造血幹細胞から誘導され，末梢組織でさらに成熟すると考えられている．造血幹細胞からプロB細胞，プレB細胞を経て未熟B細胞に分化した段階では，その細胞表面にB細胞受容体（IgM）を発現する．この分化過程には多くのサイトカイン・ケモカインが重要な働きをしており，B細胞は各分化段階において特徴的なサイトカイン受容体発現パターンを示す．B細胞の初期分化に重要なサイトカインとして，

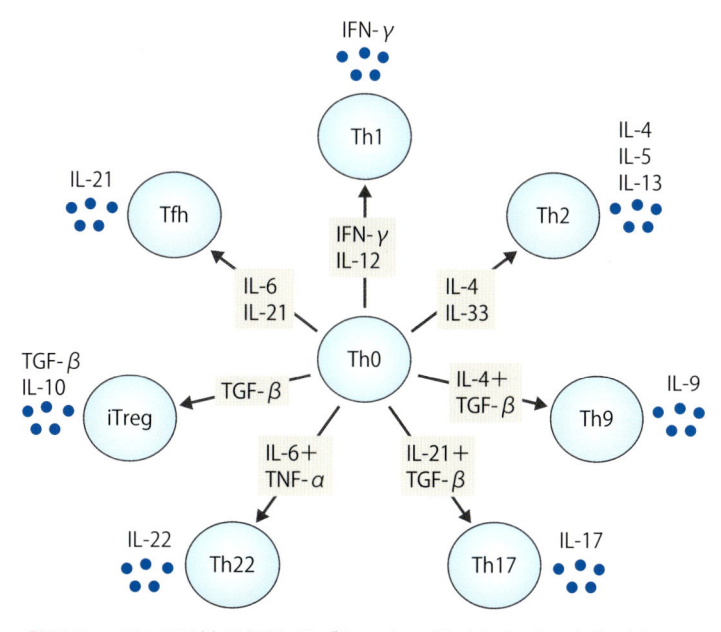

●図2　CD4陽性T細胞サブセットのサイトカイン産生パターン
CD4陽性T細胞（Th0）は抗原刺激と特定のサイトカインの存在下で，図に示すサブセットに分化する．各サブセットのCD4陽性T細胞はそれぞれのエフェクター機能に重要なサイトカインを産生する．あるサブセットに一度分化したCD4陽性T細胞が，ほかのサブセットの形質を獲得する場合も知られており，T細胞分化の可塑性とよばれている

IL-7，TSLP（thymic stromal lymphopoietin），Flt3（fms like tyrosine kinase 3），幹細胞因子（stem cell factor）が知られている．

未熟B細胞になると，B細胞の生存・分化に重要なBAFF（B cell activating factor belonging to the tumor necrosis factor family/BLyS/TNFSF13B）に対する受容体であるBAFFR（BAFF receptor）を発現する．未熟B細胞はBAFFR以外に2つの受容体，TACI（transmembrane activator and calcium-modulator and cyclophilin ligand interactor）およびBCMA（B-cell maturation antigen）を発現し，これらの受容体にはBAFFと同じくTNFファミリーに属するAPRILが結合することが知られている．BAFFはIFN-α，IFN-γ，IL-10などで活性化された樹状細胞あるいは単球や，G-CSF刺激を受けた好中球や脾臓内のB cell helper neutrophilから分泌される．BAFFシグナルは，
①アポトーシスに拮抗的に作用するBcl-2を誘導する

ことによりB細胞の強力な生存因子となる
②B細胞受容体（BCR）シグナルと共同的に作用する
③B細胞クラススイッチを誘導する
などの働きをもつ．血清中のBAFF濃度は全身性エリテマトーデス患者で上昇しており，抗BAFF抗体の有効性が示されている．

未熟B細胞はさらに，IgMとIgDを共発現する成熟B細胞へと分化する．成熟B細胞はBCRによって抗原と結合後，これをT細胞に提示し，抗原特異的T細胞からのシグナルを受け活性化B細胞となる．活性化B細胞はサイトカインによって特異的なクラススイッチを受ける（図3）．すなわち，IL-4存在下でIgG1とIgE分泌形質細胞に，IFN-γ存在下でIgG2a分泌形質細胞に，IL-10存在下でIgG1とIgG2分泌形質細胞に，IL-21存在下でIgG1とIgG3分泌形質細胞に，TGF-β存在下でIgA分泌形質細胞にそれぞれ分化する．さらに，IL-1，IL-2，IL-4，IL-5，IL-6などのサイトカインは抗体産生を亢進させる働きをもつ．

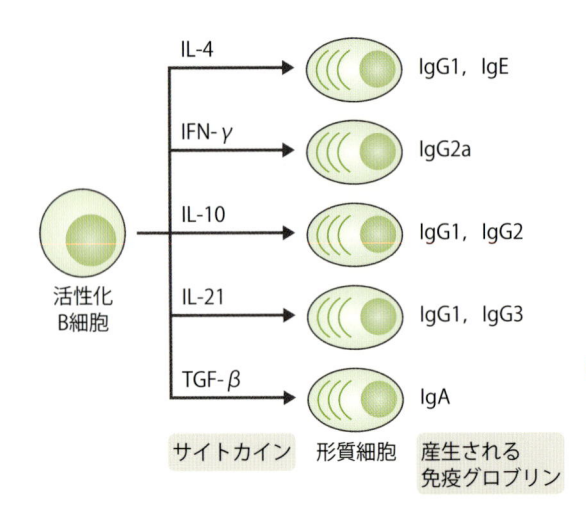

●図3 B細胞分化を規定するサイトカイン
活性化B細胞は各サイトカインの存在下で異なったクラスの免疫グロブリン産生形質細胞に分化する．B細胞を扶助するT細胞サブセットによって，どのサブクラスの抗体が産生されるかが決定される

7 抗炎症性サイトカイン

　過剰な炎症の進行を抑制するメカニズムとして，抗炎症性サイトカインや可溶性受容体の分泌が知られている．代表的な抗炎症性サイトカインとしてIL-10とTGF-βが知られている（表2）．IL-10は，Th2細胞や制御性T細胞，樹状細胞，マクロファージ，B細胞などから産生され，活性化マクロファージのMHCクラスⅡ分子・共刺激分子発現やTNF，IL-1などのサイトカイン産生および活性化T細胞からのIL-2，IFN-γ，TGF-βなどの産生を抑制する．その一方でIL-10にはB細胞の増殖，IgA・IgG4産生，MHCクラスⅡ分子発現を誘導する作用もあり，すべての免疫応答を抑制するわけではない．TGF-βも代表的な抗炎症性サイトカインであり，肝細胞以外の広範な細胞から産生される．TGF-βはT細胞の増殖・サイトカイン産生を抑制し，制御性T細胞への分化・IL-9産生を誘導する．制御性T細胞の産生するTGF-βはT細胞や抗原提示細胞の機能を抑制し，免疫応答を収束させる働きがある．TGF-βを主に産生するCD4陽性T細胞をTh3細胞といい，免疫制御に重要と考えられている．また，TGF-βはB細胞増殖を抑制し，IgAへのクラススイッチを誘導する．
　IL-1が結合したIL-1受容体は，IL-1 RACPと会合

●表2　代表的な炎症性サイトカインと抗炎症性サイトカイン

炎症性サイトカイン	抗炎症性サイトカイン
IL-1	IL-4
IL-6	IL-10
IL-12	IL-13
IL-18	IL-35
TNF-α	TGF-β
PDGF	IL-1受容体アンタゴニスト
FGF	IL-18BP
EGF	（IL-18 binding protein）
GM-CSF	
IFN-γ	

して二量体を形成し，細胞内へシグナルを伝達する．IL-1受容体アンタゴニストはIL-1受容体と結合し，この二量体形成を阻止してIL-1の作用を阻害する．IL-18と結合し，その作用を抑制するIL-18BP（IL-18 binding protein）も知られている．正常な状態ではIL-18よりもIL-18BPが過剰に存在し，IL-18の働きを抑制している．
　IL-35はIL-12 p35とIL-27 β鎖で構成されるヘテロ二量体で，CD4陽性CD25陽性Foxp3陽性T細胞（制御性T細胞）の増殖とIL-10産生を誘導する．エフェクターT細胞の増殖と，Th17細胞の分化を抑制する．

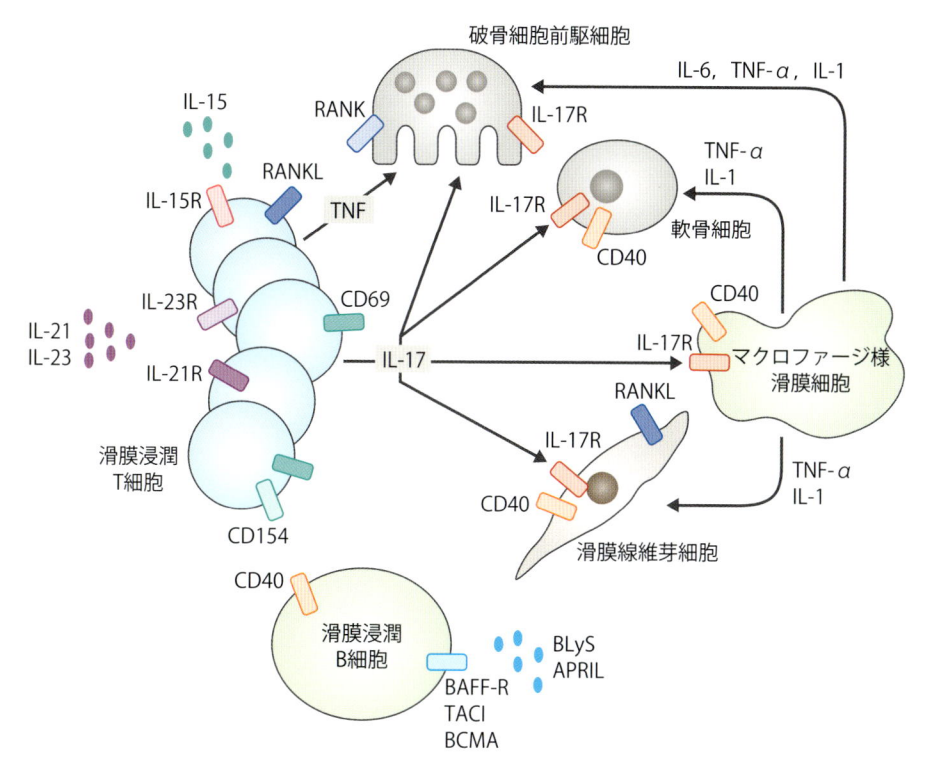

●図4　関節リウマチ（RA）におけるサイトカインネットワーク
RA滑膜組織には多数のT細胞，B細胞，マクロファージが浸潤し，リンパ濾胞様組織を形成する．これらの細胞から産生されるサイトカインはお互いを活性化するとともに，軟骨細胞の異化亢進，破骨細胞の分化・活性化を誘導し，関節破壊を引き起こす

8 代表的な自己免疫疾患におけるサイトカインネットワーク

RAは持続性・骨びらん形成性の関節炎を呈する自己免疫疾患である．RA患者では関節を包む関節包を裏打ちする滑膜細胞が増殖し，血管新生とリンパ球浸潤を伴うパンヌスを形成する．TNFはパンヌス内のマクロファージ様滑膜細胞，浸潤T細胞から主として産生され，滑膜細胞増殖，血管内皮細胞活性化，ほかの炎症性サイトカイン・ケモカイン（IL-1, IL-6, IL-8, CC-chemokine ligand 2/monocyte chemoattractant protein-1など）発現，RANKL（receptor activator of NFκB ligand）発現，MMP（matrix metalloproteinase）発現，破骨細胞分化・活性化を誘導する（図4）．IL-6はT細胞活性化，抗体産生，急性炎症性タンパク質発現，VEGF発現，破骨細胞分化などを誘導する．IL-15はマクロファージとT細胞の相互作用維持，T細胞活性化，アポトーシス阻害などを担う．またTh17から産生されるIL-17は滑膜線維芽細胞，マクロファージ様滑膜細胞，軟骨細胞，破骨細胞を活性化する．Th17の活性化と増殖にはIL-21およびIL-23が必要である．滑膜組織におけるB細胞の生存および抗体産生にはBLySおよびAPRILが関与する[6]．

TNF阻害薬（抗TNFモノクローナル抗体および可溶性TNF受容体）およびヒト化抗IL-6受容体抗体はRAに対する優れた臨床症状改善効果と骨破壊進行抑制効果を示し，RA関節炎におけるこれらの分子の強い関与が明確になった．また，サイトカイン受容体に結合するJAKに対する選択的阻害薬のRAに対する有効性も示されている．その一方で，IL-1阻害薬の有効

性は限定的であり，IL-1のRA関節炎での重要性はTNFやIL-6よりも低いことも明らかとなった．

（針谷正祥）

■ 文 献 ■

1）宮坂信之：サイトカインとは．臨床免疫・アレルギー科 第57巻 特別増刊号『サイトカインのすべて』（矢田純一，宮坂信之/編），pp2-6，科学評論社，2012
2）『医系免疫学 改訂12版』（矢田純一/著），中外医学社，2011
3）Hivroz, C. et al.：Crosstalk between T lymphocytes and dendritic cells. Crit. Rev. Immunol., 32：139-155, 2012
4）針谷正祥：生物学的製剤の適応と副作用．『よくわかる関節リウマチのすべて』（宮坂信之/編），pp186-201，永井書店，2008
5）Hirahara, K. et al.：Mechanisms underlying helper T-cell plasticity: Implications for immune-mediated disease. J. Allergy Clin. Immunol., 131：1276-1287, 2013
6）McInnes, I. B. & Schett, G.：The pathogenesis of rheumatoid arthritis. N. Engl. J. Med., 365：2205-2219, 2011

基礎編　免疫のしくみ

9 化学伝達因子

　化学伝達因子（chemical mediators）とは，細胞間のシグナル伝達を担う化学物質のことであり，免疫学領域においては炎症やアレルギーの病態機序に大きく関与している．ヒスタミンに代表される生体アミンおよびプロスタグランジン，ロイコトリエンといったエイコサノイドは気管支喘息や花粉症といった疾患の病態機序に強く関係する．これらの受容体ないしシグナル伝達経路を標的とする薬剤はすでに実用化されており，実際の臨床の場でも広く用いられている．本稿では，これらの生理活性と疾患の病原性における寄与，および薬剤の作用機序につき解説する．

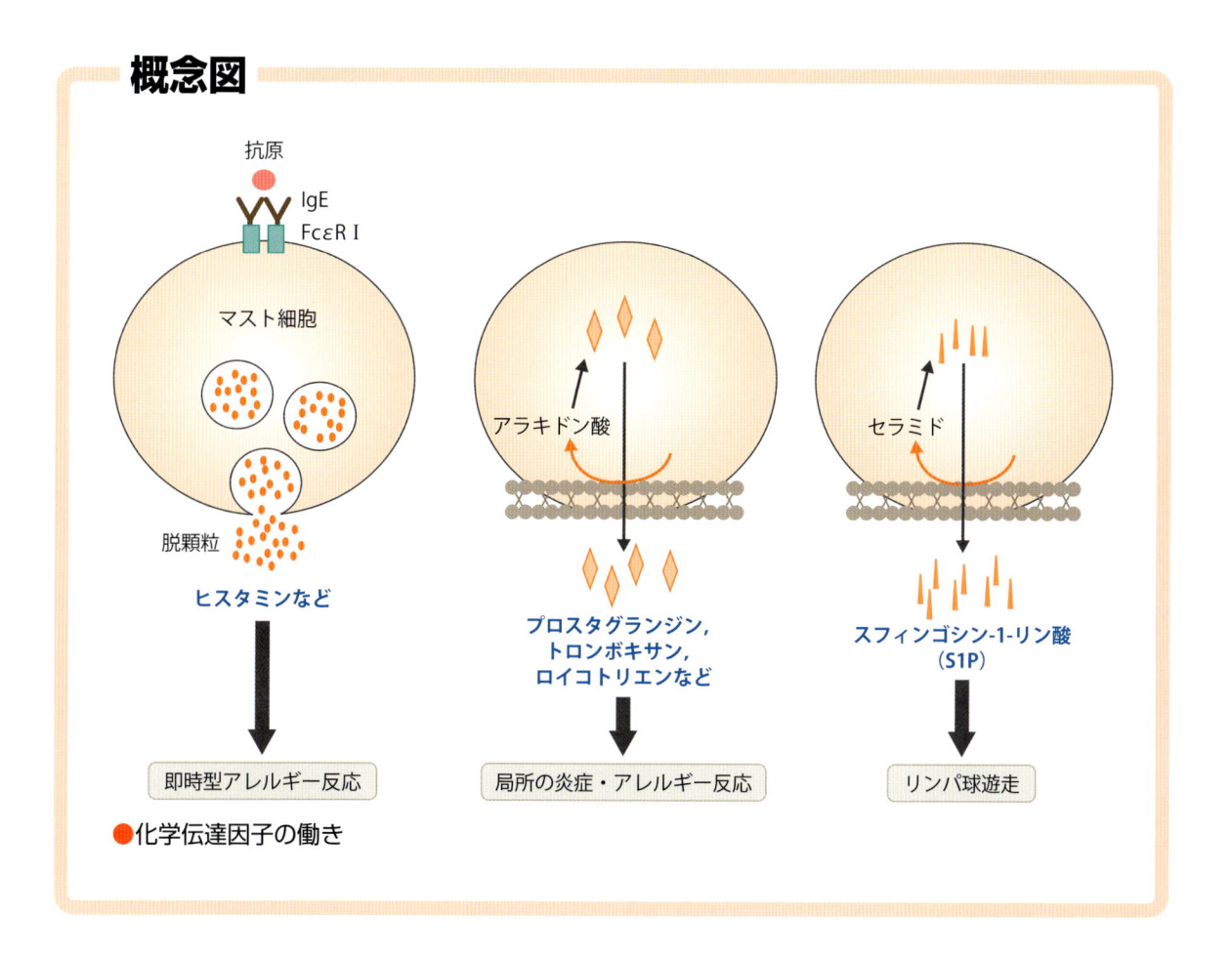

概念図

抗原
IgE
FcεR I
マスト細胞
脱顆粒
ヒスタミンなど
→ 即時型アレルギー反応

アラキドン酸
プロスタグランジン，トロンボキサン，ロイコトリエンなど
→ 局所の炎症・アレルギー反応

セラミド
スフィンゴシン-1-リン酸（S1P）
→ リンパ球遊走

● 化学伝達因子の働き

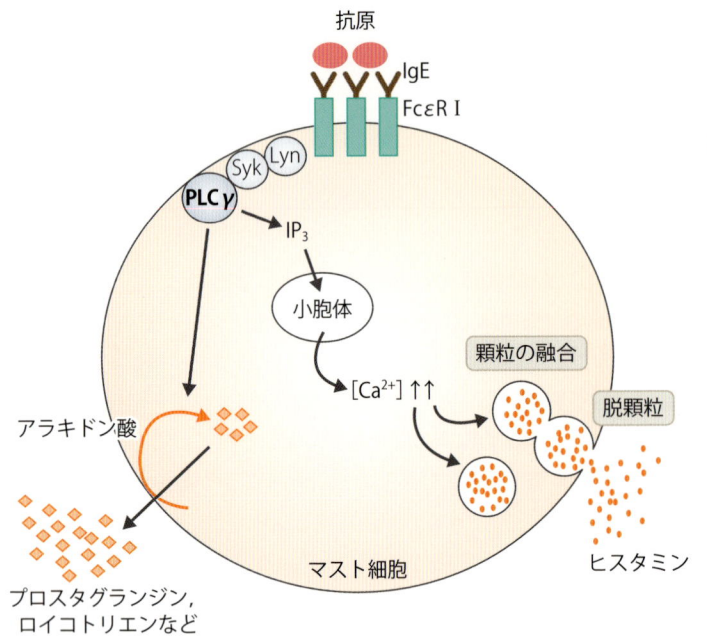

● 図1　マスト細胞の活性化

マスト細胞には高親和性IgE受容体であるFcεRIが発現しており，IgEが結合している．ダニや花粉のような抗原がIgEに結合することによりFcεRIの架橋が起こり，FcεRI下流のチロシンキナーゼ（Lyn, Syk）が活性化される．これらによりホスホリパーゼC（PLCγ）が活性化され，細胞膜のホスファチジルイノシトール二リン酸（PIP$_2$）が加水分解され，イノシトール三リン酸（IP$_3$）が産生される．これが細胞内カルシウム貯蔵庫（小胞体）に存在するIP$_3$受容体に結合してカルシウムイオン（Ca^{2+}）の放出を誘導し，結果，細胞内Ca^{2+}濃度の上昇が起こる．これに細胞外からのCa^{2+}流入が加わり，活性化したマスト細胞における顆粒の融合を経て脱顆粒し，ヒスタミンの遊離が起こる．一方で活性化したマスト細胞においてはアラキドン酸カスケードも亢進し，プロスタグランジン，ロイコトリエンなどの分泌も促進される

1 免疫疾患と化学伝達因子

　免疫疾患における化学伝達因子とは，狭義にはヒスタミン，プロスタグランジン，ロイコトリエン，トロンボキサンなどの強い化学的活性を有する物質を指し，これらは主としてアレルギー性疾患において重要となる．化学伝達因子の歴史は古く，1910年にはヒスタミンが，また1930年代には初の脂質メディエーターであるプロスタグランジンが発見されている．

　以下に，即時型アレルギー反応において最重要となる因子であるヒスタミン，プロスタグランジン・ロイコトリエンを代表とするエイコサノイド，また近年治療標的として注目されている新たな脂質メディエーターであるスフィンゴシン-1-リン酸（S1P）のそれぞれについて解説する．

2 ヒスタミン―生体アミンの1つ

1）概説

　ヒスタミン（histamine）は人体に広く分布し，さまざまな生理活性を有する生体アミンの1つであり，代表的な化学伝達因子である．その薬理作用は多岐にわたり，血管における血管透過性亢進作用や血管拡張作用，胃における胃酸の分泌促進作用，中枢神経における作用などが報告されている．その歴史は古く，1910年にDale, Laidlawらによって血圧低下作用，平滑筋収縮作用を示す物質として報告されたのがはじまりである．免疫系においては，即時型アレルギー性疾患における意義が重要であり，ヒスタミン受容体阻害薬は抗アレルギー薬として臨床の場でも広く用いられている．

2）機能

　マスト細胞からのヒスタミンの遊離は種々の刺激により誘導される．最も重要なものはIgE受容体を介した抗原刺激であり，この結果，急性のアレルギー反応が惹起される（図1）．

　まず，マスト細胞の細胞膜に存在するIgE受容体（FcεRI）に結合しているIgEが感作抗原と反応すると，IgE受容体の架橋が起こる．ついで下流のチロシンキナーゼの活性化，イノシトール三リン酸（IP$_3$）の産生を介して細胞内Ca^{2+}濃度の上昇が起こり，最終的に顆粒膜が細胞膜と融合して開口放出に至り（脱顆

● 表1　ヒスタミン受容体

臓器	細胞	受容体	機能
免疫系	マスト細胞・好酸球	H_4受容体	遊走制御
	リンパ球	H_1受容体	Th1反応の増強
循環器	小動静脈	H_1, H_2受容体	拡張, 血圧低下
	血管内皮細胞	H_1受容体	透過性亢進
	心	H_2受容体	心機能調節
呼吸器	気管支	H_1受容体	収縮
消化管	胃	H_2受容体	胃酸分泌促進
神経系	中枢神経	H_1, H_2, H_3受容体	神経伝達

各臓器に分布するヒスタミン受容体とその機能についてまとめた

粒），ヒスタミンやほかの化学伝達因子が遊離される．放出されたヒスタミンの効果として，血管透過性の亢進，平滑筋収縮が起こる．また，その後数～数十分の時間経過にて，後述のプロスタグランジン，ロイコトリエンといったメディエーターが分泌され，血管透過性亢進，気管支平滑筋収縮，粘膜分泌刺激が引き起こされる．こういった一連の即時型アレルギー反応により，紅潮やくしゃみといったアレルギーにしばしばみられる症状がもたらされる．ヒスタミンはまた白血球の遊走や活性化，サイトカインの分泌にも関与しており，これらの反応は主にアレルギーの遅延相（遅発相）で重要となる．

3) ヒスタミン受容体

現在までに，ヒスタミン受容体にはH_1～H_4の4種類が存在することが知られており，それらはいずれも細胞膜7回貫通型Gタンパク質共役受容体であることがわかっている．免疫系においては，ヒスタミン受容体は主に組織中のマスト細胞に存在する（表1）．

アレルギー反応においては特にH_1受容体が重要である．H_1受容体は先述のメカニズムを介して血管透過性の亢進，気管支平滑筋の収縮などの反応を起こす．ヒスタミン受容体は中枢神経にも多く存在しており，抗ヒスタミン薬は副作用として中枢神経症状（特に眠気）を示すものが多い．

また，H_4受容体は比較的最近になってその機能が明らかになった受容体であるが，マスト細胞，好酸球の遊走を促進することがわかってきた[1)2)]．H_4受容体のリガンドはケモカインであるCCL16であることがわかっている[3)]．

4) 抗ヒスタミン薬

ヒスタミンの作用を阻害する薬剤はすでに実用化され，臨床の場でも広く用いられている．特に，ヒスタミンH_1受容体拮抗薬を抗ヒスタミン薬と呼称する場合が多い．抗ヒスタミン薬は発売された年代により，第一世代と第二世代に分類されている．さらに，中枢神経作用（眠気など）の現れにくいものを第三世代抗ヒスタミン薬とよぶ場合もある．免疫疾患とは離れるが，ヒスタミンH_2受容体拮抗薬もすでに実用化されており，胃潰瘍・十二指腸潰瘍といった消化性潰瘍の治療に用いられている．

3 エイコサノイドの種類

エイコサノイド（eicosanoid）は，アラキドン酸（エイコサン酸）を骨格にもつ化合物ないしその誘導体の総称である．これらの基質となるアラキドン酸は普段は細胞膜に存在しているが，種々の刺激により遊離し，さまざまな転換酵素により活性型のエイコサノイドに変換される．エイコサノイドの生合成経路はアラキドン酸カスケードと称される．

● 表2 エイコサノイド受容体

種類	リガンド	受容体	機能
プロスタグランジン	PGD_2	PGD受容体	アレルギーの誘導，血小板凝集阻害
	PGE_2	PGE受容体 EP1 サブタイプ	平滑筋収縮
		PGE受容体 EP2 サブタイプ	血管拡張
		PGE受容体 EP3 サブタイプ	発熱，痛覚伝達，平滑筋収縮
		PGE受容体 EP4 サブタイプ	骨新生・吸収
	$PGF_{2\alpha}$	PGF受容体	平滑筋（子宮・気管支・血管）収縮
	PGI_2	PGI受容体	血管拡張，血小板合成阻害
トロンボキサン	TXA_2	TX受容体	血小板凝集，血管・気管支収縮
ロイコトリエン	LTB_4	LTB_4受容体（BLT-1, BLT-2）	白血球遊走・活性化
	LTC_4/LTD_4	LTD_4受容体（Cys-LT_1） LTC_4/LTD_4受容体（Cys-LT_2）	平滑筋（気管支・血管）収縮，白血球遊走・活性化，血管透過性亢進，粘液分泌

エイコサノイドリガンド，受容体の対応と，各受容体の炎症反応における機能をまとめた

以下に，免疫系において重要な活性を有するエイコサノイドである，プロスタグランジン，トロンボキサン，ロイコトリエンについて説明する．

MEMO

プロスタグランジンの発見者であるBergstrom，リポキシゲナーゼの研究を通じてトロンボキサン，ロイコトリエンを発見，構造決定したSamuelsson，アスピリンの作用機序を明らかにしたVaneは，3名で1982年のノーベル医学生理学賞を受賞している．

4 プロスタグランジン

1）概説

プロスタグランジン（prostaglandin：PG）はエイコサノイドとして代表的なものの1つである．元来は1930年代はじめにBergstromらによりヒツジの精液中の生理活性物質として単離され，前立腺由来と考えられた物質であるが，現在では体内のあらゆる組織，細胞から生成され，重要な生理活性を示すことがわかっている．その名称は，前立腺（prostate gland）に由来する．

2）機能

プロスタグランジンは局所の急性炎症，アレルギー反応に関与していると考えられている．PGE_2およびPGI_2は血管拡張作用を介して，ヒスタミンやロイコトリエンなどによる血管透過性亢進を促進する．また，PGE_2，PGI_2は末梢知覚神経の感受性を高め，疼痛の伝達にかかわると考えられている．PGD_2は刺激に伴いマスト細胞により放出され，アレルギーのメディエーターとして働く．

プロスタグランジン受容体はいずれも細胞膜7回貫通型Gタンパク質共役受容体であり，そのシグナル伝達経路は上記のほかにもさまざまな生理活性を発揮する（表2）．

3）生合成

プロスタグランジンの生合成経路はシクロオキシゲナーゼ経路と称される（図2）．プロスタグランジンはほかの多くの生理活性物質と異なり，細胞内に貯蔵されず，刺激に応じて産生されることがわかっている．プロスタグランジンの代謝は速やかであるため，その作用は局所にとどまり，全身に及ぶことは少ない．その生合成において，シクロオキシゲナーゼ（cyclooxygenase：COX）とよばれる転換酵素がその律速段階を調節している．COXには恒常的に発現しているCOX-1

```
                    アラキドン酸
                         │
                   2O₂ ↓  シクロオキシゲナーゼ（COX-1, COX-2）
                         → シクロオキシゲナーゼ反応
                        PGG₂
                   （プロスタグランジンG₂）
                         │
                         ↓  シクロオキシゲナーゼ（COX-1, COX-2）
                         → ヒドロペルオキシダーゼ反応
     PGI₂          ←    PGH₂    →           TXA₂
 （プロスタグランジンI₂） プロスタサイクリン （プロスタグランジンH₂） トロンボキサン （トロンボキサンA₂）
                   合成酵素                合成酵素       │ H₂O
                                                         ↓
                                                        TXB₂
                                                   （トロンボキサンB₂）
           ↓ PGD          ↓ PGE           ↓ PGF
            合成酵素        合成酵素         合成酵素
          PGD₂            PGE₂             PGF
    （プロスタグランジンD₂）（プロスタグランジンH₂）（プロスタグランジンF）
```

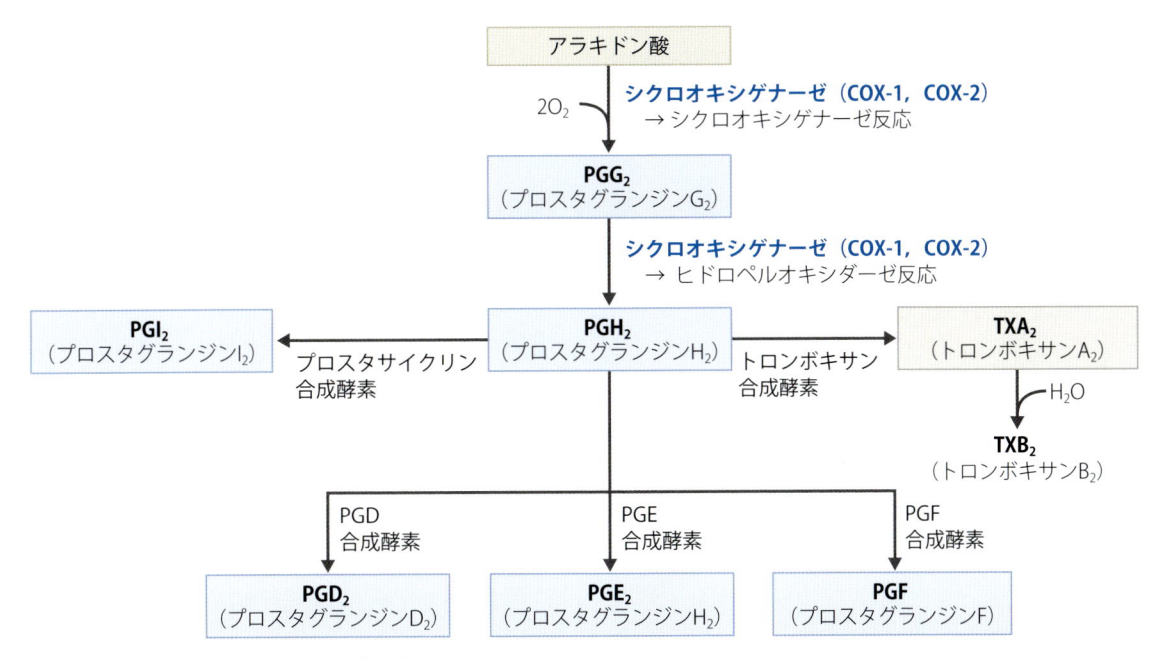

●図2　シクロオキシゲナーゼ経路
プロスタグランジン，トロンボキサンはアラキドン酸を基質に上記の経路を通して生合成される

と，主に炎症や腫瘍化した際に発現が誘導されるCOX-2が知られている．

詳細には，まず細胞膜のリン脂質がホスホリパーゼA_2により遊離アラキドン酸に切り出される．その後，遊離アラキドン酸はCOXによりPGG_2に代謝され（シクロオキシゲナーゼ反応），次にPGG_2は再びCOXによる代謝を受け（ヒドロペルオキシダーゼ反応），PGH_2へと変換される．その後，細胞質へ移動したPGH_2は種々の転換酵素により各種プロスタグランジン類ないしトロンボキサンへ代謝され，さまざまな生理活性を示す．

4）シクロオキシゲナーゼ阻害薬

シクロオキシゲナーゼ阻害薬（COX阻害薬）は非ステロイド性抗炎症薬（non-steroidal anti-inflammatory drugs：NSAIDs）のなかで最も一般的なものの1つである．プロスタグランジン生合成を阻害して，解熱，鎮痛，抗炎症作用を発揮する．代表的なものとして，アスピリン（アセチルサリチル酸），インドメタシンなどがあげられる．多くのNSAIDsはCOX-1，COX-2の両者に作用すると考えられている．COX-2選択的阻害薬は消化管粘膜障害の副作用の少ないCOX阻害薬として注目され，臨床試験が行われてきたが，心血管系合併症のリスクの増加が問題となり[4)5)]，現在ではいくつかの薬剤は販売中止となっている．

MEMO

COX阻害薬と消化管粘膜障害

プロスタグランジンは消化管（特に胃）において重要な粘膜防御因子として働いており，胃酸分泌抑制作用，粘液分泌促進作用，細胞保護作用を介して消化管粘膜の保護に貢献している．そのため，COX阻害薬によってプロスタグランジン産生が阻害されると，消化管粘膜障害がしばしば副作用として問題となる．この反応は急性胃粘膜病変（acute gastric mucosal legion：AGML）の誘因として重要である．

ローマ時代からあったCOX阻害薬

COX阻害薬の消炎症作用は古代より知られていたよう

で，古代ローマ帝国の文書にヤナギの葉に炎症を抑える作用があることが記録されている．ヤナギの葉から精製されたサリチル酸を改良したものが，アスピリン（アセチルサリチル酸）である．

5 トロンボキサン

1) 概説

トロンボキサン（thromboxane：TX）は，血小板の凝集や，血管壁収縮の機能をもつエイコサノイドである．1974年にSamuelssonらにより発見された．トロンボキサンはシクロオキシゲナーゼ経路にてプロスタグランジンとともに産生される（図2）．TXA_2，TXB_2の2種類が特に重要である．

2) 機能

TXA_2は血小板のTX受容体に結合し，イノシトールリン脂質代謝回路を介して強力な血小板凝集作用を誘導する．TXA_2はまた血管平滑筋のTX受容体に結合し，血管収縮作用を誘導する．これらの機能は生理的には止血機能に関与していると考えられており，そのバランスの破綻は血栓症や血管・気管支攣縮の病態機序に関与する．

3) トロンボキサン関連薬剤

■ トロンボキサン合成酵素阻害薬

オザグレルが代表的である．トロンボキサンの産生を阻害する．気管支喘息や血栓症，血管攣縮症に用いられる．

■ TXA_2受容体拮抗薬

TXA_2受容体のアンタゴニストとして働く．アレルギー疾患や気管支喘息に用いられる．

6 ロイコトリエン

1) 概説

ロイコトリエン（leukotriene：LT）はプロスタグランジンと同様にエイコサノイドに分類される生理活性物質の1つである．その名称は，白血球（leukocyte）から生成される3つの二重結合（triene）をもつ物質であることに由来する．1979年にSamuelssonらにより発見された．ロイコトリエンは，その構造からLTA_4，LTB_4，LTC_4，LTD_4，LTE_4，LTF_4に分類され，特にLTC_4，LTD_4，LTE_4は構造上システインを含むため，しばしばシステイニルロイコトリエンと称される．

2) 機能

ロイコトリエンは，マスト細胞，好中球，マクロファージなどから産生され，炎症，アレルギーに深く関与しているとされている．例えば，ロイコトリエンB_4（LTB_4）は好中球の走化性を誘導することで，局所の炎症反応を促進する．また，ロイコトリエンは強い血管収縮，気管支収縮作用を有しており，LTC_4，LTD_4の気管支収縮作用の強さはヒスタミンやアセチルコリンの1,000倍程度といわれている．LTC_4，LTD_4には血管透過性の亢進作用も知られており，その強さはブラジキニンに匹敵する．

ロイコトリエンには少なくとも3種類の受容体が存在することが確認されており（表2），これらはBLT（LTB_4受容体），Cys-LT_1（LTD_4受容体），Cys-LT_2（LTC_4/LTD_4受容体）に大別される．好中球の走化性にはBLT（LTB_4受容体）が強く関与し，Cys-LT_1（LTD_4受容体）は気管支喘息のメディエーターとして重要である．

3) 生合成

ロイコトリエン生合成経路はリポキシゲナーゼ経路と称される（図3）．刺激により遊離したアラキドン酸は，細胞質や小胞体に存在する種々のリポキシゲナーゼにより酸素分子の添加を受け，環構造をもたないヒドロペルオキシエイコサテトラエン酸（hydroperoxyeicosatetraenoic acid：HPETE）へと変換される．HPETEはヒドロペルオキシ基を還元されることにより各種ロイコトリエン群やヒドロキシ酸へと転換される．

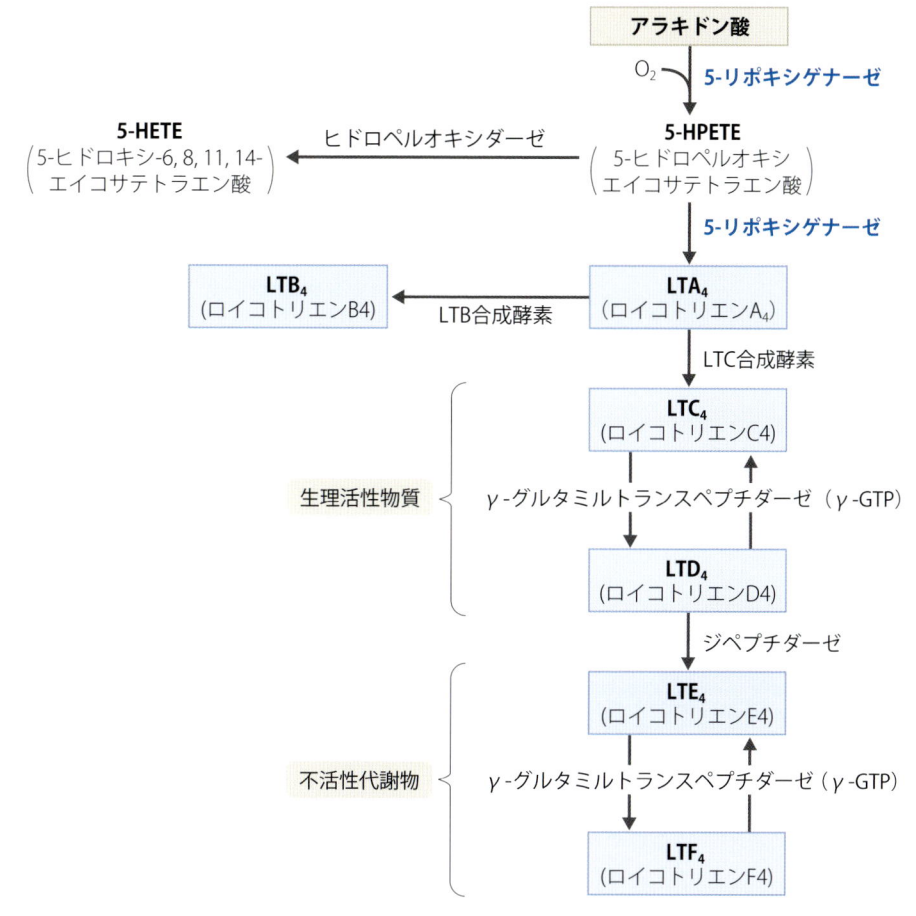

●図3　リポキシゲナーゼ経路
ロイコトリエンはアラキドン酸を基質に上記の経路を通して生合成される．生理活性をもつロイコトリエン（生理活性物質）は末梢組織や肝臓で代謝され，不活性代謝物となる

4）ロイコトリエン拮抗薬

ロイコトリエンが気管支喘息の病態機序に深く関与することはよく知られており，ロイコトリエン拮抗薬は，気管支喘息の治療，病勢管理において重要な薬剤として用いられている．ロイコトリエン拮抗阻害薬の薬理学的機序は，以下の2とおりに大別される．

■ 5-リポキシゲナーゼ経路阻害薬

5-リポキシゲナーゼを阻害し，アラキドン酸からHPETEが生合成される過程を妨げる．気管支喘息の治療薬として用いられている．

■ システイニルロイコトリエン1型（Cys-LT$_1$）受容体拮抗薬

気管支平滑筋などの標的細胞上に存在するCys-LT$_1$受容体にアンタゴニストとして結合し，ロイコトリエンが受容体と結合することを妨げる．

7 スフィンゴシン-1-リン酸（S1P）―新たな脂質メディエーター

1）概説

スフィンゴシン-1-リン酸（sphingosine-1-phosphate：S1P）はスフィンゴ脂質由来の脂質メディエーターの1つであり，リンパ球，血管内皮細胞，神経細胞などさまざまな細胞において活性が見出されている[6]．S1Pの機能に関する知見は比較的近年になって明らかにされたものが多いが，生体内で重要なメディ

●図4　S1P合成経路
S1Pはセラミドを基質に上記の経路を通して生合成される

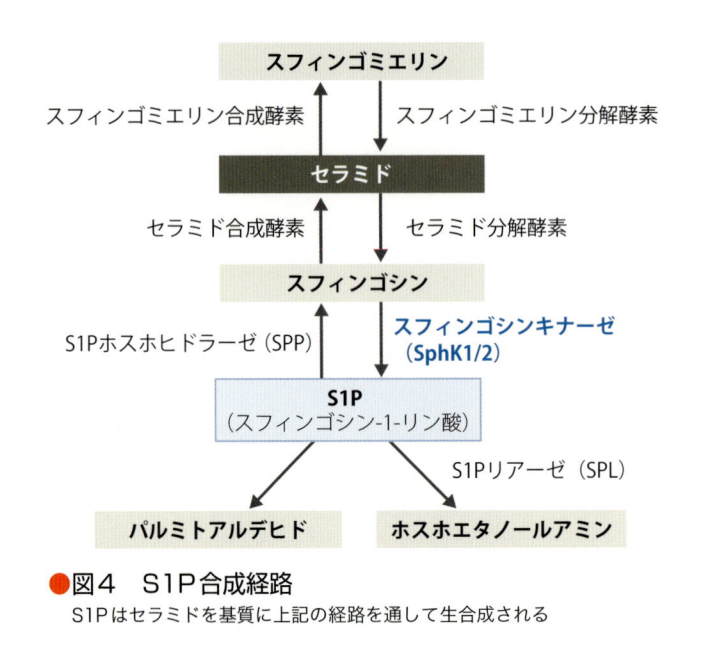

エーターとして働くことがわかってきており，ステロイドホルモン，エイコサノイドに次ぐ重要な脂質メディエーターとして現在も精力的に研究がなされている．その受容体として，少なくとも5種のGタンパク質共役型EDG受容体ファミリー（$S1P_1$～$S1P_5$）が報告されている[7]．

2）機能

免疫系においてはリンパ球の遊走における機能が重要である[8]．骨髄や胸腺で産生されたリンパ球は体循環を経由してリンパ節や脾臓などの二次リンパ組織へと分布し，病原体の侵入や抗原刺激に応じて再び二次リンパ組織から血中へと入っていく．S1PはS1P₁受容体を介し，リンパ球が胸腺や二次リンパ組織から体循環へとエントリーする際に重要な役割を果たしている．S1Pは血中で高濃度，二次リンパ組織で低濃度であることから血液-臓器間で濃度勾配を形成しており，体循環への移出はこの濃度勾配に依存し調節されていると考えられている．

3）生合成

S1Pの生合成はセラミドの加水分解にはじまる．セラミダーゼ（セラミド分解酵素）によりセラミドが加水分解されスフィンゴシンになり，スフィンゴシンがリン酸化を受けることによりS1Pが生成される（図4）．スフィンゴシンをリン酸化するリン酸化酵素であるスフィンゴシンキナーゼ（sphingosine kinase：SphK）については，現在までに少なくとも2つのサブタイプ，SphK1，SphK2がわかっている．

4）S1P受容体アゴニスト（FTY720）

FTY720（フィンゴリモド：Fingolimod）は免疫抑制薬の1つであり，前述のリンパ球が胸腺や二次リンパ組織から体循環へとエントリーする過程を阻害する．その作用機序として，投与後，生体内でリン酸化されたFTY720がS1P受容体（$S1P_1$）のリガンドとして作用し，リンパ球表面のS1Pの発現量を強力に抑制することにより免疫抑制作用を発揮すると考えられている．FTY720は腎移植および難治性の中枢性脱髄性疾患である多発性硬化症に対する治験の後，実用化され，現在は多発性硬化症の治療薬として日本でも2011年11月に発売となっている．

MEMO

冬虫夏草菌の一種に含まれる成分，ミリオシン（myriocin，ISP-1）に免疫抑制効果が見出されたことがFTY720開発の契機となった．その後，この化合物の構造に基づいて新たに生合成された薬剤がFTY720である．

（野島　聡，熊ノ郷　淳）

■ 文 献 ■

1) Hofstra, C. L. et al.：Histamine H4 receptor mediates chemotaxis and calcium mobilization of mast cells. J. Pharmacol. Exp. Ther., 305：1212-1221, 2003
2) Ling, P. et al.：Histamine H4 receptor mediates eosinophil chemotaxis with cell shape change and adhesion molecule upregulation. Br. J. Pharmacol., 142：161-171, 2004
3) Nakayama, T. et al.：Liver-expressed chemokine/CC chemokine ligand 16 attracts eosinophils by interacting with histamine H4 receptor. J. Immunol., 173：2078-2083, 2004
4) Bertagnolli, M. M. et al.：Celecoxib for the prevention of sporadic colorectal adenomas. N. Engl. J. Med., 355：873-884, 2006
5) Kimmel, S. E. et al.：Patients exposed to rofecoxib and celecoxib have different odds of nonfatal myocardial infarction. Ann. Intern. Med., 142：157-164, 2005
6) Takuwa, Y.：Subtype-specific differential regulation of Rho family G proteins and cell migration by the Edg family sphingosine-1-phosphate receptors. Biochim. Biophys. Acta, 1582：112-120, 2002
7) Takuwa, Y. et al.：The Edg family G protein-coupled receptors for lysophospholipids: their signaling properties and biological activities. J. Biochem., 131：767-771, 2002
8) Schwab, S. R. & Cyster, J. G.：Finding a way out: lymphocyte egress from lymphoid organs. Nat. Immunol., 8：1295-1301, 2007

■ 参考文献 ■

・『改訂第2版 免疫学最新イラストレイテッド』（小安重夫/編），羊土社，2009
・『NEW 薬理学』（田中千賀子，加藤隆一/編），南江堂，2011

基礎編　免疫のしくみ

10 補体

　補体系は液性免疫および自然免疫における主要なエフェクターの1つである．補体系は古典的経路，第二経路およびレクチン経路の3つの独立した活性化経路を有する．それぞれの経路の機能はC3を活性化することに集約され，その結果さまざまな生物活性を有する分子を形成しつつ，後期反応へ至る．補体系には，オプソニン化や膜侵襲複合体形成による外来微生物の排除，自然免疫および獲得免疫の活性化，免疫複合体やアポトーシス細胞の処理などの働きがある．また，自己の細胞に対する反応や過度の活性化を防ぐため，生体内において補体活性化は補体制御因子により高度に制御されている．

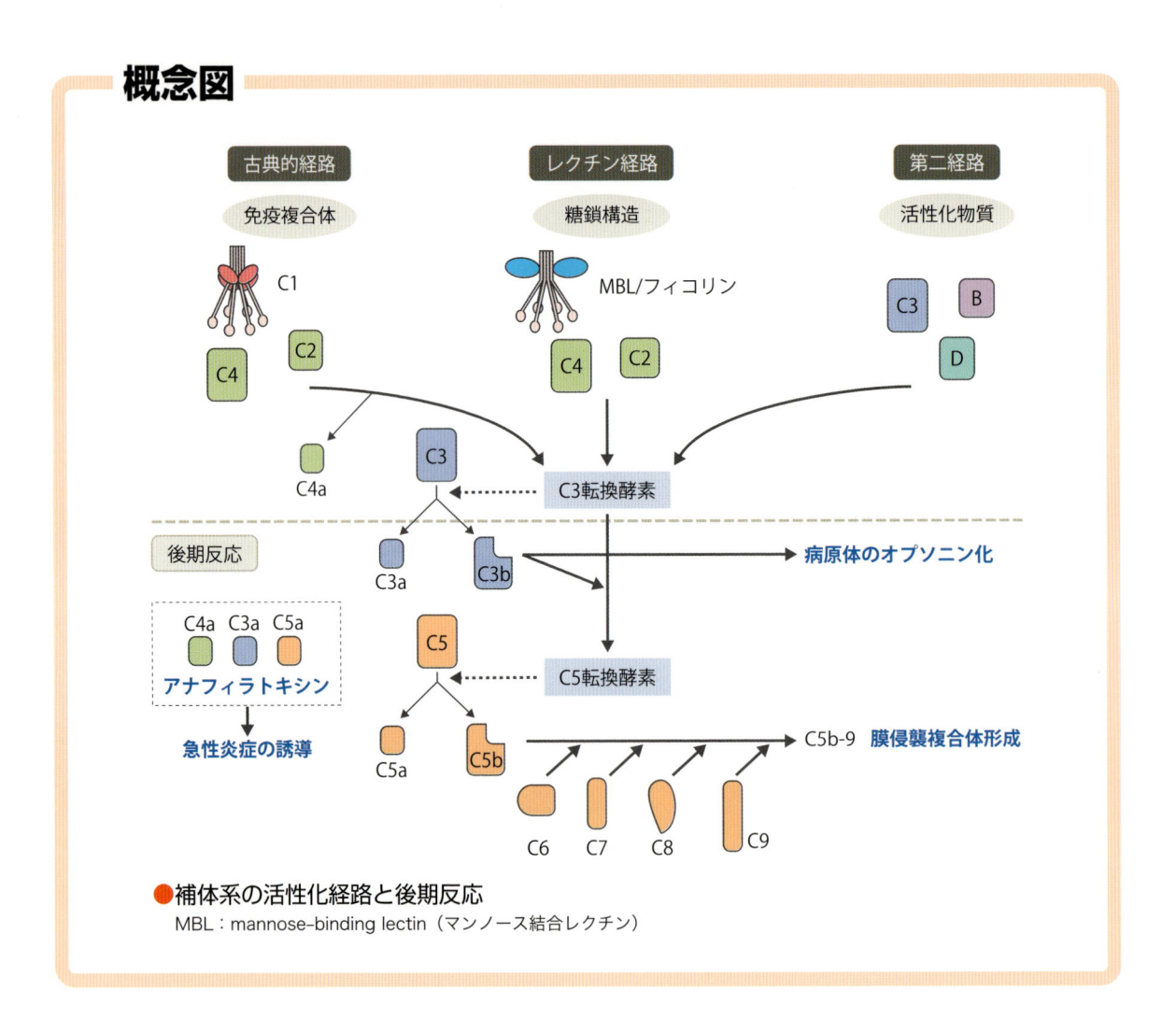

概念図

●補体系の活性化経路と後期反応
MBL：mannose-binding lectin（マンノース結合レクチン）

1 補体とは

　補体系は液性免疫および自然免疫における主要なエフェクターの1つである．病原菌にて免疫した動物の血清は溶菌作用を有するが，56℃に加熱するとこの作用が失活する．細菌に特異的に反応する因子である抗体は耐熱性であるため，抗体だけでは溶菌反応は起こらず，易熱性の因子が引き続き働くことにより溶菌反応が起こると理解された．この易熱性因子は，抗体の反応を補って溶菌反応を起こすという意味で「補体」とよばれるようになった．その後，補体は抗体の非存在下でも活性化が可能であること，進化の過程では抗体出現以前より存在する重要な免疫機構であることが明らかになったが，「補体」という名称がそのまま用いられている．

　補体系は30種以上のタンパク質からなり，古典的経路，第二経路およびレクチン経路の3つの独立した活性化経路を有する（概念図）．それぞれの経路の機能はC3を活性化することに集約され，その結果さまざまな生物活性を有する分子を形成しつつ後期反応へ至る．補体系には，外来微生物の排除，自然免疫および獲得免疫の活性化，免疫複合体やアポトーシス細胞の処理などの働きがあり，それぞれが高度に制御されている．

　本稿では，補体活性化経路および補体受容体の役割，補体制御因子，補体の機能について解説する．

2 補体活性化経路[1]

　補体タンパク質は主に肝臓で産生分泌され，生体内では未活性型として存在する．

　補体系が活性化される際には，それぞれの補体成分はカスケード反応として一定の順序で活性化される．一般の酵素では基質認識部分と酵素活性部分が同一分子内に存在するが，C3転換酵素C4b2a（C4bとC2aからなる）ではC4bがC3分子を認識し，C2aに酵素活性が存在する．このようなカスケード反応は補体系に特有である．

> **MEMO**
>
> **補体の名称**
>
> 　補体系タンパク質の名称について，古典的経路と後期反応の成分はC1～C9である．C1はC1q，C1r，C1sの亜成分よりなる．第二経路の成分はB因子，D因子，P因子である．
>
> 　C4，C2，C3，C5，B因子は限定分解を受け，大小のフラグメントになる．通常，切断された小さなフラグメントに"a"を，大きなフラグメントに"b"を付す．例外として，歴史的な背景からC2は小さなフラグメントがC2b，大きなフラグメントがC2aである．
>
> 　C3bが分解されるとiC3bとC3fに，iC3bはさらにC3cとC3dgに分解される．C3dgはさらにC3dとC3gに分解される．

1）古典的経路（図1A）

　外来微生物を抗体が認識し，結合した場合，古典的経路が活性化する．免疫グロブリンのうち，IgM，IgG1，IgG3は強く，IgG2は弱く補体系を活性化する．IgG4やほかの免疫グロブリンは補体を活性化しない．

　本経路の活性化は，抗原に結合し，形状が変化した抗体分子にC1が結合することによってはじまる．C1分子はC1q 1分子，C1rとC1sそれぞれ2分子より構成される複合体である．C1qは6本のサブユニットが放射状に配置し，N末端側はコラーゲン様，C末端側は球状の構造を有する．C1qは球状部位を介して，抗原に結合した免疫グロブリンのFc部位に結合する．それぞれの免疫グロブリンのFc部位はC1q結合部位を1カ所のみ有し，C1の活性化のためにはC1qが免疫グロブリンFc部位に多価結合することが必要である．

　C1rとC1sはともにセリンプロテアーゼで，一本鎖の前駆体が切断されることにより，活性型になる．C1qの球状部位が免疫グロブリンのFc部位に多価結合すると，C1rが自己活性化し，活性化したC1rはC1sを活性化する．C1sはC4をC4aとC4bに，C2をC2aとC2bに限定分解する．

　C4bは分子内に存在するチオエステル結合部位の反

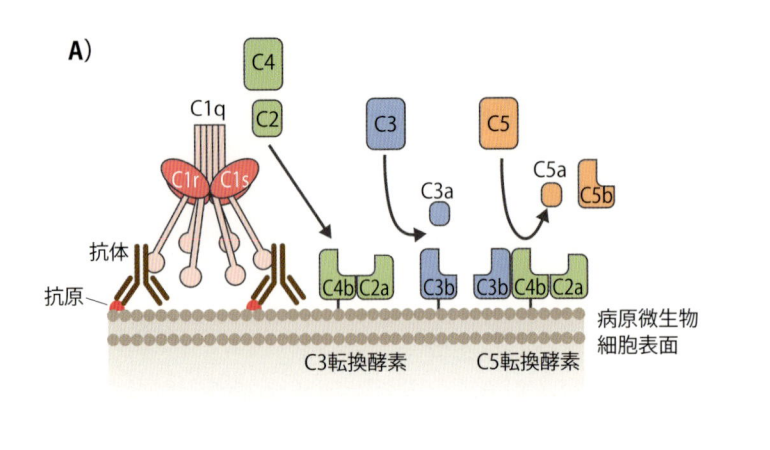

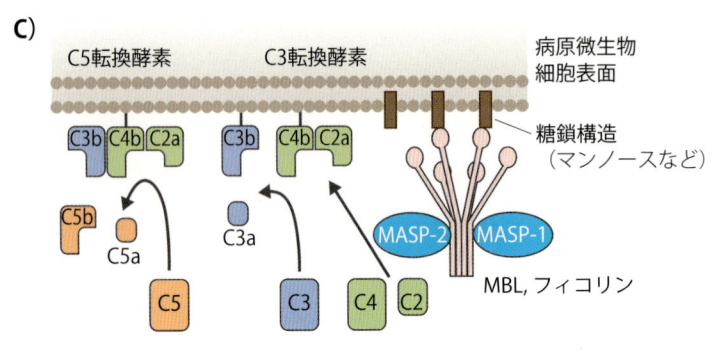

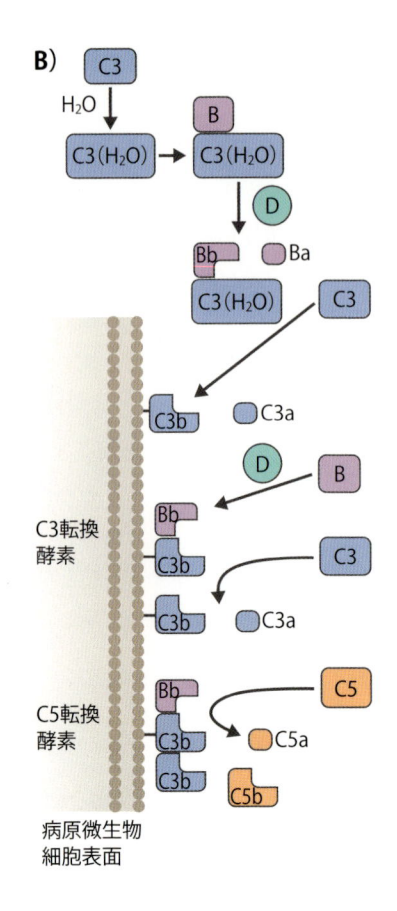

●図1 補体活性化経路
A) 古典的経路：抗原を認識した抗体にC1が結合することにより活性化がはじまる．C1sはC4, C2を限定分解し，C3転換酵素C4b2aを細胞膜上に形成する．分解されたC3bがC4b2aに結合し，C5転換酵素C4b2a3bを形成，C5をC5aとC5bに分解する
B) 第二経路：認識機構をもたず，常に少しずつ活性化されている．ほかの経路の増幅経路としても機能する
C) レクチン経路：MBLやフィコリンなどのレクチンが認識分子として働き，結合しているMASPが活性化され，C4, C2を限定分解する

応性が高まり，細胞膜上の水酸基やアミノ基に共有結合する．細胞膜上に結合したC4bはC2aと結合し，C4b2aすなわちC3転換酵素となる．C3はC3転換酵素内のC4bに結合し，C2a内のセリンプロテアーゼにより，C3aとC3bに分解される．

C3はC4と同様，分子内にチオエステル部位をもち，C3転換酵素によって限定分解されると，C3bはエステル交換反応を起こして細胞膜上の水酸基やアミノ基に共有結合する．C3bの一部は近傍のC4b分子とも共有結合し，C4b2a3bすなわちC5転換酵素となる．細胞膜上に共有結合したC3bはB因子と結合することにより，第二経路の活性化も引き起こす．

2）第二経路（図1B）

第二経路はほかの経路と異なり，認識機構をもたず，常に少しずつ活性化されているのが特徴である．

C3分子内のチオエステル部位はわずかずつ水分子と反応し，加水分解を受けC3（H_2O）になる．C3（H_2O）とB因子の結合後，セリンプロテアーゼのD因子によりB因子はBaとBbに限定分解され，初期C3転換酵素C3（H_2O）Bbを形成する．この初期C3転換酵素はC3をC3aとC3bに限定分解し，C3bはエステル交換反応を起こして細胞膜上に共有結合する．このようにC3bが少量ずつ形成されることはtick overとよばれる．

このように形成されたC3bは通常，血中の制御因子，

H因子とI因子によって不活性化されるが，第二経路の活性化物質である微生物の細胞表層の多糖類などと結合すると，制御因子の反応を受けず，さらにB因子とD因子が反応して，細胞膜上に第二経路のC3転換酵素C3bBbが形成される．さらにC3転換酵素にプロペルジンが反応すると酵素活性が安定化する．

C3はC3転換酵素内のC3bに結合し，Bb内のセリンプロテアーゼにより，C3aとC3bに分解される．形成されたC3bの一部はC3転換酵素C3bBb内のC3bにエステル結合しC3b二量体となり，C5転換酵素C3bBb3bを形成する．

このように，第二経路のC3転換酵素は細胞膜上に結合したC3bによって形成されるので，ほかの経路が活性化されても同様の反応が起こるため，増幅経路ともよばれる．

3）レクチン経路[2]（図1C）

レクチン経路は，MBL（mannose-binding lectin：マンノース結合レクチン）やフィコリンなどのレクチンが認識分子として働き，レクチンに結合しているMASP-1，MASP-2〔MASP：MBL-associated serine protease（MBL関連セリンプロテアーゼ）〕が活性化され，抗体の関与なしに感染初期で働く経路である．

レクチン経路の認識分子であるMBLとフィコリンは，いずれも古典的経路のC1qと同様にコラーゲン様構造をもつ特徴があり，同一のファミリー分子と考えられる．MBLは主にコラーゲン様ドメインとCRD（carbohydrate recognition domain：糖鎖認識ドメイン）より構成され，三〜六量体で存在し，マンノースやN-アセチルグルコサミン（GlcNAc）などに結合特異性を示す．フィコリンはコラーゲン様ドメインとフィブリノーゲン様ドメインより構成され，ヒトにおいては3種類ある（L-，H-，M-フィコリン）．L-フィコリンとM-フィコリンは主にGlcNAcに結合し，H-フィコリンはN-アセチルガラクトサミンとフコースに結合すると考えられている．MBL-MASP複合体は古典的経路のC1複合体と構造的および機能的に類似しており，MBLとC1q，MASP-1/MASP-2とC1r/C1sはそれぞれ相同性がある．

レクチン経路では，MBLやフィコリンが細菌，酵母，ウイルスを認識し結合すると，MBLとフィコリンに結合しているセリンプロテアーゼMASP-1とMASP-2が活性化する．両MASPは血中では一本鎖の未活性型の形態をしてレクチンと結合しており，MBLやフィコリンがリガンドに結合すると二本鎖の活性型に変換する．活性型のMASP-2が古典的経路におけるC1sと同様にC4をC4aとC4b，C2をC2aとC2bに分解し，C3転換酵素であるC4b2aを生成する．活性型MASP-1は直接C3を限定分解する活性を有する．

4）後期反応（図2）

補体活性化経路の最終段階はMAC（membrane attack complex：膜侵襲複合体）の形成反応であり，後期反応とよばれる．後期反応は，C5転換酵素によりC5がC5aとC5bに限定分解されることが出発点である．C5b以降のMAC形成反応には酵素学的反応は介在しない．

C5は高い溶解性をもち，血中では単量体で存在するが，C5bが形成されるとC5bは一時的にC6およびC7と反応できる準安定な構造となり，まずC6と反応する．C5b6複合体の形成は不可逆的で，次にC7と反応してC5b67（C5b-7）を形成する．C5b6複合体は親水性であるが，C7の結合によりC5b-7複合体は疎水性に変換する．このためにC5b-7は脂質二重層に陥入することができるようになり，C8との親和性が増加する．

C8はα，β，γよりなる三本鎖構造をとり，β鎖でC5b-7に結合し，γ鎖は脂質二重層に陥入する（C5b-8）．C5b-8はさらにC9と反応し，膜貫通性リング（チャネル）を形成する．このチャネル形成においてC9は最大で18分子まで結合可能で，最終的に細胞溶解性のチャネル形成複合体を形成する．

C5b-7にC8が反応するだけでも若干の細胞溶解を起こすが，C9の重合が起こり，最終産物であるMACが形成されると，より強力な溶解反応を引き起こすことが可能となる．MAC形成により，核をもたない赤血

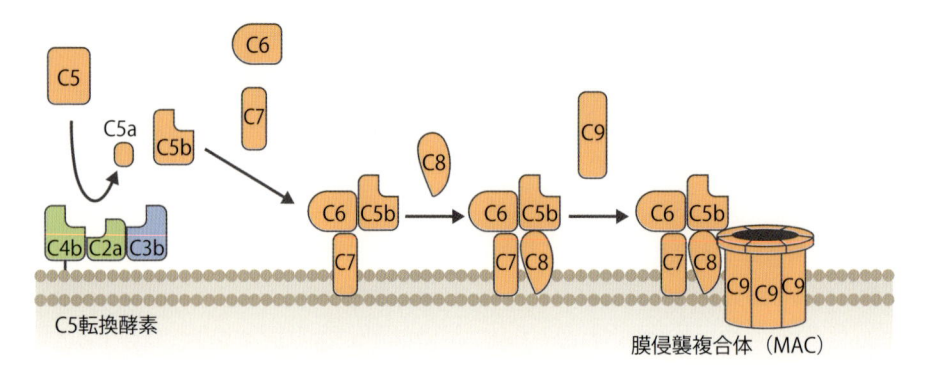

●図2　後期反応
C5bにC6，C7が結合後，C5b-7は疎水性になり，脂質二重層に陥入する．次にC5b-7にC8が結合しC5b-8となり，さらに複数のC9と反応し，細胞溶解性のチャネル形成複合体（膜侵襲複合体：MAC）を形成する

球では溶血が起き，有核細胞では細胞死や細胞活性化をきたす．

3 補体受容体

補体受容体は各種補体成分をリガンドとする細胞上の受容体の総称で，補体の生物活性の多くは補体受容体を介している．食細胞上の補体受容体は病原体に結合した補体成分あるいはその分解産物を特異的に認識し，食作用を刺激する．補体成分の病原体への沈着は，抗体の沈着と同様オプソニン化とよばれる．

1）CR1（CD35）

CR1（complement receptor1：補体受容体1）は，赤血球，好中球，B細胞，T細胞の一部，単球，マクロファージ，腎糸球体上皮細胞などに発現している．CR1はC3bとC4bに対し高親和性を有する．

赤血球上のCR1はC3b/C4bが沈着した異物や免疫複合体を肝臓や脾臓へ輸送し，除去する．白血球上のCR1は貪食促進に関与するが，貪食作用の誘導には，C5a等ほかの免疫伝達物質からのシグナルやFc受容体に結合した抗体との協同作用が必要である．B細胞上のCR1はCR2（後述）と協同して抗体産生を増強する．CR1には後述の補体制御因子としての働きもある．

2）CR2（CD21）[3]

CR2はB細胞，濾胞樹状細胞，一部のT細胞に発現する．CR2のリガンドはC3d，C3dgである．

CR2はB細胞上でCD19，TAPA-1（target of antiproliferative antibody-1，CD81），Leu-13と複合体を形成し，B細胞補助受容体複合体としてB細胞の抗原に対する感受性を高める．具体的には，この補助受容体複合体とB細胞受容体の架橋と凝集により起こるCD19の細胞内領域のチロシン残基リン酸化に引き続き，SrcファミリーキナーゼとPI3キナーゼがリクルートされシグナル伝達が起こる（図3）．

濾胞樹状細胞上のCR2は，C3の分解産物が沈着した抗原を長期間胚中心にとどめることでメモリーB細胞の維持に寄与する．

3）CR3（CD11b/CD18）

CR3は好中球，単球，マクロファージ，樹状細胞，NK（ナチュラルキラー）細胞に発現している．CR3はα鎖（CD11b），β鎖（CD18）よりなるヘテロ二量体で，α鎖がリガンドであるiC3bを認識する．

好中球，単球，マクロファージのCR3はiC3bで標識された異物の貪食にかかわるが，CR1と異なり単独で貪食作用を誘導する．病原微生物の表面に抗体とiC3bが結合している場合，Fc受容体とCR3を介し，それぞ

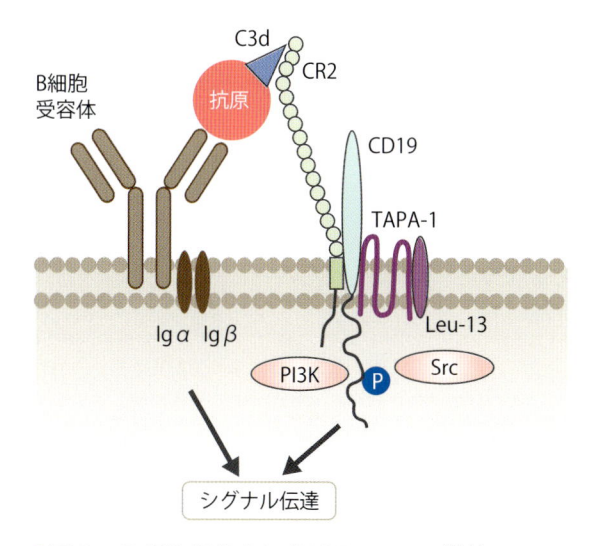

● 図3　B細胞活性化におけるCR2の機能

CR2はB細胞上でCD19, TAPA-1, Leu-13とB細胞補助受容体複合体を形成し, B細胞受容体の架橋と凝集によりCD19の細胞内領域のチロシン残基がリン酸化され, 続いてSrcファミリーキナーゼとPI3キナーゼ（PI3K）がリクルートされシグナル伝達が起こる

れ単独で介する場合よりも, 効率的に貪食される. NK細胞上のCR3は標的細胞のiC3bと結合し, 結果としてNK細胞と標的細胞の接着を強め, ADCC（antibody-dependent cell-mediated cytotoxicity：抗体依存性細胞傷害）やNK活性を増強する. アポトーシス細胞上にiC3bが沈着すると, マクロファージ上のCR3により, アポトーシス細胞の貪食が促進される.

CR3は血管内皮のICAM-1の受容体として, すなわち白血球の血管内皮への接着因子として, 補体と無関係に結合することができる. ICAM-1は炎症時に血管内皮細胞に発現誘導され, ケモカインにより構造変化を受け活性化された白血球上CR3と強く結合する.

4）CR4（CD11c/CD18）

CR4はCD11cとCD18よりなるヘテロ二量体で, 好中球, 単球, マクロファージ, 樹状細胞に発現しており, iC3bをリガンドとする. CD11cは骨髄系樹状細胞上に高発現しており, 骨髄系樹状細胞のマーカー分子となっている. CR4の機能に関しては不明な点が多い.

5）CRIg[4]

CRIgは肝臓内クッパー細胞, 副腎や肺胞, 関節のマクロファージに発現しており, C3b, iC3b, C3cを認識する. CRIgの機能はC3b, iC3bが沈着した異物の貪食である.

4 補体制御因子

自己の正常細胞に対する補体活性化および病原微生物や免疫複合体に対する補体の過度の活性化を防ぐため, 生体内において補体活性化経路および活性化された補体成分は高度に制御されている. 補体活性化の制御は複数の血漿中タンパク質および膜タンパク質が担っており, このうちC3の活性化制御にかかわる分子はRCA（regulation of complement activation）とよばれ, ヒトでは染色体1q32において遺伝子クラスターを形成している.

1）C1活性化の制御

C1-INH（C1-inhibitor：C1インヒビター）は, C1のステップで補体活性化を阻害する血漿中のタンパク質である. C1-INHは未活性化状態のC1rやC1sには結合しないが, これらの分子が活性化すると活性中心のセリンとの共有結合により活性を阻害する. また, 補体系C1だけではなく凝固線溶系の活性化血液凝固第XII因子, キニン系のカリクレインの酵素活性も制御している.

C1-INHの遺伝子異常などにより活性が正常値の30％以下に低下すると, 補体系, 凝固線溶系, キニン系が起動し, その結果生成されたブラジキニンにより, 発作的に限局性浮腫を呈する疾患である遺伝性血管性浮腫を発症する.

2）C3転換酵素の制御

C3bが自己の正常細胞の表面に沈着すると, 膜タンパク質MCP（membrane cofactor protein, CD46）, CR1, DAF（decay-accelerating factor, CD55）や血漿タンパク質H因子が結合する. 同様に自己の正常細

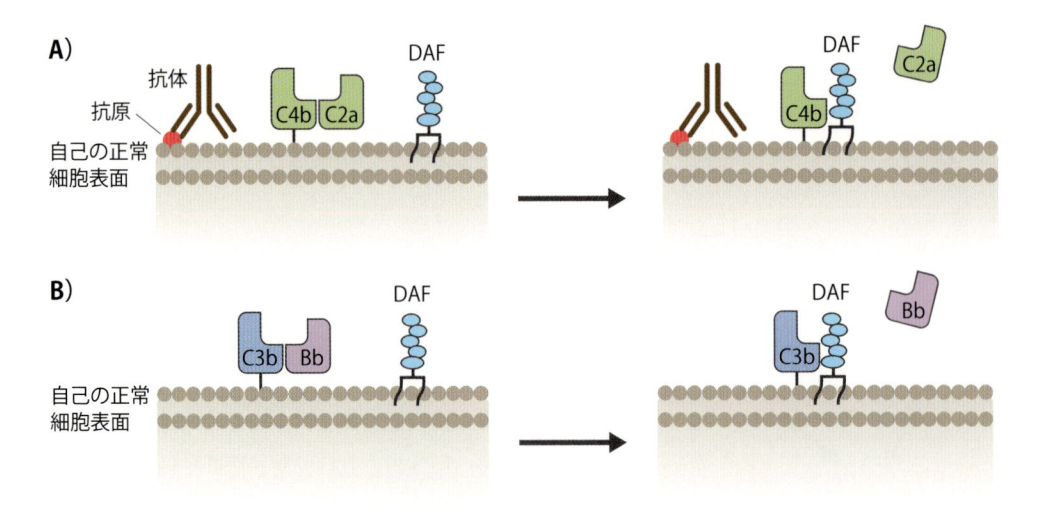

●図4　DAFによるC3転換酵素の解離失活促進
DAFは糖リン脂質で膜に結合するGPIアンカー型タンパク質である
A) 古典的経路においてDAFはC3転換酵素内のC4bに結合することによりC2aを解離し，C3転換酵素を失活させる
B) 第二経路においてDAFはC3転換酵素内のC3bに結合することによりBbを解離し，C3転換酵素を失活させる

胞表面に沈着したC4bには膜タンパク質DAF，CR1や血漿タンパク質C4bp（C4-binding protein：C4結合タンパク質）が結合する．これらの制御因子がC3bやC4bに結合することにより，第二経路におけるBbや古典的経路におけるC2aなどほかのC3転換酵素の構成成分がC3bやC4bへ結合するのを阻害，またはC3転換酵素の解離失活を促進する（図4）．以上により，補体活性化の進行を制御することが可能となる．

このなかでH因子はC3bへのBbの結合のみ，すなわち第二経路のみ阻害する．MCP，CR1，DAFは哺乳類の細胞でのみ産生され，病原微生物からは産生されないため，これらの制御因子の働きにより，補体は自己の細胞では活性化されず，病原微生物上でのみ活性化される．

3）C3bの分解による制御

細胞表面に沈着したC3bおよびC4bは制御因子の存在下において，血漿中のセリンプロテアーゼであるI因子により分解される．I因子によるC3b分解の共役因子はMCP，H因子およびCR1であり，C4b分解の共役因子はC4bpおよびMCPである．I因子の作用によりC3bはiC3b，C3d，C3dgとなり，補体活性化には関与しなくなる一方，食細胞上のCR3やB細胞上のCR2などに認識されるようになる．

4）MAC形成の制御（図5）

CD59はDAFと同じく糖リン脂質で膜に結合するタンパク質（GPIアンカー型タンパク質）であり，哺乳類では種々の細胞に広く分布しているが，病原微生物の細胞では発現していない．CD59はC5b-8複合体のC8α鎖およびC9に結合して，C5-8にC9が重合してMAC形成を起こすのを阻害する．

GPIアンカーの生合成にかかわる酵素の後天的欠損により，DAFおよびCD59は両者ともに欠損し，発作性夜間血色素尿症を発症する．本疾患では睡眠時の血液pH変化や感染などにより補体活性化が亢進すると，DAFおよびCD59が欠損した赤血球上でのMAC形成が亢進し，溶血発作が起こる．

標的細胞上のC5転換酵素によって液相中で形成されるC5b-7は，近傍の細胞膜に陥入することになるので，

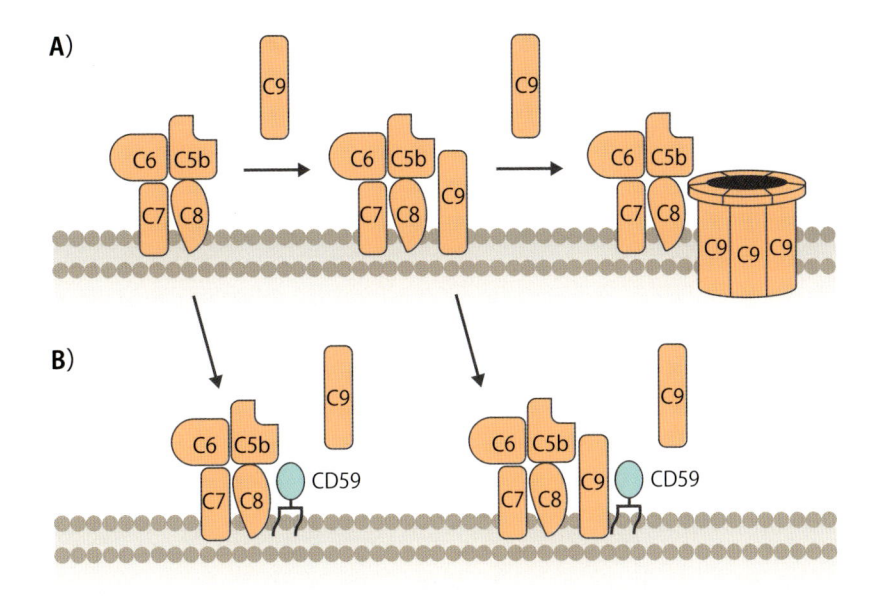

●図5　CD59によるMAC形成阻害
CD59はDAFと同じくGPIアンカー型タンパク質である
A）補体活性化によりC5b-8にC9が重合してMACが形成される
B）CD59はC5b-8複合体のC8に結合，およびC9に結合することにより，C9重合体形成を阻害してMAC形成不全を引き起こす

標的細胞に限局して陥入することにはならない．これは反応性溶解とよばれ，潜在的に周囲の自己組織障害を起こしうる．反応性溶解を制御する代表的な分子はSタンパク質であり，血漿中でSタンパク質がC5b-7と結合してSC5b-7複合体を形成すると，脂質二重層に陥入できなくなる．その他にも同様の制御機能を有する分子が複数存在する．

5 補体の機能

補体の主要な機能は，補体が表面で活性化された微生物に対する食作用の増強作用，炎症惹起作用，微生物に対する直接の障害作用である．

1) オプソニン化

オプソニンとは，食細胞の貪食効果を高める因子のことである．補体の活性化によりC3bやiC3bが表面に結合した微生物は，補体受容体を介してマクロファージや好中球に効率よく貪食される．C3bとC4bは食細胞上のCR1に，iC3bはCR3に結合する．抗体による微生物のオプソニン化が加わると，貪食作用はさらに高まる．このC3bおよびiC3bを介した病原微生物の貪食は，自然免疫および獲得免疫における主要な感染防御機構の1つである．先天性C3欠損症ではオプソニン化がほとんど起こらないため，致死的な細菌感染症に罹患しやすくなる．

2) 炎症の惹起

補体系が活性化すると分解産物であるC3aおよびC4a，C5aを生じ，これらはアナフィラトキシンとしてマスト（肥満）細胞や好中球を活性化し，急性炎症を誘導する．これらのペプチドはマスト細胞上の受容体に結合し，脱顆粒を通して，ヒスタミンなどの血管作動物質を放出させる．活性はC5a，C3a，C4aの順で高く，C5aとC3a，C5aとC4aの間にはそれぞれ約20倍，2,500倍の差がある．

C5aは好中球に対し強力な走化性因子として働き，また血管内皮細胞への接着能を高める．C5aは血管内皮細胞に対しては血管透過性を亢進させ，またP-セレクチンの発現誘導を介して，好中球への接着能を高める．

3）MACによる細胞傷害

外来微生物により補体系が活性化され，細胞上でMACが形成される．グラム陰性菌はMACにより溶菌するが，グラム陽性菌の多くはペプチドグリカンなどよりなる厚い細胞膜を有するため溶菌しない．グラム陽性菌のうち，ナイセリア属は細胞膜が薄いため，MACによる溶菌を受ける．補体後期成分の欠損症では，髄膜炎などのナイセリア属感染症の頻度が高い．ナイセリア属に対してはMACによる溶菌が主要な感染防御機構であるため，と考えられている．

4）免疫複合体の可溶化とクリアランス

補体は免疫複合体に結合し，免疫複合体の可溶化と食細胞による貪食を促進する．抗原1分子あたり2分子以上の抗体が結合することや抗体のFc-Fc間の相互作用により，大きな免疫複合体が形成されると，免疫複合体は不溶化し組織に沈着して障害を起こす．古典的経路や第二経路の活性化により免疫複合体にC3bが結合すると，大きな免疫複合体の形成は阻害され可溶化する．可溶化した免疫複合体はFc受容体や補体受容体を介して食細胞に貪食されることにより除去される．以上の機序で補体は免疫複合体沈着による組織障害を制御している．

5）獲得免疫の活性化

CR2はB細胞表面で他分子とB細胞補助受容体複合体を形成しており，抗体産生に重要な第二シグナルを伝達する（図3）．

6）アポトーシス細胞のクリアランス[5]

アポトーシス細胞ではポリアニオンが古典的経路を活性化する．C1qが細胞表面に結合し，オプソニンとして作用し，食細胞による貪食を促進する．アポトーシス細胞の除去には，その他の古典的経路の補体前期成分も関与している．補体前期成分欠損症などによるアポトーシス細胞のクリアランスの障害は，全身性エリテマトーデスなどの自己免疫疾患の発症と関連する．

（塚本　浩，堀内孝彦）

■ 文献

1) Ricklin, D. et al.: Complement: a key system for immune surveillance and homeostasis. Nat. Immunol., 11: 785-797, 2010
2) Fujita, T.: Evolution of the lectin-complement pathway and its role in innate immunity. Nat. Rev. Immunol., 2: 346-353, 2002
3) Carroll, M. C. & Isenman, D. E.: Regulation of humoral immunity by complement. Immunity, 37: 199-207, 2012
4) Roozendaal, R. & Carroll, M. C.: Emerging patterns in complement-mediated pathogen recognition. Cell, 125: 29-32, 2006
5) Manderson, A. P. et al.: The role of complement in the development of systemic lupus erythematosus. Annu. Rev. Immunol., 22: 431-456, 2004

■ 参考文献

・『補体への招待』（大井洋之，他/編），メジカルビュー社，2011
・『補体学入門―基礎から臨床・測定法まで』（北村 肇/著），学際企画，2010

臨床編 I

全身性自己免疫疾患（膠原病）

1. 膠原病総論 ... 106
2. 関節リウマチ ... 112
3. 血清反応陰性脊椎関節症 ... 119
4. 成人スティル病 ... 127
5. 全身性エリテマトーデス ... 131
6. 抗リン脂質抗体症候群 ... 141
7. 強皮症と関連疾患 ... 146
8. 多発性筋炎，皮膚筋炎 ... 153
9. 混合性結合組織病 ... 159
10. シェーグレン症候群 ... 166
11. IgG4関連疾患 ... 172
12. 血管炎症候群 ... 181
13. 高安動脈炎 ... 189
14. ベーチェット病 ... 193

臨床編Ⅰ　全身性自己免疫疾患（膠原病）

1 膠原病総論

　膠原病は，臨床的にはリウマチ性疾患，免疫学的には自己免疫疾患，病理組織学的には結合組織疾患にそれぞれ分類される．米国では，膠原病およびその類縁疾患は結合組織病（connective tissue diseases）と総称される．膠原病は単一の疾患ではなく，関節リウマチ，全身性エリテマトーデス，強皮症，多発性筋炎／皮膚筋炎，血管炎症候群など多様な疾患を内包している．膠原病の病因は不明であるが，全身臓器に病変が波及することから，難病といわれることが多い．その治療には，主にステロイドと免疫抑制薬が使用される．

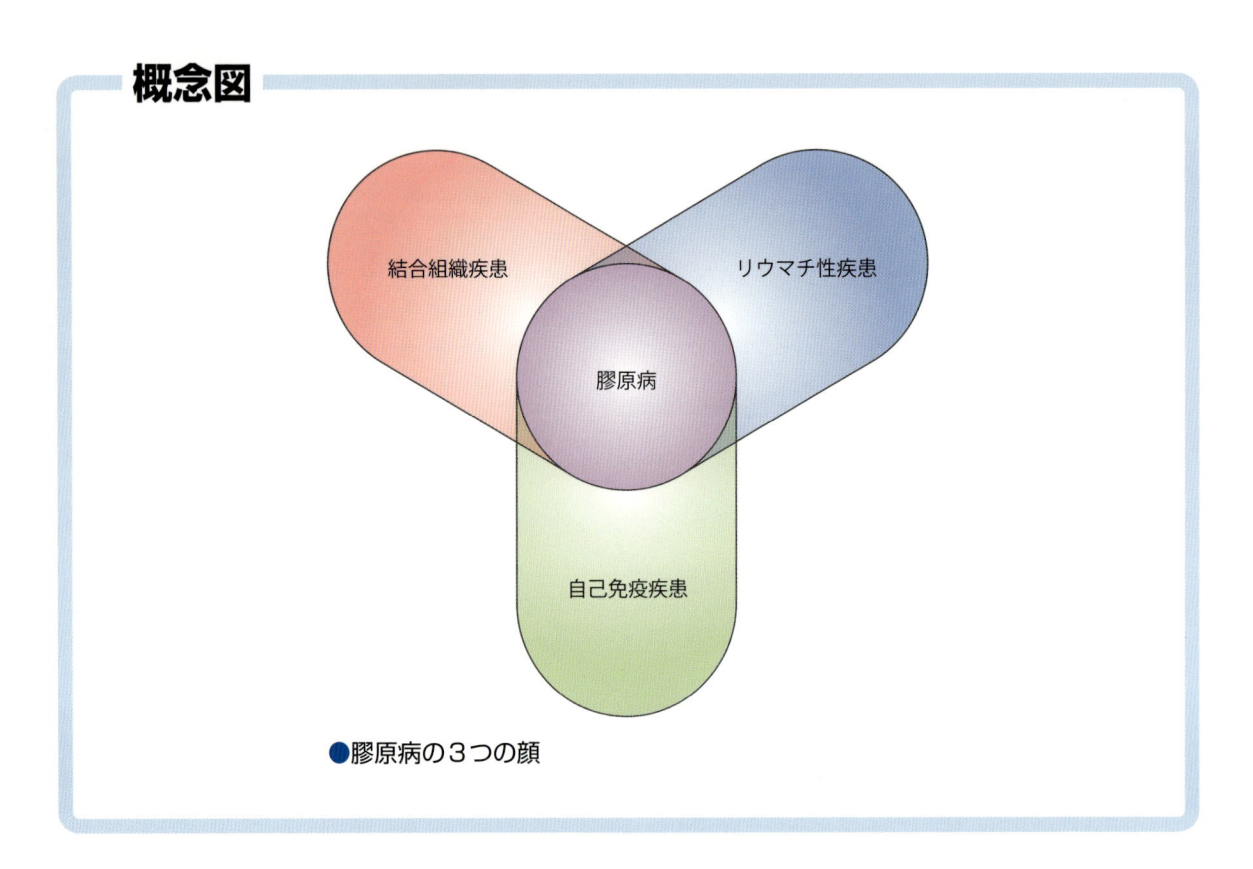

概念図

●膠原病の3つの顔

膠原病とは

1942年にKlempererは，全身の血管および結合組織にフィブリノイド変性を認める一連の疾患を膠原病（collagen diseases）とよぶことを提唱した．膠原とは代表的な結合組織である膠原線維に由来している．Klempererが提唱した膠原病とは，全身性エリテマトーデス（SLE），関節リウマチ（RA），強皮症（SSc），多発性筋炎／皮膚筋炎（PM/DM），結節性多発動脈炎（PN），リウマチ熱（RF）の6つであり，これらは古典的膠原病ともよばれる．このうち，リウマチ熱は溶連菌感染症であることから，現在では膠原病の範疇からは外されている．この他シェーグレン症候群（SS），顕微鏡的血管炎（MPA），肉芽腫性多発血管炎（GPA；ウェゲナー肉芽腫症），好酸球性肉芽腫性多発血管炎（EGPA；アレルギー性肉芽腫性血管炎），ベーチェット病なども膠原病あるいは膠原病類縁疾患とよばれる（表1）．

1 疾病概念

膠原病は，臨床的にはリウマチ性疾患，免疫学的には自己免疫疾患，病理組織学的には結合組織疾患にそれぞれ分類される（概念図）．米国では，膠原病およびその類縁疾患は結合組織病（connective tissue diseases）と総称されることが多い．

1）リウマチ性疾患とは

リウマチ性疾患（rheumatic diseases）とは，運動器（関節，筋肉，骨，靱帯，腱など）の疼痛とこわばりを呈する疾患の総称である．関節を構成するのは，骨，軟骨，滑膜，筋肉，靱帯などであり，そのいずれに病変があっても患者は「関節が痛い」と訴える．後述するように，リウマチ性疾患には多様な疾患が含まれる．

2）自己免疫疾患とは

自己免疫疾患（autoimmune diseases）とは，自己に対する免疫応答の結果，臓器障害が生ずる病態である．SLEのような全身性自己免疫疾患と，橋本病のような臓器特異的自己免疫疾患とに大別される．膠原病もその成因に自己免疫が関与しており，自己免疫疾患のなかに内包される．

免疫とは，本来は「疫」（病気）から免れるための生体の防御機構である．からだは，外界から侵入する異物を識別して免疫応答を起こす．一方，自己の成分に対しては，免疫寛容とよばれるメカニズムによって免疫応答は起こらない．しかし，自己免疫疾患ではこの免疫寛容が未知の原因によって破綻をしているために「自己」に対して免疫応答が起こり，組織が傷害されてしまう．

2 診察の仕方─症候・病態の見極め

膠原病患者の訴えは関節や筋肉など局所的であるこ

● 表1　膠原病にはどんな病気があるか？

■ 関節リウマチ（RA）	■ 顕微鏡的血管炎（MPA）
■ 全身性エリテマトーデス（SLE）	■ 好酸球性肉芽腫性多発血管炎（EPGA）
■ 多発性筋炎／皮膚筋炎（PM/DM）	■ ベーチェット病
■ 結節性多発動脈炎（PN）	■ 肉芽腫性多発血管炎（GPA；ウェゲナー肉芽腫症）
■ 強皮症（SSc）	■ 高安病
■ リウマチ熱（RF）*	■ リウマチ性多発筋痛症
■ 混合性結合組織病（MCTD）	■ 再発性多発性軟骨炎
■ シェーグレン症候群（SS）	■ その他

＊現在では膠原病の範疇からは外されている

とが多いが，それのみに目を奪われることなく，全身の所見をきちんととることを怠ってはならない．診察にあたっては，問診，視診，触診，打診，聴診の5つが基本であるが，膠原病では特に問診，視診と触診の占める比重は大きい．

1）問診の進め方

現病歴は，①発病の日時と発病様式，②発病前後の患者の状況，③病状の内容とその推移，④全身症状などの随伴症状の有無，⑤治療による病状の変化，⑥日常労作の障害度，の順に病歴を聴取する．その際，患者の性，年齢，職業，家庭環境なども考慮しながら問診する．

❶発病の日時と発病様式

膠原病ではさまざまである．急性あるいは亜急性の発病様式をとるのはSLEおよび血管炎症候群である．PM/DMやRAの一部でも急性に発病することがある．慢性の発病様式をとるのはSScとシェーグレン症候群である．RAは一般には慢性の様式をとることが多いが，ときには急性発症のものもある．

❷発病前後の状況

日光曝露後や分娩後を契機に発病した場合にはSLEを考えなくてはならない．過敏性血管炎はペニシリンやサルファ剤などの薬剤服用を契機として発病することがある．また，顕微鏡的血管炎の一部には，抗甲状腺薬などの服用によって誘発されるものがある．

❸病状の内容とその推移

愁訴の部位，性質，程度とその経過を聞き出す．例えば関節痛であれば，その部位，多発性か単発性か，片側性か対称性か，一過性か持続性か，周期性か，運動との関係はあるか，などを問いただす．感染，外傷，痛風などによる関節痛は通常，片側性であるのに対して，膠原病では多発性，対称性のことが多い．荷重関節の痛みでかつ動きはじめの痛み（starting pain）は変形性関節症であることが多い．RAでは，朝のこわばりを伴う多発性，対称性，移動性の関節痛が特徴である．

次に，疼痛関節に腫脹，熱感，発赤などが同時にみられたのかを問いただすことが重要である．また，時間的経過では，一過性で短期間に軽快するのはウイルス性関節炎，発作性で反復するのは痛風，増悪と寛解を繰り返すのはSLEが多い．

❹随伴症状

発熱，易疲労感，全身倦怠感，体重減少などの全身症状の有無とその程度を問診することが重要である．発熱のある場合には悪寒や戦慄などの随伴症状の有無も聞くことが大切である．菌血症あるいは敗血症の場合には発熱の前に悪寒，戦慄を伴うことが多いので，鑑別に有用である．朝のこわばりはRAに特徴的な症状である．多発性関節炎とともに罹患関節の朝のこわばりを訴えるときにはRAが強く疑われる．皮疹があれば，薬物アレルギー，膠原病，乾癬性関節炎，成人スティル病などを考慮する．ちなみに，膠原病における皮疹は掻痒感を伴わないのが特徴である．消化器症状としては，嚥下障害はSSc，PM/DM，下痢や下血は潰瘍性大腸炎，反復するアフタ性潰瘍はベーチェット病が考えられる．レイノー現象は，SSc，SLE，混合性結合組織病（MCTD）など，労作時呼吸困難はSSc，壊疽性鼻炎や両側中耳炎はGPA（ウェゲナー肉眼腫症），側頭部の頭痛や視力障害の存在は側頭動脈炎を考えさせる．高齢者において，発熱と全身の筋肉痛を伴う場合にはリウマチ性多発筋痛症（PMR）を考える．

❺治療による病状の変化

過去に病状に変化をもたらした薬剤の名称を知ることは診断や治療に有用である．例えば，ステロイドが有効であったか否を知ることは診断上，大切である．医師は患者にくすり手帳あるいは内服薬を持参させ，前医での治療内容を明らかにする必要がある．

❻日常労作の障害度

リウマチ性疾患では日常労作（activity of daily living：ADL）に何らかの支障があることが多い．例えば上肢の障害では，はしを持つ，手拭いを絞る，髪をすく，下肢では，歩く，走る，椅子から立つ，しゃがむ，階段の昇り降りをする，などの可否を問診する．

❼既往歴

薬剤の服用歴を明らかにすることはきわめて重要で

ある．特に，プロカインアミド，ヒドララジン，ヒダントインの薬剤では薬剤起因性ループスの原因となることがある．また，豊胸術の既往はアジュバント病との関連で重要である．膠原病は多臓器疾患であるが，必ずしもすべての症状が出そろうことがないため，当初はほかの病名で治療されていることも少なくない．例えば，SLEでは腎炎，胸膜炎，特発性血小板減少性紫斑病など，抗リン脂質抗体症候群では血栓性静脈炎と診断されていることがある．この他，薬剤アレルギー，手術歴，結核等の感染症などの既往を知ることも大切である．

❽家族歴

RAでは家族内発症が認められることがある．

2）身体所見のとり方と主要な症候

膠原病では視診と触診が特に重要であり，代表的な臓器を中心にして述べる．また診察にあたっては常に頭部から足の先まで上から順番に，しかも両側を比較対照しながら診察することが重要である．

❶皮膚/粘膜

頭髪部位より口唇，口腔粘膜，舌，爪はもとより体幹，足底まで順番に診察する．頭髪は特に生え際を注意して見る．SLEの毛髪変化を知るためである．また，SLEでみられる鼻咽腔潰瘍は無痛性のため見落としやすい．シェーグレン症候群でみられる舌乳頭の萎縮は，唾液量の分泌低下時にみられやすい．皮膚では色調変化や弾力性，湿潤度，硬化の有無などの性状の変化を観察する．皮疹があれば，その部位，色調，性状，瘙痒感の有無などを記載する．また，実際に皮疹を触診することにより，浸潤性の有無を明らかにする．爪は形，色調のみならず，爪囲紅斑や爪床梗塞（nailfold thrombi）の有無も観察する．膠原病では皮疹や粘膜疹が診断確定に有用であることが多い．

❷関節

診察は患者の姿勢，体位と身体の動きを観察することからはじまる．また，必ず左右の関節を比較対照しながら，上は下顎関節から下は足趾関節まで系統的に診察することが大切である．一般に上肢の診察は座位で，下肢の診察は仰臥位で診察する．

関節は，腫脹，圧痛，熱感，発赤と，可動域制限の有無とその程度を調べる．腫脹を認めた場合には，それが関節内の病変（滑液貯溜，滑膜肥厚）によるものか，関節外あるいは周囲の病変（滑液包炎，腱鞘炎，付着部炎，骨性隆起，脂肪体）によるものかを区別する．関節炎であれば，関節内部の腫脹が必須である．腫脹の有無を調べるためには視診のみでなく，必ず手掌で左右を比較しながら触診することが大切である．滑膜増殖あるいは肥厚が存在するときは骨突起を直接触れることができない．滑液貯溜は関節包のふくらみを視診と触診することで明らかにすることができる．少量の場合には，手掌で関節包を軽く一方向に圧迫し，その先端にふくらみや波動が出現するかどうかで確認する（bulging sign）．膝に滑液が大量に貯溜した場合には膝蓋骨の直上が馬蹄型に腫脹する．この場合には，一方の手で大腿四頭筋を下方に押し下げながら他方の示指で膝蓋骨を圧迫することにより，膝蓋跳動（ballotment of patella）を検出することもできる．

圧痛は関節包を手指で圧迫してその有無を調べる．そして，それが関節内に由来するものか，あるいは腱付着部，靱帯，滑液包，筋肉などの関節外に由来するものかを判別する．関節可動域は自動より他動運動でみるほうが大きいことが多い．ただし，患者が激しい疼痛を訴えるまで屈曲してはならない．また，膝関節では，一方の手掌を膝蓋骨上に置き，他方の手で関節を動かすことにより，手掌に軋轢音が触知されるかどうかをみる．細かい音は関節表面の肉芽組織や早期の軟骨びらんによって，粗い音は軟骨や骨の重度の不整があるときに触知される．関節の変形，不安定性，腱の肥厚，皮下結節などの有無も調べる．皮下結節は肘の外面などの物理的に圧迫を受ける部位に出現する．

❸筋肉

筋萎縮，筋肥大，筋力低下，把握痛，筋緊張の異常などの有無と程度をみる．筋力は，歩行の状況，片足立ち，爪先立ち，踵立ち，しゃがんだ位置からの立ち上がりなどの簡単な検査で，おおまかな障害の部位と程度を把握する．正確には，徒手筋力検査法（MMT）

により各部位の筋力を測定する．筋萎縮や筋力低下では，その障害分布（近位か遠位か）を明確にすることが診断に有用である．

❹血管

レイノー現象は，SSc，MCTD，SLEの順で多くみられ，ほかの症状より数カ月〜数年先行して出現することが多い．レイノー現象は血管平滑筋の攣縮によって起こる．レイノー現象を起こしている指は，指腹の委縮から知ることができる．血栓性静脈炎はベーチェット病でよくみられるが，抗リン脂質抗体症候群でも出現し，反復することがある．側頭部の圧痛，動脈の蛇行，脈拍の減弱・消失は側頭動脈炎を，頸部の血管に一致した疼痛，橈骨動脈，総頸動脈の拍動の減弱・消失，左右差，上肢の血圧の左右差，あるいは鎖骨上窩，頸部，腹部などの血管雑音（bruit）の聴取は大動脈炎症候群を考える．

❺眼

ベーチェット病は，再発性前房蓄膿性虹彩炎や網膜脈絡膜炎が特徴的である．側頭動脈炎では虚血性視神経炎で視力低下・失明をきたすことがある．SLEでは綿花様白斑（cytoid body）が出現することがあるので，内科医でも自ら眼底鏡検査をすることが必要である．シェーグレン症候群では乾燥性角結膜炎がみられる．強膜炎，上強膜炎はRA，GPA（ウェゲナー肉芽腫症），再発性多発軟骨炎などで，結膜炎はライター症候群でみられる．

❻精神・神経

中枢神経障害はSLEでみられ，精神症状と痙攣が多い．抗リン脂質抗体症候群や血管炎症候群では脳血管障害がみられる．ベーチェット病の神経型（neuro-Behcet）では，脳白質の脱髄による多発性硬化症類似の症状や髄膜炎を起こす．末梢神経障害は血管炎症候群やEGPA（アレルギー性肉芽腫性血管炎）でみられ，多発性単神経炎の型をとる．

❼内臓臓器

【呼吸器】肺線維症はSScで高率にみられ，ついでPM/DM，RAの順にみられる．乾性咳嗽，労作時息切れを訴え，両側下肺野で捻髪音（fine crackles）を聴取する．急性間質性肺炎はPM/DM，特にDMでみられ，急速に呼吸困難に陥る．胸膜炎はSLE，RAでみられ，気管支喘息はEGPA（アレルギー性肉芽腫性血管炎）でみられる．GPA（ウェゲナー肉芽腫症）は鼻出血，嗄声などの上気道症状に加えて，咳嗽，血痰などの下気道症状も呈し，胸部X線上，結節性病変あるいは空洞性病変がみられる．COP（cryptogenic organizing pneumonia：特発性器質化肺炎）はRAに合併することが多いが，その他の膠原病でもみられる．

【循環器】心外膜炎はSLEでみられ，胸膜炎を同時に合併することが多く，このような病態は漿膜炎とよばれる．心筋炎はSLE，PM/DM，PNなどでみられる．

【消化管】消化管障害はSScで最も高率にみられ，平滑筋の線維化による．嚥下障害が最も多く，逆流性食道炎を合併する．この他，イレウスや吸収不全症候群なども起こす．血管炎症候群，SLEでは血管炎による急性腹症を起こすことがある．ベーチェット病では回盲部潰瘍を起こすことがあり，腸管穿孔を起こしやすい．

【腎臓】糸球体腎炎はSLE，PN，血管炎症候群などでみられる．SScでは腎血管性高血圧から急速に腎不全となることがある．シェーグレン症候群では遠位尿細管障害による尿細管性アシドーシスを起こす．

3 診断

膠原病の診断にあたっては，前記の診察に加えて臨床検査を行うことが有用である．臨床検査は問診と身体所見より疑われる診断を確実にするために行われる．また，疾患活動性の有無とその程度および障害臓器の種類，障害度を臨床検査の結果より推測し，治療方針の決定と予後判断に役立てる．

4 治療戦略の概略

膠原病では，自己に対する免疫反応が過剰に起こっている．そのために組織に炎症が生じ，組織傷害を引き起こす．このため，治療にはステロイドが使用されることが多い．ステロイドは，抗炎症作用と免疫抑制

作用をあわせもつ唯一の薬剤である．しかし，ステロイドに対する受容体は広範な細胞に発現しているために，糖代謝，骨代謝，心血管系，免疫系など，その作用は広範囲に及ぶ．このため，ステロイドは糖尿病，骨粗鬆症，動脈硬化，高血圧，高脂血症，感染症などの重篤な副作用を起こしうる．

 ステロイドが抵抗性の病態やステロイドの副作用が出現した場合には，免疫抑制薬が使用される．このなかには，シクロホスファミド，アザチオプリン，メトトレキサート，シクロスポリン，タクロリムスなど多様な薬剤が含まれる．これらの薬剤は，免疫抑制作用は有するものの抗炎症作用はない．このため単独で用いられることはなく，通常はステロイドと併用される．また，免疫抑制作用は非特異的であるために，免疫不全状態を引き起こし，結核や真菌などによる日和見感染症を起こすことがある．

 最近では，より特異的な免疫抑制を期待して，分子標的薬剤が開発されている．関節リウマチでは，TNF（腫瘍壊死因子）α阻害薬（抗TNF-αモノクローナル抗体，可溶性TNF受容体），インターロイキン6（IL-6）阻害薬（抗IL-6受容体モノクローナル抗体）などが著効をあげている．また，血管炎症候群では，抗CD20抗体（リツキシマブ）の有効性が証明されつつある．しかし，これらの薬剤の分子標的も，「炎症」の病態形成に寄与する一方で生体防御にも必須の分子であるため，感染症などの副作用を起こしうる．

 ごく最近では，関節リウマチに対してJAK3阻害薬（トファシチニブ）などの低分子化合物の臨床応用も行われるようになっている．今後，膠原病における免疫異常の分子機構が明らかになれば，より特異的な免疫抑制が可能となることが期待される．

〔宮坂信之〕

臨床編 I 全身性自己免疫疾患（膠原病）

2 関節リウマチ

　関節リウマチ（rheumatoid arthritis：RA）は，進行性の関節破壊により日常生活の活動制限と患者のQOL（生活の質）を著しく低下させる全身性の慢性炎症性疾患である．関節リウマチの病因は十分に解明されていないが，複数の遺伝要因に環境要因が加わり，そこに自己免疫応答が加わり破壊性関節炎に至ると考えられている．主病変は関節であるが，肺病変や血管炎などの関節外症状も伴うことがある．近年，生物学的製剤の登場によって関節リウマチ治療にパラダイムシフトが起こり，かつては困難とされていた完全寛解を維持することも可能となっている．

概念図

●関節リウマチの病態メカニズム
RF：rheumatoid factor（リウマトイド因子），MMP：matrix metalloprotease（マトリックスメタロプロテアーゼ）

関節リウマチとは

関節リウマチ（rheumatoid arthritis：RA）は，進行性の関節破壊により日常生活の活動制限を引き起こす全身性の慢性炎症性疾患である．

関節リウマチの有病率は民族差が認められるが，本邦では0.3～0.8％とされている．男女比は1：3～5で女性に多くみられる．発症年齢は女性の場合40～50歳代がピークとなる．

1 病態

関節リウマチの主病変は関節滑膜である．滑膜組織はマクロファージ様の細胞と線維芽細胞様の間葉系細胞からなる1～2層の滑膜表層細胞で構成され，基底膜構造をもたず，直下の脂肪組織とその外側の線維性組織である関節包に移行していく．

関節リウマチではベアエリアを中心として，その毛細血管周囲に抗原提示細胞とCD4陽性細胞を主とするT細胞の浸潤が起こり，続いてB細胞の浸潤が起こる．続いて滑膜表層細胞が増殖し，それに伴って毛細血管の増生がみられるようになる．増生した毛細血管からは，好中球，単球などの浸潤が起こり，ケモカインなどの影響で関節腔に遊走する．パンヌスとよばれる炎症性の肉芽組織が形成され，その内部では破骨細胞の活性化を認める．破骨細胞によって骨吸収が起きると同時に，細胞から分泌されるタンパク質分解酵素などの反応により軟骨が破壊されていく．

MEMO

ベアエリア
関節面の関節包付着部には軟骨が欠損している場所が存在する．その場所をベアエリアとよんでいる．

上記の病態形成には腫瘍壊死因子-α（tumor necrosis factor-α：TNF-α），インターロイキン-1（interleukin-1：IL-1），インターロイキン-6（interleukin-6：IL-6）などの炎症性サイトカインが深く関与していると考えられている（概念図）．

2 病因

関節リウマチは遺伝因子，環境因子などの複数の要因が働いて発症することが知られている．

1）遺伝要因

遺伝要因の存在は，関節リウマチが多発する家系の存在や一卵性双生児において片方が発症し，もう片方が発症する割合が二卵性双生児の場合と比較して高いことなどから以前より推測されていた．現在ではHLA-DR1，DR4遺伝子の関節リウマチ発症への関与が重要視されている．詳細に遺伝子型を検討すると，DR抗原のβ鎖をコードするHLA-DRB1の対立遺伝子の関与が明らかになった．これらの対立遺伝子においては，超可変領域に相当するアミノ酸の第70～74残基が共通の配列（shared epitope）を有していることがわかり，shared epitope仮説が提唱された[1]．この仮説のみでHLAと関節リウマチの発症メカニズムが説明できるかは明らかになってはいないが，重要な発症要因の1つといえる．

HLA以外の病因因子としては，ゲノムワイド関連解析の手法が導入され[2]，STAT4（signal transducer and activator of transcription 4）やPTPN22（protein tyrosin phosphatase, nonreceptor-type 22）遺伝子，PADI4（peptidyl arginine deminase 4），FCRL3（Fc receptor-like 3）などの関与が報告されている．しかし，人種間での違いや，ほかの遺伝子の関与など明らかにされていないことが数多くある．

2）環境要因

関節リウマチ発症に関する環境要因についてはいまだに不明な点は多いが，さまざまな報告がなされている．そのなかで，現在最もエビデンスレベルの高いものは喫煙である[3]．RF（リウマトイド因子）陽性例と喫煙との相関を認め，喫煙歴がある，または現在喫煙している患者では，男性で2～3倍，女性では1.2～

1.3倍の発症率となることが報告されている．

また，女性ホルモンの関与も指摘されている．初経の早い女性はRF陽性の関節リウマチの発症率が高く，経口避妊薬の使用や閉経後のエストロゲンの使用が関節リウマチの発症を低下させる作用があるとの報告がある[4]．また，妊娠中は発症が70％減少し，出産後3カ月間は約5倍に発症率が増加するという報告もある．

食べ物の関与においては確定的なものはないが，適量のアルコール摂取が発症リスクを低下させ，コーヒー摂取が逆に発症リスクを増加させるとの報告もある．その他，歯周病菌の1つである*Porphyromonas gingivalis*やヒトパルボウイルスB19，ヒトT細胞白血病ウイルスなどの関与も知られている．

3 臨床所見

1）関節症状

関節リウマチは関節滑膜を炎症の主座とする慢性の炎症性疾患である．関節炎が進行すると，軟骨や骨の破壊を伴い関節機能の低下を引き起こす．骨びらんは発症6カ月以内に出現することが多く，進行は最初の1年間が最も顕著に進行する．

■ 手指・手関節

手指関節では中手指節関節（MCP関節），近位指節間関節（PIP関節）が侵されやすい．実臨床では遠位指節間関節（DIP関節）の腫脹，変形を主訴にして受診する患者を多くみるが，関節リウマチでDIP関節が最初から侵されることはまれであり，ほとんどが変形性関節症によるヘバーデン結節である．

関節変形として知られているのはスワンネック変形，ボタン穴変形，尺側偏位，亜脱臼などである．関節の接触面が破壊されて支持組織も欠損した状態の変形を，ムチランス型変形とよんでいる．

一方，手関節は高頻度に障害され，骨同士が骨融合を起こす強直が起きやすい関節である．橈骨手根関節，手根間関節の滑膜炎が主体である．手指伸筋腱や屈筋腱に腱鞘滑膜炎を引き起こすこともある．これにより，腱断裂や手根管症候群などを生じる．特に腱断裂は発症早期に整形外科的処置を必要とするため，注意が必要である．

■ 下肢関節

一般的に下肢関節は荷重関節であるため，上肢よりも疼痛や機能障害を生じることが多い．足・足趾関節では，距腿関節，Chopart関節，Lisfranc関節や中足趾節関節（MTP関節）に腫脹や圧痛を認める．外反母趾や槌趾とよばれる変形を引き起こす．

■ 頸椎・その他

関節リウマチ患者の胸椎や腰椎への病変はまれであるが，頸椎病変は関節リウマチ患者の20～30％に認められ，特にC1～C2が侵されることが多い．多くは環椎の横靱帯の腱滑膜炎を生じ，靱帯の緩みから環椎が前方に亜脱臼する環軸関節亜脱臼を生じる．これにより，頸部の運動制限や四肢のしびれ，頸部痛を引き起こすこともある．進行例では外科的治療を要する症例もある．

その他，肩関節や肘関節，膝関節，股関節のような大関節にも病変を引き起こす．膝関節では，膝関節包が後方にヘルニアを形成したBaker嚢腫を認めることがあり，腓腹部へ破裂すると疼痛を伴い感染症なども引き起こすことがある．

2）関節外症状

関節リウマチは全身性の疾患であり，さまざまな関節外病変を呈する．血管炎を主体とする重篤な関節外症状を伴う場合，悪性関節リウマチ（malignant rheumatoid arthritis：MRA）とよんでいる．

主な関節外症状としてリウマトイド結節などの皮膚症状，強膜炎，上強膜炎などの眼症状，心膜炎などの心症状，間質性肺炎などの呼吸器症状，全身倦怠感，微熱，体重減少などがある．血清アミロイドAタンパクの沈着によりアミロイドーシスを引き起こすこともある．

4 画像所見

1）単純X線

X線所見として，手指の紡錘形の軟部組織の腫脹，関節周囲の骨萎縮像，関節裂隙の狭小化，骨びらん，関節表面の粗造化，骨破壊，関節強直，ムチランス変形などがある．

関節変化進行度の判定にSteinbrocker分類（stage Ⅰ～Ⅳ），Larsen分類（grade 0～Ⅴ）があり，臨床的に有用なため多用されている．また，手関節，足関節に限局して骨びらん，関節裂隙狭小化をスコア化し，その総点数で評価するvan der HeijdeのSharpスコア変法も病勢判定や治療効果判定に用いられている．

2）関節MRI

MRI検査は無侵襲で筋肉，腱，靱帯，軟骨，滑膜などの軟部組織や骨髄病変の描出が可能である．MRI所見では，T1強調画像で低信号，造影により強い造影効果を認める滑膜炎や，T1強調画像で低信号，脂肪抑制またはSTIR法で高信号，造影効果を認める骨髄浮腫が検出でき，その他に骨びらん，関節水腫，滑液包炎などが検出できる．

3）関節超音波

最近では，診察室などの臨床現場で手頃にすぐ検査できるなどの簡便さもあり，エコー検査も用いられている．滑液貯留や滑膜肥厚はBモードで，炎症を反映する軟部組織の血流増加や血管新生を検出するにはドップラーを用いる．

5 血液検査所見

関節リウマチ患者では炎症を反映して，炎症マーカーのCRPや赤沈が上昇する．また，貧血や血小板増加，低アルブミン血症，ALP（アルカリホスファターゼ）増加も認めることがある．滑膜病変の活動性を反映し，疾患活動性の評価や関節破壊の予後予測に有用な検査項目としてマトリックスメタロプロテアーゼ-3（MMP-3）があるが，ほかのリウマチ性疾患やステロイド投与中でも上昇するため特異性は高くない．

関節リウマチは代表的な自己免疫疾患であるため，RFや抗CCP抗体などの自己抗体も検出される．RFはIgGのFc部分と反応する自己抗体であり，患者全体の70％で検出されるが，早期の関節リウマチでは検出率が50％以下に低下する．また，健常者でも数％程度で陽性を示す．抗CCP抗体は，シトルリン化フィラグリンの主要抗原エピトープペプチドを人工的に環状化させた環状シトルリン化ペプチド（CCP）に対する自己抗体である．特異度は90％以上と血清マーカー内で最も高いと同時に，発症前でも約40％で陽性となる．

6 診断

以前は関節リウマチの診断にはアメリカリウマチ学会（American College of Rheumatology：ACR）が1987年に定めた分類基準が用いられていた（表1）[5]．しかし，上記の分類基準は早期の関節リウマチに対する感度が低すぎてしまうという問題点があった．そこで，2010年にACRとヨーロッパリウマチ学会（EULAR）によって新分類基準が策定された（表2）．

この基準では1つ以上の関節腫脹のある患者を対象として，ほかの疾患が否定されX線上骨びらんがあれば関節リウマチと診断する．もしX線上で変化がない場合は，表のような①関節炎の数と大・小関節のパターン，②RF・抗CCP抗体の有無，③関節炎の持続期間，④CRP，赤沈増加の有無からスコアを算出し，各項目の合計点が6点以上で関節リウマチと診断するものである[6]．この分類基準によって早期の関節リウマチの診断には非常に有用になったが，疑陽性例が含まれる可能性が高くなったことと，診断する医師は膠原病の鑑別診断と骨のX線読影に熟練していなければならない点が問題点としてあげられる．

> **MEMO**
> 関節リウマチ以外でも多関節炎・小関節炎を起こす疾患が存在する．ブドウ球菌が原因菌として多い化膿性関

● 表1　ACRによる関節リウマチの分類基準（1987年）(文献5より引用)

①朝のこわばり	関節とその周囲の朝のこわばりが最大限改善するまでに少なくとも1時間
②3領域以上の関節炎	少なくとも3領域の関節で同時に，軟部組織の腫脹または関節液貯留が医師により確認されたもの 14領域として，左右のPIP，MCP，手関節，肘関節，膝関節，足関節，MTPとする
③手の関節炎	手関節，MCPまたはPIPの関節の少なくとも1領域に腫脹
④対称性関節炎	左右の同じ関節領域が同時に罹患（PIP，MCP，MTPでは，完全な対称でなくとも左右それぞれの領域で罹患していればよい）
⑤リウマトイド結節	骨突起部，伸展筋表面または傍関節部位に医師により確認された皮下結節
⑥血清リウマトイド因子	健常対象での陽性率が5％未満の測定法で陽性
⑦X線異常所見	手指または手関節の前後撮影によるX線写真上でRAの典型的な所見（関節びらんか明瞭な脱石灰化）
表中の項目のうち少なくとも4項目以上を満たすと関節リウマチと診断する． 【ただし①〜④は6週間以上持続していなければならない】	

PIP：proximal interphalangeal joint（近位指節間関節），MCP：metacarpophalangeal joint（中手指節関節），MTP：metatarsophalangeal joint（中足趾節関節）

● 表2　ACR/EULARによる関節リウマチ（RA）の分類基準
　　　（文献6より引用）

1関節以上の腫脹があり，RA以外の疾患を鑑別 X線評価でびらんなどのリウマチの変化があればRAと診断する X線変化がない症例はスコアを算出し各項目の合計6点以上をRAとする		
A）関節病変（圧痛または腫脹関節数）		
中・大関節	1個以下	0
中・大関節	2〜10個	1
小関節	1〜3個	2
小関節	4〜10個	3
小関節を含む関節	10個以上	5
B）血清学的検査		
RF，抗CCP抗体　両方陰性		0
どちらかが低値陽性（正常の3倍以下）		2
どちらかが高値陽性（正常の3倍以上）		3
C）滑膜炎の期間		
6週未満		0
6週以上		1
D）急性炎症反応		
CRPと赤沈値がともに正常		0
CRPまたは赤沈値が異常		1

大関節：足，膝，股，手，肘，肩，股関節の計10関節．小関節：MTP，IP，MCP（Ⅱ〜Ⅴ指），PIP，手関節の計30関節（手関節は小関節，第一MCP関節は含まれない）

節炎や痛風などの結晶誘発性関節炎，骨棘形成や軟骨下骨硬化像などの増殖性変化を認める変形性関節症，ヒトパルボウイルスB19などが原因のウイルス性関節炎，全身性エリテマトーデスなどの膠原病性疾患，血清反応陰性脊椎関節症などがある．

● 表3 関節リウマチ治療に対し本邦で用いられている主な抗リウマチ薬 (文献7をもとに作成)

一般名	商品名	用法・用量	主な副作用	注意点など
メトトレキサート (methotrexate:MTX)	リウマトレックス，メトレート，メトトレキサート	最大週16 mgを1〜2日に1〜3回に分けて12時間ごとに投与	消化器症状，肝機能障害，骨髄抑制，間質性肺炎，感染症など	・葉酸併用が推奨される ・高齢者，腎機能低下例，脱水時は減量，休薬を考慮する ・既存の肺疾患を有する患者は慎重投与する ・妊娠は中止後3カ月以上の期間が必要
ブシラミン (bucillamine:BUC)	リマチル	1回100 mgを最大1日3回食後に投与	皮疹，タンパク尿，味覚障害，肝機能障害，骨髄障害，間質性肺炎など	・300 mgで副作用が増加 ・臨床効果は200 mgでも十分あり ・尿タンパクの定期的検査を必要とする
サラゾスルファピリジン (salazosulfapyridine:SASP)	アザルフィジンEN	1日1gを朝，夕食後の2回に分割投与	消化器症状，発疹，肝障害，血球減少など	・薬疹は重篤な場合があり注意
タクロリムス水和物 (tacrolimus hydrate:TAC)	プログラフ	1.5〜3 mgを1日1回夕食後投与	腎機能障害，耐糖能異常，感染症など	・トラフ濃度の測定が必要 ・シクロスポリン，ボセンタン，カリウム保持性利尿薬との併用は禁忌
ミゾリビン (mizoribine:MZR)	ブレディニン	1日150 mgを3回に分割投与，適宜増減	消化器症状，骨髄抑制など	・単回投与で効果増強の報告あり
レフルノミド (leflunomide:LEF)	アラバ	1日1回100 mgを3日間，その後1日20 mgで維持	消化器症状，肝機能障害，感染症，薬剤性肺障害など	・肺障害を有する場合は薬剤性肺障害のリスクが高い

7 薬物治療

関節リウマチの治療は，ステロイド薬や抗炎症薬による対症療法が中心の治療から，メトトレキサートを中心とした抗リウマチ薬での治療にシフトした．さらに近年では，今までは困難であった「寛解」という概念が多くの患者に到達可能な現実的目標となっている．

1) 抗リウマチ薬

抗リウマチ薬は骨破壊進行を防止する目的で投与される．現在わが国で投与可能である主な抗リウマチ薬を表3に示す．なかでもメトトレキサート（MTX）は国際的には関節リウマチ治療のアンカードラッグとして位置づけられており，本邦でも基本的に第一選択薬となっている．有害事象として感染症，骨髄抑制，急性びまん性肺障害，リンパ増殖性疾患があるため，MTX使用に際しては注意が必要である．

2) NSAIDs (非ステロイド性抗炎症薬)

以前は多くの関節リウマチ患者に使用されていたが，抗リウマチ薬の登場により使用頻度は減少した．あくまで対症療法であり関節破壊抑制効果はない．

3) ステロイド

ステロイドは強い抗炎症効果をもつが，少量でも骨量減少，糖代謝への影響，感染症のリスクなどの副作用が患者の長期的生命予後を悪化させるとの報告があるため，あくまで一時的な対症療法として位置づけられている．抗リウマチ薬や生物学的製剤でコントロールがつけられる現在では必要最低量で用い，早期に減量をめざすべきである．

4) 生物学的製剤

近年，生物学的製剤による分子標的療法は関節リウマチ治療において主役を演じている．現在，わが国で

● 表4　関節リウマチに日本で使用可能な生物学的製剤 (文献8をもとに作成)

	インフリキシマブ	エタネルセプト	アダリムマブ	ゴリムマブ	セルトリズマブ	トシリズマブ	アバタセプト
製剤	抗TNFキメラ抗体IgG1	可溶型TNF受容体 (p75) とIgG1-Fcの融合タンパク質	ヒト型抗TNF抗体IgG1	完全ヒト型抗TNF抗体IgG1	ヒト化TNF Fab'-PEG	ヒト化抗IL-6抗体	CTLA4とIgG-Fcの融合タンパク質
投与法	3 mg/kgを0, 2, 6週の投与後, 3～6 mg/kgを4～8週または10 mg/kgを8週ごと点滴静注	20～50 mg/週を週1～2回で皮下注	40～80 mgを隔週皮下注, MTX併用では40 mg	100 mgを月1回皮下注, MTX併用では50～100 mg	400 mgを隔週3回, 以後200 mgを隔週皮下注, 症状安定後は400 mgの4週ごと投与も可	8 mg/kgを2～4週ごと点滴静注	体重<60 kgで500 mg, 60～100 kgで750 mg, >100 kgで100 mgを0, 2, 4週投与後, 4週ごと点滴静注
血中半減期	8～10日	4日	10～20日	7～20日	～14日	10日	10日

現在わが国では7剤の生物学的製剤が使用可能である. 皮下注製剤と点滴製剤があり, 病態や, MTX併用の有無, 患者ニーズによって使い分けを行う. 投与時から効果の認められない一次無効症例や途中から効果がなくなる二次無効症例では, ほかの製剤へのスイッチも行われる. どの製剤においても, ガイドラインに則した投与前スクリーニングを行ったうえで投与を行う

はTNF阻害薬, IL-6受容体阻害薬, CTLA4Igの3種類, 計7剤の生物学的製剤が保険収載され使用可能である (表4). いずれの製剤も著明な臨床症状の改善に加え, 骨破壊の抑制や患者QOLの改善が認められている. しかし, 肺結核やニューモシスチス肺炎などの感染症のリスクが上昇したり, 投与時反応も起こりうるため, 導入前の厳密な危険因子のスクリーニングとともに導入後のきめ細かな管理が必要である.

（髙田哲也, 竹内　勤）

■ 文献

1) Gregersen, P. K. et al. : The shared epitope hypothesis. An approach to understanding the molecular genetics of susceptibility to rheumatoid arthritis. Arthritis Rheum., 30 : 1205-1213, 1987
2) Wellcome Trust Case Control Consortium : Genome-wide association study of 14,000 cases of seven common diseases and 3,000 shared controls. Nature, 447 : 661-678, 2007
3) Sugiyama, D. et al. : Impact of smoking as a risk factor for developing rheumatoid arthritis: a meta-analysis of observational studies. Ann. Rheum. Dis., 69 : 70-81, 2010
4) Oliver, J. E. & Silman, A. J. : Why are women predisposed to autoimmune rheumatic diseases? Arthritis Res. Ther., 11 : 252, 2009
5) Arnett, F. C. et al. : The American Rheumatism Association 1987 revised criteria for the classification of rheumatoid arthritis. Arthritis Rheum., 31 : 315-324, 1988
6) Aletaha, D. et al. : 2010 Rheumatoid arthritis classification criteria: an American College of Rheumatology/European League Against Rheumatism collaborative initiative. Arthritis Rheum., 62 : 2569-2581, 2010
7) 田村直人 : 非生物学的製剤. 日本内科学会雑誌, 101 : 2873-2879, 2012
8) 亀田秀人 : TNF阻害薬. 臨床薬理, 44 : 3-7, 2013

臨床編 I　全身性自己免疫疾患（膠原病）

3　血清反応陰性脊椎関節症

　血清反応陰性脊椎関節症には，強直性脊椎炎，反応性関節炎，乾癬性関節炎，潰瘍性大腸炎やクローン病などの炎症性腸疾患に伴う関節炎，未分化型脊椎関節炎などが含まれている．リウマトイド因子陰性で，HLA-B27遺伝子との関連性が高い．主病変は脊椎・仙腸関節・末梢関節の靭帯・腱・関節包の骨付着部である．同部の炎症とそれに伴う骨硬化が特徴で，竹状脊椎（bamboo spine）は有名である．しかし，骨形成性変化がX線所見で明らかになる前に，初期からみられる仙腸関節炎や付着部の炎症をMRIでとらえることが重要である．HLA-B27陽性とMRIによる仙腸関節炎を中心とした新たな分類基準が作成されている．治療はリハビリテーションと薬物療法が基本である．生物学的製剤の有効性は高いが，骨形成性病変への効果は明らかにされていない．

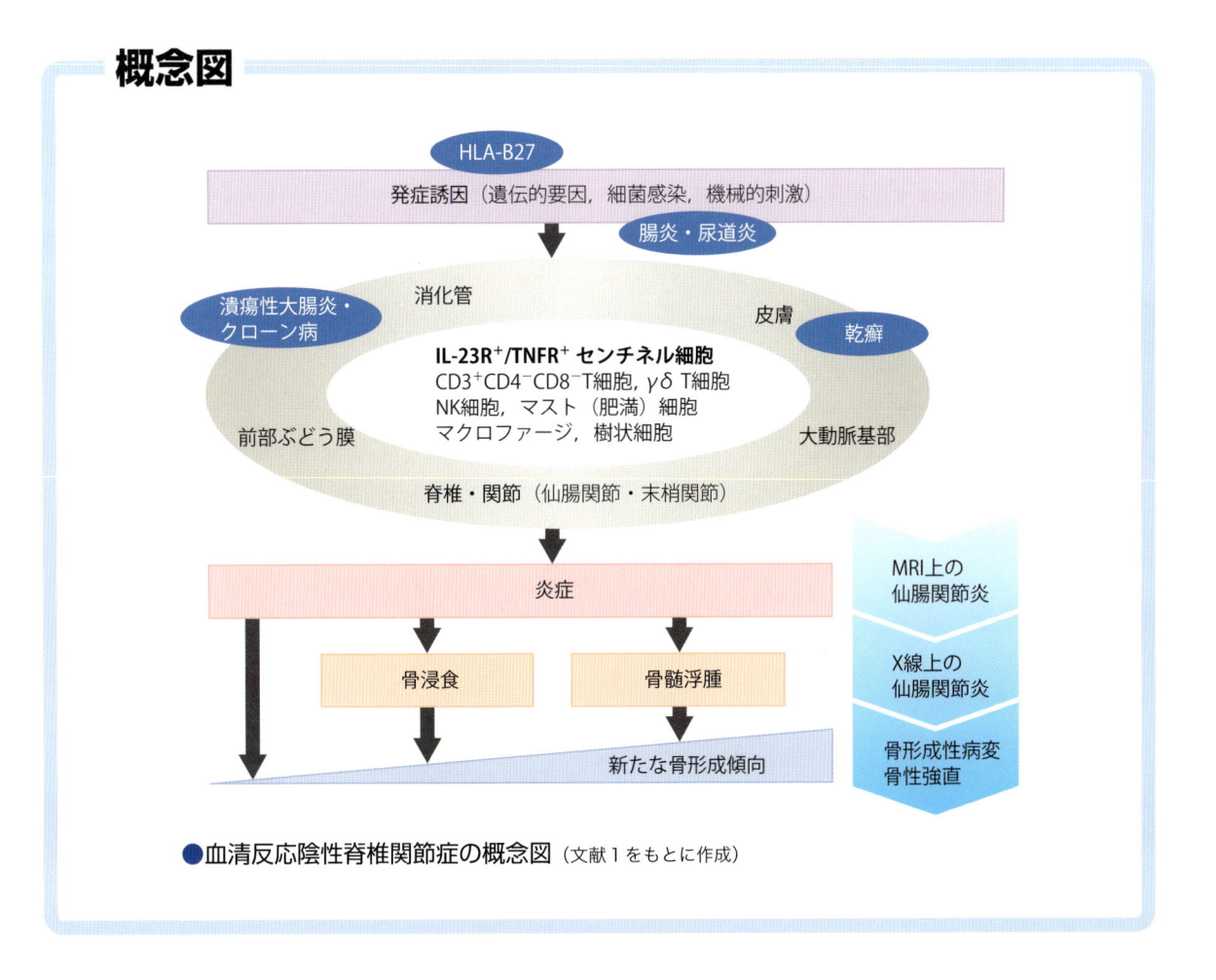

概念図

●血清反応陰性脊椎関節症の概念図（文献1をもとに作成）

- HLA-B27
- 発症誘因（遺伝的要因，細菌感染，機械的刺激）
- 腸炎・尿道炎
- 潰瘍性大腸炎・クローン病
- 消化管
- 皮膚
- 乾癬
- IL-23R⁺/TNFR⁺ センチネル細胞
  $CD3^+CD4^-CD8^-$ T細胞，$\gamma\delta$ T細胞
  NK細胞，マスト（肥満）細胞
  マクロファージ，樹状細胞
- 前部ぶどう膜
- 大動脈基部
- 脊椎・関節（仙腸関節・末梢関節）
- 炎症
- 骨浸食
- 骨髄浮腫
- 新たな骨形成傾向
- MRI上の仙腸関節炎
- X線上の仙腸関節炎
- 骨形成性病変 骨性強直

血清反応陰性脊椎関節症とは

血清反応陰性脊椎関節症（seronegative spondyloarthropathy：SNSA）はリウマトイド因子（RF）陰性で，脊椎・仙腸関節・末梢関節に炎症をきたす疾患群の総称である．脊椎関節炎（spondyloarthritis：SpA）ともよばれる．

①強直性脊椎炎（ankylosing spondylosis：AS）
②尿道炎や腸炎に続発する反応性関節炎（reactive arthritis：ReA）
〔以前，ライター（Reiter）症候群とよばれた病態を含む〕
③乾癬性関節炎（psoriatic arthritis：PsA）
④潰瘍性大腸炎やクローン病などの炎症性腸疾患に伴う関節炎（enteropathic arthritis：EA）
⑤未分化型脊椎関節炎（undifferentiated spondylarthritis：uSpA）

などが含まれ，前二者では特に若年男性が罹患しやすく，HLA-B27陽性患者が多い．

病理学的には椎体や関節における靭帯・腱・関節包の骨付着部の炎症と，それに伴う骨硬化が特徴的である．疾患により，眼（結膜炎，ぶどう膜炎），皮膚（乾癬，脂漏性角化症，連環状亀頭炎など），心臓（大動脈閉鎖不全症，伝導障害），消化管（胃腸炎，クローン病，潰瘍性大腸炎），泌尿器（尿道炎）などの関節外病変を伴う．

1 発症機序

1）遺伝的要因

強直性脊椎炎には家族集積性があり，一卵性双生児における一致率は63％で，二卵性双生児の23％よりも高い[2]．

日本人一般のHLA-B27の陽性率は0.4％であるが，強直性脊椎炎では95％，反応性関節炎は70％，乾癬性関節炎は60％（脊椎炎型）/20％（末梢関節炎型），炎症性腸疾患に伴う脊椎関節炎は70％である．HLA-B27のうち，B*2702，B*2703，B*2704，B*2705，B*2707は脊椎関節炎と関連がある[3]．HLA-B27の発現量は強直性脊椎炎の発生率と，HLA-B27 mRNA量は強直性脊椎炎の疾患活動性と正の相関がある．

MHC遺伝子では，HLA-B27以外に，B39，B60，B61，DRB1*0101，DRB1*0104，DRB1*0108，LMP-2，LMP-7，HSP-70などが，非MHC遺伝子としてはIL-23R，ERAP1（endoplasmic reticulum aminopeptidase-1），CYP2D6（cytochrome P450 2D6），IL-1RA，TGF-β，アンドロゲン受容体遺伝子などが強直性脊椎炎に関与していると報告されている[4]．

2）分子メカニズム

病因としてHLA-B27の構造異常が指摘されており，正常に分解されなかったHLA-B27は二量体を形成し細胞内に蓄積され，マクロファージからのIL-23産生，さらにはTh17細胞の活性化をきたし炎症を引き起こすとともに，NK（ナチュラルキラー）細胞，T細胞，B細胞に抗原として提示され，異常な免疫反応が生じると考えられている[5]．これに関連して，HLA-B27と微生物の菌体成分の分子相同性が報告されている．骨形成系においては骨新生に関与するBMPの血清中濃度高値や，Wntを抑制するsclerostinやDkk-1発現の低下が報告されている．

3）病理学的進行

病理学的には，強直性脊椎炎では原発性病変が多発性付着部炎で，軟骨下の炎症性肉芽組織が線維軟骨に置換され骨化に至る[6]．この炎症は椎体の骨髄浮腫と関連があり，その後の骨棘・骨橋形成へと伸展して竹状脊椎となる．末梢関節でも肉芽腫性滑膜炎を示すが，骨破壊像は認めない．形質細胞の出現がきわめて少ないのが特徴的で，RF陰性との関連が示唆される．

2 臨床症状，診察所見，画像所見の特徴

血清反応陰性脊椎関節症のそれぞれの疾患の特徴を表1に示す．

● 表1　血清反応陰性脊椎関節症のそれぞれの疾患の特徴

	強直性脊椎炎	反応性関節炎	乾癬性関節炎	炎症性腸疾患に伴う脊椎関節炎
好発年齢	若年層＜40歳	若年〜中年層	若年〜中年層	若年〜中年層
男女比	3：1	5〜10：1	およそ1：1	およそ1：1
発症形式	緩徐	急激	さまざま	緩徐
HLA-B27陽性	95％	70％	60％（脊椎）/20％（末梢関節）	70％
仙腸関節炎	100％	＜50％	＜20％	＜20％
末梢関節炎	＜25％	約90％	約95％	しばしば
眼病変	25〜30％	一般的	まれ	まれ
心病変	1〜4％	5〜10％	まれ	まれ
皮膚・粘膜病変	なし	一般的	100％	少ない

1）強直性脊椎炎

強直性脊椎炎でみられる腰痛は炎症性腰痛とよばれ，①40歳以前に，②緩徐に発症し，③3カ月以上持続する，④朝のこわばりを伴う，⑤安静時に増強し，運動すると軽快する，という特徴を有する[2]．仙腸関節炎は両側性，かつ対称性で，まずX線上腸骨側に骨浸食がみられる．骨浸食が進行すると仙腸関節裂隙は見かけ上開大し，次第に骨形成が生じ，最終的に骨性強直を呈する[7]．

脊椎病変の初発病変は椎体前縁の炎症による骨浸食で，MRIで椎体内浮腫と椎体のびらんとしてとらえられる．X線上小さな欠損（Romanus lesion）としてとらえられ，椎体の辺縁には反応性の骨硬化像（shiny corner）を伴う．Romanus lesionにより椎体の角はとれて，側面像では椎体は方形化する．そして靱帯骨棘が進行し，竹状脊椎（bamboo spine）を呈する（図1A）．仙腸関節炎のX線検査での検出は発症後5年以内だと30％以下であり，早期診断のためにはMRIを実施する（図1B）．

末梢関節炎は関節リウマチ（RA）と異なり，下肢優位の左右非対称性の関節炎が多い．付着部炎は靱帯・腱などの起始部の炎症で，アキレス腱や足底筋腱の付着部に炎症をきたす．

関節外症状としては，急性前部ぶどう膜炎や大動脈弁閉鎖不全症，伝導障害，肺尖部の線維化などがある．

炎症のマーカーである赤沈やCRP（C反応性タンパク）は上昇しないことがあり，必ずしも疾患活動性を示すとは限らない．

2）乾癬性関節炎

乾癬患者（欧米）の6〜42％に関節炎が合併する（アジアでは1〜9％）[8]．乾癬性関節炎は単関節で発症後，多関節に及ぶものが多い．皮膚や爪病変のみられる手足の関節に好発し，PIP（近位指間）関節ばかりでなく，DIP（遠位指間）関節も侵す．関節周囲の骨粗鬆症もない．pencil-in cup（中節骨遠位部が末節骨底部に食い込む）やray-appearance（末節骨から基節骨の関節と腱鞘に沿って炎症が及び，指がソーセージ様に腫脹する）がみられる．

強直性脊椎炎と比べると骨浸食と反応性骨硬化の頻度は高いとされるが，骨性強直は少なく，非対称性の例も比較的多い．脊椎では椎体と離れた部分位非対称性の骨化がみられる．

乾癬性関節炎のためのCASPER分類基準の診断項目は表2のとおりで，総スコアで3点以上であれば，乾癬性関節炎と診断できる[9]．

3）反応性関節炎

反応性関節炎は以前，ライター症候群（Reiter syndrome）とよばれていた．Chlamydia trachomatisによ

A）竹状脊椎（bamboo spine）のX線像

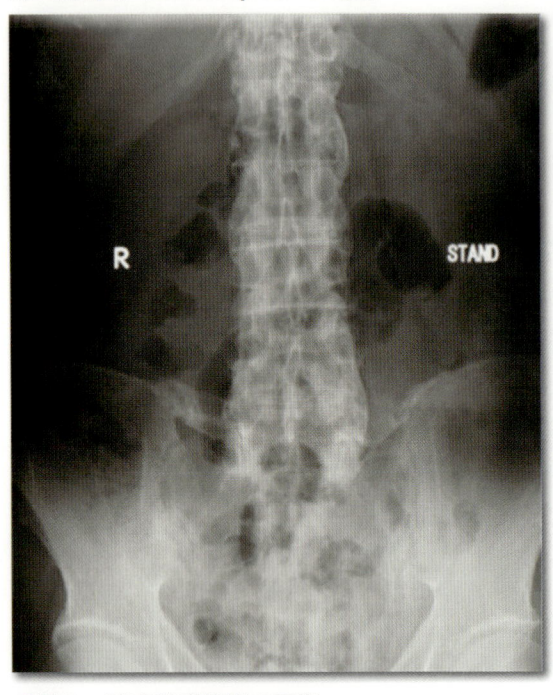

B）仙腸関節炎のMRI（STIR像）（矢印）

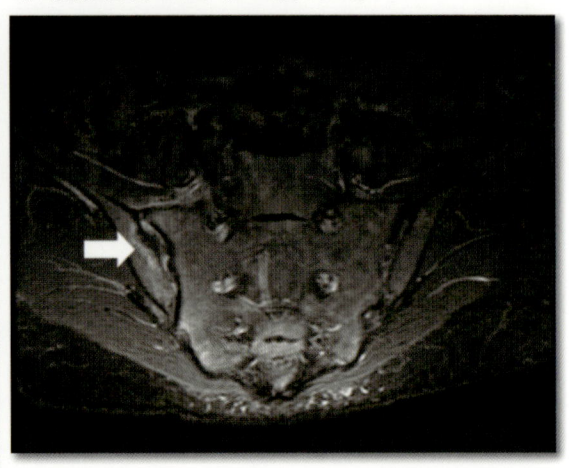

● 図1　強直性脊椎炎の画像
A）強直性脊椎炎の竹状脊椎．脊椎が融合している
B）強直性脊椎炎の仙腸関節炎（MRI）．右仙腸関節の腸骨側にSTIR像で高信号領域を認める（矢印）

● 表2　乾癬性関節炎のためのCASPER分類基準
（文献9をもとに作成）

診断項目	スコア
①現在，乾癬がある	2点
②現在，乾癬はないが，乾癬の既往がある	1点
③現在，乾癬はなく，既往もないが，家族歴がある	1点
④乾癬性の爪ジストロフィー	1点
⑤リウマトイド因子陰性	1点
⑥指炎	1点
⑦現在，指炎はないが，指炎の既往がある	1点
⑧関節付近の骨新生がX線検査で確認されている	1点

る尿道炎や*Shigella flexneri*, *Salmonella typhimurium/enteriditis*, *Yersinea enterocolitica*, *Campylobacter jejuni/fetus*など細菌性腸炎の後，1カ月以内に起こる関節炎，結膜炎，尿道炎が反応性関節炎の三徴として知られている．関節滑膜組織から*Chlamydia trachomatis*が検出されたという報告がある．特に足趾や踵骨が侵されやすい．踵骨ではアキレス腱付着部や足底筋膜付着部に腱靭帯付着部症と反応性骨硬化が生じる．

合併症として，前立腺炎，連環状亀頭炎，脂漏性角化症，虹彩炎，口内炎，大動脈弁閉鎖不全症，心臓の伝導障害，IgA腎症，アミロイドーシスなどがある．

尿道分泌物や尿にてクラミジアの培養，DNAの証明，血清抗体価測定や便の培養により，病原菌を同定する．関節液には多数の白血球が存在し，細菌菌体成分やクラミジアの核酸が検出されるが，生菌は存在しない．

診断基準は表3のとおりである[10]．

4）炎症性腸疾患に伴う脊椎関節炎

潰瘍性大腸炎の10〜20％，クローン病の10％に関節炎が合併する．下肢の関節が侵されやすいが，関節破壊はほとんど生じない．末梢関節炎は腸炎の疾患活

● 表3 反応性関節炎の診断基準 (文献10をもとに作成)

①典型的な末梢性関節炎
下肢に多く，非対称性，少数関節炎（oligoarthritis）
②感染症の既往
1）4週間以内に下痢または尿道炎の既往がある．検査による証明が望ましい
2）感染症の既往が明らかではない場合，検査結果にて感染症の既往が証明されること
上記①と②の項目を満たす症例を反応性関節炎（ライター症候群）と診断する
【除外項目】
明らかな仙腸関節炎，細菌性関節炎，結晶誘発性関節炎，ライム病，連鎖球菌による反応性関節炎を除く

動性と相関する．四肢末梢にRA様の関節炎所見や，強直性脊椎炎と同様の仙腸関節炎や脊椎病変がみられる．

3 診断

1) 分類基準

脊椎関節炎の分類基準にはAmorらによるもの[11]とヨーロッパ脊椎関節症研究班（European spondyloarthritis study group：ESSG）によるもの[12]の2つがあるが，早期診断のために，国際脊椎関節炎評価学会（Assessment of SpondyloArthritis International Society：ASAS）により，2009年身体中心部に病変を有する脊椎関節炎（axial spondyloarthritis）の分類基準が，2011年末梢病変を有する脊椎関節炎（peripheral spondyloarthritis）の分類基準が提唱された（表4）[13) 14)]．

2) MRIによる関節炎の証明

上記基準ではMRIによる仙腸関節炎の証明が重要視されており，ASASとOMERACT（Outcome Measures in Rheumatology Clinical Trials）のワーキンググループは下記のように定義している．

■ 活動性炎症性病変
・軟骨下や関節周囲の骨髄に，骨髄浮腫または骨炎をSTIRまたは造影T1強調像により証明する
・骨髄浮腫／骨炎を伴わない場合，滑膜炎，付着部炎，関節包炎だけでは仙腸関節炎とは診断できない
・骨髄浮腫，骨硬化，骨浸食，骨性強直といった関節の構造変化は炎症を反映した所見である．しかし，骨髄浮腫／骨炎を伴わない場合，構造変化だけでは仙腸関節炎とはしない

■ 信号変化量
・骨髄浮腫／骨炎を示す信号変化が1カ所にしかない場合には，連続する2スライス以上に所見があること，1スライスに2カ所以上信号変化がある場合には1スライスだけでも可

MRIにおける椎体の信号変化は，活動性の炎症がある場合はSTIRで高信号となり，炎症後の骨髄脂肪髄化はT1強調像で高信号を呈する[15]．その後，骨性強直をきたすとT1強調像で中等度信号に，STIRで低信号に戻る．また，近年，MRIの進歩やソフトウエアの開発により，全脊椎を一度に観察することが可能になっており，脊椎関節炎の診断への応用が期待される．

> **MEMO**
> 強直性脊椎炎の治療にもwindow of therapeutic opportunity（治療機会の窓）があり，硬化性病変が出現する前にMRIで仙腸関節炎をとらえて，早期に治療開始し，炎症を抑えることが重要である[16]．

3) 強直性脊椎炎の診断

血清反応陰性脊椎関節症のうち，その代表である強直性脊椎炎の診断基準（modified New York criteria, 1984）を表5に示す．

また，疾患活動性を示す指標として，BASDAI（The Bath Ankylosing Spondylitis Disease Activity Index）やASAS（Assessment of Ankylosing Spondylitis）などが考案されている[18]．脊椎関節炎の疾患活動性評価（BASDAI）は表6のとおりである．

さらに，脊椎可動性の評価法として，BASMI（The Bath Ankylosing Spondylitis Metrology Index）があり，それには①壁から耳たぶまでの距離，②前屈方向の腰椎可動域制限（schober test），③頸部回旋，④側

● 表4　ASASによる血清反応陰性脊椎関節症の分類基準
（文献13, 14をもとに作成）

A) 身体中心部に病変を有する場合

3カ月以上の腰痛があり，45歳未満に発症した症例において，下記のいずれかを満たした場合，身体中心部に病変を有する脊椎関節炎と分類される

仙腸関節炎の画像所見[*1] ＋ 1つ以上の脊椎関節炎の特徴[*2]	または	HLA-B27陽性 ＋ 2つ以上の脊椎関節炎の特徴[*2]
[*1]・MRIで脊椎関節炎に伴った仙腸関節炎であることが強く示唆される活動性の炎症所見 ・改訂ニューヨーク基準による確実な仙腸関節炎のX線所見		[*2]・炎症性腰痛 ・関節炎 ・付着部炎（踵） ・ブドウ膜炎 ・指炎 ・乾癬 ・クローン病/潰瘍性大腸炎 ・NSAIDsに対する良好な反応 ・脊椎関節炎の家族歴 ・HLA-B27 ・CRP上昇

B) 末梢病変を有する場合

関節炎または付着部炎，指炎があり，下記のいずれかを満たした場合，末梢病変を有する脊椎関節炎と分類される

1つ以上の脊椎関節炎の特徴 ・乾癬 ・炎症性腸疾患 ・先行感染 ・HLA-B27陽性 ・ぶどう膜炎 ・仙腸関節炎の画像所見 　（X線またはMRI）	または	2つ以上のほかの脊椎関節炎の特徴 ・関節炎 ・付着部炎 ・指炎 ・炎症性腰痛の既往 ・脊椎関節炎の家族歴

NSAIDs：非ステロイド性抗炎症薬

● 表5　強直性脊椎炎の改訂ニューヨーク基準（文献17をもとに作成）

A) 診断項目

①臨床症状

a. 腰痛とこわばり（3カ月以上，運動により改善するが，安静により軽快しない）
b. 腰椎の可動域制限（前後屈，側屈ともに）
c. 胸郭の拡張制限（年齢・性によって補正した正常値と比較して）

②X線所見

仙腸関節炎：両側でグレード2以上，あるいは，片側でグレード3～4
　グレード0：正常
　グレード1：疑わしい変化→関節辺縁がいくらか不明瞭
　グレード2：わずかな異常→関節裂隙の狭小化はないが，小さな骨浸食や硬化あり
　グレード3：明らかな異常→中等度または進行した仙腸関節炎
　　　　　　　〔骨浸食，硬化，関節裂隙拡大・狭小化に一部骨癒合（＋/−）〕
　グレード4：高度な異常→完全な関節強直

B) 診断

①確実例

臨床所見1項目以上＋X線所見

②疑い例

a. 臨床所見3項目
b. 臨床症状なし＋X線所見

●表6　脊椎関節炎の疾患活動性評価（BASDAI）
（文献18, 19をもとに作成）

A)	疲労感の程度
B)	頸部や背部〜腰部または臀部の疼痛の程度
C)	上記B以外の関節の疼痛・腫脹の程度
D)	触れたり押したりしたときに感じる疼痛の程度
E)	朝のこわばりの程度
F)	朝のこわばりの継続時間

A〜FについてVAS（10 cmスケール）により，全くない〜非常に強いまでを評価し（Fについては0分〜2時間以上で），以下の計算式で算出した値（0〜10）とする
BASDAI＝[A＋B＋C＋D＋0.5（E＋F）]／5

VAS：visual analog scale

屈方向の腰椎可動域制限，⑤足の内果間距離が含まれている．

4 治療

非ステロイド性抗炎症薬（NSAIDs）と理学療法・患者教育が基本である[20]．NSAIDsによる疼痛対策と定期的な物理療法・運動の習慣化により身体全体の可動性を保ち，障害を予防する．NSAIDsの頓服による継続投与は，X線学的変化の進行を抑制したという報告もある．特に，CRP高値例に有効である．

NSAIDsの効果が十分でない場合，末梢関節炎にはサラゾスルファピリジンが有効であるが，脊椎病変にはメトトレキサートも有効であるというエビデンスがない．仙腸関節や付着部炎へのステロイド薬の局所的な投与はしばしば行われるが，全身的な投与の効果は悪く，推奨されない．そのため，TNF阻害薬などの生物学的製剤が使用される．欧米ではインフリキシマブ，エタネルセプト，アダリムマブ，ゴリムマブが承認されているが，日本ではインフリキシマブとアダリムマブだけである．

乾癬性関節炎に，IL-12とIL-23の2つの炎症性サイトカインの共通のサブユニットであるp40に対するモノクローナル抗体，ウステキヌマブが承認された．T細胞に直接作用するアバタセプトは無効である．

ASASの強直性脊椎炎の治療ガイドラインによると，TNF阻害薬の使用は，最低2剤のNSAIDsに抵抗性かつ4週間以上BASDAIスコアが4点以上で，専門医が活動性を有すると判断した場合に勧められている．治療反応性はRAより良好であるが，骨病変の進行は完全には抑制できないという報告もある．

反応性関節炎の原因菌として*Chlamydia*が考えられる場合，テトラサイクリン系薬剤を2週間投与する．

（折口智樹，川上　純）

■文献■

1) Maksymowych, W. P.：Spondyloarthritis in 2012: Advances in pathogenesis through animal models and imaging. Nat. Rev. Rheumatol., 9：72-74, 2013
2) 八田和大：強直性脊椎炎．Modern Physician., 30：1495-1504, 2010
3) Chandran, V. & Rahman, P.：Update on the genetics of spondyloarthritis--ankylosing spondylitis and psoriatic arthritis. Best Pract. Res. Clin. Rheumatol., 24：579-588, 2010
4) van der Heijde, D. & Maksymowych, W. P.：Spondyloarthritis: state of the art and future perspectives. Ann. Rheum. Dis., 69：949-954, 2010
5) 小林茂人：強直性脊椎炎．呼吸, 30：712-718, 2011
6) 青木重久：脊椎関節炎の病理．Modern Physician., 30：1555-1560, 2010
7) 篠崎健史：関節リウマチと脊椎関節症の画像診断．断層映像研究会雑誌, 36：23-31, 2009
8) Tam, L. S. et al.：Psoriatic arthritis in Asia. Rheumatology, 48：1473-1477, 2009
9) Taylor, W. et al.：Classification criteria for psoriatic arthritis: development of new criteria from a large international study. Arthritis Rheum., 54：2665-2673, 2006
10) Kingsley, G. & Sieper, J.：Third International Workshop on Reactive Arthritis. 23-26 September 1995, Berlin, Germany. Report and abstracts. Ann. Rheum. Dis., 55：564-584, 1996
11) Amor, B. et al.：Criteria of the classification of spondylarthropathies. Rev. Rhum. Mal. Osteoartic., 57：85-89, 1990
12) Dougados, M. et al.：The European Spondylarthropathy Study Group preliminary criteria for the classification of spondylarthropathy. Arthritis Rheum. 34：1218-1227, 1991
13) Rudwaleit, M. et al.：The development of Assessment of SpondyloArthritis international Society classification criteria for axial spondyloarthritis (part

II): validation and final selection. Ann. Rheum. Dis., 68：777-783, 2009
14) Rudwaleit, M. et al.：The Assessment of SpondyloArthritis International Society classification criteria for peripheral spondyloarthritis and for spondyloarthritis in general. Ann. Rheum. Dis., 70：25-31, 2011
15) Chiowchanwisawakit, P. et al.：Focal fat lesions at vertebral corners on magnetic resonance imaging predict the development of new syndesmophytes in ankylosing spondylitis. Arthritis Rheum., 63：2215-2225, 2011
16) Maksymowych, W. P. et al.：Suppression of inflammation and effects on new bone formation in ankylosing spondylitis: evidence for a window of opportunity in disease modification. Ann. Rheum. Dis., 72：23-28, 2013
17) van der Linden, S. et al.：Evaluation of diagnostic criteria for ankylosing spondylitis. A proposal for modification of the New York criteria. Arthritis Rheum., 27：361-368, 1984
18) 西林保朗：脊椎関節炎の病状評価とリハビリテーション．Modern Physician., 30：1535-1543, 2010
19) Garrett, S. et al.：A new approach to defining disease status in ankylosing spondylitis: the Bath Ankylosing Spondylitis Disease Activity Index. J. Rheumatol., 21：2286-2291, 1994
20) Braun, J. et al.：2010 update of the ASAS/EULAR recommendations for the management of ankylosing spondylitis. Ann. Rheum. Dis., 70：896-904, 2011

■ 参考文献 ■

・『Evidence Based Medicineを活かす膠原病・リウマチ診療 改訂第2版』（東京女子医科大学附属膠原病リウマチ痛風センター/編・鎌谷直之/監修），メジカルビュー社，2007

臨床編 I　全身性自己免疫疾患（膠原病）

4 成人スティル病

　成人スティル病は高熱，皮疹，関節炎を主徴とした炎症性疾患であり，若年成人に好発する．全身性自己免疫疾患の類縁疾患であるが，通常，自己抗体は陰性である．病因は不明であるが，感染などの環境因子によってT細胞やマクロファージが活性化され，IL-6やIL-18などの炎症性サイトカインが多量に産生されることによると考えられている．治療はステロイド薬が有効であるが，難治性の例では免疫抑制薬や抗サイトカイン製剤が用いられる．

概念図

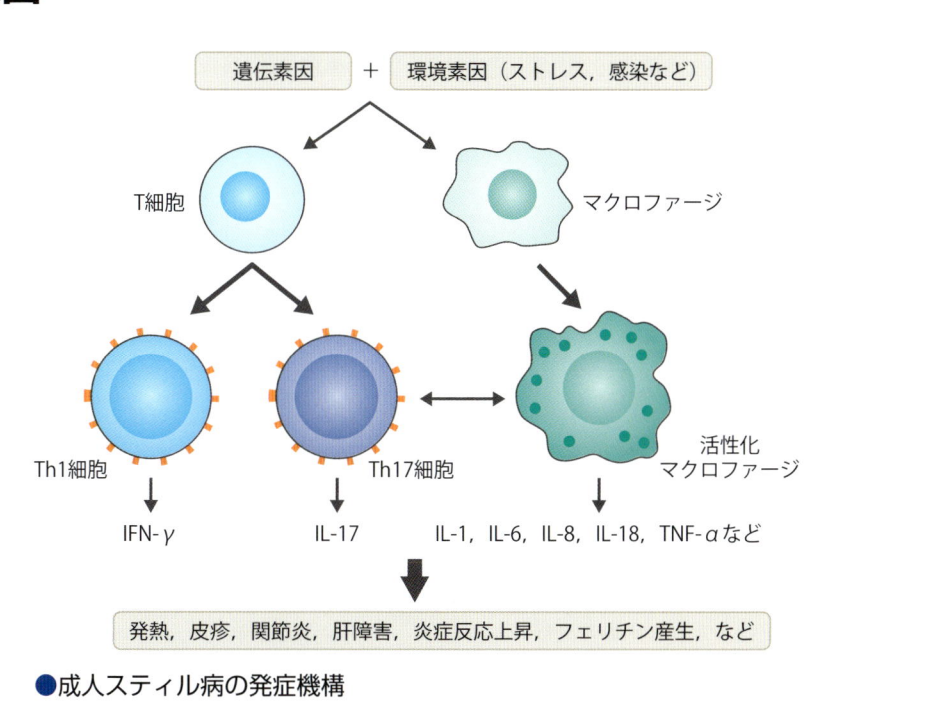

遺伝素因 ＋ 環境素因（ストレス，感染など）

T細胞　　マクロファージ

Th1細胞　　Th17細胞　　活性化マクロファージ

IFN-γ　　IL-17　　IL-1，IL-6，IL-8，IL-18，TNF-α など

発熱，皮疹，関節炎，肝障害，炎症反応上昇，フェリチン産生，など

● 成人スティル病の発症機構

成人スティル病とは

　成人スティル（Still）病は若年成人に好発し，スパイク状の高熱（弛張熱），関節炎，淡いピンク色の皮疹の三症状を主徴とする原因不明の全身性炎症性疾患である．臨床検査では炎症反応の上昇をきたすが，通常，抗核抗体やリウマトイド因子は陰性である．もともと若年性特発性関節炎の全身型をスティル病とよんでいたが，1971年にBywatersが同様の病像を示した成人発症例を報告し，成人スティル病という疾患概念を提唱した．現在臨床経過から，単周期全身型，多周期全身型，慢性関節炎型（関節症状のみ持続する）の3つのタイプに分類される．

　正確な発症頻度は不明であるが，日本での新規受診例は年間1,000例程度と推定されている．男女比は1：2であり，発症年齢は20〜30代がピークとされている[1]．しかし最近のわれわれの調査では，平均年齢が39歳と以前よりも高齢化している傾向がうかがわれる[2]．

1 病因

　本疾患の原因は不明であるが，遺伝要因や環境因子についてさまざまな報告がなされている．遺伝要因については，日本人患者におけるHLAの解析で，慢性関節炎型に多いハプロタイプや全身型に多いハプロタイプが報告されている[3]．環境因子としては感染症が注目されている．感染が成人スティル病の発症の契機となった症例は多く認められ，抗体価の上昇もときに認められる．風疹，ムンプス，サイトメガロウイルス，パルボウイルスなどのウイルスや，エルシニア，ブルセラなどの細菌の関与が示唆されている[4]．その他，出産直後の発症がみられたり，症例対照研究においてはストレスフルなイベントと発症との関連も報告されている．

2 病態，発症機序

　本症における病態としては，CD4陽性T細胞とマクロファージの活性化，およびそれに伴う炎症性サイトカインの産生が主体であると考えられている（概念図）．CD4陽性T細胞のなかでもインターフェロンγ（IFN-γ）を産生するTh1サブセット（基礎編-5参照）が優位であり，皮疹の組織でもIFN-γの発現が亢進している[5]．また末梢血においてIL-17を産生するTh17サブセットの増加がみられ，逆に制御性（調節性）T細胞は減少すると報告されている[6]．

　本症では活動性患者末梢血でTNF-α，IL-1β，IL-6，IL-8，IL-17，IL-18，IFN-γ，M-CSFなど多くのサイトカインの上昇が認められる．このなかでも特に注目されているのはIL-18である．IL-18はTh1タイプのサイトカインを誘導するサイトカインであり，本症患者の末梢血や滑膜，リンパ節などでも発現が亢進する．末梢血中濃度がきわめて高値であり，活動性と相関することが示されている[7]．またIL-6も同様に，症状や炎症反応などの疾患活動性との相関が示されている．これらのサイトカインの多くはマクロファージから産生されるため，マクロファージの活性化が主要な病態と考えられている．

3 臨床所見，診断

1）主な症状

　本症で最も頻度が高い症状は，発熱，関節症状，皮疹の三症状である．発熱はほぼ100％に認められ，39℃に達する高熱が1日に1〜2度生じ，その間は37℃近くまで解熱するスパイク状の発熱（弛張熱）が特徴である．関節症状も90％以上に生じ，膝，手，股，足関節などの中〜大関節を中心とした疼痛や腫脹をきたす．皮疹は60〜80％に出現する．淡いピンク色（サーモンピンク）の紅斑，丘疹で癒合傾向があり，瘙痒感は乏しい（図1）．体幹を中心に出現し，発熱と同時に明瞭となるのが特徴である．また正常皮膚でも，機械的刺激を与えることにより紅色の皮疹が出現する現象も

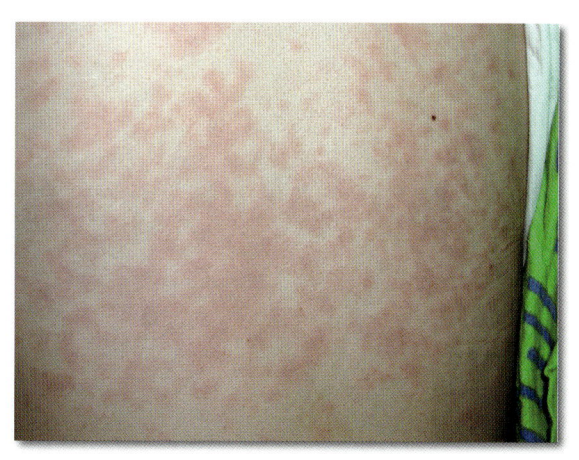

● 図1　成人スティル病における定型的皮疹

● 表1　成人スティル病の分類基準（文献9より引用）

大項目
①発熱（≧39℃，1週間以上持続）
②関節痛（2週間以上持続）
③定型的皮疹
④80％以上の好中球増加を含む白血球増加（≧1万/mm³）
小項目
①咽頭痛
②リンパ節腫脹あるいは脾腫
③肝機能異常
④リウマトイド因子陰性および抗核抗体陰性
大項目2項目以上を含み，合計5項目以上で成人スティル病と分類する． ただし，除外項目は除く ・参考項目：血清フェリチン著増（正常上限の5倍以上） ・除外項目：感染症，悪性腫瘍，膠原病

特徴の1つである（Köbner現象）．

その他，咽頭痛は70％程度に出現し特に発症早期に多く，さらに筋痛，リンパ節腫脹，肝脾腫もときに認められる．臓器障害はまれであるが，間質性肺炎，胸膜炎，血液障害（播種性血管内凝固症候群，血球貪食症候群）などがある．

2）検査所見

検査所見では好中球を主体とした白血球増多（≧1万/mm³）が高頻度に認められる．CRP（C反応性タンパク）上昇や赤沈亢進もほとんどの症例で認め，CRPはしばしば10 mg/dLを超す高値を示す．生化学ではAST（アスパラギン酸アミノトランスフェラーゼ），ALT（アラニンアミノトランスフェラーゼ）の上昇が60〜80％に認められる．本症に特徴的な所見として，血清フェリチンの上昇がある．80％以上で認められ，しばしば著明な上昇をきたし診断に有用である．免疫学的所見では抗核抗体やリウマトイド因子は通常陰性で，陽性率は10％程度である．

MEMO

血清フェリチン著増

成人スティル病における特徴的な検査所見で，正常上限の5倍を超える著明な高値を示す例では診断の参考となる．われわれの調査では10倍以上の例を70％に，100倍以上の例を20％に認めた．また本症で増加するフェリチンは糖鎖のついていないものが多いのも特徴である．糖鎖フェリチンは正常では50〜80％程度であるのに対し，本症では20％以下に低下することが多い．

3）画像診断

画像診断では特異的なものはないが，リンパ節腫脹や肝腫大，脾腫はしばしば認める．ガリウムシンチグラフィでは骨髄への集積が，FDP-PETでは骨髄，リンパ節，脾への取り込みを認めたとの報告がある[8]．皮膚生検では真皮上層の血管周囲に単核球や好中球の浸潤を認めるが，特異的なものではない．

4）診断

診断には山口らの分類基準を用いる（表1）[9]．除外診断が重要であり，悪性リンパ腫などの悪性疾患，および感染症の除外に注意を要する．

4 治療

本症の治療はステロイド薬で行い，通常，中等量以上（30〜60 mg/日）の投与を行う．重症例ではステ

ロイドパルス療法も行われる．3〜4週間の初期投与の後，症状や検査の改善がみられれば漸減する．半数以上の例ではステロイドが中止できるが，維持量の長期投与が必要となる例も多い．ステロイド薬のみで寛解導入ができない症例や減量が困難な症例では，免疫抑制薬を併用する．メトトレキサート（MTX）やシクロスポリン（CyA）の有効性が報告されている[10]．

近年は生物学的製剤の有効性が報告されており，われわれの調査では抗IL-6製剤トシリズマブの奏功率が高かった[11]．また海外ではIL-1受容体拮抗薬（アナキンラ，本邦未発売）の有効性が多数報告されている．

（多田芳史）

■文献

1) Ohta, A. et al.：Adult Still's disease: a multicenter survey of Japanese patients. J. Rheumatol., 17：1058-1063, 1990
2) 末松梨絵：成人Still病．リウマチ科，45：480-485, 2011
3) Fujii, T. et al.：Cytokine and immunogenetic profiles in Japanese patients with adult Still's disease. Association with chronic articular disease. Rheumatology, 40：1398-1404, 2001
4) Efthimiou, P. & Georgy, S.：Pathogenesis and management of adult-onset Still's disease. Semin. Arthritis Rheum., 36：144-152, 2006
5) Chen, D. Y. et al.：Predominance of Th1 cytokine in peripheral blood and pathological tissues of patients with active untreated adult onset Still's disease. Ann. Rheum. Dis., 63：1300-1306, 2004
6) Chen, D. Y. et al.：Potential role of Th17 cells in the pathogenesis of adult-onset Still's disease. Rheumatology, 49：2305-2312, 2010
7) Kawaguchi, Y. et al.：Interleukin-18 as a novel diagnostic marker and indicator of disease severity in adult-onset Still's disease. Arthritis Rheum., 44：1716-1717, 2001
8) 鐘江 大，他：成人Still病患者のガリウムシンチグラフィにおける骨髄への集積．リウマチ，42：872-878, 2002
9) Yamaguchi, M. et al.：Preliminary criteria for classification of adult Still's disease. J Rheumatol., 19：424-430, 1992
10) Mitamura, M. et al.：Cyclosporin A treatment for Japanese patients with severe adult-onset Still's disease. Mod. Rheumatol., 19：57-63, 2009
11) Suematsu, R. et al.：Therapeutic response of patients with adult Still's disease to biologic agents: multicenter results in Japan. Mod. Rheumatol., 22：712-719, 2012

臨床編 I　全身性自己免疫疾患（膠原病）

5 全身性エリテマトーデス

　全身性エリテマトーデス（systemic lupus erythematosus：SLE）は，ポリクローナルに活性化されたB細胞による過剰な抗体産生と，それを制御するT細胞機能異常などの免疫異常によると考えられている系統的自己免疫疾患である．高γグロブリン血症や種々の自己抗体の出現および免疫複合体の形成を認め，増悪と寛解を反復し，慢性に経過する多臓器障害が特徴的であり，多彩な臨床症状を呈する[1)2)]．中枢神経障害，腎障害は生命予後を規定する重篤な病態とされ，ほかにも発熱，関節炎，皮疹や脱毛，漿膜炎，汎血球減少症，肺高血圧症，血管炎などのさまざまな症状を呈する．

概念図

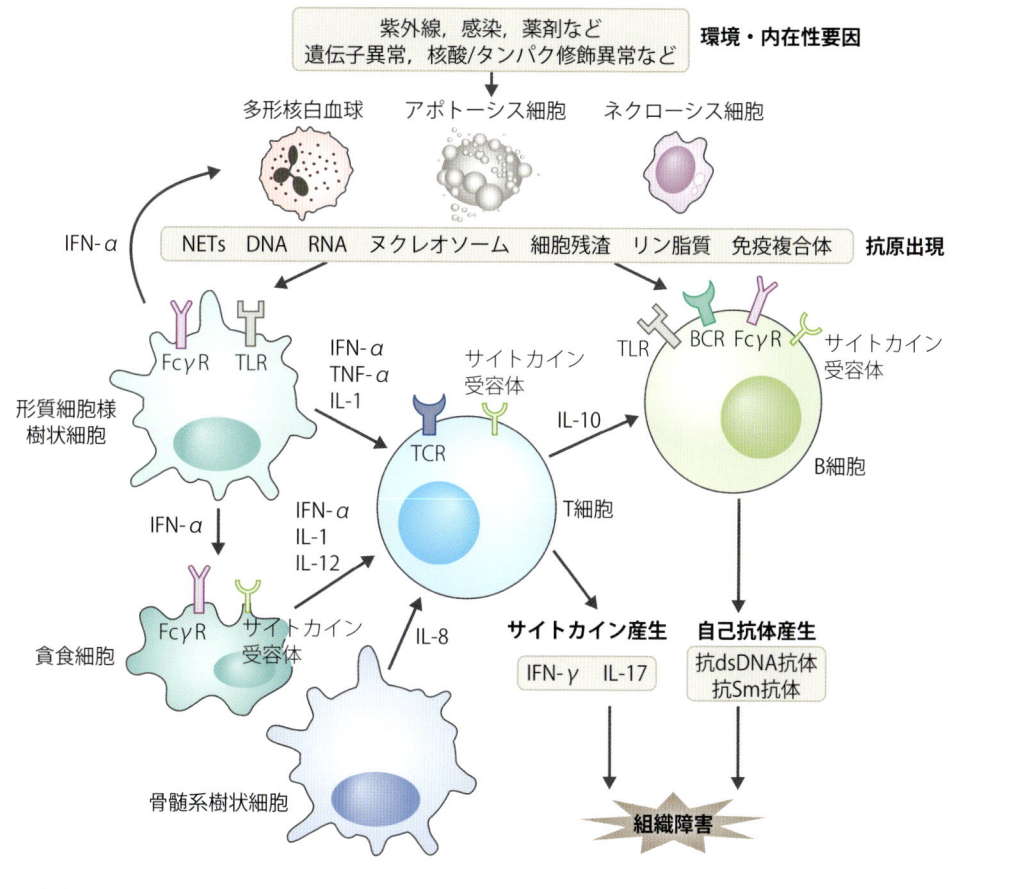

●全身性エリテマトーデスの発症機構
NETs：neutrophil extracellular traps（好中球細胞外トラップ），TLR：Toll-like receptor（Toll様受容体），
BCR：B cell receptor（B細胞受容体），TCR：T cell receptor（T細胞受容体）

全身性エリテマトーデス（SLE）とは

　SLEは若年女性に好発する原因不明の全身性慢性炎症性疾患である．多彩な自己抗体産生により特徴づけられる自己免疫異常により引き起こされ，遺伝的背景および環境因子が関与していると考えられている．

　年間10万人に1～10人の発症率であり，20～70人/10万人の有病率となっている．全年齢において発症するが，16～45歳の妊孕性の高い年齢の女性に好発し，男女比は男性1に対して女性9の割合となっている．黒色人種は白色人種の3倍の発症率を認め，黒色人種，ヒスパニックおよび東洋人での重症例が多い．5～10年生存率は90％前後となっており[1]，腎機能障害，中枢神経障害のほかに感染症，DIC（播種性血管内凝固症候群），心不全，肺高血圧症などが死亡要因となっており，近年では心筋梗塞や脳梗塞なども重要な死亡要因となっている．血栓症は，抗リン脂質抗体の関与が示唆されている[1]．

1 病因

　病因は不明であるが，遺伝的素因を背景として環境因子が加わり，免疫異常が引き起こされ，病的な自己抗体の過剰産生に引き続き，免疫複合体が形成され，補体系の活性化を介して実質臓器が障害される．また，多くの患者が女性であることから，性ホルモンの関与があるとされている[2]．

　環境要因としては，紫外線曝露や薬剤，感染症などの関連が示唆されている．家族内発症が比較的高率にみられ[2]，遺伝的素因もSLE発症に重要であると考えられている[3]．

　近年の遺伝子解析からSLEの病因として，アポトーシス細胞処理の異常，Toll様受容体（TLR）とⅠ型インターフェロン（IFN）経路の異常，免疫細胞のシグナル伝達分子の異常が考えられている[4]．補体欠損（C1q，C2，C4）は，現在唯一のSLEの病因となる単一遺伝子異常であると考えられている[5]．免疫応答遺伝子座に近いHLAの検討では，HLA-DRB1*1501（DR2），特に欧州人では，HLA-DRB1*1301（DR3）との相関が報告されている[6]．SLEの家系での全ゲノム解析からは8つの遺伝子座が同定されており[7]，また，ヒトゲノム上の一塩基多型（SNPs）解析とあわせて，自然免疫，獲得免疫双方にかかわる分子およびシグナル伝達分子の遺伝子異常がその成因にかかわることが示唆されている[8]．IRF5（IFN regulatory factor 5）の遺伝子多型はSLEの発症リスクになっている（表1）．

　遺伝的素因と環境要因に基づいて引き起こされる免疫異常に関しては，B細胞の免疫寛容チェックポイントの欠損やT細胞の細胞内シグナル伝達機能の異常などが推察されているが，いまだ不明な点が多い．T細胞は獲得免疫において中心的な役割を果たしており，T細胞受容体（TCR）を介してシグナル伝達，活性化が起こる．B細胞はサイトカイン産生や抗原提示細胞として，T細胞の活性化にかかわっている．B細胞により自己抗体が産生されるのみならず，成熟B細胞となる直前の免疫寛容のセカンドチェックポイントの異常により，B細胞の恒常性の破綻がみられ，疾患を引き起こす一因となっている．SLE患者のT細胞ではTCRを介したシグナル伝達の亢進が認められる．その他 mannose binding lectin，TNFRII，CD19，FcγR機能異常が関連する可能性も示唆されている（図1）．

2 症状

　病変は多様な臓器に起こり，臨床症状も多彩である．

1）全身症状

　発症初期には全身倦怠感や易疲労感，発熱などが認められる．

2）皮膚，粘膜

　蝶型紅斑と円板状紅斑（ディスコイド疹）が特徴的である．蝶型紅斑は頬から鼻梁にかかり，日光曝露で

● 表1 SLEと関連が示唆される遺伝子座（文献2より引用）

遺伝子座	遺伝子座に存在する遺伝子	免疫反応	機能	関連症状
1p13.2	PTPN22	獲得免疫	T細胞シグナル	
1p36	C1Q	免疫複合体除去	補体	腎炎，日光過敏
1q23	CRP	自然免疫		
	FCGR2A	免疫複合体除去	貪食	腎炎，APS，皮疹
	FCGR3A	免疫複合体除去	貪食	腎炎
	FCGR2B	免疫複合体除去	貪食	
	FCGR3B	免疫複合体除去	貪食	腎炎
1q25-31	TNFSF4	獲得免疫	T細胞シグナル	腎炎
1q31-32	IL-10	獲得免疫	サイトカイン	腎炎，中枢神経病変，皮疹，抗Sm抗体，抗SS-A抗体
1q41-42	PARP	アポトーシス		
	TLR5	自然免疫	IFNシグナル	皮疹，抗核抗体
2q32	STAT4	自然免疫	TLR/IFNシグナル	腎炎，抗dsDNA抗体，腎炎，APS
2q35-37	PDCD1	獲得免疫		
3p14.3	PXK			光線過敏
4p16-15.2				
4q24	BANK1	獲得免疫	B細胞シグナル	
4q26-27	IL-21	獲得免疫	サイトカイン	血球異常
5q32-33	TNIP1	自然免疫	NF-κBシグナル	光線過敏，血管炎
6p11-21	MHC class II：DRB1	獲得免疫	抗原提示	
	MHC class III：TNFa	獲得免疫	抗原提示	
6p21.3	C2, C4	免疫複合体除去	補体	関節炎
6p21	UHRF1BP1			免疫異常
6p21	ATG5	オートファジー		
6p23	TNFAIP3	自然免疫	NF-κBシグナル	腎炎，血球異常
7p13-11	IKZF1	獲得免疫	B細胞シグナル	腎炎，皮疹
7p15.2	JAZF1			
7q32	IRF5	自然免疫	TLR/IFNシグナル	抗dsDNA抗体
8p23	BLK	獲得免疫	B細胞シグナル	APS，抗dsDNA抗体
8p23.1	XKR6			
8q13	LYN	獲得免疫	B細胞シグナル	皮疹，血球異常
10q11.23	LRCC18			
11p13	CD44	獲得免疫	T細胞シグナル	血小板減少
11p15	IRF7	自然免疫	TLR/IFNシグナル	抗dsDNA抗体，抗Sm抗体，免疫異常
11q23.3	ETS1	獲得免疫	B細胞シグナル	若年発症
12q24	SLC15A4			皮疹
16p11.2	ITGAM	免疫複合体除去	貪食	皮疹，関節痛，腎炎，中枢神経障害，血球異常
16p11.2	PRKCB	自然免疫	NF-κBシグナル	
16q12-13	OAZ	獲得免疫		
19p13	C3	免疫複合体除去	補体	補体価低下
22q11.21	UBE2L3			抗dsDNA抗体
Xp22	TLR7/TLR8	自然免疫	TLR/IFNシグナル	抗RBP抗体
Xq28	IRAK1	自然免疫	TLR/IFNシグナル	

多遺伝子共通変異を，複数家系での全ゲノム連鎖解析，候補遺伝子関連解析および全ゲノム関連解析などの方法で解析している．自然免疫，獲得免疫に関連する遺伝子や免疫複合体除去に関連する遺伝子の変異が示唆されている．APS：抗リン脂質抗体症候群

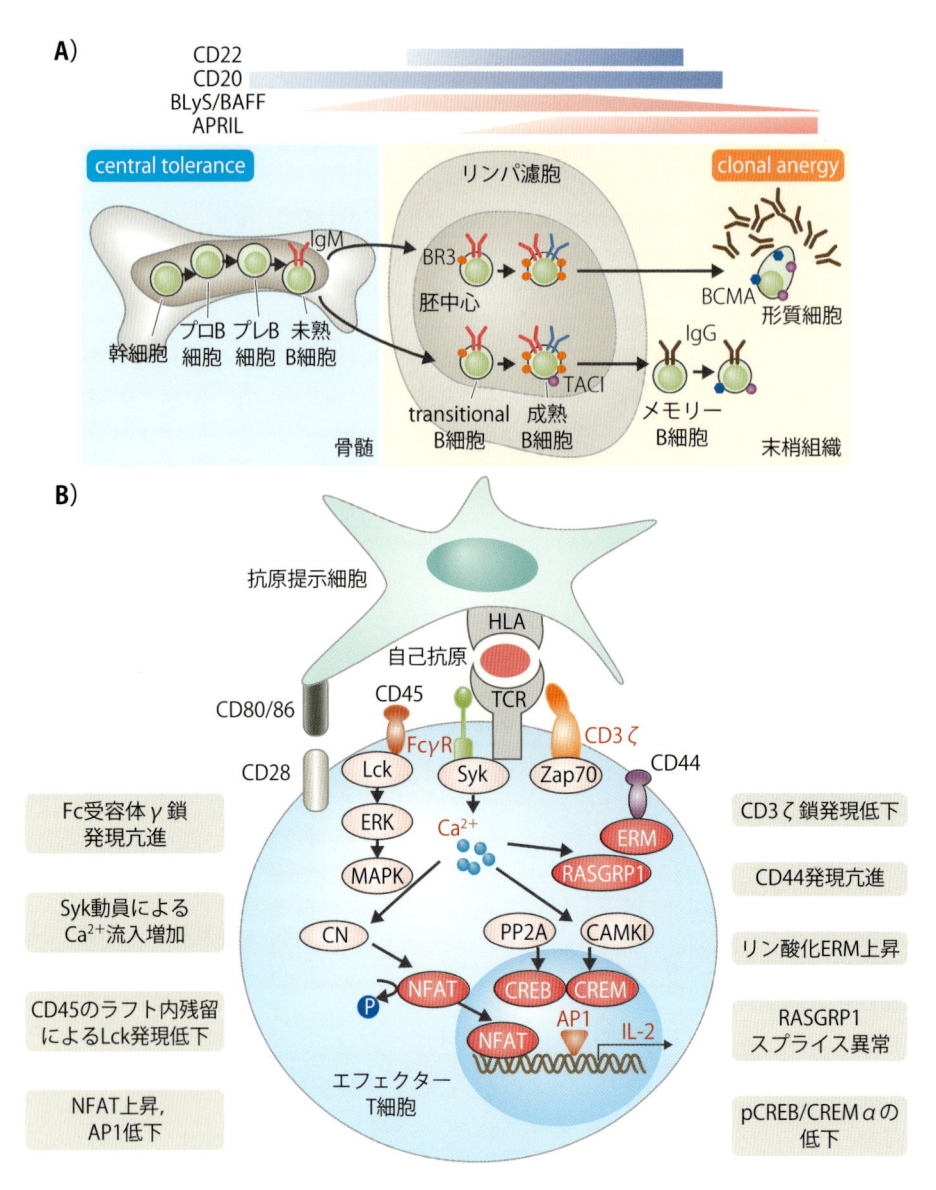

●図1　SLEにおけるB細胞およびT細胞異常

A）SLE患者においては，骨髄から末梢の組織へ移行する際に出現するtransitional B細胞といわれる分画の異常がみられており，この細胞が自己反応性抗体を産生していると考えられている．さらに，B細胞の分化成熟の過程におけるポジティブセレクションと生存にかかわるBLyS（B lymphocyte stimulator/BAFF）の過剰発現が，transitional B細胞の異常増殖の一因となっている．また，B細胞受容体シグナルの活性化が認められ，B細胞受容体の下流に位置し細胞分化・活性化にかかわる非受容体型チロシンキナーゼSyk（spleen tyrosine kinase）の発現増加が認められる．また，B-cell scaffold protein with ankyrin repeats 1はSrc familyチロシンキナーゼの活性化に関与している．B細胞受容体の経路のほか，CD19，CD20，CD22などの細胞表面分子を介した経路もB細胞のシグナル伝達，増殖にかかわっていると考えられている．

B）SLE患者のT細胞ではCD3ζ鎖の欠損・発現低下と無刺激の状態での脂質ラフトの集簇により，抗原刺激に対しての初期活性化が亢進し，さらに刺激に対する閾値が低下している．CD3ζ鎖の欠損・発現低下により，Fc受容体γ鎖（FcγR鎖）が代替分子となり，Sykと複合体を形成し，CD3ζ/Zap70（ζ-ζ associated protein）複合体の100倍の効率をもってシグナル伝達を行っている．細胞内へのCa²⁺流入の増加とチロシンリン酸化の増強が認められる．また，接着因子であるCD44の発現増強が認められ，炎症組織へのT細胞の遊走が亢進していることも，SLEの病態に関連すると考えられている．また，caspase 3の発現亢進，CD40L過剰発現，PP2A（protein phosphatase 2A）高値や，Ca²⁺高値に伴う核内NFAT（nuclear factor of activated T cells）の増加とそれに伴うCD40L，AP1（activator protein 1）の過剰発現，CREB/CREM（cAMP response element binding protein/cAMP response element modulator）バランスの異常はIL-2産生抑制に働いている

増悪する．紅斑は厚く触知され，皮下血管周囲に細胞浸潤がみられる．真皮表皮結合部にIgG，免疫複合体沈着が認められ，これはループスバンドテストとよばれSLEに特異性の高い所見である．円板状紅斑は慢性の鱗屑を伴う浸潤性の皮疹であり，顔面，耳介，頭部，関節背面に認められる．その他，脱毛，凍瘡様皮疹，日光過敏などがみられる．粘膜病変として，無痛性潰瘍が口蓋や鼻咽腔にみられる．皮下脂肪組織の炎症による深在性ループスがみられることもある．

3）筋・関節

活動期には多発性の筋肉痛，関節痛がみられる．関節破壊を伴う関節炎は通常はみられないが，関節周囲支持組織障害によるジャクー（Jaccoud）変形が3～4％にみられることがある．また，副腎皮質ステロイド薬の大量，長期投与で特発性大腿骨頭壊死がみられることがあり，SLEの血管病変による血流障害が背景にあると考えられている．

4）腎

全患者の約50％が糸球体腎炎を主体とした腎病変を有し，5～26％が5年の経過中に末期腎不全に陥り，ループス腎炎患者の10年生存率は約80％とされている．ネフローゼ症候群を呈することがあり，浮腫や体重増加を認めることがある．

5）中枢神経

SLEの25～75％に認められ，うつ状態，失見当識，妄想などの精神症状と，痙攣，脳血管障害などの神経症状がみられる．頻度が高いものとして，精神症状，脳血管障害，痙攣などがみられ，その他にも髄膜炎，脳炎などもみられることがある．

6）心血管

心外膜炎，心筋炎，心内膜炎，心筋梗塞，動脈硬化症などがみられる．漿膜炎の一症状として心外膜炎はよくみられるが，まれに心タンポナーデとなる．心筋炎は，頻度は高くないが重篤化しやすい．リブマン・サックス（Libman-Sacks）心内膜炎と称される疣贅性心内膜炎は僧帽弁の閉鎖縁や腱索にみられやすく，抗リン脂質抗体との関連が指摘されている．また，反復する血栓性静脈炎や肺梗塞，動脈硬化症なども，抗リン脂質抗体との関連が示唆されている．

7）肺

急性期には，両側性の滲出性胸膜炎がみられることがある．肺高血圧症は約1％にみられ，予後不良である．肺胞出血は非常にまれであるが，致死率38％以上と重篤な病態である．間質性肺炎はほかの膠原病より頻度は低いが，急性間質性肺炎の病態を示すものがあり，予後不良である．

8）消化器

肝機能障害や膵酵素上昇がみられることがある．

9）造血器[9]

主に末梢破壊によるとされるリンパ球減少症，溶血性貧血，血小板減少症がみられるが，まれに骨髄での産生低下によるものもみられる．また，血球貪食症候群を発症することがあり，ウイルスや悪性腫瘍などによるものとは異なり，被貪食血球に対する自己抗体を介した抗体依存性細胞傷害（Ⅱ型アレルギー）や，骨髄で血球に沈着した免疫複合体を介して血球が組織球に貪食される（Ⅲ型アレルギー）などの機序によるものである可能性が推察されている．

10）その他

SLE患者でしばしばみられる抗リン脂質抗体症候群（antiphospholipid syndrome：APS）（臨床編Ⅰ-6参照）は，抗リン脂質抗体と総称される一群の自己抗体が引き起こす自己免疫性血栓性疾患であり，動静脈血栓症あるいは妊娠合併症の臨床症状に伴い，抗リン脂質抗体が血中に証明される場合と定義される．

晩期合併症として，動脈硬化症，骨粗鬆症，白内障などがみられるが，SLE自体および副腎皮質ステロイド薬投与の影響がその背景となりうる．

3 診断基準

米国リウマチ学会（American College of Rheumatology：ACR）の分類基準（1997年）[10]により診断する．日本人では，感度97％，特異度89％である．

4 検査

末梢血では，汎血球減少症がみられる．活動期には赤沈の亢進がみられるが，CRP（C反応性タンパク）高値を示すことは少ない．CRP高値は血管炎，漿膜炎を伴う場合や，まれにNPSLE（neuropsychiatric SLE：神経精神SLE）でみられることがある．血清学的検査では抗核抗体陽性はほぼ全例にみられ，また，C3，CH50などの血清補体価の低下，抗dsDNA抗体高値が認められ，疾患活動性を反映する．抗Sm抗体もSLEに特徴的である．また，免疫複合体の上昇も認められる．APSを有する患者では，抗カルジオリピン抗体やループスアンチコアグラントが陽性となる．

腎症の評価については，尿所見異常としての尿タンパク陽性，細胞性円柱の出現などの尿沈渣異常，腎機能異常としての血清クレアチニン値，尿素窒素濃度などがあるが，腎症はSLEの予後および治療法の選択を規定する病変となりうるため，可能な限り腎生検による組織学的評価をあわせて行う[11][12]．SLE自体の活動性の評価の指標となる血清補体価の低値や抗dsDNA抗体高値は尿タンパク，血清クレアチニン値とあわせて腎炎の活動性と長期予後に相関し，病勢の評価に必要となる[13]．組織学的分類による病型〔国際腎臓学会2003年度分類（ISN/RPS分類）〕[14]では，Ⅰ，Ⅱ，Ⅲ型は軽症型，Ⅳ，Ⅴ型が重症型に相当する．

5 疾患活動性の判定

本疾患は，再燃と寛解を繰り返す疾患であり，疾患活動性を常に評価し，治療を行うことが必要である．全身倦怠感や発熱，関節痛などの自覚症状や，皮疹などの身体所見，および検査所見などより判定を行う．

SLEの臨床研究にはSLEDAI（SLE disease activity index）やSLAM（systemic lupus activity measure），BILAG（British Isles lupus assessment group）などの疾患活動性をスコア化して判定する基準もある．神経精神症状，ループスアンチコアグラントおよび抗リボゾームp抗体陽性は予後不良因子となる．

6 治療方針

系統的全身性炎症疾患である本疾患の治療は，抗炎症および免疫抑制による長期寛解導入が目標となり，現在では中枢神経および腎病変などの重症臓器病変があれば大量副腎皮質ステロイド薬と免疫抑制薬の併用療法が選択される[15]．しかしながら，種々の副作用のリスクが高いため，必要かつ最小限の投与をすべきであり，そのためにも病態および重症度と疾患活動性の判定を行い，それに応じた治療を行うようにする．米国リウマチ学会（ACR）および欧州リウマチ学会（EULAR）よりSLEの治療指針が発表されている[11]．さらに，主要臓器病変である腎病変および中枢神経病変については別途に治療指針が示されている[12][13]（図2）．

近年のSLEの治療目標は，単に生命予後を改善するということから，さらにいかに生活の質（QOL）を保つことができるかというものへ変遷しており，疾患の寛解の維持，再燃の予防とともに，治療薬による副作用をいかに軽減するかということも，重視されるようになった．SLEの病因が明らかとなっていない時点では，ステロイド薬や免疫抑制薬による非特異的な免疫抑制療法がその治療の主体であったが，近年，病態に応じたより特異的，効果的かつ副作用の少ない分子標的治療などの治療法が可能となりつつある．

1）副腎皮質ステロイド薬

SLEに対するステロイド療法についての臨床研究は強いエビデンスをもつものはなく，経験に基づいての治療であることは否めない．しかし，副腎皮質ステロイド療法が行われる前の第二次世界大戦以前はSLE全

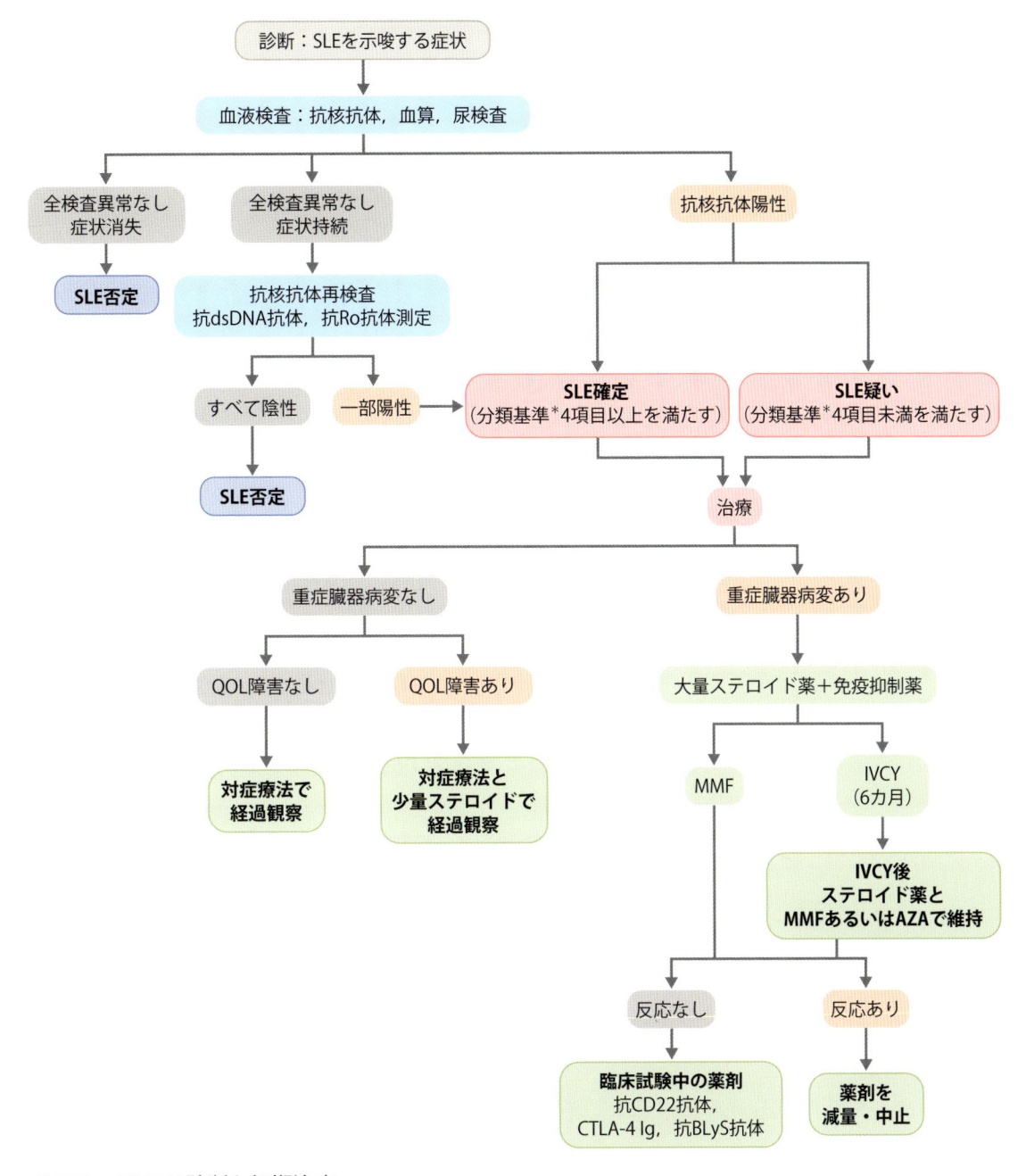

●図2　SLEの診断と初期治療（文献15より引用）
＊ACRの分類基準（1997），MMF：ミコフェノール酸モフェチル，IVCY：シクロホスファミド大量間欠静注療法，AZA：アザチオプリン

体の2年死亡率が90％であったにもかかわらず，ステロイドが広く使用されるようになってからは10年生存率が90％となったとされており，生命予後の劇的な改善をみても，ステロイドはSLEの治療に対して有用と考えられる．

■【軽症】皮膚粘膜症状，関節炎

少量ステロイド薬（プレドニゾロン換算10〜20 mg/日）が用いられる．皮疹に対しては外用ステロイド薬

や少量のステロイド薬，関節痛に対しては少量ステロイド薬で治療を行う．

■ 【中等症】漿膜炎，心筋炎，溶血性貧血，血小板減少症

漿膜炎に対しては，初期治療として中等量ステロイド薬（プレドニゾロン換算30〜40 mg／日）が用いられる．溶血性貧血や出血傾向を伴う血小板減少症などの場合には，大量ステロイド薬（プレドニゾロン換算60 mg／日）で治療を行う．

■ 【重症】ネフローゼ症候群，腎障害（急速進行性，慢性），精神神経症状，肺高血圧症，間質性肺炎，肺高血圧症，全身性血管炎

初期投与量プレドニゾロン換算60〜80 mg／日の大量ステロイド療法を行い，奏功しない場合，早急にステロイド薬の効果発現を期待する場合にはメチルプレドニゾロン1 gを3日間点滴静注を1クールとするステロイドパルス療法を行う．ステロイドパルス療法が1クールで不十分な場合には数回施行する．

ループス腎炎の治療においては，基本的には腎生検の組織型に応じてステロイド薬投与量を決定する．腎生検所見にてⅣ型などの重症ループス腎炎，あるいは顕著なタンパク尿や尿潜血を認め，腎機能の増悪がある場合には，大量ステロイド薬で初期治療を行う．またⅡ型では，より重症の腎病変への進行を防ぐことを期待して中等量ないし少量のステロイド薬で治療されることが多い．

2）免疫抑制薬

現時点での免疫抑制薬の臨床的適応としては，腎病変，中枢神経病変，全身性血管炎などの重篤な臓器病変があり，副腎皮質ステロイド療法が奏功しない場合，あるいは重篤な副作用発現のために十分使用できない場合，予後不良病態でステロイド抵抗性と考えられる場合などである．重症ループス腎炎（ISN/RPS Ⅳ型）においては，大規模臨床試験にて，ステロイド単独に対する免疫抑制薬の使用の有用性が長期で示されており，また有害事象について有意差は認められていない．初回治療にて寛解に至った症例でも，再燃時に免疫抑制薬を使用することにより腎機能低下を防ぐことができたと報告されており，免疫抑制薬がステロイド薬の代替薬としてではなく，ステロイド薬とともにSLE治療のkey drugとなっている．北米および欧州においては，ループス腎炎の治療基本薬としてMMF（mycophenolate mofetil：ミコフェノール酸モフェチル）あるいはCY（cyclophosphamide：シクロホスファミド）が寛解導入および維持療法に使用されているが，日本では現状ではSLEに対してMMFの保険適応がない．

免疫抑制薬は，非特異的な免疫抑制作用が有害作用としての注意点となる．免疫抑制状態下では，日和見感染症を含めた新たな感染症だけではなく，潜伏感染していたウイルスや結核菌の再活性化による重篤な感染症を起こすこともあり，注意が必要である．また，二次発がんの誘発やリンパ増殖性疾患の発症の可能性も指摘されており，使用にあたっては患者に十分な説明をする．また，すべての免疫抑制薬は胎盤を通過するため，妊娠時には投与すべきではない．授乳も禁忌である．

■ シクロホスファミド（CY）

シクロホスファミド大量間欠静注療法（IVCY）がループス腎炎，NPSLE，血管炎などにおいて行われる．重症ループス腎炎（ISN/RPS Ⅳ型）ではステロイド薬とIVCYが寛解導入療法として推奨されている[12)13)]．CY 500 mgを2週間ごとに6回投与後，経口アザチオプリン（AZA）あるいはMMFで維持療法を行うlow-dose "Euro-Lupus" IVCY，あるいは500〜1,000 mg／m²（体表面積）を1カ月ごとに6回投与後，経口AZAあるいはMMFで維持療法を行うhigh-dose IVCYが推奨されており，有用性および毒性に有意差は認められないが，感染症はlow-dose IVCYの方が少ないとされている．

また，治療抵抗性のSLEに対して超大量免疫抑制薬併用造血幹細胞移植が新しい治療の選択の1つとして試みられており，CYはその際のkey drugと位置づけられているが，重篤な移植関連合併症が多く，臨床的有用性については今後の検討が必要である．

CYには出血性膀胱炎，易感染性，骨髄抑制，性腺

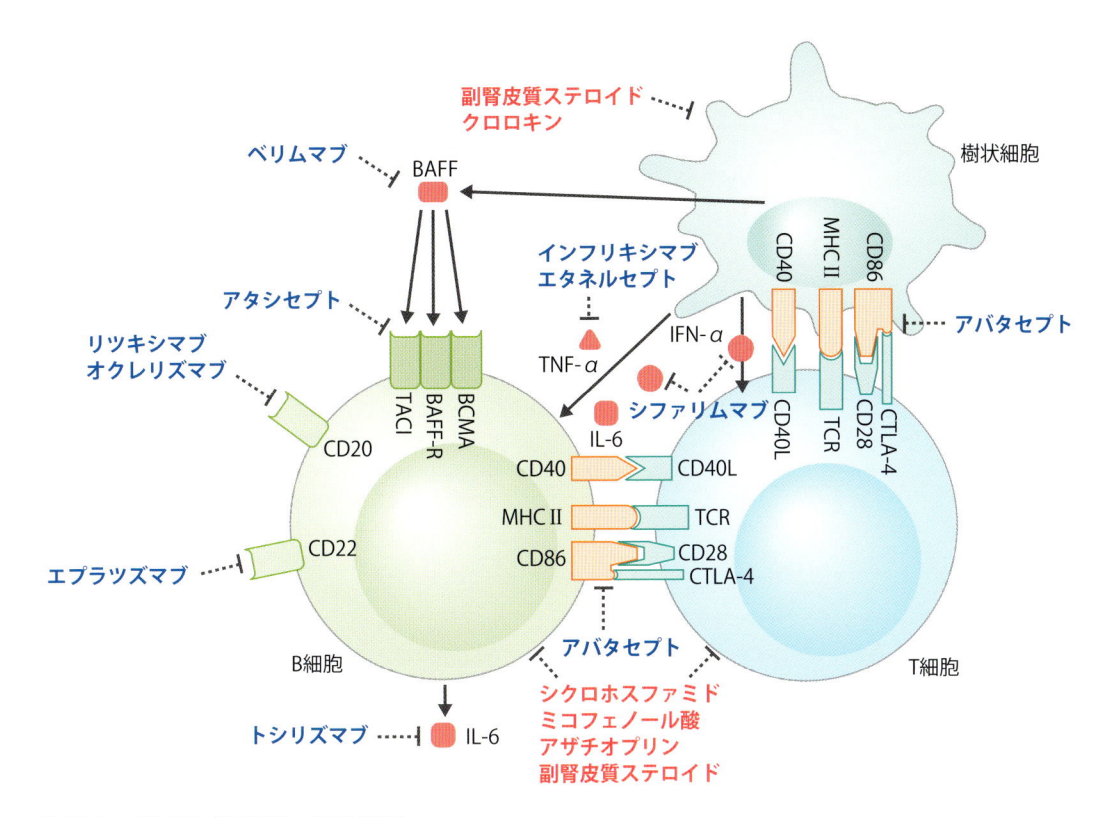

●図3　SLEの治療薬と作用機序

汎B細胞抗原であるCD20に対する抗CD20キメラ抗体（リツキシマブ：rituximab）のSLEに対する有効性が期待されたが，有効性が認められず，また，重篤な合併症の出現のため種々の治験が中断された．B細胞の分化後期に発現するCD22に対するヒト化抗体（エプラツズマブ：epratuzumab）による有意な改善が報告されており，現在海外では治験が進行中である．T細胞上のCD28（CTLA-4）を標的としたCTLA-4 Ig（abatacept：アバタセプト）は臨床試験が進行中であるが，これまでのところ有効性は示されていない．BLyS/BAFFとAPRILと結合し，生物学的活性を阻害するTACI-Ig（アタシセプト：atacicept）による治療も試みられたが，重篤な血栓形成や感染症の合併症がみられた．SLEではⅠ型インターフェロン（IFN）がその病態に関与しているとされるが，ヒト化抗IFN-α抗体（シファリムマブ：sifalimumab）は，臨床試験でSLE活動性の改善および再燃抑制効果が報告されており，本邦でも第Ⅱ相試験が行われている．SLE患者では血清中IL-6濃度高値がみられており，IL-6阻害薬（トシリズマブ：tocilizumab）はNIH（米国国立衛生研究所）の第Ⅰ相試験において有用性が示された．SLE患者におけるT細胞およびB細胞のシグナル異常に関与しているSykは治療標的となる可能性が考えられる

機能障害，発がん率の上昇，催奇形性などの副作用があり，効果と副作用を考慮した慎重な投与が必要である．

■ **シクロスポリン（CyA）**

ステロイド抵抗性ネフローゼ症候群で投与される．本来の免疫抑制作用のみならず，P-糖タンパク質を介したステロイド抵抗性の改善も期待して使用される．

■ **アザチオプリン（AZA）**

皮膚症状，血小板減少症，ループス腎炎などに用いられ，難治性皮疹，末梢血管炎に著効する例がある．ループス腎炎では維持療法で主に用いられる．

■ **タクロリムス**

ループス腎炎などに用いられる．ステロイド内服中のループス腎炎や，ステロイドとACE（アンジオテンシン変換酵素）阻害薬抵抗性のⅤ型ループス腎炎において有効である．

■ **ミゾリビン**

ループス腎炎（持続性タンパク尿．腎機能低下例）に用いられる．

3）その他

　現在，新しい治療として，SLEの病態を形成する免疫異常に対してより特異的に働く分子標的治療の導入が期待されている（図3）．SLE患者血清中で疾患活動性と相関してB細胞の活性化因子であるBLyS/BAFFの高値が認められているが，完全ヒト抗BLyS/BAFF抗体であるベリムマブ（belimumab）の有効性が報告され，SLE新規治療薬としてFDA（米国食品医薬品局）に承認された[9]．現在，臨床試験が行われている薬剤，モデルマウスの結果から治療効果が期待できる薬剤が多く報告されてきており，今後，SLEの病態解明と効果的な特異的治療法が確立されることが望まれる．

（坊垣　幸，小池隆夫）

■文献■

1) Pons-Estel, G. J. et al. : Understanding the epidemiology and progression of systemic lupus erythematosus. Semin. Arthritis Rheum., 39 : 257-268, 2010
2) Rahman, A. & Isenberg, D. A. : Systemic lupus erythematosus. N. Engl. J. Med., 358 : 929-939, 2008
3) Tsokos, G. C. : Systemic lupus erythematosus. N. Engl. J. Med., 365 : 2110-2121, 2011
4) Crow, M. K. : Collaboration, genetic associations, and lupus erythematosus. N. Engl. J. Med., 358 : 956-961, 2008
5) Graham, R. R. et al. : Genetic variants near TNFAIP3 on 6q23 are associated with systemic lupus erythematosus. Nat. Genet., 40 : 1059-1061, 2008
6) Graham, R. R. et al. : Specific combinations of HLA-DR2 and DR3 class II haplotypes contribute graded risk for disease susceptibility and autoantibodies in human SLE. Eur. J. Hum. Genet., 15 : 823-830, 2007
7) Namjou, B. et al. : "Systemic Lupus Erythematosus: A Companion to Rheumatology" (Tsokos, G. C. et al.), pp74-80, Mosby, 2007
8) Hahn, B. H. : "Dubois' lupus erythematosus and related syndromes, 8th ed." (Wallace, D. J. & Hahn, B. H./eds.), pp25-34, 2012
9) Liu, Z. & Davidson, A. : Taming lupus-a new understanding of pathogenesis is leading to clinical advances. Nat. Med., 18 : 871-882, 2012
10) American College of Rheumatology Ad Hoc Committee on Systemic Lupus Erythematosus Guidelines : Guidelines for referral and management of systemic lupus erythematosus in adults. Arthritis Rheum., 42 : 1785-1796, 1999
11) Bertsias, G. et al. : EULAR recommendations for the management of systemic lupus erythematosus. Report of a Task Force of the EULAR Standing Committee for International Clinical Studies Including Therapeutics. Ann. Rheum. Dis., 67 : 195-205, 2008
12) Hahn, B. H. et al. : American College of Rheumatology guidelines for screening, treatment, and management of lupus nephritis. Arthritis Care Res., 64 : 797-808, 2012
13) Bertsias, G. K. et al. : EULAR recommendations for the management of systemic lupus erythematosus with neuropsychiatric manifestations: report of a task force of the EULAR standing committee for clinical affairs. Ann. Rheum. Dis., 69 : 2074-2082, 2010
14) Weening, J. J. et al. : The classification of glomerulonephritis in systemic lupus erythematosus revisited. J. Am. Soc. Nephrol., 15 : 241-250, 2004
15) Hahn, B. H. : "Harrison's Principles of Internal Medicine, 18th ed." (Longo, D. et al.), pp2724-2736, 2012

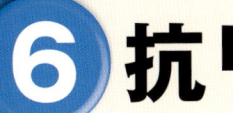

臨床編Ⅰ　全身性自己免疫疾患（膠原病）

6　抗リン脂質抗体症候群

　抗リン脂質抗体症候群（APS）は，抗リン脂質抗体に関連する自己免疫性血栓症および妊娠合併症と定義される．動・静脈に多彩な血栓症を引き起こし，後天性血栓症の代表的疾患として臨床上重要である．抗リン脂質抗体は，血管内皮細胞，単球，血小板などを直接活性化し，また補体の活性化を介してさらに単球などの向血栓細胞・分子を刺激するため，血栓傾向を引き起こす病原性自己抗体であると考えられている．APSの治療は抗血小板薬や抗凝固薬による血栓症の二次予防が中心である．

概念図

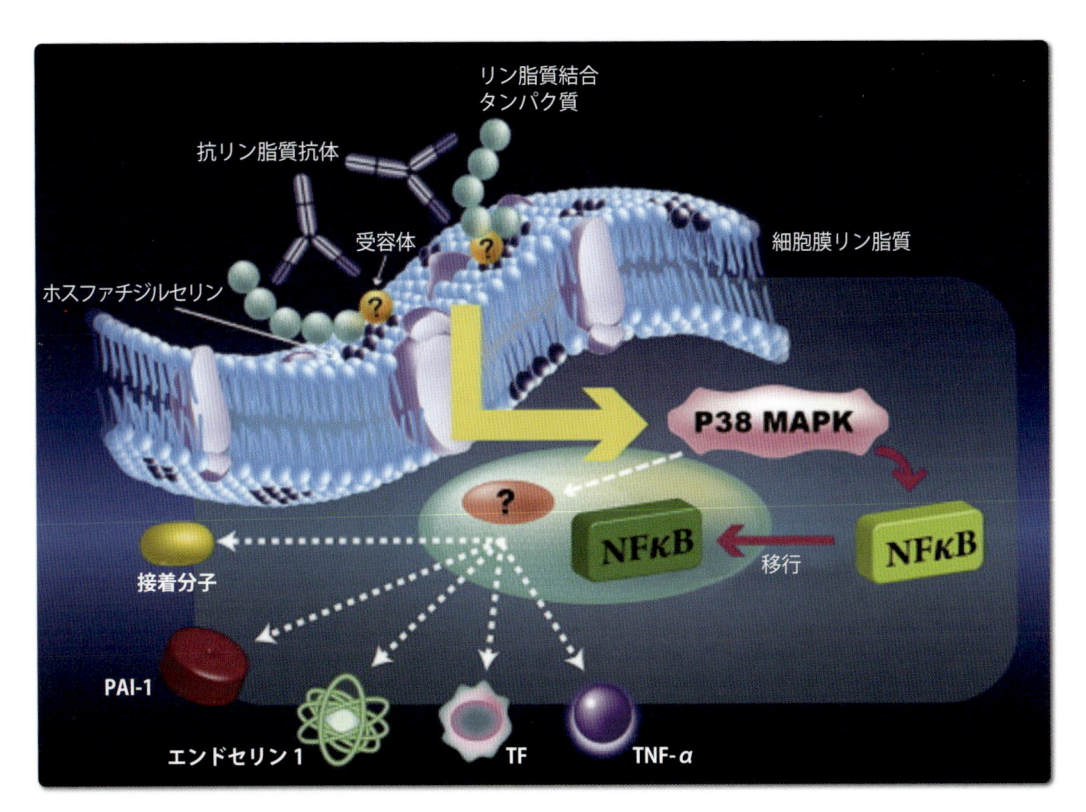

●抗リン脂質抗体による向血栓細胞活性化メカニズム（文献1より転載）
　抗リン脂質抗体は細胞膜リン脂質と複合体を形成したリン脂質結合タンパク質に結合し，p38 MAPKのリン酸化による細胞内シグナルを活性化させ，NFκBの核内移行を経て血栓に関連する分子・サイトカイン〔接着分子，PAI-1（plasminogen activator inhibitor-1），エンドセリン1，TF（tissue factor：組織因子），TNF-αなど〕の発現を亢進させる

抗リン脂質抗体症候群とは

抗リン脂質抗体（antiphospholipid antibodies：aPL）とは，陰性荷電リン脂質あるいはリン脂質と血漿タンパク質の複合体に対する自己抗体の総称である．1980年代にaPLの免疫学的アッセイが行われるようになり，これらのaPLと血栓症や妊娠合併症との相関が注目されるようになった．1983年にHughesらは，aPLに関連する自己免疫性血栓症および妊娠合併症を抗リン脂質抗体症候群（antiphospholipid syndrome：APS）として扱うことを提唱した[2]．脳梗塞，肺血栓塞栓症など動・静脈に重篤な血栓症をきたすため，重要な後天性血栓性疾患の1つとして位置づけられている．

1 抗リン脂質抗体と病態

APSに関連する代表的なaPLには，酵素結合免疫吸着測定法（enzyme-linked immunosorbent assay：ELISA）などの免疫学的アッセイで検出される抗カルジオリピン抗体（anticardiolipin antibodies：aCL），抗β_2-グリコプロテインⅠ抗体（anti-β_2-glycoprotein Ⅰ antibodies：aβ_2GPⅠ），ホスファチジルセリン依存性抗プロトロンビン抗体（phosphatidylserine-dependent antiprothrombin antibodies：aPS/PT）とリン脂質依存性の凝固時間の延長で判定されるループスアンチコアグラント（lupus anticoagulant：LA）があげられる．

1）aCLとaβ_2GPⅠ

APSにおけるaCLは，カルジオリピンそのものを認識するのではなく，カルジオリピンに結合した糖タンパク質であるβ_2-グリコプロテインⅠ（β_2-glycoprotein Ⅰ：β_2GPⅠ）を認識するため，APSに特異性の高いaCLはβ_2GPⅠ依存性aCLとよばれる．

aβ_2GPⅠは直接β_2GPⅠを固相化したELISAによって検出されるaPLであり，β_2GPⅠ依存性aCLとほぼ同義である．

2）LA

LAは in vitro でリン脂質依存性凝固反応を阻害する免疫グロブリンと定義される．リン脂質依存性凝固反応とはリン脂質の存在に依存した凝固時間のことで，その延長の原因として自己抗体の存在が証明される場合に，LA陽性と判定される．

LAの測定に関しては，LAに感度の高い適切な試薬を用いた活性化部分トロンボプラスチン時間（activated partial thromboplastin time：aPTT）でスクリーニングを行う．aPTTが延長していたら，LAの確認試験として，2種類のキット（希釈ラッセル蛇毒時間法およびaPTT法）を用いる検査が日常的に施行されている．

3）aPS/PT

プロトロンビンはβ_2GPⅠと並んでaPLの主要な対応抗原の1つであり，aPS/PTはホスファチジルセリンにCaの存在下で結合したプロトロンビンを認識する．これまでaPS/PTはAPSの診断において補助的な検査として用いられてきたが，その診断的意義が報告されるようになり[3]，世界標準化のためのグローバル試験が行われている．

4）aPLの病原性

aPLの病原性は，aPLと単球，血管内皮細胞，血小板といった向血栓細胞との関係を中心に証明されてきた．in vitro において，aPLは向血栓細胞表面のβ_2GPⅠなどの対応抗原と結合し，p38 MAPKのリン酸化による細胞内シグナルを活性化させ[4]（概念図），単球では組織因子，血管内皮細胞では組織因子と接着因子などの発現を亢進させる．また血小板を活性化することで，グリコプロテイン2b-3aの発現やトロンボキサンA2の合成を亢進させる．

近年，これらaPLの直接的な病原性以外に補体系の役割が明らかになりつつあり，補体活性化が単球など向血栓細胞の活性化を通してさらに血栓傾向を引き起こすと考えられている[5]．さらには喫煙，脂質異常症，高血圧，高血糖など通常の血栓症の因子が関与し，血

栓の準備段階ができ，感染症や何らかの生体ストレスをきっかけに血栓症に至る，と想定されている[6]．

2 臨床像

1）血栓症

APSは動脈，静脈の両者に血栓症を起こす．動脈血栓の特徴は脳梗塞（図1）や一過性脳虚血発作などの脳血管障害が多く，虚血性心疾患の合併は相対的に少ない．静脈血栓の好発部位は深部静脈である．肺血栓塞栓症も認められ，深部静脈血栓症を伴わない場合もある．

2）妊娠合併症

妊娠合併症は血栓症と並びAPSの主徴であり，詳細は分類基準（表1）に示す．通常の流産はその多くが妊娠初期であるが，APSの流産は，妊娠中・後期にも起こるという特徴がある．流産の発生機序として，脱落膜-胎盤の血栓形成亢進のため循環不全による胎盤機能不全や，aPLが惹起する組織炎症が推測されている．

3）aPL関連疾患群と劇症型APS

血栓症と妊娠合併症以外に，神経症状，皮膚症状，心弁膜症，腎症，血小板減少症などの症状があり，aPL関連疾患群として定義されている[7]．また短期間に急速に多臓器不全に陥り，組織学的に複数臓器の微小血管に血栓を認める劇症型APSは，APSの1％以下と頻

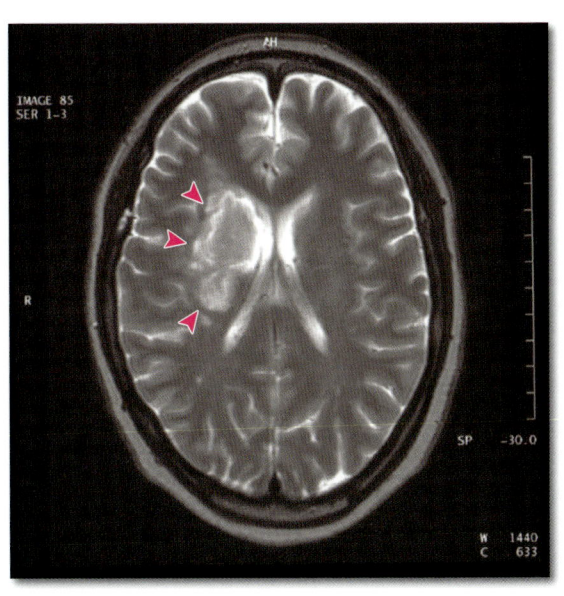

●図1　抗リン脂質抗体症候群（APS）患者の脳MRI
40歳 女性．右大脳基底核にT2強調画像で高信号域を認め，脳梗塞の所見である

●表1　抗リン脂質抗体症候群（APS）の分類基準（札幌クライテリア・シドニー改変）
（文献7をもとに作成）

臨床基準
①血栓症 　適切な画像診断もしくは組織学的に証明された血管壁の炎症を伴わない動静脈あるいは小血管の血栓症
②妊娠合併症 　a．妊娠10週以降でほかの原因のない正常形態胎児の子宮内死亡，または 　b．妊娠高血圧症候群，子癇，または胎盤機能不全による妊娠34週以前の正常形態胎児の早産，または 　c．妊娠10週以前の3回以上の流産（母体の解剖学的異常と内分泌学的異常，父母の染色体異常を除く）
検査基準
①国際血栓止血学会のガイドラインに基づいた測定方法でループスアンチコアグラントが陽性
②標準化されたELISA法で中等度以上の力価のIgGまたはIgM型の抗カルジオリピン抗体陽性 　（健常人の99％-tile以上）
③標準化されたELISA法で中等度以上の力価のIgGまたはIgM型の抗β_2グリコプロテインⅠ抗体陽性 　（健常人の99％-tile以上）
臨床基準の1項目以上が存在し，かつ検査基準のうち1項目以上が12週間以上の間隔をおいて2回以上証明されるときに抗リン脂質抗体症候群と分類する

度こそ低いが死亡率は30～50％と報告され，重篤な病態として留意すべきである[8]．

3 診断

2006年に札幌クライテリア・シドニー改変が作成され，現在の分類基準案となっている（表1）．臨床所見として血栓症か妊娠合併症のいずれかが存在し，かつ，検査所見としてLA，IgGまたはIgM型のaCL，IgGまたはIgM型のaβ_2GPIの1項目以上が12週間以上の間隔をあけて2回以上検出された場合にAPSと分類できる．

4 治療

APSの治療は抗血栓療法による血栓症の治療と予防，妊娠合併症の管理が中心であり，ステロイドや免疫抑制薬の有効性は証明されていない．

1）血栓症の一次予防

無症候性aPL陽性者に対して抗血栓薬による血栓症の一次予防効果は示されておらず[9]，現時点では抗血栓薬の積極的な一次予防投与は行われていない．実際の血栓症の一次予防としては喫煙や経口避妊薬，高血圧症，脂質異常症などの血栓リスクに注意する．

2）血栓症の二次予防

血栓症の二次予防がAPSの治療で最も重要である．静脈血栓症に関してはINR（国際標準比）2.0～3.0程度を目標に，ワルファリンを投与することが一般的となっている[10]．一方で血小板の活性化が発症の主因と考えられる動脈血栓症に関しては，抗血小板薬を投与する．

動脈血栓症に対するワルファリンの有効性は一定の見解が得られていない．一般的には抗血小板薬の併用でも血栓症を再発する場合や，静脈にも血栓を有する場合，心弁膜症を合併する場合などにワルファリンの投与を検討する．

3）血栓症急性期

通常の血栓症の治療に準じて組織プラスミノーゲンアクチベーター，ウロキナーゼなどの血栓溶解療法，アルガトロバンやヘパリンによる抗血栓療法などを行う．

4）妊娠合併症

妊娠合併症に対する治療も基本的には抗血栓療法である．ワルファリンは催奇形性を有すため妊娠中および挙児希望のある患者への投与は禁忌である．血栓症の既往があってワルファリンが投与されている場合は，ワルファリンをヘパリンに変更する．妊娠合併症の既往のみの場合は，低用量アスピリン単剤もしくは低用量アスピリンにヘパリンを併用する．

（渡邊俊之，渥美達也）

■文献

1) Atsumi, T. et al.："Systemic Lupus Erythematosus, 5th edition"（Lahita, R. G. et al./eds.）, pp945-965, Academic Press, 2011
2) Hughes, G. R.：The Prosser-White oration 1983. Connective tissue disease and the skin. Clin. Exp. Dermatol., 9：535-544, 1984
3) Atsumi, T. et al.：Association of autoantibodies against the phosphatidylserine-prothrombin complex with manifestations of the antiphospholipid syndrome and with the presence of lupus anticoagulant. Arthritis Rheum., 43：1982-1993, 2000
4) López-Pedrera, C. et al.：Antiphospholipid antibodies from patients with the antiphospholipid syndrome induce monocyte tissue factor expression through the simultaneous activation of NF-kappaB/Rel proteins via the p38 mitogen-activated protein kinase pathway, and of the MEK-1/ERK pathway. Arthritis Rheum., 54：301-311, 2006.
5) Oku, K. et al.：Complement activation in patients with primary antiphospholipid syndrome. Ann. Rheum. Dis., 68：1030-1035, 2009
6) de Groot P. G. & Derksen, R. H.：Pathophysiology of the antiphospholipid syndrome. J. Thromb. Haemost., 3：1854-1860, 2005
7) Miyakis, S. et al.：International consensus statement on an update of the classification criteria for definite antiphospholipid syndrome（APS）. J. Thromb. Haemost., 4：295-306, 2006

8) Cervera, R. et al. : Catastrophic antiphospholipid syndrome (CAPS): descriptive analysis of a series of 280 patients from the "CAPS Registry". J. Autoimmun., 32 : 240-245, 2009
9) Erkans, D. et al. : Aspirin for primary thrombosis prevention in the antiphospholipid syndrome: a randomized, double-blind, placebo-controlled trial in asymptomatic antiphospholipid antibody-positive individuals. Arthritis Rheum., 56 : 2382-2391, 2007
10) Ruiz-Irastorza, G. et al. : A systematic review of secondary thromboprophylaxis in patients with antiphospholipid antibodies. Arthritis Rheum., 57 : 1487-1495, 2007

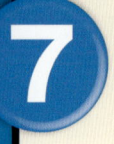

臨床編Ⅰ　全身性自己免疫疾患（膠原病）

7 強皮症と関連疾患

　皮膚に硬化性局面を呈する強皮症のなかでも，内臓諸臓器の線維化，末梢循環障害，自己抗体産生を伴う全身性硬化症/全身性強皮症（SSc）はきわめてユニークな疾患である．SScは多彩な臓器病変を伴い，血管，肺，心，消化管などの非可逆的なリモデリングはきわめて難治性である．そのため，予後不良例を早期に的確に抽出し，それらに対する積極的な治療介入の重要性が提唱されている．その第一歩として33年ぶりに分類基準が見直され，早期診断が可能になった．また，病態解析の進歩により新たな治療標的が次々と同定され，それらに対する新規薬剤の臨床試験が進行中である．

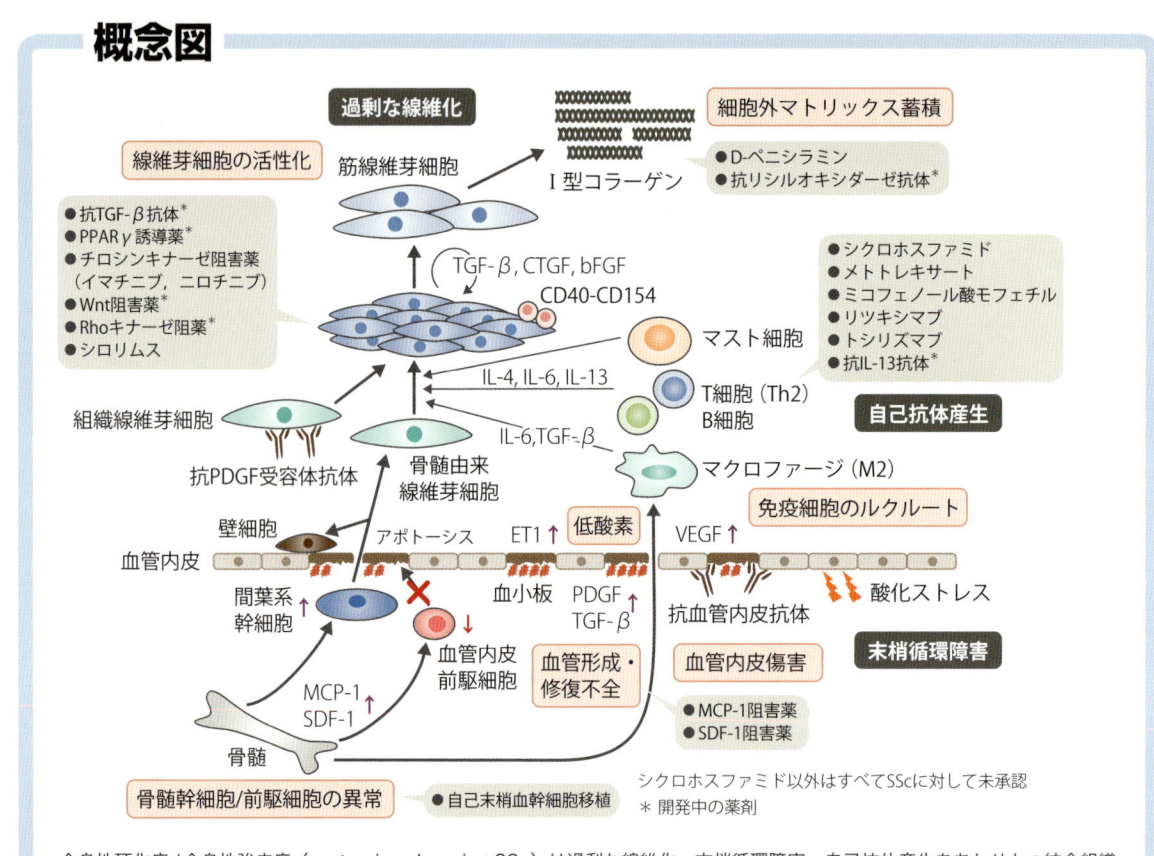

概念図

[概念図：過剰な線維化，細胞外マトリックス蓄積，線維芽細胞の活性化，自己抗体産生，免疫細胞のリクルート，末梢循環障害，骨髄幹細胞/前駆細胞の異常などに関する模式図]

　全身性硬化症/全身性強皮症（systemic sclerosis：SSc）は過剰な線維化，末梢循環障害，自己抗体産生をあわせもつ結合組織疾患である．これまでの病態解析から，さまざまな細胞，液性因子，細胞内シグナルが密接にかかわる病態が明らかにされてきた．血管内皮の傷害とそれに引き続く血管形成・修復機転が十分に機能せず，さらに血小板の活性化，骨髄から動員される幹細胞，前駆細胞が組織のリモデリング，Th2/M2型の免疫応答を引き起こす．最終的に，活性化された線維芽細胞から過剰に産生された細胞外マトリックスが組織に蓄積する．既存治療薬のD-ペニシラミン（コラーゲン架橋の阻害），シクロホスファミドなど免疫抑制薬（リンパ球，単球の機能抑制），自己末梢血幹細胞移植（幹細胞，前駆細胞異常の是正）に加え，SSc病態の抑制効果が期待できる数多くの分子標的が同定され，それらに対する臨床試験が実施されている．

強皮症とは

強皮症は皮膚に硬化性局面を呈する疾患の総称で，多様な疾患を包括する疾患概念である（図1）．膠原病に分類されるSScと，一定の領域に限定して斑状や線状の皮膚硬化局面をきたす限局性強皮症に大別される．その他に，SSc類似病態を呈する一群があり，そのなかにはガドリニウム投与を契機に発症する腎原性全身性線維症など，化学物質等の環境要因が同定されている疾患も含まれる．SScを単に強皮症（狭義）とよぶことが多く，広義で使用された場合と区別する．SScのほぼ全例で手指硬化，レイノー現象を認めるのに対し，これら所見はほかの強皮症では通常みられないことから，鑑別は容易である．

わが国におけるSScの推定患者数は3万人程度で，決してまれな疾患ではない．有病率は100万人あたり100～300人，発症率は年間100万人あたり3～20人で，民族間で大きな差はない．小児から高齢者まで幅広い年齢層でみられるが，好発年齢は30～50歳である．男女比は1：10と女性に圧倒的に多い．

MEMO

レイノー現象

レイノー現象とは寒冷曝露や精神的緊張により発作的に誘発される手指の色調変化で，典型的には白（虚血）→紫（チアノーゼ）→赤（再疎通）の三相性の変化を示す．二相以上の変化を認める場合，レイノー現象ありと判断する．細動脈レベルでの可逆性の血管攣縮によるもので，短時間に色調が劇的に変化し，5～20分程度で消失することが特徴である．

1 臨床所見

SScの臨床症状はきわめて多彩で，皮膚硬化や内臓病変の程度は個々の患者で大きく異なる．

1）皮膚

皮膚硬化は手足の指先から近位に向かって進展する．皮膚硬化に先行して手指がソーセージ様に腫脹する（図2A）．罹病期間が長くなると，皮膚は萎縮し，色素沈着と脱失が混在する特徴的な外観を呈し（図2B），ときに指尖や関節周囲に石灰化を伴う．

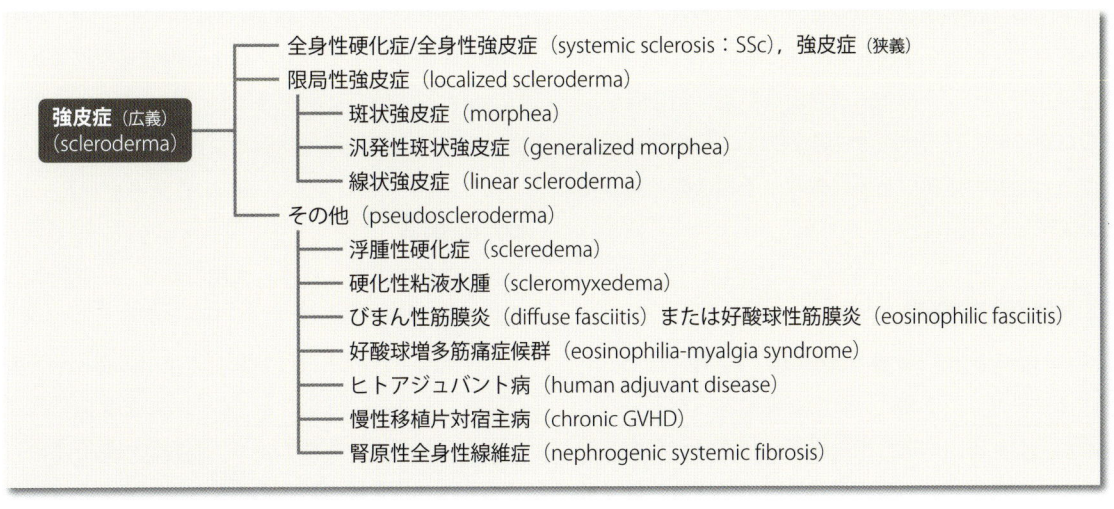

- 強皮症（広義）（scleroderma）
  - 全身性硬化症/全身性強皮症（systemic sclerosis：SSc），強皮症（狭義）
  - 限局性強皮症（localized scleroderma）
    - 斑状強皮症（morphea）
    - 汎発性斑状強皮症（generalized morphea）
    - 線状強皮症（linear scleroderma）
  - その他（pseudoscleroderma）
    - 浮腫性硬化症（scleredema）
    - 硬化性粘液水腫（scleromyxedema）
    - びまん性筋膜炎（diffuse fasciitis）または好酸球性筋膜炎（eosinophilic fasciitis）
    - 好酸球増多筋痛症候群（eosinophilia-myalgia syndrome）
    - ヒトアジュバント病（human adjuvant disease）
    - 慢性移植片対宿主病（chronic GVHD）
    - 腎原性全身性線維症（nephrogenic systemic fibrosis）

●図1 強皮症の分類
強皮症（広義）は多彩な疾患を包括する疾患概念である．そのなかで，内臓諸臓器の線維化，末梢循環障害，自己抗体陽性を伴う疾患が全身性硬化症/全身性強皮症である

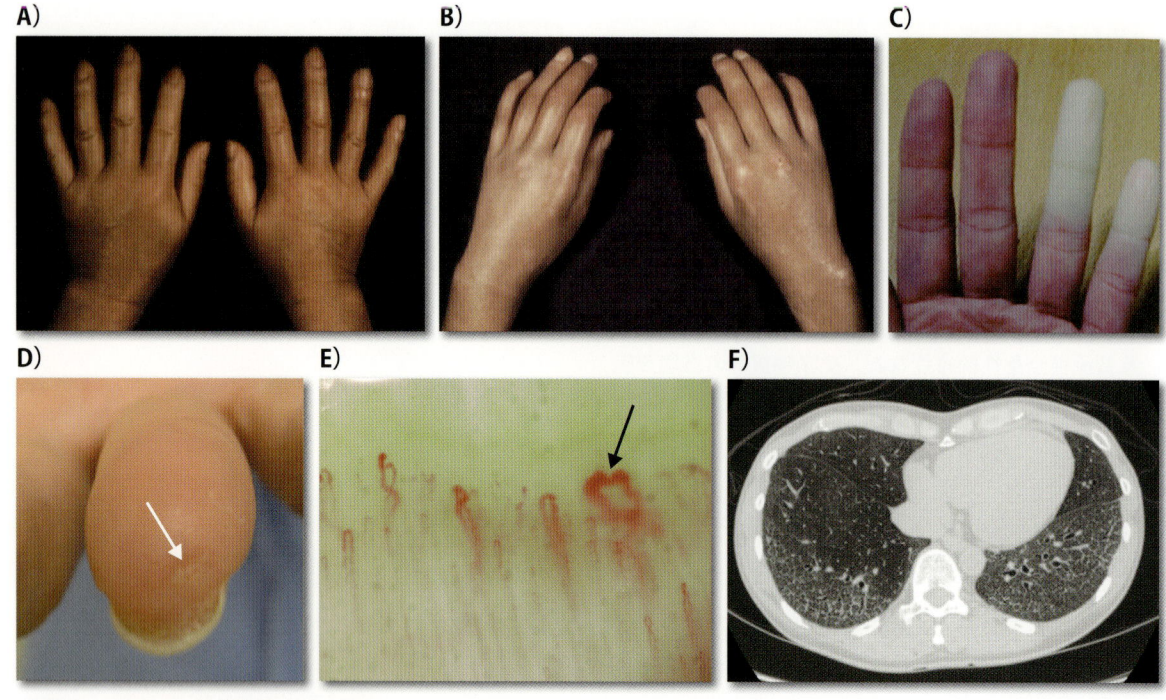

●図2　SScに特徴的な身体所見
A) ソーセージ様手指と近位指節間関節より遠位の皮膚硬化．B) 手指，手背，前腕の皮膚硬化，色素沈着と脱失，屈曲拘縮．C) レイノー現象（虚血期）．D) 指尖陥凹性瘢痕（矢印）．E) 爪郭にみられる毛細血管の減少とループ拡張（矢印）．F) 早期間質性肺疾患の高解像度CT所見（スリガラス影，網状影）

2）末梢循環障害

レイノー現象は必発で，多くの例で初発症状となる（図2C）．循環障害が高度になると，指尖に潰瘍や壊疽を呈する．指尖陥凹性瘢痕は無痛性の虫食い状の上皮の凹みで，虚血を反映した所見である（図2D）．爪郭毛細血管ループの拡張および血管減少・消失は必発で，早期診断に有用である（図2E）[1]．罹病期間が長くなると全身の皮膚，粘膜に斑状の毛細血管拡張が出現する．

3）間質性肺疾患
（interstitial lung disease：ILD）

両側対称性に，下肺野，背側優位にみられる．乾性咳嗽が主症状で，拘束性換気障害（肺活量，総肺気量の低下）が進行すると労作時息切れが出現する．高解像度CTでは早期はスリガラス影，網状影が主体だが，経過とともに牽引性気管支拡張などの構造改変が進み，蜂窩肺を呈する場合もある（図2F）．

4）肺動脈性肺高血圧症
（pulmonary arterial hypertension：PAH）

肺細動脈のリモデリングによる内腔狭窄による．進行すると労作時息切れをきたし，右心不全，心拍出量低下を招き，突然死の原因となる．

5）心病変

収縮機能低下によるうっ血性心不全，伝導障害・期外収縮など不整脈が典型的だが，頻度は少ない（＜5％）．心筋内のレイノー現象による小線維化巣の集積が原因とされる．近年，多くの例で心筋拡張障害が存在することが注目されている．心嚢液貯留を認めることがあり，ときにタンポナーデを呈する．

● 表1　ACR/EULARによる新SSc分類基準（案）（2012年ACR年次総会）

- 手指硬化がMCP関節を越えて近位まで存在する場合はそれのみでSScと分類する
- それ以外は以下のスコアリングに当てはめ，合計9以上であればSScと分類する
- ただし，手指に皮膚硬化・腫脹がない場合は他疾患を考える
- 臨床所見を説明できる他疾患を有する場合は本基準を適用しない

ドメイン	基準項目	ポイント
手指の皮膚所見 （ポイントの高い方を採用）	手指腫脹のみ MCP関節より遠位に限局した皮膚硬化	2 4
指尖部所見 （ポイントの高い方を採用）	指尖潰瘍 指尖陥凹性瘢痕	2 3
爪郭毛細血管異常		2
毛細血管拡張		2
肺病変 （いずれか陽性）	肺動脈性肺高血圧症 間質性肺疾患	2
レイノー現象		3
SSc関連自己抗体 （いずれか陽性）	抗セントロメア抗体 抗Scl-70/トポイソメラーゼⅠ抗体 抗RNAポリメラーゼⅢ抗体	3

MCP：中手指節関節

6）腎病変

突然出現する高血圧（多くは悪性高血圧），腎機能の急速な低下を腎クリーゼとよぶ．高レニン血症が必発で，血栓性微小血管障害を併発することが多い．抗好中球細胞質抗体（anti-neutrophil cytoplasmic antibody：ANCA）陽性の急速進行性糸球体腎炎もまれにみられる．

7）上部消化管病変

下部食道の蠕動低下，拡張による胃食道逆流症状を高率に伴う．繰り返す胃食道接合部の炎症のために狭窄をきたすことがある．ときに胃幽門前庭部毛細血管拡張症を伴い，消化管出血の原因となる．

8）下部消化管病変

腸管の線維化による蠕動低下と吸収不良をきたす．下痢と便秘を繰り返す場合は腸内細菌の過剰増殖による．進行すると，偽性腸閉塞，気腫性嚢胞症，気腹症，体重減少をきたす．

9）関節・腱病変

腱の肥厚により手指，手，肘，足などに屈曲拘縮を認める（図2B）．皮膚硬化が急速に進行する時期には，肥厚した腱が周囲の筋膜や筋支帯などに擦れることで生じる腱摩擦音を検出できる．関節炎は通常非びらん性だが，ときにびらん性関節炎を併発する．罹病期間の長い症例では手指末節骨の吸収がみられる．

2 診断

アメリカリウマチ学会（American College of Rheumatology：ACR）が1980年に作成した分類予備基準が広く用いられてきたが，感度が低いことから改訂作業が進められてきた．ようやくACRとEULAR（ヨーロッパリウマチ学会）が共同で新分類基準案を作成し（表1），現在検証作業が行われている．

この基準は，診療における診断にも使用することを念頭に作成された．手指を越えて手背まで達した皮膚硬化が存在し，臨床症状を説明できる他疾患が否定されればSScと分類できる．皮膚硬化が手指に限局する，または手指腫脹のみで皮膚硬化が明確でない場合はスコアリングを行い，合計9点以上満たせばSScと分類する．なお，診断を目的とした皮膚生検は不要である．

●表2　皮膚硬化範囲によるSScの病型分類

	びまん皮膚硬化型（dcSSc）	限局皮膚硬化型（lcSSc）
皮膚硬化の範囲	肘，膝を越える	肘，膝の遠位にとどまる（顔は硬くてもよい）
皮膚硬化の進行	発症早期は急速	緩徐，または進行しない
レイノー現象と皮膚硬化の関連	出現がほぼ同時．ときにレイノー現象を欠如	レイノー現象が数年～十数年にわたり先行
参考となる身体所見	関節屈曲拘縮，腱摩擦音	毛細血管拡張，皮下石灰化
予後を悪化させる障害臓器	間質性肺疾患，心筋障害，腎クリーゼ	肺動脈性肺高血圧症
主な自己抗体	抗Scl-70/トポイソメラーゼⅠ抗体，抗RNAポリメラーゼⅢ抗体	抗セントロメア抗体，抗U1RNP抗体
10年生存率	約70％	約90％

3 病型分類と経過

1）皮膚硬化範囲による病型分類

皮膚硬化や内臓病変の程度は個々の患者で大きく異なるため，障害臓器や予後の予測のために病型分類がきわめて重要である．現在広く用いられている病型分類は，経過中にみられる最も広い皮膚硬化範囲に基づく．皮膚硬化のピークが肘あるいは膝を越えるか否かでびまん皮膚硬化型（diffuse cutaneous SSc：dcSSc），限局皮膚硬化型（limited cutaneous SSc：lcSSc）の2つに分類する（表2）[2]．

dcSScでは皮膚硬化とレイノー現象の出現がほぼ同時もしくは6カ月以内で，発症後1～2年間は皮膚硬化が急速に進行し（浮腫期～硬化期），2～5年後にピークに達する．その後はゆっくりと皮膚硬化が改善し（萎縮期），完全に消失する例もある．一方，lcSSc例はレイノー現象が数年から十数年先行し，皮膚硬化は軽度で変化に乏しく，ピークは明確でない．これら病型は移行しないことが前提で，dcSScが長い罹病期間を経て萎縮期に入り皮膚硬化が肘より遠位まで改善してもdcSScと分類する．一方，dcSScでも発症早期には皮膚硬化が肘や膝を越えないケースもある．したがって，皮膚硬化が肘や膝を越えない症例ではlcSSc，dcSSc萎縮期，dcSSc早期の鑑別がきわめて重要である．なぜなら，dcSScのみが積極的な治療の対象となるからである．

2）病型別経過

dcSScとlcSScに分類することにより，臓器障害の出現様式や予後の予測が可能である．dcSScでは，頻度は少ないながらも皮膚硬化の進行期に腎クリーゼ，心筋障害によるうっ血性心不全をきたす．消化管や肺の線維化は緩徐に進行し，皮膚硬化がピークに達する頃に機能障害が顕性化することが多い．一方，lcSScでは血管病変が緩徐に進行し，10年以上の罹病期間を経てPAH，消化管，心筋病変が顕性化する．dcSScはlcSScに比べて生命予後不良で，10年生存率はdcSScで70％，lcSScで90％程度である．死因として最も多いのはILD，次いでPAHである[3]．これら肺病変が死因の50％以上を占める．

3）自己抗体による病型分類

SScに特異的な自己抗体は診断の補助として有用なだけでなく，病型分類にも役立つ（表3）．自己抗体と皮膚硬化範囲による病型を組み合わせることで，さらに詳細な分類が可能である．例えば，dcSScで抗トポイソメラーゼⅠ抗体陽性であればILDを高率に伴うが，抗RNAポリメラーゼⅢ抗体陽性ならばILDは少なく，むしろ腎クリーゼに注意する必要がある．

4 治療戦略

完成した線維化病変は可逆性に乏しいため，治療目

● 表3 SSc に特異的な自己抗体の陽性頻度と関連する病型，臓器障害

	陽性頻度	関連する病型	関連する臓器障害
抗トポイソメラーゼⅠ抗体（抗 Scl-70 抗体）	30％	dcSSc	間質性肺疾患，手指潰瘍
抗 RNA ポリメラーゼⅢ抗体	5％	dcSSc	腎クリーゼ
抗セントロメア抗体	30％	lcSSc	臓器病変は軽度で少ない．ときに肺動脈性肺高血圧症
抗 U1RNP 抗体	15％	lcSSc	肺動脈性肺高血圧症，ほかの膠原病の重複症状

標は臓器障害の進行防止，機能障害の軽減，生命予後の改善である．治療の基本は，①機能障害，生命予後の悪化が予測される例に対する疾患修飾療法，②完成した個々の病変に対する対症療法，である．そのため，病型，罹病期間，各臓器障害の進行度を勘案して個々の症例ごとに治療方針を決める．なお，すべての患者に対して寒冷を避け，指先の保護と禁煙を指導する．

1）疾患修飾療法薬

■ 免疫抑制薬

T 細胞をはじめとした免疫担当細胞が線維芽細胞を活性化することが示されていることから，シクロホスファミド（CYC），メトトレキサートなどの免疫抑制薬が用いられる．特に CYC 経口療法（1～2 mg/kg/日を 1 年間）は ILD の進行を抑制する効果が示されている[4]．エビデンスに乏しいものの，安全性の面から CYC 間欠静注療法（1 カ月ごとに 0.5 g/m² を 6 回）が選択される場合もある．ただし，不可逆的な生殖機能障害や悪性腫瘍の誘発（特に膀胱がん，造血器腫瘍）などの毒性のため，その適応は慎重に判断する．投与期間も 1 年以内に限定し，中止後は維持療法としてアザチオプリンなどほかの免疫抑制薬にスイッチする．

メトトレキサートは皮膚硬化の進展を抑える効果が示されていることから[5]，主に ILD を伴わない例で用いる．

■ D-ペニシラミン

コラーゲン架橋を抑制する効果から，1970 年代から大量療法（1 g 以上/日）が広く用いられてきた．しかし，少量（125 mg 隔日）と大量を比べた無作為比較試験で皮膚硬化に対する効果の差が実証されなかった．最近の基礎研究から，コラーゲン架橋を触媒するリシルオキシダーゼ L2 の阻害が強力に線維化を抑制することが示され，その効果が見直されている．

■ 副腎皮質ステロイド

明らかなエビデンスは存在しないが，わが国では発症早期の浮腫期や，炎症所見が明確な症例に限定して用いられることがある．腎クリーゼを誘発するリスクが知られていることから，少量（プレドニゾロン換算 15 mg/日以下）を用いる．

■ 新規治療薬

現状で SSc に対して疾患修飾効果が証明された治療法はない．近年，SSc への効果が期待できる新規の治療標的が同定され，それらに対する分子標的薬の臨床試験が進行中である．抗 CD20 抗体リツキシマブ，抗 TGF-β1 抗体メタリムマブはいずれもパイロット試験で効果を示すことができなかった．一方，すべての TGF-β ファミリーを阻害する抗体製剤フレソリムマブが開発され，その効果が期待されている．

自己末梢血造血幹細胞移植は欧州，北米で CYC 間欠的静注療法との比較試験が進行中である．ヨーロッパで実施されていた試験の結果が最近公表され，1 年以内のイベント発生率は移植群で多いが，3 年後は移植群が CYC 群に比べて統計学的に有意に低い結果が得られた．移植関連死が少なからずみられることから，症例を適切に選択すれば重症例に対する治療法として普及するかもしれない．

一方，基礎研究の成果から有効性が期待されていたイマチニブのオープン試験では，ある程度の効果は観察されたものの，消化管病変の悪化，心毒性など安全性に問題があることが示された．適応や投与量を含め

た今後のさらなる検討が必要である．シロリムス，ミコフェノール酸モフェチル，トシリズマブの有効性が少数例で示され，現在臨床試験が進行中である．

2）対症療法薬

個々の患者が有する臓器病変の重症度に応じて対症療法を行う．

■レイノー現象

カルシウム拮抗薬はレイノー現象の回数，持続時間を改善する効果が示されている．効果が不十分な場合はプロスタサイクリン誘導体，血小板凝集抑制薬を併用する．

■皮膚潰瘍，壊疽

創部の保護，感染防止が第一であるが，進行例では血流改善を目的としてリポPGE_1製剤や抗トロンビン薬を経静脈的に投与する．ボセンタンが潰瘍の新規発生を抑制する効果が示され，ホスホジエステラーゼ5阻害薬の治癒促進効果が報告されている．

■PAH治療薬

肺動脈拡張，血管平滑筋増殖抑制作用を有するプロスタサイクリン誘導体（ベラプロスト，エポプロステノール），ホスホジエステラーゼ5阻害薬（シルデナフィル，タダラフィル），エンドセリン受容体拮抗薬（ボセンタン，アンブリセンタン）を単独，または併用する．これら薬剤の使用により，PAHを有する例の生命予後延長効果が得られている．

■食道病変

胃食道逆流症（胸焼け，胃痛，嚥下困難）に対してプロトンポンプ阻害薬，消化管運動促進薬を用いる．誤嚥を避けるために食後の座位維持を指導する．

■腎クリーゼ

アンジオテンシン変換酵素阻害薬（ACEI）投与を少量から開始し，血圧を正常域に維持できるまで漸増する．降圧効果が不十分な場合はカルシウム拮抗薬，α遮断薬，抗レニン薬を併用する．治療開始時の腎機能がよい症例ほど腎予後がよいことから，早期発見が大切である．ただし，ACEIに腎クリーゼ予防効果はなく，ACEI投与下で発症した腎クリーゼは予後不良なことが示されている．

（桑名正隆）

■文　献■

1）Matucci-Cerinic, M. et al.：The challenge of early systemic sclerosis for the EULAR Scleroderma Trial and Research group（EUSTAR）community. It is time to cut the Gordian knot and develop a prevention or rescue strategy. Ann. Rheum. Dis., 68：1377-1380, 2009

2）LeRoy, E. C. et al.：Scleroderma（systemic sclerosis）: classification, subsets and pathogenesis. J. Rheumatol., 15：202-205, 1988

3）Steen, V. D. & Medsger, T. A.：Changes in causes of death in systemic sclerosis, 1972-2002. Ann. Rheum. Dis., 66：940-944, 2007

4）Tashkin, D. P. et al.：Cyclophosphamide versus placebo in scleroderma lung disease. N. Engl. J. Med., 354：2655-2666, 2006

5）Kowal-Bielecka, O. et al.：EULAR recommendations for the treatment of systemic sclerosis: a report from the EULAR Scleroderma Trials and Research group（EUSTAR）. Ann. Rheum. Dis., 68：620-628, 2009

■参考文献■

・『全身性強皮症診療ガイドライン』（全身性強皮症診療ガイドライン作成委員会），厚生労働省強皮症調査研究班事務局，2010　http://derma.w3.kanazawa-u.ac.jp/SSc/pamphret/pdf/guidelines.pdf

臨床編I　全身性自己免疫疾患（膠原病）

8 多発性筋炎，皮膚筋炎

　多発性筋炎（PM）および皮膚筋炎（DM）は横紋筋を障害する炎症性筋疾患で，体幹および四肢近位筋優位の筋痛・筋力低下をもたらす．PMに皮膚症状を伴うものがDMとよばれている．原因は不明であるが，病態の進展に自己免疫が関与し，両疾患においてその機序は異なっているといわれている．筋炎に加え，間質性肺炎などの臓器障害が高率に出現し，DMでは特に高率に悪性腫瘍の合併が認められる．診断の確定には筋生検を実施することが望ましい．治療はステロイドの大量投与を基本とする．難治性の病態に対しては免疫抑制薬の併用を行う．治療中は感染症の併発に留意する．

概念図

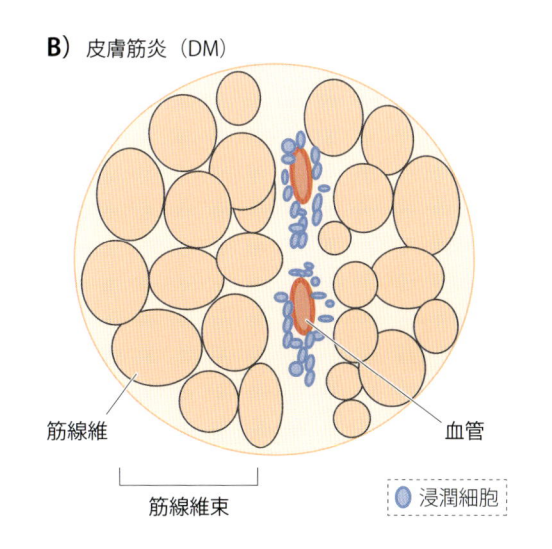

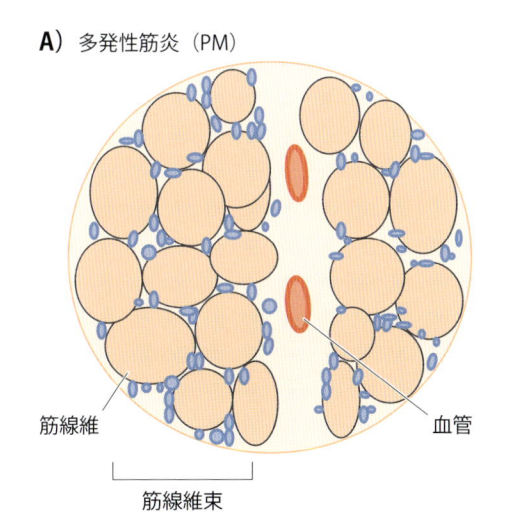

A）多発性筋炎（PM）

筋線維　　　血管
　　筋線維束

B）皮膚筋炎（DM）

筋線維　　　血管
　　筋線維束

○ 浸潤細胞

● 多発性筋炎と皮膚筋炎の病理所見
　詳細は本文参照

多発性筋炎，皮膚筋炎とは

多発性筋炎（polymyositis：PM）および皮膚筋炎（dermatomyositis：DM）は横紋筋を広範に障害する炎症性筋疾患で，体幹および四肢近位筋優位の筋痛および筋力低下をもたらす．両疾患の臨床像は類似しているが，臨床的にPMに皮膚症状を伴うものがDMとよばれている．病態の進展には自己免疫が深く関与しているが，両疾患においてその機序は異なっているともいわれている[1]．筋炎に加え，間質性肺炎などの臓器障害が高率に出現し，DMでは特に悪性腫瘍の合併が認められる．一般に悪性腫瘍の併発率は30％程度とされているが，50歳以上のDMでは50％に達するとされている．併発する腫瘍としては胃がん，肺がん，子宮がん，乳がんおよび卵巣がんなどが本邦例では多い．

有病率は10万人あたり3～7人程度とされ，男女比は1：2で女性に多い．年齢はDMにおいては12～15歳の小児期と40～60歳の2つのピークがあり，PMは小児における発症はまれである[2]．小児におけるDMでは皮膚石灰化を伴うことが多い．

1 病態，発症機序

原因は不明であるが，先天的な素因に加え，感染，薬剤，および紫外線などの環境因子が加わり，横紋筋を破壊する免疫異常が病態を進展させると考えられている．

病理学的所見では単核球の筋線維周囲への浸潤と，筋線維の変性壊死および再生，さらに間質の線維化などが認められる[1,2]．この浸潤細胞は，TおよびB細胞，さらにマクロファージなどであるが，その様相はPMとDMでは異なっているとされている．PMではCD8陽性（$CD8^+$）T細胞が筋線維細胞に浸潤して直接細胞を傷害する（概念図A）．一方，DMでは主としてCD4陽性（$CD4^+$）T細胞が血管周囲に浸潤し，筋血管内皮細胞に補体が沈着する血管炎が起こる（概念図B）．その結果，血流が遮断され，筋組織が壊死に陥ると考えられている．このことからPMとDMは本質的に異なる疾患であるとの考え方も提唱されている．しかし，前述のDMの特異な所見は小児には見出されるものの成人発症例ではまれであり，血管に沈着する抗体を証明できないことからやはり同一のスペクトラムの疾患であるとする考えも支持されている．心筋も含めて筋炎は横紋筋にみられるが，まれに消化管の平滑筋に起こることもある．

2 臨床症状

1）全身症状

発熱，全身倦怠感，食欲不振，体重減少およびリンパ節腫脹などの症状が出現する．

2）筋症状

筋症状は本疾患に最も特徴的な臨床症状で，四肢近位筋を中心に筋力低下が緩徐に発症し，数カ月にわたって進行する．体幹では頸筋や咀嚼筋の筋力低下が特徴的で，頭部の挙上困難や開口障害が起こる．また，喉頭筋障害による嚥下困難や発声障害，さらに食道横紋筋障害による嚥下困難などが起こる．このような障害は高齢者ではしばしば誤嚥性肺炎を併発させる．また，重症例では呼吸筋の障害により呼吸困難を認めることもある．リウマチ性多発筋痛症などに比べ，筋自発痛や把握痛は軽度のことが多く，半数程度の症例で認められる．筋炎が進行すると筋萎縮が起こり，著しい日常生活動作の制限がもたらされる．

3）皮膚症状

DMでは，ヘリオトロープ疹とよばれる上眼瞼の浮腫性紅斑や（図1），指節間関節や中手指節関節の伸側に紫色で落屑を伴うゴットロン（Gottron）徴候とよばれる皮疹（図2）が認められる．同様の落屑を伴う角化性紅斑は肘や膝などの関節伸側にも現れることが多く，米国では手指の皮疹と一括してゴットロン徴候と総称されている．その他，顔面鼻唇溝を中心とする脂漏部位に紅斑が現れることも多い（脂漏部位紅斑）．

また，ほかにも前上胸部（V徴候），肩と上背部（ショール徴候），大腿外側（ホルスター徴候）に紅斑が現れることがある．また，機械的刺激を受けやすい母指や示指の側縁に角化した硬い発疹もしばしば認められ，"機械工の手"とよばれている．その他，爪郭周囲の紅斑や小梗塞，結節性紅斑，色素沈着・脱出，蕁麻疹様皮疹など多彩な皮膚病変が認められ，PMに一連の皮膚症状を伴う場合にDMと診断される．強皮症の患者で高率に認められるレイノー現象（図3）（p.147 MEMO参照）も30％以上の症例で認められる．小児のDMでは皮膚の石灰化が高率に認められる．

4）肺病変

肺病変はPM/DMで最も高率に認められる内臓病変で，約半数の症例で間質性肺炎/肺線維症が認められる．特にDMで高率で，その出現率はほぼ強皮症に匹敵する．DMでは皮膚症状に加え，筋症状を欠如して間質性肺炎を有するADM（amyopathic DM）とよばれる病態がしばしば認められる．このような症例では，ステロイド治療に抵抗し，急速に進行する急性間質性肺炎を併発する確率が高い．病理学的にはDAD（diffuse alveolar damage：びまん性肺胞障害）を示し（図4），予後が不良で致死的な経過をとる．通常の間質性

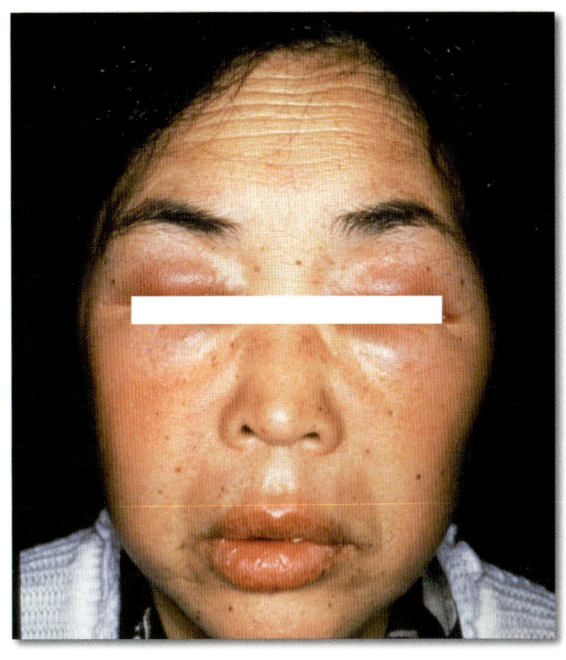

●図1　ヘリオトロープ疹

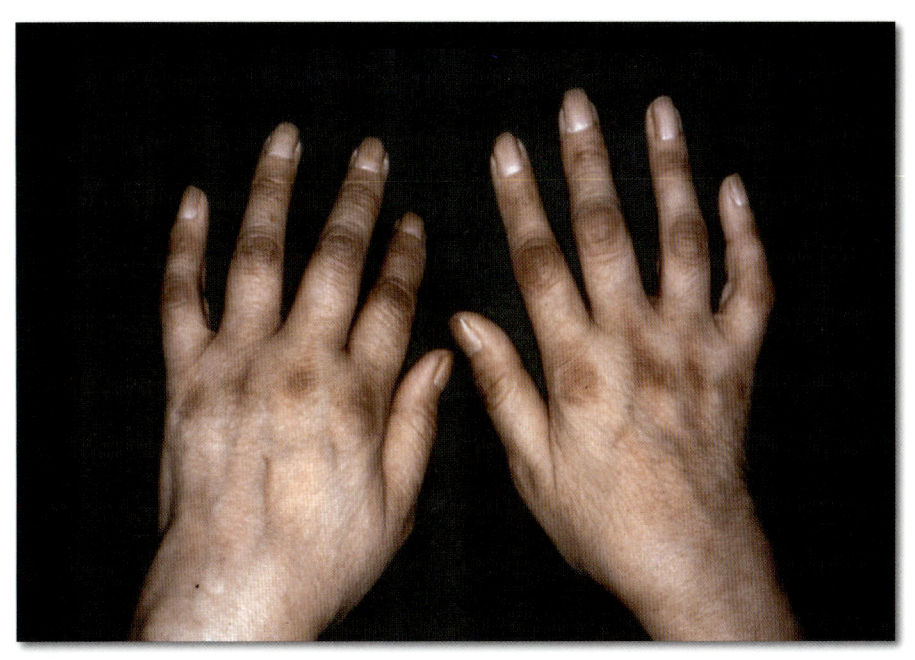

●図2　ゴットロン徴候

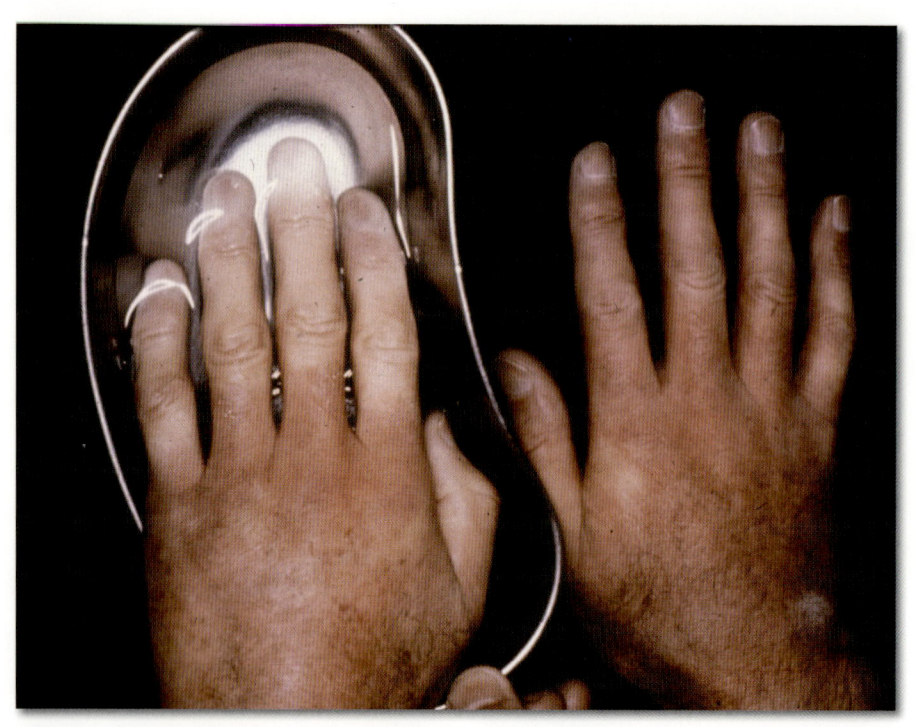

●図3　冷水刺激によるレイノー現象

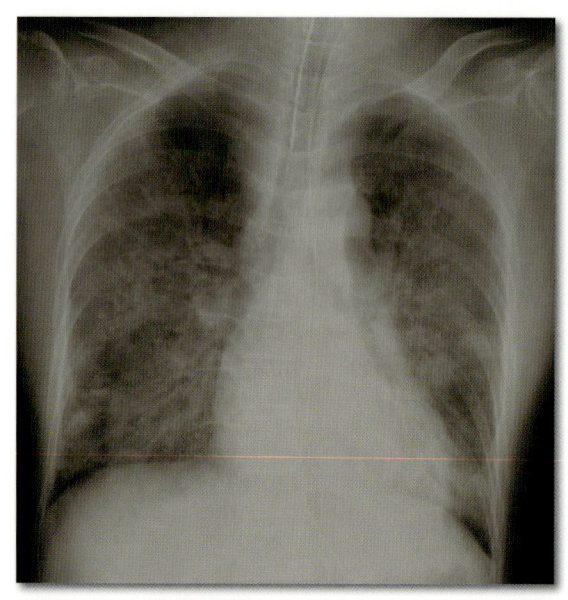

●図4　ADMのDAD

肺炎は特発性肺線維症（IPF）もしくは非特異性間質性肺炎（NSIP）で，緩徐に進行する．また，DMでは縦隔気腫を認める症例も多く，難治性の経過をとる．

間質性肺炎に伴い，乾性咳嗽，労作時の息切れを訴え，聴診では下肺野を中心に捻髪音を聴取する．

5）心病変

心筋炎による心不全や心膜炎に伴う心囊液の貯留を認めることもある．さらに炎症に伴う刺激伝導系の線維化により不整脈もまれに認める．ステロイド治療に抵抗性を示すことも多く，心不全を認める症例では予後も不良である．

6）悪性腫瘍

悪性腫瘍の併発率は30％程度とされているが，50歳以上のDMでは50％に達する．一般人口に比較し，DMで5倍，PMで2倍多く認められる．本邦では胃がん，肺がん，子宮がん，乳がんおよび卵巣がんなどが多い[2]．高齢者，女性，血清CK（クレアチンキナーゼ）値正常および難治性の皮膚症状を認める例でのリスクが高い．このような症例では特に詳しく全身的精査を行うことが求められる．

● 表1　PM/DMの自己抗体の対応抗原

標的抗原	構造		出現頻度(%)
	核酸	蛋白	
アミノアシルtRNA合成酵素（ARS）			
Jo-1	tRNA	55K（ヒスチジルtRNA合成酵素）	15～30
PL-7	tRNA	80K（スレオニルtRNA合成酵素）	＜3
PL-12	tRNA	110K（アラニルtRNA合成酵素）	＜3
OJ	tRNA	150K（イソロイシルtRNA合成酵素）	＜2
EJ	tRNA	75K（グリシルtRNA合成酵素）	＜5
KS	tRNA	65K（アスパラギニルtRNA合成酵素）	＜5
Ha	tRNA	61-63K（チロシルtRNA合成酵素）	＜3
Zo	tRNA	60/70K（フェニルアラシルtRNA合成酵素）	＜1
SRP	7SL-RNA	72K, 68K, 54K, 9K, 14K, 9K	＜3
Mi-2		61K, 53K	5～10
CADM-140（MDA-5）		140K	＜3
155/140			＜3
SAE〔SUMO（small-ubiquitin-like modifier）酵素〕			＜3
PM-Scl			＜3

7）その他

大関節を中心に骨破壊を伴わない多発性関節炎が認められる．小児のDMでは血管炎に伴う腹痛，嘔吐および下血などの症状を認めることがある．

3 検査および画像所見

1）検査

筋肉の炎症によりCK，アルドラーゼ，ミオグロビン，AST（アスパラギン酸アミノトランスフェラーゼ），LD（乳酸脱水素酵素）などの筋系酵素が著明に上昇する．高度な筋炎ではミオグロビン尿症により腎障害を呈することがあるので注意する．また，ADMでは酵素の上昇はほとんどなく，悪性腫瘍を併発する例でもしばしば正常か低値となる．

赤沈の亢進，CRP（C反応性タンパク）の上昇，さらに高γグロブリン血症を認める．抗核抗体は約30％程度に検出されるが，抗細胞質抗体としてアミノアシルtRNA合成酵素に対する抗体（抗ARS抗体）が検出される[2]（表1）．なかでもヒスチジルtRNA合成酵素に対する抗体である抗Jo-1抗体は15～30％の症例で検出され，診断に有用である．しかし，DMにおける検出率はそれほど高率ではない．抗Jo-1抗体陽性例では間質性肺炎の出現率が高率となり，予後は相対的に不良である．また，ほかの抗ARS抗体の出現頻度は3％以下ときわめて低いが，肺線維症との強い相関が認められる．その他，ステロイド治療に抵抗性を示す症例に抗SRP（シグナル認識粒子）抗体，間質性肺炎を有さない症例に抗Mi-2抗体などが検出される．また，抗CADM-140抗体陽性はADMの症例にしばしば検出され，急性間質性肺炎の診断の一助となる[3]．

2）その他の検査

筋炎の診断にMRI画像は有用で，骨格筋の炎症性浮腫を反映してT2強調で高信号所見が認められる．筋電図では低電位および低振幅など筋原性の所見が認められる．

筋生検は診断の確定に有用であるが，前述の検査を参考に適切な部位を選択する必要がある．PMでは筋線維束の個々の筋線維周囲にCD8+T細胞優位な細胞浸潤がみられる．一方，DMでは筋線維束の辺縁部に位置する筋線維の萎縮が特徴的で，筋線維束周辺の血

管周囲にCD4⁺T細胞優位な細胞浸潤が特徴的とされている．しかし，小児のDMとは異なり成人においてはこのような特徴的な所見を認める頻度は低い．

間質性肺炎を認める症例では，胸部X線写真において下肺野を中心に網状およびスリガラス状陰影を認める．CTではIPFもしくはNSIPの所見が認められる．呼吸機能検査では拘束性障害および肺拡散能の低下が検出される．血清KL-6上昇とともに間質性肺炎の出現を鋭敏にとらえることができる．

心電図では心囊液の貯留や，伝導系障害などの所見がみられることもある．また，悪性腫瘍に伴い関連する腫瘍マーカーの上昇がみられることもあり，スクリーニングを行う．

4 診察所見

レイノー現象や皮疹の有無などの視診，呼吸音の異常をとらえる聴診，さらに筋痛を確認する触診や筋力テストなどが診断に有用な情報を提供する．筋力低下の有無についてはトイレでの起立や寝床からの寝起きなど，問診による評価も重要である．

5 診断

診断は厚生省班会議（1992年改訂）の診断の手引き[4]，もしくはBohanの基準に基づいて行われる[5]．CKの上昇を確認した場合，鑑別診断として慢性甲状腺炎に伴う甲状腺機能低下症，心筋梗塞や心筋炎などの重篤な循環器疾患を考える．激しい肉体労働や運動，熱中症，脱水，低カリウム血症，HMG-CoA還元酵素阻害薬などの薬剤による障害も鑑別診断となる．ミオグロビン上昇の欠如を認めながらCKが上昇する場合はマクロCK血症も考えられる．また高齢者では封入体筋炎も考慮する．鑑別には生検が必須となる．

6 治療戦略の概略

筋炎に対しては，軽症例を除いて通常ステロイドをプレドニゾロン換算で1 mg/体重1 kgを2～4週間投与，軽快したら2週間で10％をめどに漸減する．ステロイド減量時に再燃傾向がみられる場合には，メトトレキサート，アザチオプリン，さらにシクロスポリンやタクロリムスの併用を考える．これらの治療に対し抵抗を示すときはγグロブリン大量静注療法も考慮する．進行が緩徐なIPFもしくNSIPはそのまま経過をみてもよい．しかし，病変の進行が速い場合や急性増悪時は中等量～大量のステロイドを投与する．ADMにおける急性間質性肺炎はステロイドのみでは軽快しない．ステロイドのパルス療法に加え，早期からシクロスポリンや最近保険適応が承認されたタクロリムスを併用する．CKが正常化しているにもかかわらず筋力の回復が遅れる場合は，ステロイドミオパチーの合併に気をつける．

一方，DMにおける治療では特に治療中の感染症の併発にも留意することが求められる．画像診断に加えβ-Dグルカンなどの測定も診断に有用である．

(髙崎芳成)

■ 文 献 ■

1) 前田明子，清水 潤：皮膚筋炎，多発性筋炎の病理所見．医学の歩み，239：41-46, 2011
2) 平形道人：多発性筋炎/皮膚筋炎．"リウマチ病学テキスト"（日本リウマチ学会生涯教育委員会，日本リウマチ財団教育研修委員会/編），pp222-234, 診断と治療社，2010
3) Nakashima, R. et al.：The RIG-I-like receptor IFIH1/MDA5 is a dermatomyositis-specific autoantigen identified by the anti-CADM-140 antibody. Rheumatology, 49：433-440, 2010
4) Tanimoto, K. et al.：Classification criteria for polymyositis and dermatomyositis. J. Rheumatol., 22：668-674, 1995
5) Bohan, A. et al.：Computer-assisted analysis of 153 patients with polymyositis and dermatomyositis. Medicine, 56：255-286, 1977

9 混合性結合組織病

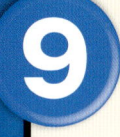

臨床編 I　全身性自己免疫疾患（膠原病）

　混合性結合組織病（MCTD）は1972年にSharpらによって提唱された疾患概念であり，臨床的に全身性エリテマトーデス様，強皮症様，多発性筋炎様の症状が混在し，かつ抗U1-RNP抗体の高力価陽性を特徴とする疾患である．MCTDは当初ステロイドが奏功する比較的生命予後のよい疾患と考えられていたが，わが国での調査で5〜10％に生命予後不良の肺高血圧症が合併することが明らかとなった．しかし近年，特異的肺血管拡張薬が使用されるようになり，長期予後は今後改善する可能性がある．

概念図

混合性結合組織病の概念
全身性エリテマトーデス，強皮症，多発性筋炎などにみられる症状や所見が混在し，血清中に抗U1-RNP抗体がみられる疾患である

I. 共通所見
①レイノー現象，②指ないし手背の腫脹，③肺高血圧症

II. 免疫学的所見
抗U1-RNP抗体陽性

III. 混合所見
A. 全身性エリテマトーデス様所見
　①多発関節炎，②リンパ節腫脹，③顔面紅斑，④心膜炎または胸膜炎，
　⑤白血球減少（4,000/μL以下）または血小板減少（100,000/μL以下）
B. 強皮症様所見
　①手指に限局した皮膚硬化，②肺線維症，肺拘束性換気障害（％VC＝80％以下）
　　または肺拡散能低下（％DL_{CO}＝70％以下），③食道蠕動低下または拡張
C. 多発性筋炎様所見
　①筋力低下，②筋原性酵素（CK）上昇，③筋電図における筋原性異常所見

診断
①Iの1所見以上が陽性
②IIの所見が陽性
③IIIのA，B，C項のうち，2項目以上につき，それぞれ1所見以上が陽性
以上の3項目を満たす場合を混合性結合組織病と診断する

【付記】
抗U1-RNP抗体の検出は二重免疫拡散法あるいは酵素免疫測定法（ELISA）のいずれでもよい．ただし，二重免疫拡散法が陽性でELISAの結果と一致しない場合には，二重免疫拡散法を優先する

●混合性結合組織病診断基準（2004年再改訂）（文献4より引用）

混合性結合組織病とは

◆概念と疫学

　膠原病ではしばしば1人の患者に2つ以上の疾患に特徴的な症状が同時に出現する重複現象を認めることがある．特に，全身性エリテマトーデス（SLE），強皮症，多発性筋炎／皮膚筋炎（PM/DM）は互いに合併しやすく，これらの診断基準を同時に，あるいは経時的に満足する完全重複例を定型的重複（overlap）症候群とよぶ．

　混合性結合組織病（mixed connective tissue disease：MCTD）は，1972年にSharpらによって提唱された疾患概念で，臨床的にSLE様，強皮症様，PM様の症状が混在し，かつ血清学的に抗U1-RNP抗体の高力価陽性を特徴とする疾患である[1]．今日では一般にMCTDは重複症候群のなかの1つの病型として分類されることが多い．

　MCTDは厚生労働省の定める特定疾患に認定されており，同制度による医療受給者として2011年度に9,939人が登録されている．性別では圧倒的に女性に多く，男女比は1：13〜16である．年齢では30〜40歳代の発症が多いが，小児から高齢者まであらゆる年齢層に発症しうる．MCTDは当初生命予後が比較的よい疾患として提唱されたが，わが国の調査で肺高血圧症の合併が明らかにされ，肺高血圧症をもつときわめて予後が悪い．ただし，近年の肺血管拡張薬の使用により長期予後は改善する可能性がある．

◆MCTDは独立疾患か？

　MCTD患者を長期にフォローするとSLEや筋炎症状は改善し，強皮症様症状のみが残ることから，MCTDを独立した疾患概念とはみなさずに，強皮症の一病型とする説もあり，アメリカ学派ではこの説を支持する研究者が多い．また，MCTDを強皮症に至る一時期の病態と考え，定型的な病像が完成するまでは，未分化結合組織症候群（undifferentiated connective tissue syndrome：UCTS）の名称を用いるべきとする意見も出された．しかし，近年は再びMCTDを独立した疾患とみなす動きが海外でもみられる．わが国では厚生労働省が1992年にMCTDを特定疾患に指定していることもあり，MCTDの診断名は広く用いられている．

　MCTDの自然歴を追跡した厚生労働省MCTD調査研究班の臨床研究によれば，MCTDでは診断確定時にみられたSLE様症状と筋炎様症状は経過とともに減少するが，強皮症様症状は増加していく．しかし，MCTDでは病初期から最終観察時に至るまで手と手指の腫脹が高頻度に認められたことが強皮症と異なっており，また，MCTDにおける肺高血圧症合併率はほかの膠原病に比して有意に高い[2]．このような成績はMCTDがほかの膠原病の一病型や途中経過の病態ではなく，独立した疾患概念であることを改めて確認している．

1 病態─抗U1-RNP抗体との関連

　抗U1-RNP抗体はMCTDに特異的な自己抗体ではなく，SLE，強皮症，PM/DM（臨床編Ⅰ-5，7，8参照）など重複現象を認めないほかの膠原病にも少なからず検出される．しかし，かかる抗U1-RNP抗体陽性例は診断基準こそ満たさないものの，レイノー（Raynaud）現象や手の腫脹が高頻度にみられ，重症の臓器病変が少なく関節炎などの炎症症状が多いなど，一見MCTDと共通する病態を呈する例が多い．したがって，MCTDの病態は抗U1-RNP抗体の存在と密接に関係していると考えられる．

　抗U1-RNP抗体自身が直接の細胞障害作用により病態を形成するという証拠は今のところなく，抗U1-RNP抗体の産生とMCTDの病態を結びつける機序は不明である．しかし，抗U1-RNP抗体自身が何らかの機序で病態形成に関与するとの報告も散見される．

　MCTDまたは抗U1-RNP抗体陽性SLEで中枢神経症状を呈した患者の髄液中には，IgG濃度で補正した抗U1-RNP抗体価が血清中よりも高濃度で検出され，疾患活動性とも相関する[3]．このような髄液中自己抗体は抗U1-RNP抗体以外の自己抗体では検出されるこ

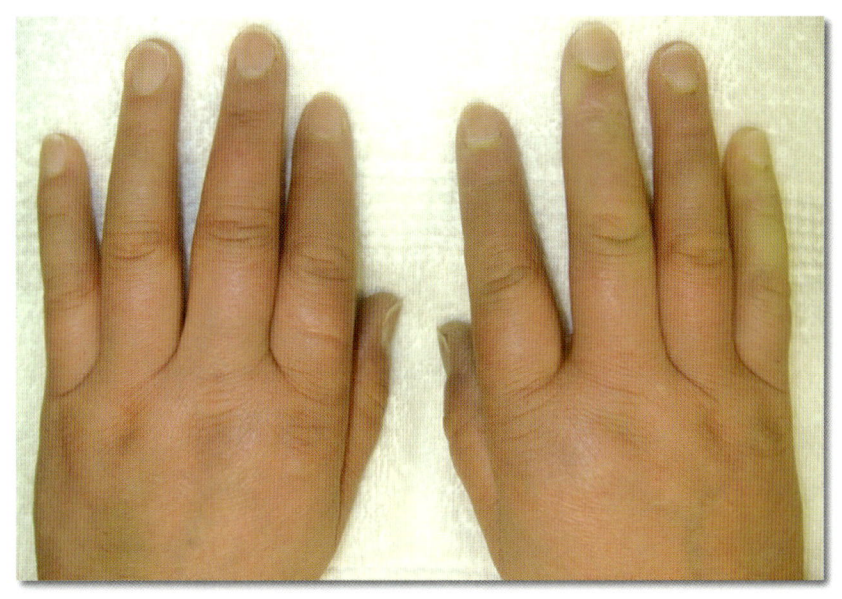

●図1　MCTD患者の手指と手の腫脹
レイノー現象（第Ⅰ相）を伴う

とは少なく，また原病活動性によらない感染症やステロイド精神病などの中枢神経疾患では検出されない．このことは髄液中抗U1-RNP抗体は単なる炎症による血液からの髄液移行ではなく，中枢神経の病変局所で抗体が産生され，病態形成に関与している可能性を示唆する．

2 臨床所見

1）レイノー現象

レイノー現象はMCTDの初発症状であることが多く，ほぼ全例に認められる．指動脈の可逆的な攣縮によるもので，手指の皮膚の蒼白化（第Ⅰ相），チアノーゼ（第Ⅱ相），紅潮（第Ⅲ相）を経て，数～数十分で正常の色調に戻る．寒冷刺激や精神的緊張によって誘発される．

2）手指と手の腫脹
（swollen hands and fingers）

ソーセージ様手指を伴う手の腫脹はMCTDに特徴的な所見であり，頻度も高い（図1）．同様の手の腫脹は強皮症の初期の浮腫期にも認められるが，MCTDでは疾患の全経過を通じて認められる．

3）SLE様症状

SLE様症状として発熱，顔面紅斑，リンパ節腫脹，多発関節炎，漿膜炎（胸膜炎および心外膜炎）を認める．関節症状は特に頻度が高く，ときに関節リウマチ（RA）と区別のつかない骨破壊像・関節変形をきたす例がある．腎炎症状（持続性タンパク尿，血尿，円柱尿）は約20％に認められるが，ネフローゼ症候群や腎不全移行例は少ない．

4）強皮症様症状

強皮症様症状として手指に限局した皮膚硬化（手指硬化症，強指症），肺線維症（間質性肺炎），食道蠕動低下が，比較的高頻度に認められる．しかし，肘を越えるびまん型皮膚硬化や，強皮症腎，強皮症心などの重篤な臓器症状はまれである．

5）筋炎様症状

多発性筋炎様所見はMCTDでは頻度が高く，しばし

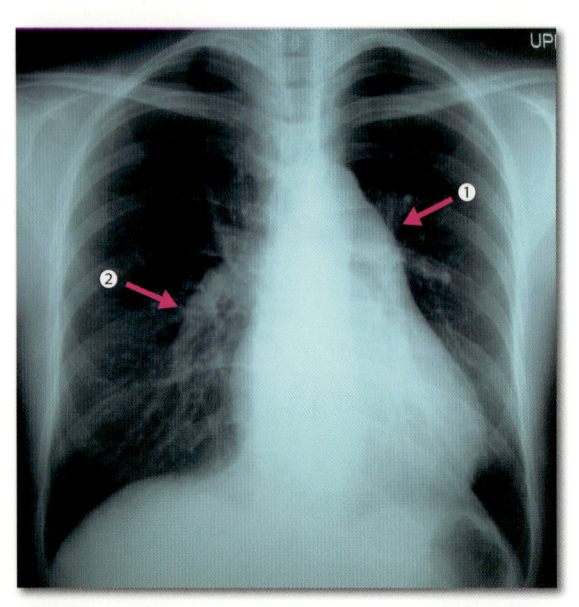

●図2　肺高血圧症を合併したMCTD症例の胸部X線像
左第2弓の突出（①）と右肺動脈本幹の拡張（②）を認める

ば初発症状となるため，当初はPM/DMと診断されることがある．PM様の躯幹近位筋の筋力低下，筋痛を認め，クレアチンキナーゼ（CK）などの筋原性酵素上昇を伴う．しかし，高度の筋症状はMCTDではまれとされ，DMに特徴的な皮疹〔ヘリオトロープ疹，ゴットロン（Gottron）徴候など〕の頻度は少ない．筋症状やCK上昇を認める場合には筋電図，筋生検所見も陽性となる．筋生検所見はPMと区別はつかないが，炎症性細胞浸潤は一般に顕著である．

6）肺高血圧症

肺動脈性肺高血圧症は，わが国の疫学調査によればMCTDの4～10％に合併し，最も重要な予後因子である．肺野病変がないか軽度の症例にも発症し，臨床像，病理像は原発性肺高血圧症と区別がつかない．進行すると動悸，労作時息切れ，胸痛（胸骨後部痛）を訴え，他覚的にはⅡp音の亢進，胸骨左縁の収縮期拍動，胸部X線上左第2弓突出・肺動脈本幹拡大を認める（図2）．進行性，治療抵抗性，予後不良で，適切な治療が行われないと突然死の可能性がある．わが国におけるMCTDの死因の第1位を占める．

7）無菌性髄膜炎

MCTDで無菌性髄膜炎がみられることがある．非ステロイド性抗炎症薬（イブプロフェン，ジクロフェナク，スリンダクなど）による薬剤性髄膜炎が多いが，MCTDの原病活動性とともに発症する無菌性髄膜炎も知られている．

3 検査所見

抗U1-RNP抗体はMCTDでは必須である．二重免疫拡散法（Ouchterlony法）またはリコンビナント抗原を利用したELISA法で測定される．抗Sm抗体はMCTDでは陰性が原則であり，Sharpらの原著では抗Sm抗体陰性を診断の必須条件としている．しかし，抗Sm抗体の有無により肺高血圧の頻度，治療方針，予後に大きな差は認められないことから，本邦の診断の手引き[4]では抗Sm抗体の有無は問うていない．

疾患活動時には約半数に白血球減少を認め，ときに血小板減少を示す．筋原性酵素（CK，GOT，LDH，アルドラーゼ）は約1/3の症例で上昇する．SLEでは活動期にCRP（C反応性タンパク）は高値を示さないとされるが，MCTDでは赤沈値，CRPともに高値を示すことが多い．抗核抗体は全例で斑紋型高値陽性を示し，高γグロブリン血症，リウマトイド因子の頻度は高く，LE（lupus erythematosus）細胞，抗リン脂質抗体，抗DNA抗体（高値はまれ）がときに認められる．

4 画像所見など

胸部X線検査では30～50％に両側下肺野の間質性陰影を認める．胸部CT検査ではX線上の変化が明らかになる以前から間質性変化が認められる．呼吸機能検査では肺拡散能（DL_{CO}）低下は早期から認められ，進行例では％VC低下を示す．

5 診断

SLE，強皮症，炎症性筋疾患のうち，2疾患以上の症状が同時に認められ，抗U1-RNP抗体が単独高値陽性であれば，MCTDと診断してよい．

厚生省（当時）MCTD調査研究班が診断基準（診断の手引き）を1984年に提唱し，1996年に改訂，2004年に再改訂を行った（概念図）[4]．2004年改定基準の主な改訂部分は，中核所見として肺高血圧症を加えたことである．いずれの版においても抗Sm抗体の有無は問うていない．

MCTDに合併する肺高血圧症の診断の手引きは厚生労働省研究班により1991年に作成され，2011年に改訂された[5]．

6 治療

MCTDの治療はSLEと筋炎に準じ，病態と臓器病変の程度に応じたステロイド薬投与が基本である．ただしSLE・筋炎様症状には有効だが，強皮症様症状への効果は期待できない．より詳細な病態別治療については，厚生労働省研究班によりMCTDの病態別治療指針が作成され公表されているので参照されたい[6]．

1）レイノー現象の治療

レイノー現象の確立した治療薬は開発されていないため，保温や禁煙の指示などの生活指導が第一である．血管拡張薬（ビタミンE製剤，カルシウム拮抗薬，プロスタグランジン製剤）が有効な場合がある．皮膚潰瘍や壊死を伴う重症例では，プロスタグランジン（PG）製剤の内服（ベラプロスト，リマプロスト）または点滴静注（PGE_1，リポPGE）や，抗血小板薬（少量アスピリン，シロスタゾールなど），抗セロトニン薬（塩酸サルポグレラート）を併用する．薬物療法が無効の場合は交感神経ブロックも試みられる．

2）軽症〜中等症例の治療

発熱，関節炎，胸膜炎，軽症筋炎など，軽症ないし中等症の場合には，プレドニゾロン（PSL）10〜30 mgを投与する．初期量を2〜4週間使用後，症状や検査所見の改善をみて，1〜2週に10％程度ずつ漸減する．5 mg程度を維持量とする．

RA様の慢性関節炎には抗リウマチ薬（メトトレキサートなど）を用いる．

3）重症例の治療

出血傾向を伴う血小板減少症，ネフローゼ症候群，重症筋炎，間質性肺炎急性増悪，中枢神経症状などの重篤な症状はまれだが認めうる．PSL 1 mg/kg（40〜60 mg）を初期量として2〜4週間投与後，症状や検査所見の改善をみて，1〜2週に10％程度ずつ漸減する．経口大量投与で十分な効果が得られない場合には，ステロイドパルス療法（メチルプレドニゾロン1,000 mg点滴静注3日間）が有効である．

効果が十分でない場合，重篤な副作用のためにステロイド大量投与ができない場合には，免疫抑制薬（シクロホスファミド，アザチオプリン，シクロスポリン，タクロリムス）を併用する．近年はシクロホスファミド間欠大量静注療法も行われる．

4）肺高血圧症の治療

近年の肺血管拡張薬の開発によって肺高血圧症の治療は大きく進歩し，わが国において治療ガイドラインが策定されている（図3）[7]．

ステロイド薬や免疫抑制薬は疾患急性期や早期には効果を示すこともあり，一度は試みるべきである．しかし，慢性期や進行例には無効なことが多い．

有症状の肺高血圧症では右心負荷の軽減のために，カルシウム拮抗薬，プロスタサイクリン誘導体〔ベラプロスト（経口製剤），エポプロステノール（静注製剤）〕，エンドセリン受容体拮抗薬（ボセンタン，アンブリセンタン），およびホスホジエステラーゼ5（PDE5）阻害薬（シルデナフィル，タダラフィル）が用いられる．プロスタサイクリンは強力な血小板抑制作用，血管平滑筋弛緩による血管拡張作用，血管透過性抑制作用を示すプロスタノイドで，進行例ではエポプロステ

```
                    抗凝固療法/利尿薬/酸素療法              ──→ 有効/あり
                              │                         ┄┄▶ 無効/あり
                              ▼
  ● ステロイド    C  ← Yes  膠原病の疾患活動性  No →  ・肺高血圧発病早期
  ● 免疫抑制薬    C              ← Yes              ・進行性
         │ No                                              ┊ No
         ▼                       ▼                         ▼
      NYHA II                NYHA III                   NYHA IV
  ● アンブリセンタン A     ● アンブリセンタン A       ● エポプロステノール A
  ●(ボセンタン)   A     ● ボセンタン      A       ● アンブリセンタン   C
  ● シンデナフィル  A     ● シルデナフィル   A       ● ボセンタン       C
  ● タダラフィル   B     ● エポプロステノール A       ● シルデナフィル    C
  ● ベラプロスト   B     ● タダラフィル     B       ● タダラフィル     C
  ● カルシウム拮抗薬 B     ● ベラプロスト     C

                              ・心房中隔切開術
                              ・肺移植

                        併用療法  ● プロスタサイクリン
                          A      ● ET受容体拮抗薬
                                 ● PDE5阻害薬

   治療継続                                                治療継続
```

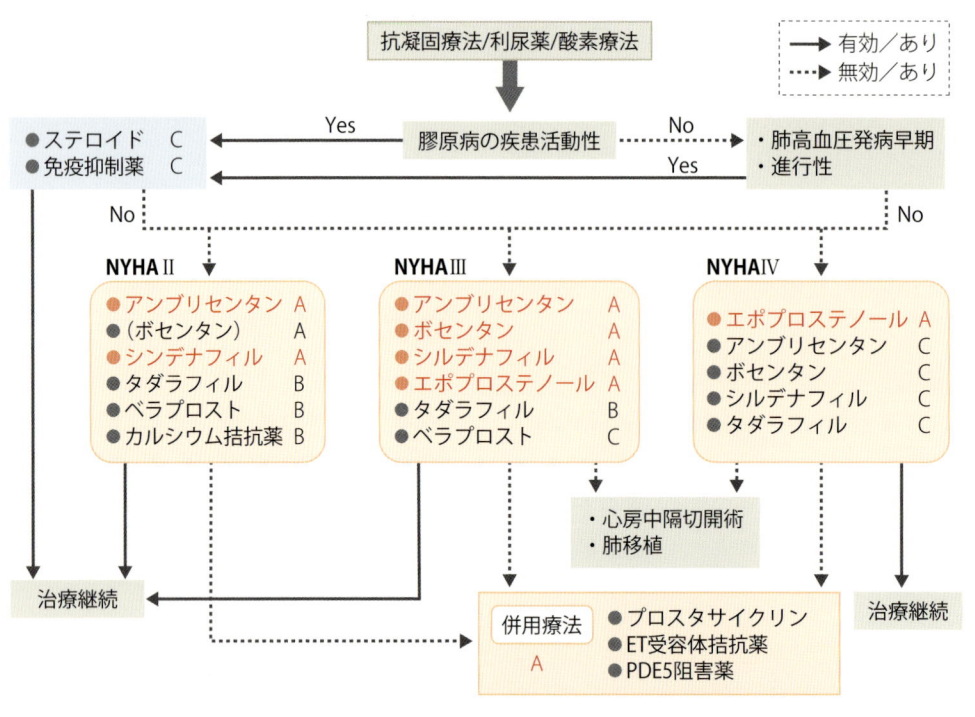

●図3 MCTD合併肺動脈性肺高血圧症の治療ガイドライン（2011年）（文献7より引用）
薬剤名の後のアルファベットは推奨度である．ボセンタンはNYHA III度以上に保険適応が限定されているため，NYHA II度の欄ではカッコを付けた（NYHA II〜IV：ニューヨーク心臓協会の心機能分類）
ET：endothelin（エンドセリン），PDE5：phosphodiesterase 5（ホスホジエステラーゼ5）

ノール持続静注療法が高い効果を上げており，予後の改善が期待できる[8]．エンドセリン受容体拮抗薬はエンドセリン受容体に結合し，強力な血管収縮物質であるエンドセリンに拮抗して血管収縮抑制作用をもたらす[9]．PDE5阻害薬は肺血管のPDE5を選択的に阻害して，内皮細胞・平滑筋のcGMPを上昇させ一酸化窒素（NO）濃度を上昇させることにより肺動脈圧を有意に低下させ，心拍出量を増加させる[10]．いずれの薬剤も単独使用または併用療法によって高い臨床的効果が得られ，生命予後改善が期待できる．

　肺高血圧症の発症または進展に血栓塞栓症が関与している場合には，抗凝固療法（ワルファリン）や抗血小板薬が用いられる．

（三森経世）

■ 文 献

1) Sharp, G. C. et al.：Mixed connective tissue disease. An apparently distinct rheumatic disease syndrome associated with a specific antibody to extractable nuclear antigen (ENA). Am. J. Med., 52：148-159, 1972

2) 近藤啓文，他：MCTDの臨床経過についてのプロジェクト研究―MCTDと他の膠原病との比較．「厚生省特定疾患 混合性結合組織病調査研究班 平成9年度研究報告書」pp8-11, 1998

3) Sato, T. et al.：Anti-U1 RNP antibodies in cerebrospinal fluid are associated with central neuropsychiatric manifestations in systemic lupus erythematosus and mixed connective tissue disease. Arthritis Rheum., 62：3730-3740, 2010

4) 近藤啓文：混合性結合組織病の病態，治療と関連する遺伝的因子，自己抗体の研究．「厚生労働省科学研究費補助金 難治性疾患克服研究事業混合性結合組織病に関する研究班 平成16年度研究報告書」, pp1-6, 2005

5) 吉田俊治，他：混合性結合組織病（MCTD）の肺動脈性肺高血圧症（PAH）診断の手引き改訂について．「厚生労働省難治性疾患克服研究事業 混合性結合組織病の病態解

明と治療法の確立に関する研究 平成22年度報告書」, pp7-13, 2011
6) 『混合性結合組織病の診療ガイドライン 改訂第3版』(三森経世/編), 厚生労働科学研究費補助金難治性疾患克服研究事業混合性結合組織病の病態解明と治療法の確立に関する研究班, 2011
7) 吉田俊治:肺高血圧症.『混合性結合組織病の診療ガイドライン 改訂第3版』(三森経世/編), pp27-32, 厚生労働科学研究費補助金難治性疾患克服研究事業混合性結合組織病の病態解明と治療法の確立に関する研究班, 2011
8) Badesch, D. B. et al.:Continuous intravenous epoprostenol for pulmonary hypertension due to the scleroderma spectrum of disease. A randomized, controlled trial. Ann. Intern. Med., 132:425-434, 2000
9) Channick, R. N. et al.:Effects of the dual endothelin-receptor antagonist bosentan in patients with pulmonary hypertension: a randomised placebo-controlled study. Lancet, 358:1119-1123, 2001
10) Galie, N. et al.:Sildenafil citrate therapy for pulmonary arterial hypertension. N. Engl. J. Med., 353:2148-2157, 2005

臨床編I 全身性自己免疫疾患（膠原病）

10 シェーグレン症候群

- シェーグレン症候群（Sjögren's syndrome：SS）はドライアイ，ドライマウス，関節炎を主症状とする全身疾患である
- 病因は自己免疫疾患である
- 診断は旧厚生省改訂基準（1999年）に基づく
- 治療は，QOL（生活の質）の改善あるいは生命予後の改善をめざした治療となる

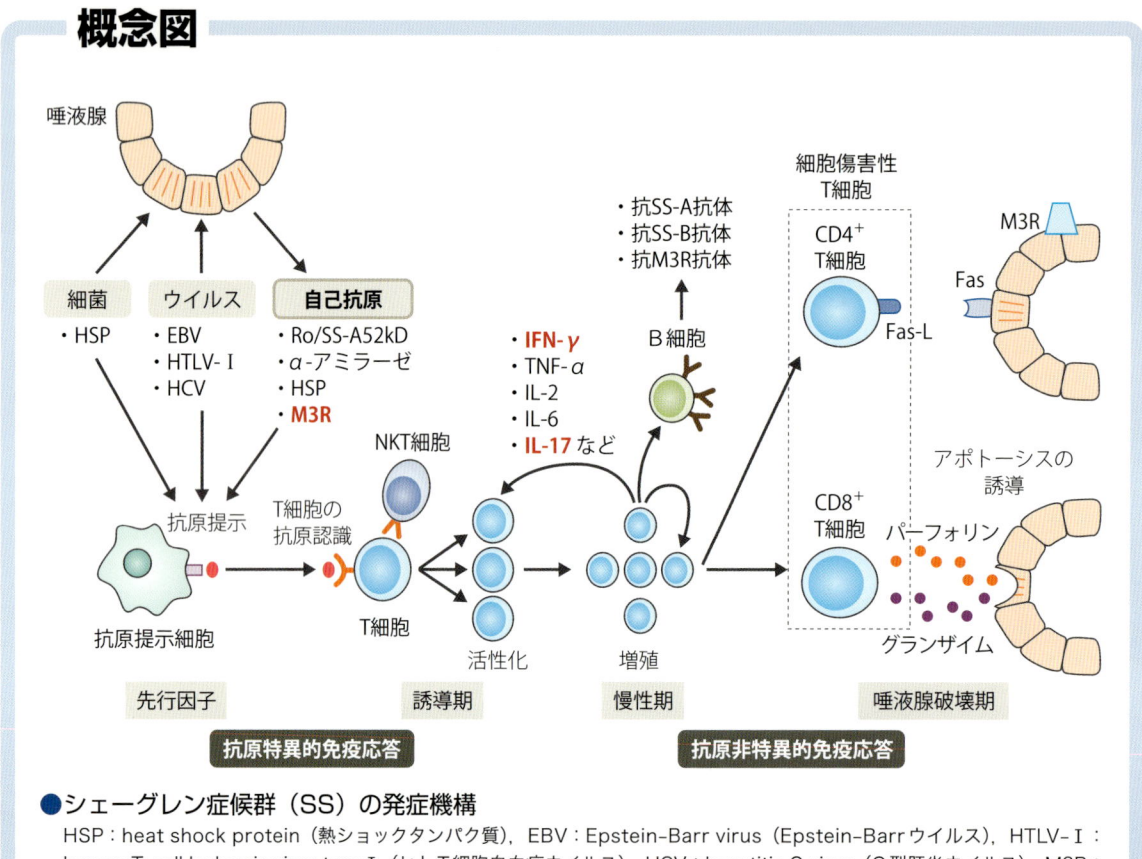

概念図

● シェーグレン症候群（SS）の発症機構

HSP：heat shock protein（熱ショックタンパク質），EBV：Epstein-Barr virus（Epstein-Barrウイルス），HTLV-I：human T-cell leukemia virus type I（ヒトT細胞白血病ウイルス），HCV：hepatitis C virus（C型肝炎ウイルス），M3R：M3 muscarinic acetylcholine receptor（ムスカリン作動性アセチルコリン受容体3），Fas-L：Fas ligand（Fasリガンド）

シェーグレン症候群とは

1933年にスウェーデンの眼科医Henrick Sjögren博士が，乾燥性角結膜炎，耳下腺腫脹，関節炎を伴う19症例を発表し，シェーグレン症候群（Sjögren's syndrome：SS）と称した．

SSは，慢性唾液腺炎と乾燥性角結膜炎を主徴とし，多彩な自己抗体の出現や高γグロブリン血症をきたす自己免疫疾患の1つである[1]．唾液腺，涙腺における腺房の破壊，萎縮をきたすことによる乾燥症（sicca syndrome）を主症状とするが，全身の外分泌腺も系統的に障害するため，autoimmune exocrinopathy（自己免症性外分泌腺症）とも称される．

厚生労働省特定疾患自己免疫疾患調査研究班の疫学調査結果（2011年度）によると，SS患者数は66,000人と報告されている[2]．欧米の有病率は日本の10倍であり，関節リウマチと同等である．男女比は1：17.4で圧倒的に女性に多く，発症年齢のピークは40～60歳代である．

1 発症機序

いくつかの自己抗体の出現や自己反応性リンパ球の臓器内浸潤を認める．自己免疫応答がその病因として考えられている（概念図）．

発症機構は，抗原特異的免疫応答と抗原非特異的免疫応答に分けて考えられているが，完全に明らかにされたわけではない[1]．

1）抗原特異的免疫応答

先行因子としては，ヒトT細胞白血病ウイルス（HTLV-I），EB（Epstein-Barr）ウイルスなどのウイルス感染や熱ショックタンパク質（HSP）を産生する感染症が考えられ，それらの構成成分の一部が抗原として提示されるか，あるいは，感染によりアポトーシスに陥った細胞から自己抗原が提示されることが前提となる．臓器特異的な自己抗原としてα-アミラーゼ，ムスカリン作働性アセチルコリン受容体3（M3R）が，臓器非特異的自己抗原として，Ro/SS-A52kDタンパク質，HSP10/60タンパク質が報告されている．さらに，α-フォドリンが抗原の1つとしてマウスモデルで報告されている．M3Rに対するT細胞がSS類似の自己免疫性唾液腺炎を発症することも報告された．

このように提示された抗原は，唾液腺内の比較的限定された自己反応性T細胞により認識され，T細胞からINF-γ，インターロイキン（IL-）2，IL-6，IL-10，IL-17などのサイトカインが産生されることで免疫応答が惹起される．

2）抗原非特異的免疫応答

抗原特異的免疫応答で誘導されたさまざまなサイトカインにより，ポリクローナルなT細胞増殖やB細胞増殖が誘導される．さらに，唾液腺のB細胞，マクロファージの活性化を介して，炎症性サイトカインであるIL-1やTNF-αが産生され，炎症が慢性に継続される．誘導された細胞傷害性T細胞がFasリガンド／Fas相互作用あるいはパーフォリン，グランザイムを介して唾液腺上皮細胞や腺房細胞をアポトーシスに陥らせる．このような抗原非特異的免疫応答により唾液腺の破壊が進むと考えられている．

2 臨床症状

1）口および目の症状

ドライマウスおよびドライアイがあれば本症を疑う．

■ドライマウス

【自覚症状】口腔内乾燥感，唾液の粘稠感，口腔内灼熱感，飲水切望感，夜間の口腔内疼痛，味覚異常，食物摂取困難，などである．

【他覚所見】口腔内乾燥，口腔内発赤，舌乳頭萎縮，歯牙，口腔汚染，口角びらん，齲歯（虫歯）の多発，歯肉炎・歯周炎，耳下腺・顎下腺の腫脹などである．

■ドライアイ

【自覚症状】涙が出ない，目がごろつく，目が熱い，目

●図1　全身の病態

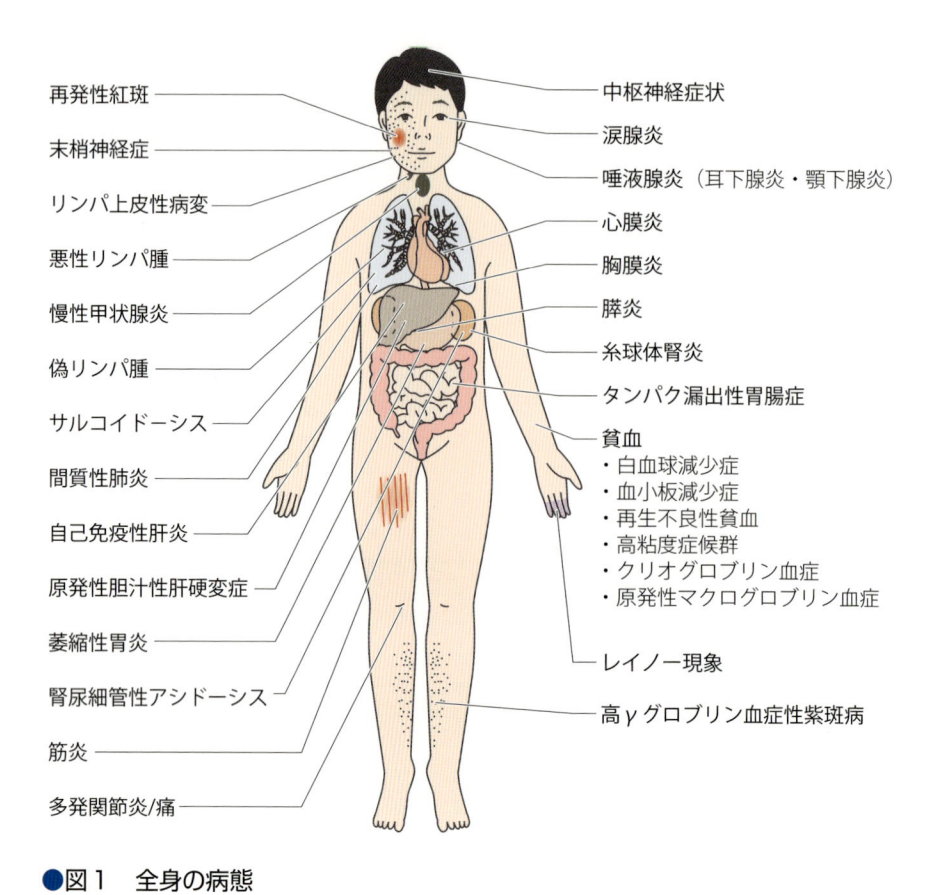

（図中ラベル）
再発性紅斑
末梢神経症
リンパ上皮性病変
悪性リンパ腫
慢性甲状腺炎
偽リンパ腫
サルコイドーシス
間質性肺炎
自己免疫性肝炎
原発性胆汁性肝硬変症
萎縮性胃炎
腎尿細管性アシドーシス
筋炎
多発関節炎/痛

中枢神経症状
涙腺炎
唾液腺炎（耳下腺炎・顎下腺炎）
心膜炎
胸膜炎
膵炎
糸球体腎炎
タンパク漏出性胃腸症
貧血
・白血球減少症
・血小板減少症
・再生不良性貧血
・高粘度症候群
・クリオグロブリン血症
・原発性マクログロブリン血症
レイノー現象
高γグロブリン血症性紫斑病

が疲れる，目が充血する，目がかすむ，まぶしい，などである．
【他覚所見】眼科的に乾燥性角結膜炎がみられる．

2）全身症状

全身の臓器に多彩な臨床症状を生じる可能性がある（図1）．

3 検査所見

1）一般検査

CRP（C反応性タンパク）陽性，赤沈値亢進，高γグロブリン血症（60〜80％にみられる），特に，IgG，IgAが増加しており，またクリオグロブリン（IgM〜IgG）も高率に検出される．貧血，白血球減少症は約30〜60％にみられる．10％以下で血小板減少症がみられ，そのなかには特発性血小板減少性紫斑病の合併もある．

2）免疫学的検査

自己抗体としては抗核抗体が80〜90％に検出され，染色型は斑紋型（speckled pattern）が多い．抗Ro/SS-A抗体は50〜70％と本症において最も高頻度に出現するが，ほかの膠原病にも検出されるため，特異性は抗La/SS-B抗体より低い．抗La/SS-B抗体は20〜30％に検出され，本症に特異性が高く診断的意義が高い．本抗体陽性例はつねに抗Ro/SS-A抗体も陽性である．リウマトイド因子は約70％の症例で陽性である．

3）特殊検査

■ 小唾液腺，涙腺生検

口唇の小唾液腺および涙腺生検は診断に有用である．

● 表1 　SSの改訂診断基準（旧厚生省改訂診断基準，1999年）

① **生検病理組織検査**で次のいずれかの陽性所見を認めること
　A）口唇腺組織で4 mm² あたり1 focus（導管周囲に50個以上のリンパ球浸潤）以上
　B）涙腺組織で4 mm² あたり1 focus（導管周囲に50個以上のリンパ球浸潤）以上

② **口腔検査**で次のいずれかの陽性所見を認めること
　A）唾液腺造影でstage I（直径1 mm未満の小点状陰影）以上の異常所見
　B）唾液分泌量低下〔ガム試験にて10分間で10 mL以下またはサクソン（Saxon）テストにて2分間で2 g以下〕があり，かつ唾液腺シンチグラフィーにて機能低下の所見

③ **眼科検査**で次のいずれかの陽性所見を認めること
　A）シルマー試験で5分間に5 mm以下で，かつローズベンガル試験（van Bijsterveldスコア）で3以上
　B）シルマー試験で5分間に5 mm以下で，かつ蛍光色素試験で陽性

④ **血清検査**で次のいずれかの陽性所見を認めること
　A）抗Ro/SS-A抗体陽性
　B）抗La/SS-B抗体陽性

【診断基準】
上の4項目のうち，いずれか2項目以上を満たせばSSと診断する

小唾液腺組織で4 mm² あたり1 focus（導管周囲に50個以上のリンパ球浸潤）以上を陽性とする（Greenspanらの基準ではgrade3と4）．

■ 唾液腺造影（sialography）

造影剤をステノン（stenon）管より注入し耳下腺を造影する方法である．Rubin and Holtの分類でstage I（直径1 mm未満の小点状陰影）以上を陽性とする．

■ 唾液腺シンチグラフィ

$^{99m}TcO_4$（過テクネチウム酸）を用いた唾液腺のRI検査．軽症例では耳下腺，顎下腺への集積が著明にみられるが，高度の唾液腺障害例では，集積はほとんどみられない．

4）眼科的検査

■ シルマー（Schirmer）試験

涙液量を測定する方法で，ろ紙を下眼瞼耳側に5分間かけておき，5 mm以下の涙液分泌低下を陽性としている．

■ ローズベンガル（Rose bengal）染色，リサミングリーン染色，蛍光色素染色

乾燥性角結膜炎の存在を検討するための生体染色検査である．ローズベンガル液，リサミングリーン染色液，蛍光色素液を点眼し，細隙灯顕微鏡で検査する．眼裂部およびそれより下方球結膜の染色（ローズベンガル試験ではvan Bijsterveldスコアが3以上）があれば陽性所見とする．

4 診断

SSはいくつかの特徴的な症状を呈する症候群であるために，診断基準が設けられている．主な診断基準は，旧厚生省の改訂診断基準（1999年），アメリカ・ヨーロッパ改訂分類基準（2002年），アメリカリウマチ学会診断基準（SICCA，2012年）である．日本では旧厚生省改訂基準を診断基準としている[3)4)]（表1，図2）．

鑑別すべき疾患として，ほかの膠原病（特に関節リウマチ，全身性エリテマトーデス）やIgG4関連Mikulicz病があげられる．

その他，ドライアイをきたす眼疾患やドライマウスを起こす糖尿病，唾液腺萎縮症，薬剤の副作用，高年齢などが鑑別される．

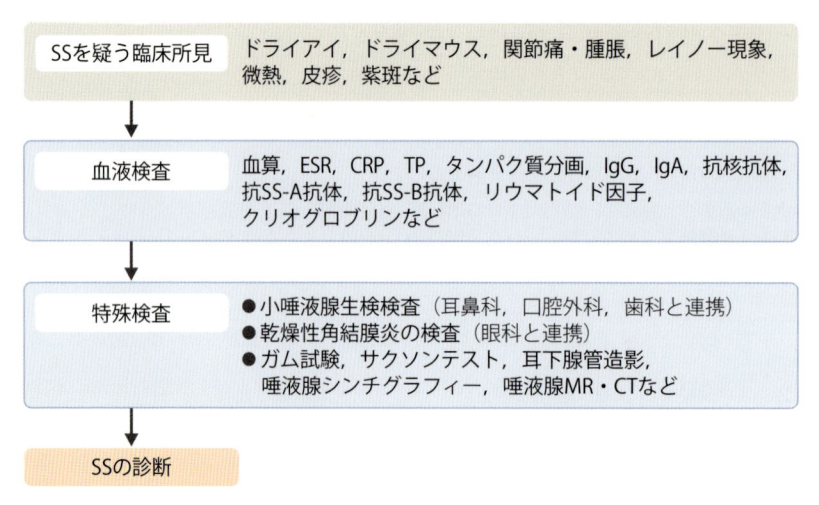

●図2　診断へのアプローチ

SSを疑う臨床所見：ドライアイ，ドライマウス，関節痛・腫脹，レイノー現象，微熱，皮疹，紫斑など

↓

血液検査：血算，ESR，CRP，TP，タンパク質分画，IgG，IgA，抗核抗体，抗SS-A抗体，抗SS-B抗体，リウマトイド因子，クリオグロブリンなど

↓

特殊検査：
- 小唾液腺生検検査（耳鼻科，口腔外科，歯科と連携）
- 乾燥性角結膜炎の検査（眼科と連携）
- ガム試験，サクソンテスト，耳下腺管造影，唾液腺シンチグラフィー，唾液腺MR・CTなど

↓

SSの診断

ESR：erythrocyte sedimentation rate（赤血球沈降速度），CRP：C reactive protein（C反応性タンパク），TP：total protein（総タンパク質）

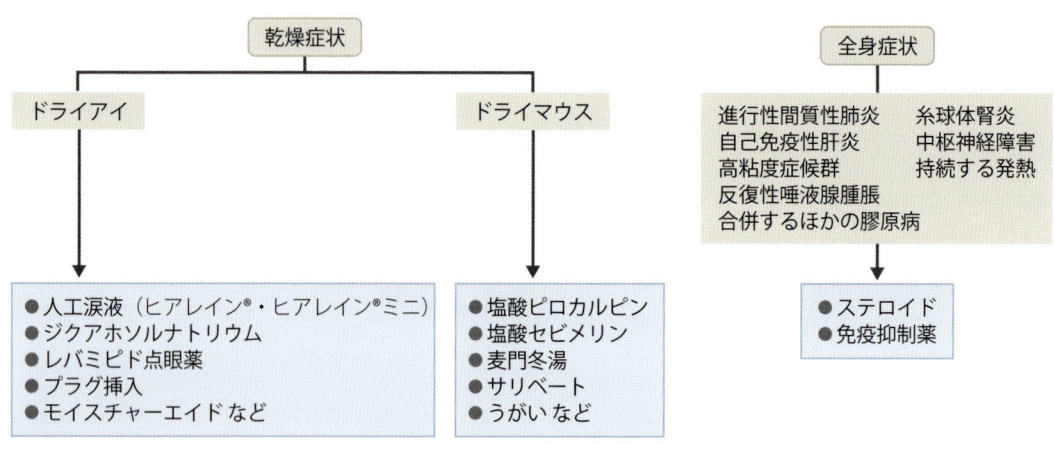

●図3　治療のアプローチ

乾燥症状
- ドライアイ
  - 人工涙液（ヒアレイン®・ヒアレイン®ミニ）
  - ジクアホソルナトリウム
  - レバミピド点眼薬
  - プラグ挿入
  - モイスチャーエイド　など
- ドライマウス
  - 塩酸ピロカルピン
  - 塩酸セビメリン
  - 麦門冬湯
  - サリベート
  - うがい　など

全身症状
- 進行性間質性肺炎
- 自己免疫性肝炎
- 高粘度症候群
- 反復性唾液腺腫脹
- 合併するほかの膠原病
- 糸球体腎炎
- 中枢神経障害
- 持続する発熱

↓

- ステロイド
- 免疫抑制薬

5 治療

治療は全身症状の有無により異なる．

一般に腺症状だけの腺型SSでは，ドライアイやドライマウスに対しては，生活の質（quality of life：QOL）の改善をめざした対症療法が治療の中心となる．多様な臓器病変に対しては，生命予後の改善をめざしステロイドや免疫抑制薬の適用となる（図3）．

1）QOLの改善をめざした治療

■ ドライアイ

人工涙液が治療の中心．難治性の場合は，涙点プラグを挿入する．

■ ドライマウス

口腔乾燥症状に対してM3Rを刺激する2種類の薬剤（塩酸セビメリン，塩酸ピロカルピン）が保険適応となっている．

2）生命予後の改善をめざした治療

■活動性が低い場合
発熱，反復性唾液腺腫脹，リンパ節腫脹（偽性リンパ腫），関節症状などに対しては，プレドニゾロン5〜15 mg/日を用いることで十分な効果が期待できる．

■活動性が高い場合
①進行性の間質性肺炎，糸球体腎炎，自己免疫性肝炎，中枢神経障害，②高γグロブリン血症やクリオグロブリン血症に伴う高粘度症候群，③ほかの膠原病を合併する場合，プレドニゾロン30〜60 mg/日を投与する．免疫抑制薬（シクロホスファミド）も重症例では有効とされているが，腎毒性，悪性リンパ腫続発のリスクを考慮する必要がある．

■合併症の治療
慢性甲状腺炎，原発性胆汁性肝硬変症，尿細管性アシドーシス，悪性リンパ腫などを合併する場合，それに対する個々の治療が必要となる．

3）将来の治療戦略

海外の臨床治験において，全身の臓器病変を合併しているSSに対して，B細胞に対する抗体療法（リツキシマブ：CD20に対するキメラ抗体など）が有効であることが報告されている．日本では，関節リウマチを合併したSSに対して，T細胞に対する生物学的製剤（アバタセプト：CTLA-4 Ig）によるパイロット研究が行われ，24週間での効果が報告されている．

（住田孝之）

■文献■

1) Sumida, T. et al.：Functional role of M3 muscarinic acetylcholine receptor (M3R) reactive T cells and anti-M3R autoantibodies in patients with Sjögren's syndrome. Autoimmun. Rev., 9：615-617, 2010
2) 住田孝之：「厚生労働科学研究費補助金 難治性疾患克服研究事業 自己免疫疾患に関する調査研究 平成23年度 総括・分担研究報告書」, pp3-10, 2012
3) 藤林孝司ほか：「厚生省特定疾患自己免疫疾患調査研究班，平成10年度研究報告書」, pp135-138, 1999
4) Fujibayashi, T. et al.：Revised Japanese criteria for Sjögren's syndrome (1999)：availability and validity. Mod. Rheumatol., 14：425-434, 2004

臨床編 I　全身性自己免疫疾患（膠原病）

11　IgG4 関連疾患

　IgG4 関連疾患（IgG4-related disease）は，血清 IgG4 高値と IgG4 陽性形質細胞の腫瘤形成あるいは組織浸潤を特徴とする病態である．発見の端緒となった自己免疫性膵炎をはじめ，ミクリッツ病，後腹膜線維症，炎症性偽腫瘍，キュットナー腫瘍，間質性腎炎など，従来，既存の疾患名で報告されていた症例をも包括する全身性の疾患である．これまで厚生労働省難治性疾患克服研究事業「IgG4 関連疾患研究班」を中心にオールジャパン体制で，IgG4 関連疾患の病名統一と基本概念の確立，包括診断基準の制定と，輝かしい成果を本邦から世界に向けて発信している．

概念図

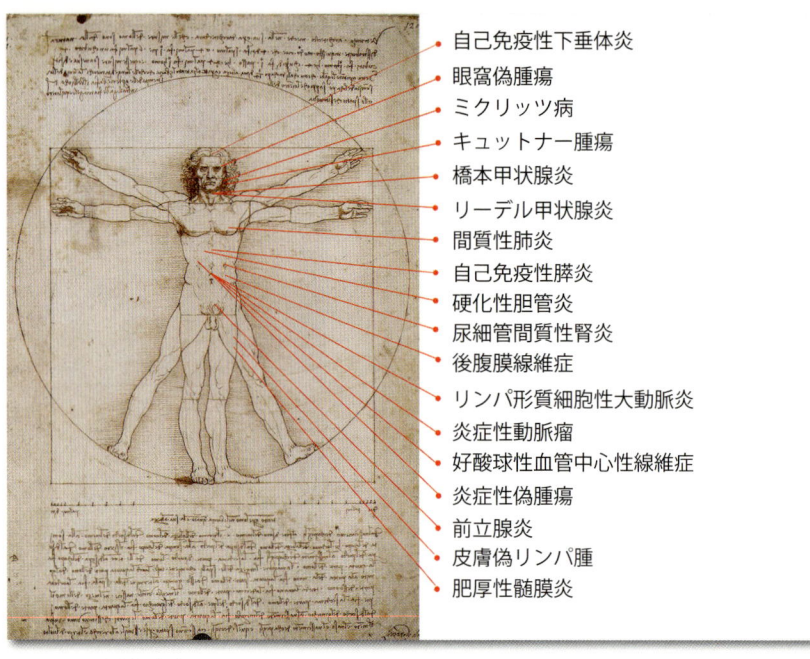

- 自己免疫性下垂体炎
- 眼窩偽腫瘍
- ミクリッツ病
- キュットナー腫瘍
- 橋本甲状腺炎
- リーデル甲状腺炎
- 間質性肺炎
- 自己免疫性膵炎
- 硬化性胆管炎
- 尿細管間質性腎炎
- 後腹膜線維症
- リンパ形質細胞性大動脈炎
- 炎症性動脈瘤
- 好酸球性血管中心性線維症
- 炎症性偽腫瘍
- 前立腺炎
- 皮膚偽リンパ腫
- 肥厚性髄膜炎

● IgG4 関連疾患（文献 2 より引用）
多くの既存疾患，あるいはその一部が IgG4 関連疾患に含まれる

IgG4関連疾患とは

IgG4関連疾患（IgG4-related disease：IgG4-RD）は，血清IgG4高値と病変部への著明なIgG4陽性形質細胞浸潤を特徴とする，21世紀に日本で発見された新たな疾患概念である[1)～3)]．

2001年に本邦からなされた硬化性胆管炎（自己免疫性膵炎）における高IgG4血症の報告が引き金になり[4)]，自己免疫性膵炎以外にも，ミクリッツ（Mikulicz）病，リーデル（Riedel）甲状腺炎，キュットナー（Küttner）腫瘍，後腹膜線維症，炎症性偽腫瘍，間質性腎炎，間質性肺炎など，実に多岐にわたる疾患で同様の病態が報告されるようになった．

2008年に厚生労働省難治性疾患克服研究事業において，多領域の診療エキスパートからなるIgG4関連疾患研究班が組織され，まさにオールジャパン体制でIgG4関連疾患の解析が行われた．その結果，IgG4関連疾患とは，「血清IgG4高値とIgG4陽性形質細胞の腫瘤形成あるいは組織浸潤を特徴とする病態で，従来の診断病名の範疇にとどまらず，それらを同時性あるいは異時性に合併する新たな病態である」という疾患概念が確立された（概念図）[2)]．さらに「IgG4関連疾患包括診断基準」が制定され，日本から発信された[5)6)]．2011年にはボストンで国際IgG4関連疾患シンポジウムが開かれ，日本から発信されたこの新たな疾患概念は，今や世界的な広がりをみせている[7)]．

1 臨床病態

1）共通する病態

IgG4関連疾患は多岐にわたる病態を包括するが，血清中IgG4値の上昇（135 mg/dL以上）と病変部位へのIgG4陽性形質細胞浸潤を伴うという共通する特徴を有している．病理学的特徴がIgG4関連疾患診断の根幹をなし，

①病変部に著明なIgG4形質細胞の浸潤が認められ，強視野におけるその比率は40％以上であること（図1 A, B）

②浸潤B細胞の免疫グロブリンL鎖に偏りがないこと（図1 C, D）

③唾液腺・涙腺病変やリンパ節病変ではまれであるが，自己免疫性膵炎や硬化性胆管炎では花筵様線維化（storiform fibrosis）（図1 E）および閉塞性静脈炎（obliterative phlebitis）（図1 F）が高率に認められること

などが重要である．

IgG4関連疾患は，あらゆる内科領域（神経，消化器，腎臓，呼吸器，循環器，内分泌，血液，免疫）や眼科，耳鼻科，口腔外科領域など，全身いずれの臓器であっても発症しうる疾患であるが，本稿では，発症頻度が多く解析の進んでいる頭頸部，膵臓，腎臓，肺のIgG4関連疾患について解説する．

2）IgG4関連ミクリッツ病 (IgG4-related Mikulicz disease：IgG4関連MD)[8)9)]

臨床症状が類似しているシェーグレン（Sjögren）症候群に比べ，眼乾燥，口腔乾燥や関節痛の頻度が少なく，自己免疫性膵炎，間質性腎炎，アレルギー性鼻炎，気管支喘息の合併例が多く認められる．抗核抗体やリウマトイド（リウマチ）因子は少数例で認められるが，抗SS-A抗体および抗SS-B抗体などの特異的自己抗体は陰性である．

両疾患とも著明なリンパ球浸潤を認めるが，IgG4関連MDではリンパ濾胞を形成するほどリンパ球浸潤が華々しい反面，唾液腺導管へのリンパ球浸潤が少なく導管の構造も保たれている．最も重要な相違は，IgG4関連MDではIgG4陽性形質細胞の著明な浸潤（IgG4陽性細胞/IgG陽性細胞が40％以上）が認められるが，シェーグレン症候群ではほとんど認められないことである（図2）．片側性の硬化性顎下腺炎で従来キュットナー腫瘍とよばれていた病態も，IgG4関連疾患である可能性が報告されている．

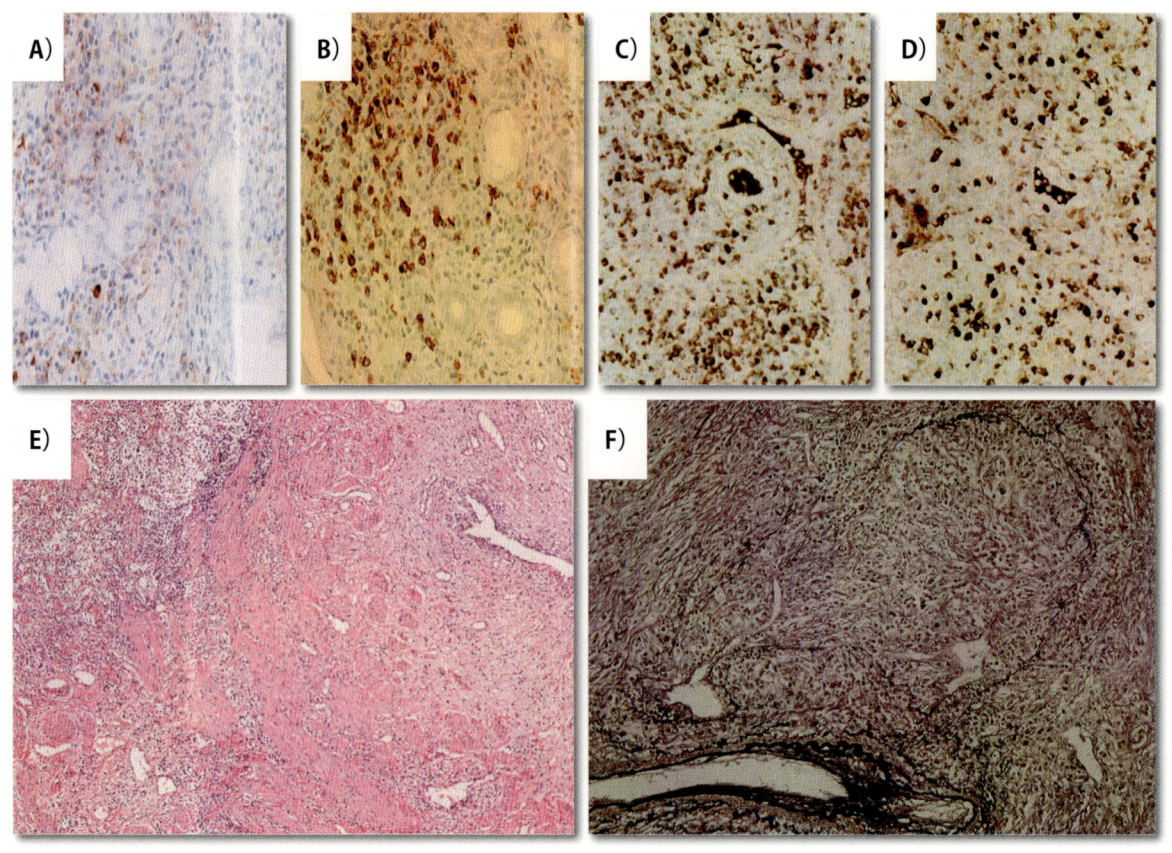

●図1　IgG4関連疾患の病理学的特徴
IgG4関連疾患の組織標本．A）IgG免疫染色，B）IgG4免疫染色，C）免疫グロブリンκ鎖染色，D）免疫グロブリンλ鎖染色，E）花筵様線維化，F）閉塞性静脈炎

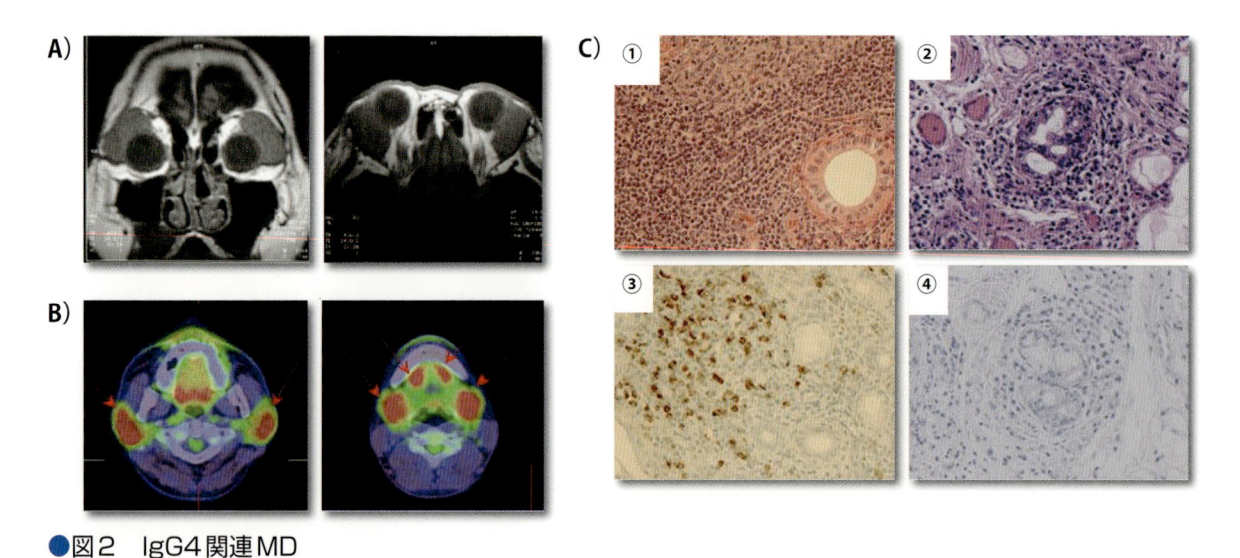

●図2　IgG4関連MD
A）涙腺のMRI画像，B）耳下腺と唾液腺のPET画像，C）口唇生検の病理像：IgG4関連疾患患者（①③），シェーグレン症候群患者（②④）（①②：H-E染色，③④：IgG4染色）

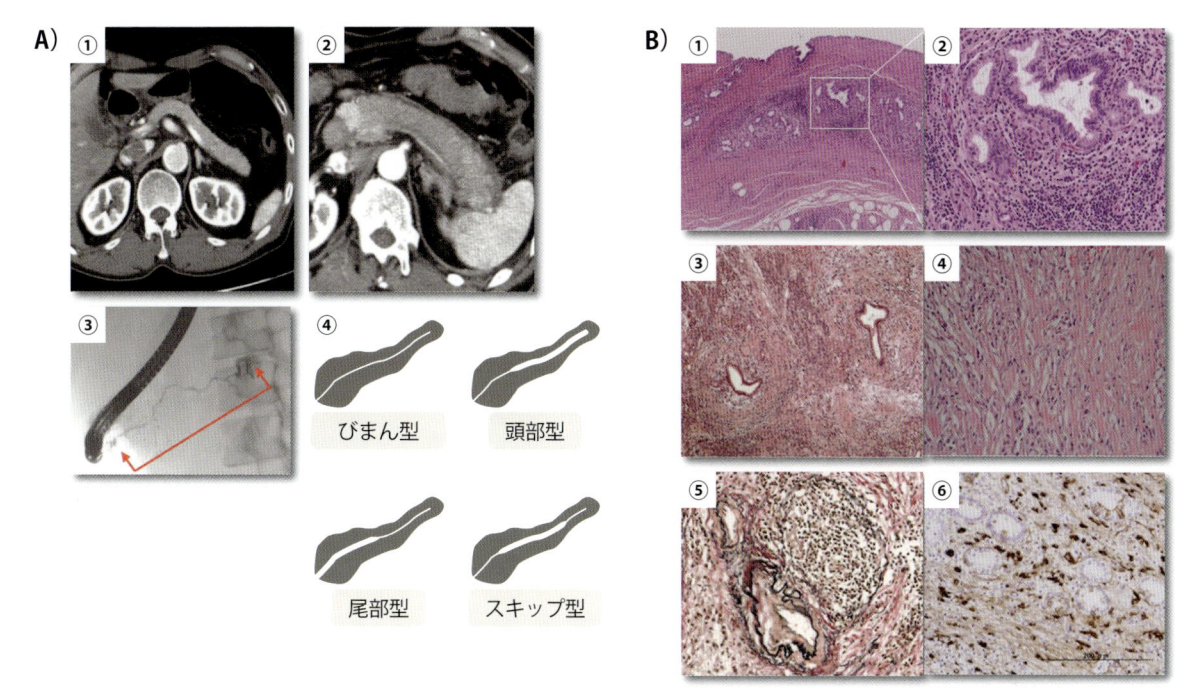

●図3　IgG4関連AIPおよびIgG4関連硬化性胆管炎
A）IgG4関連AIPのCTおよびERCP（内視鏡的逆行性胆管膵管造影）画像：①膵腫大像，②膵の被膜様構造，③膵管狭細像，④膵管狭細パターン，B）IgG4関連硬化性胆炎の病理像：①H-E染色，②リンパ球浸潤，③膵管周囲炎，④花筵様線維化，⑤閉塞性静脈炎，⑥IgG4陽性形質細胞浸潤

3）IgG4関連自己免疫性膵炎 (IgG4-related autoimmune pancreatitis：IgG4関連AIP)[10]

自己免疫性膵炎の詳細は他稿（**臨床編Ⅱ-7**）に譲る．本邦で詳細に解析が進められてきた形質細胞浸潤に起因する自己免疫性膵炎（lymphoplasmacytic sclerosing pancreatitis：LPSP）に対し，欧米から報告される自己免疫性膵炎は好中球浸潤が主体の膵炎（idiopathic duct-centric chronic pancreatitis：IDCP, autoimmune pancreatitis with granulocytic epithelial lesion：GEL）で，異なった発症機序である．本邦に多いリンパ球主体のものはtype1-AIP，欧米に多い好中球主体のものはtype2-AIPと分類されている．Hamanoらによる自己免疫性膵炎における血清IgG4上昇の報告が，IgG4関連疾患の発見の契機になったことは前述のとおりである．type1-AIP，すなわちリンパ球主体の自己免疫性膵炎をIgG4関連AIPとする．

閉塞性黄疸や免疫異常を呈するが，生検組織が得にくい臓器であり，エコー，CT，MRIなどの画像所見が重要な診断根拠となる．典型例では，ソーセージ様のびまん性膵腫大（**図3**），ダイナミックCTでの遅延性増強パターンと被膜様構造（capsule-like rim）などが特徴的所見である．限局性腫大の場合には膵がんや腫瘤形成性膵炎との鑑別が重要であり，腫瘍内を主膵管が描出される穿通徴候（duct penetration sign）が有用である．診断には，日本膵臓学会と厚生労働省難治性膵疾患調査研究班による自己免疫性膵炎診断基準[11]や国際コンセンサス診断基準[12]が用いられている．

4）IgG4関連腎臓病 (IgG4-related kidney disease：IgG4関連KD)

IgG4関連KDの代表は間質性腎炎（tublo-interstitial nephritis：TIN）であるが，後腹膜線維症に伴う水腎症や腎盂・尿管腫瘍などの腎実質病変以外の場合も存在する．IgG4関連間質性腎炎は，ほかの間質性腎炎に比べ，膵炎，唾液腺炎，リンパ節炎などの腎外性

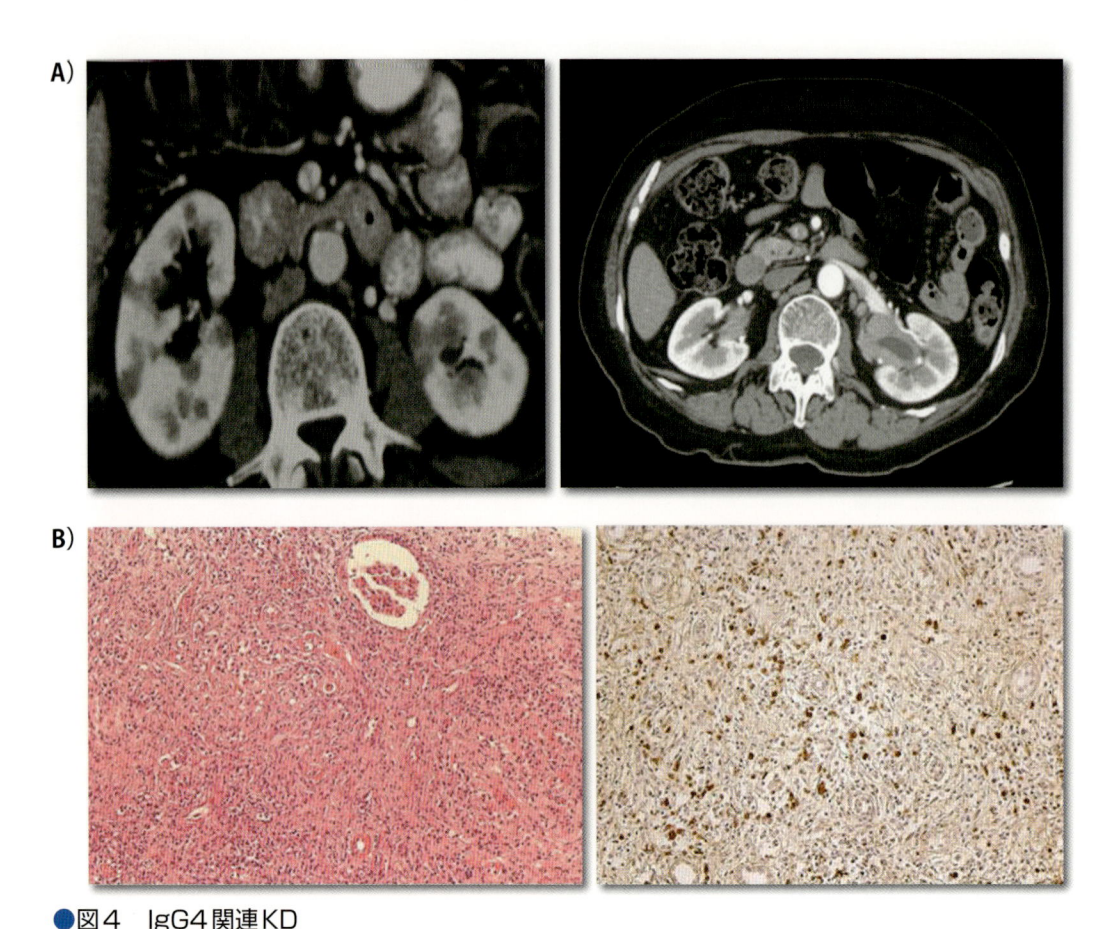

●図4　IgG4関連KD
A) IgG4関連KDの造影CT画像．腫瘤や多発結節など不均一な造影不良陰影と腎杯の拡張を認める．B) 腎生検の病理像（間質性腎炎）．間質に著明な火焔様線維化（左）とIgG4陽性形質細胞浸潤（右）を認める

病変の合併が多く，IgG4関連疾患のなかでは低補体血症頻度が高い．IgG4関連KD単独での発症例はきわめてまれである．

　画像上は，腎に腫瘤や多発結節など不均一な陰影を認めることが多く，ほかの間質性腎炎ではみられない所見である（図4A）．病理学的には腎尿細管間質に多数のリンパ球，形質細胞の浸潤と線維化を認め，IgG4免疫染色で多数のIgG4陽性形質細胞が確認される（図4B）．糸球体には病変が少ないとの報告が多いが，膜性腎症をはじめ糸球体病変の合併も報告されている．2011年に，日本腎臓学会IgG4関連腎臓病ワーキンググループにより，IgG4関連KD診断基準が公表された[13)14)]．

5) IgG4関連肺疾患（IgG4-related pulmonary disease：IgG4関連PD）

　肺のIgG4関連疾患は，これまで炎症性偽腫瘍，間質性肺炎，器質化肺炎，lymphomatoid granulomatosis（リンパ腫様肉芽腫症）などの診断名で報告されていたものが多い．それらを集計すると，男性優位（80.5％）で年齢の中央値は65歳であり，IgG4関連疾患の特徴と似かよっている．乾性咳や呼吸困難など初発時の呼吸器症状を認めたものは少数で，75％の症例は無症状で偶然に胸部異常陰影として発見されている．画像上は，炎症性偽腫瘍型と間質性肺炎型に大別される．炎症性偽腫瘍型は，結節性あるいは腫瘤性病変，浸潤影などと表現され，腫瘤周辺に放射状に伸びる網状陰影が特徴である．間質性肺炎型は，両下肺野に網状影，

● 表1　IgG4関連疾患包括診断基準2011（文献5より引用）

臨床診断基準
①臨床的に単一または複数臓器に特徴的なびまん性あるいは限局性腫大，腫瘤，結節，肥厚性病変を認める
②血液学的に高IgG4血症（135 mg/dL以上）を認める
③病理組織学的に以下の2つを認める 　A. 組織所見：著明なリンパ球，形質細胞の浸潤と線維化を認める 　B. IgG4陽性形質細胞浸潤： 　　IgG4/IgG陽性細胞比40％以上，かつIgG4陽性形質細胞が10/HPFを超える
上記のうち，①+②+③を満たすものを確定診断群（definite），①+③を満たすものを準確診群（probable），①+②のみを満たすものを疑診群（possible）とする

HPF：high power field

スリガラス状陰影，間質性線維化を認める例が多い．

病理学的には，炎症性偽腫瘍は形質細胞性肉芽腫で，形質細胞とリンパ球主体の細胞浸潤，不規則な線維化，リンパ濾胞形成，結節辺縁の間質性肺炎像，閉塞性静脈炎動脈炎，好酸球浸潤が認められる．間質性肺炎型では，形質細胞とリンパ球浸潤による肺胞隔壁の肥厚，びまん性線維化が認められ，従来，NSIP（nonspecific interstitial pneumonia）と分類されてきたパターンをとるものが多い．

2 診断

1）包括診断基準の制定

IgG4関連疾患は自己免疫性膵炎，ミクリッツ病，リーデル甲状腺炎，キュットナー腫瘍，後腹膜線維症，炎症性偽腫瘍，間質性腎炎，間質性肺炎など，実に多岐にわたる病態を含む複合疾患である（概念図）[2]．しかも，シェーグレン症候群やGPA〔granulomatosis with polyangiitis：多発血管炎性肉芽腫症，ウェゲナー（Wegener）肉芽腫症〕などの自己免疫性疾患，キャッスルマン（Castleman）病や悪性リンパ腫などの血液疾患と鑑別が難しい疾患であり，すべての症例を診断しうる単一基準は困難と思われた．IgG4関連疾患研究班による診断基準作成のためのワーキンググループが組織され，①専門医以外の一般臨床医でも使用できる，②各臓器の診断基準と整合性をもたせる，③できる限り簡潔化する，④悪性腫瘍を除外するために病理組織所見を重視する，⑤ステロイドの診断的治療は推奨しないというコンセプトのもとに，「IgG4関連疾患包括診断基準〔Comprehensive Diagnostic Criteria for IgG4-related disease（IgG4-RD），2011〕」が制定され世界に先駆けて公表された[5]．その内容は表1の①〜③であり，これらの診断項目の満足度により，確定診断群（definite），準確診群（probable），疑診群（possible）と診断するというシンプルなものである[5]．

2）包括診断基準の問題点

しかし，「IgG4関連疾患包括診断基準」は，病理組織を重視することやステロイドの治療的診断を推奨していないため，臨床的に生検材料の得られにくい膵臓などの臓器病変の診断感度は必ずしも高くはない．包括診断基準を用いた場合，IgG4関連MDやIgG4関連腎症での確診例は70〜87％であるが，十分な生検組織が得られないAIPにおいては，ほぼ全例が準確診群または疑診群となる（表2）．

この弱点を解消するために，実際の運用においては，包括診断基準で準確診または疑診症例には，図5のアルゴリズムに示すごとく，すでに存在する臓器特異的IgG4関連疾患診断基準を併用する．「IgG4関連MD診断基準」[15]，「IgG4関連AIP診断基準」[12]，「IgG4関連腎症診断基準」[14]がすでに公表されており，両者をうまく組み合わせることで，ほぼ100％の感度でIgG4関連疾患を診断できる（表2）．

● 表2　IgG4関連疾患包括診断基準および臓器特異的診断基準による診断効率
（文献5をもとに作成）

疾患（症例数）	確診	準確診	疑診	否定
MD（64）	53（83%）	4（6%）	7（11%）	0（0%）
OS criteriaによる確診		4（100%）	7（100%）	
計	64（100%）			
MD（40）	28（70%）	0（0%）	12（30%）	0（0%）
OS criteriaによる確診			12（100%）	
計	40/40（100%）			
腎症（22/22）	20（87%）	0（0%）	0（0%）	2（13%）
OS criteriaによる確診				2（100%）
計	22（100%）			
腎症（41）	35（85%）	0（0%）	3（7%）	3（7%）
OS criteriaによる確診			3（100%）	3（100%）
計	41/41（100%）			
AIP（60）	0（0%）	0（0%）	41（68%）	19（32%）
OS criteriaによる確診			41（100%）	19（100%）
計	60（100%）			
AIP（54）	0（0%）	0（0%）	42（78%）	12（22%）
OS criteriaによる確診			42（100%）	12（100%）
計	54（100%）			
AIP（90）	0（0%）	3（3%）	70（78%）	9（10%）
OS criteriaによる確診		3（100%）	70（100%）	9（100%）
計	90（100%）			

OS criteria：IgG4関連疾患臓器特異的診断基準

3 治療

　IgG4関連疾患は，中等量以下の副腎皮質ステロイド投与が劇的に奏功し，通常は良性の経過をとる．病変が涙腺や唾液腺などに限局して，自覚症状や全身症状が乏しい場合は無治療経過観察も選択肢となる．また，自然寛解する症例も経験されており，すべての症例に治療が必要かどうかは議論の分かれるところである．一方で，膵臓，腎臓，後腹膜，肺，中枢神経などに病変が存在する場合は，治療の遅れが不可逆的な臓器障害の原因ともなりうるため，早期に治療開始するべきである．全身的な病変分布の評価のためには，全身CTスキャン，可能であれば^{18}FDG-PET-CTが有用である．
　現在，IgG4関連疾患研究班でスタンダード治療プロトコールを作成中であるが，副腎皮質ステロイドホルモン（プレドニゾロン）を中等量（0.6 mg/kg/日，3回に分けて投与）より開始し，投与開始後2週間ごとに10%ずつ漸減する．10 mg/日を維持量として最低3カ月維持し，10 mg/日以後は1 mg/月の減量にとどめ，症状や臨床データの推移をもとに維持量を決定するのが望ましい．早期の減量中止例では再発再増悪が多く経験され，5〜10 mg程度の維持量を必要とする症例が多い．
　ステロイド治療抵抗例や再発再増悪例に対する治療方針は確立されていない．通常は，ステロイドの増量や種々の免疫抑制薬の併用を行う．また，難治重症例には，抗CD20抗体（リツキサン）の使用例も報告されている．ステロイド治療抵抗例では，①IgG4関連疾患の診断が誤っていないか，②生検部位の病理診断は正しかったものの，ほかの臓器病変に悪性腫瘍が存在しないか，③IgG4関連疾患の診断後，組織学的に悪性

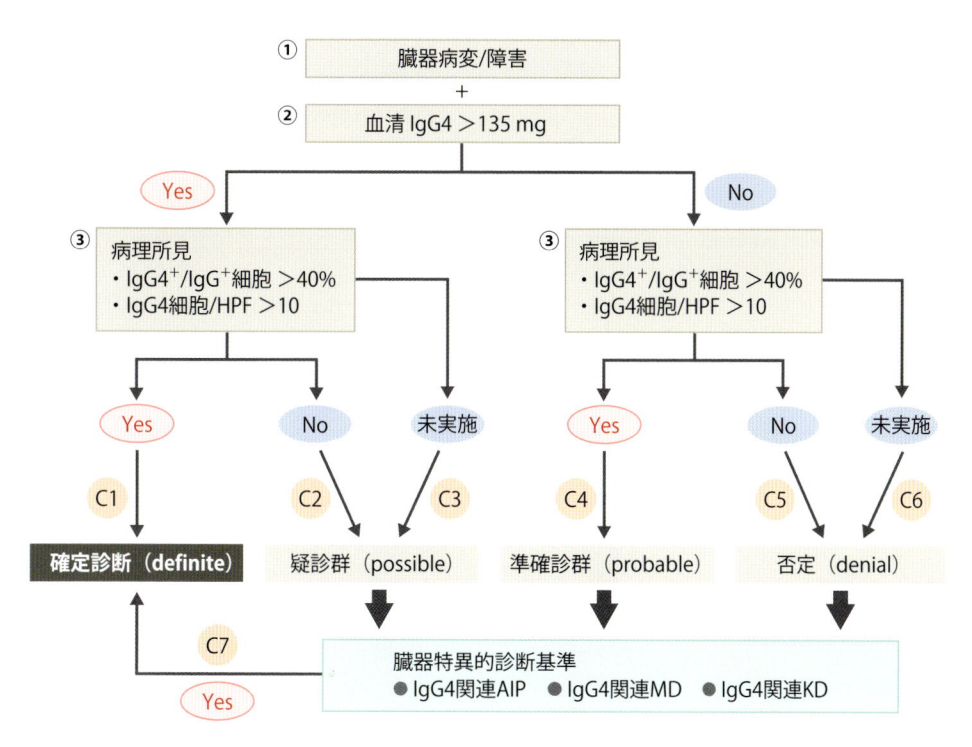

●図5 IgG4関連疾患の診断アルゴリズム（文献4より引用）

「IgG4関連疾患包括診断基準」と「臓器特異的診断基準」を用いたIgG4関連疾患診断の流れ．診断項目①臓器病変，②血清基準，③病理所見の3項目すべてを満たした場合（C1）は確定診断群（definite）となる．診断項目①と②を満たすが，③を満たさない場合または病理検査を実施されていない場合（C2とC3）は疑診群（possible）となる．一方，診断項目①と③を満たすが，②を満たさないもの（C4）は準確診群（probable）となる．しかし，準確診群および疑診群，否定であっても，「臓器特異的診断基準」を満たしたものはIgG4関連疾患確定診断となる

度の高い病変に形質転化していないかなどを検討する必要がある．

（梅原久範）

■ 文　献 ■

1）梅原久範：日本からの発信：新たな疾患概念，IgG4関連疾患（IgG4-related disease）．日本内科学会誌，99：237-245, 2010
2）Umehara, H. et al.：A novel clinical entity, IgG4-related disease（IgG4RD）: general concept and details. Mod. Rheumatol., 22：1-14, 2011
3）Stone, J. H. et al.：IgG4-related disease. N. Engl. J. Med., 366：539-551, 2012
4）Hamano, H. et al.：High serum IgG4 concentrations in patients with sclerosing pancreatitis. N. Engl. J. Med., 344：732-738, 2001
5）Umehara, H. et al.：Comprehensive Diagnostic Criteria for IgG4-related disease（IgG4-RD）, 2011. Mod. Rheumatol., 22：21-30, 2011
6）厚生労働省難治性疾患対策事業 奨励研究分野「IgG4関連全身硬化性疾患の診断法の確立と治療方法の開発に関する研究」班および「新規疾患，IgG4関連多臓器リンパ増殖性疾患（IgG4＋MOLPS）の確立のための研究」班：IgG4関連疾患包括診断基準2011. 日本内科学会雑誌，101：795-803, 2012
7）梅原久範，他：温故知新「IgG4関連疾患」―その概念と診断基準．日本内科学会雑誌，101：2973-2981, 2012
8）Yamamoto, M. et al.：Elevated IgG4 concentrations in serum of patients with Mikulicz's disease. Scand. J. Rheumatol., 33：432-433, 2004
9）Masaki, Y. et al.：Proposal for a new clinical entity, IgG4-positive multiorgan lymphoproliferative syndrome: analysis of 64 cases of IgG4-related disorders. Ann. Rheum. Dis., 68：1310-1315, 2009

10) Kamisawa, T. et al.：A new clinicopathological entity of IgG4-related autoimmune disease. J. Gastroenterol., 38：982-984, 2003
11) Okazaki, K. et al.：Japanese clinical guidelines for autoimmune pancreatitis. Pancreas, 38：849-866, 2009
12) Shimosegawa, T. et al.：International consensus diagnostic criteria for autoimmune pancreatitis: guidelines of the International Association of Pancreatology. Pancreas, 40：352-358, 2011
13) Kawano, M. et al.：Proposal for diagnostic criteria for IgG4-related kidney disease. Clin. Exp. Nephrol., 15：615-626, 2011
14) 川野充弘, 他：IgG4関連腎臓病診療指針. 日本腎臓学会誌, 53：1062-1073, 2011
15) 正木康史, 梅原久範：IgG4関連疾患―その診断の混沌, および混沌から抜け出すための提言. 日本臨床免疫学会会誌, 32：478-483, 2009

■ 参考文献 ■

・『IgG4関連疾患アトラス』（梅原久範, 岡崎和一／監修・川茂 幸, 川野充弘／編），前田書店，2012
・『IgG4関連疾患への誘い』（谷内江昭宏／監修・川茂 幸, 川野充弘／編），前田書店，2010
・特集「IgG4関連疾患―日本発あらたな疾患概念」. 医学のあゆみ，236：2011

臨床編 I　全身性自己免疫疾患（膠原病）

12 血管炎症候群

　血管炎症候群には原発性血管炎と続発性血管炎が含まれ，罹患血管の口径に基づく新しい分類（CHCC2012）が提唱された．わが国では抗好中球細胞質抗体（ANCA）関連血管炎（特に顕微鏡的多発血管炎）や高安動脈炎が多い．血管炎の発症機序はANCAによる好中球活性化，免疫複合体沈着による組織傷害，自己反応性T細胞による肉芽腫形成性組織傷害などである．罹患血管口径により症状が異なる点が，診断の過程で役に立つ．治療の概略は，高用量グルココルチコイドおよび免疫抑制薬による寛解導入と，低用量グルココルチコイドおよび少量の免疫抑制薬による寛解維持である．

概念図

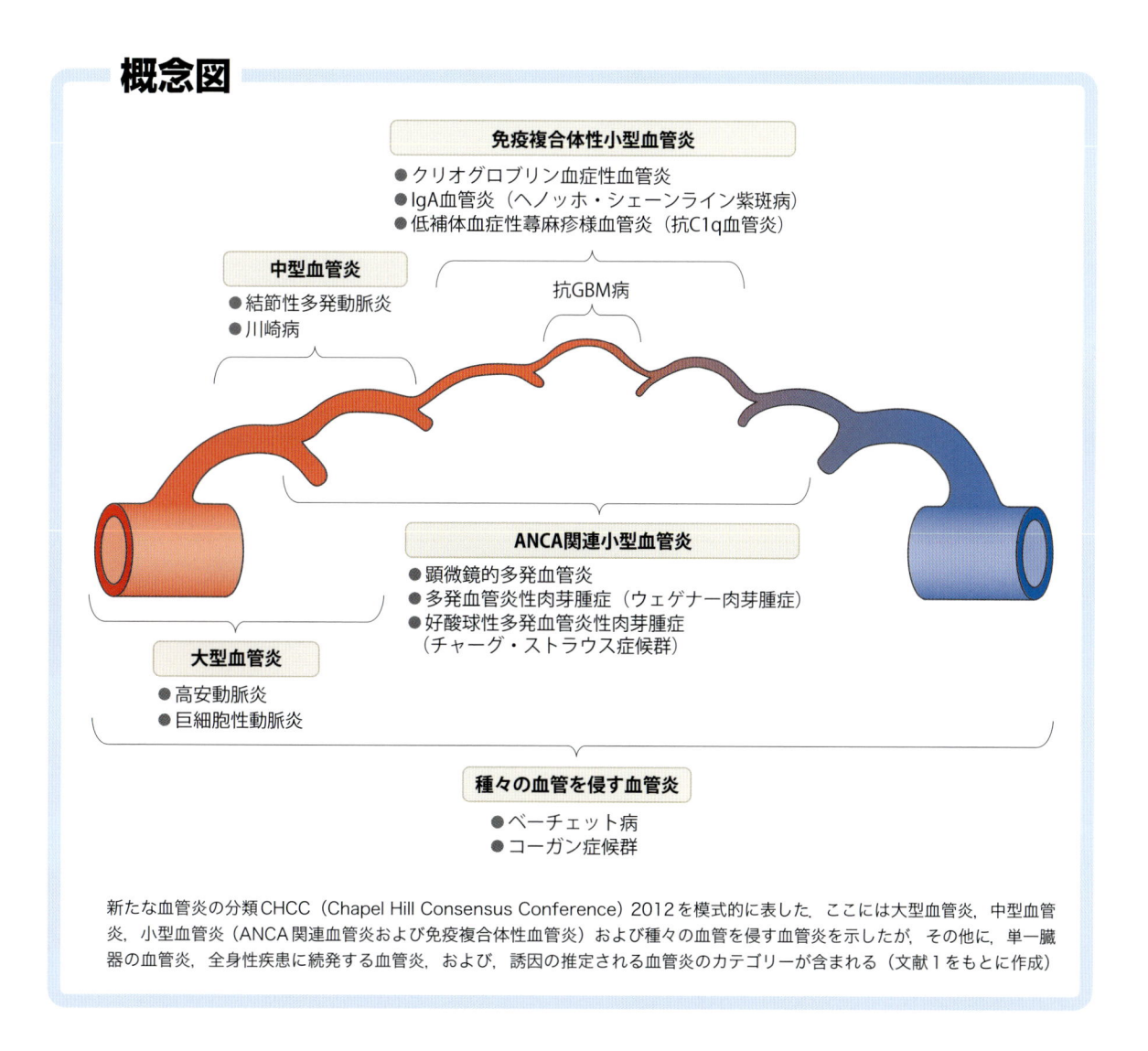

免疫複合体性小型血管炎
- クリオグロブリン血症性血管炎
- IgA血管炎（ヘノッホ・シェーンライン紫斑病）
- 低補体血症性蕁麻疹様血管炎（抗C1q血管炎）

中型血管炎
- 結節性多発動脈炎
- 川崎病

抗GBM病

ANCA関連小型血管炎
- 顕微鏡的多発血管炎
- 多発血管炎性肉芽腫症（ウェゲナー肉芽腫症）
- 好酸球性多発血管炎性肉芽腫症（チャーグ・ストラウス症候群）

大型血管炎
- 高安動脈炎
- 巨細胞性動脈炎

種々の血管を侵す血管炎
- ベーチェット病
- コーガン症候群

新たな血管炎の分類CHCC（Chapel Hill Consensus Conference）2012を模式的に表した．ここには大型血管炎，中型血管炎，小型血管炎（ANCA関連血管炎および免疫複合体性血管炎）および種々の血管を侵す血管炎を示したが，その他に，単一臓器の血管炎，全身性疾患に続発する血管炎，および，誘因の推定される血管炎のカテゴリーが含まれる（文献1をもとに作成）

血管炎症候群とは

血管炎症候群とは，血管壁の炎症をきたす病態の総称である．このなかには血管炎そのものを主病変とする独立した疾患（原発性血管炎）と，他疾患に血管炎を伴う病態（続発性血管炎）が含まれる．後者には，ほかの膠原病や炎症性腸疾患に伴うもの，ウイルスを含む感染症や薬物などに起因するもの，腫瘍に伴うもの，移植に伴うものなどがある．

1 分類

原発性血管炎は罹患血管の口径により分類される．1994年のChapel Hill分類に替わる新しい血管炎の分類として，CHCC（Chapel Hill Consensus Conference）2012が提唱された[1]．この分類では26を超える血管炎が掲載されている（表1）．CHCC2012の特徴として，次の点があげられる．

① 小型血管炎に抗好中球細胞質抗体（anti-neutrophil cytoplasmic antibody：ANCA）関連血管炎と免疫複合体性血管炎の2つのサブカテゴリーが置かれ，後者に抗GBM（glomerular basement membrane）病と低補体血症性蕁麻疹様血管炎が新たに加えられた

② 新たなカテゴリーとして，種々の血管を侵す血管炎（variable vessel vasculitis），単一臓器の血管炎（single organ vasculitis），全身性疾患に続発する血管炎（vasculitis associated with systemic disease），誘因の推定される続発性血管炎（vasculitis associated with probable etiology）の4つが追加された

③ 人名を冠した疾患名（eponym）が，原因や病理像に基づく疾患名に改められた．ANCA関連血管炎では，多発血管炎性肉芽腫症〔granulomatosis with polyangiitis：GPA．旧名ウェゲナー（Wegener）肉芽腫症〕，および，好酸球性多発血管炎性肉芽腫症〔eosinophilic granulomatosis with polyangiitis：EGPA．旧名 アレルギー性肉芽腫性血管炎，チャーグ・ストラウス（Churg-Strauss）症候群〕であり，免疫複合体性血管炎ではIgA血管炎〔IgA vasculitis：IgAV．旧名 ヘノッホ・シェーンライン（Henoch-Schönlein）紫斑病〕である

2 疫学

血管炎症候群のいくつかは厚生労働省特定疾患であり，認定された患者には受給者証が交付される．これらの血管炎は，結節性動脈周囲炎，ビュルガー（Buerger）病，悪性関節リウマチ，高安動脈炎，GPA（ウェゲナー肉芽腫症）の5つである．「結節性動脈周囲炎」は結節性多発動脈炎（PAN）と顕微鏡的多発血管炎（MPA）の両者を一括して認定するものであるが，別の調査の結果から，その大半はMPAと推定される．

受給者証の交付件数は「難病情報センター」のホームページ（http://www.nanbyou.or.jp）で閲覧可能である．2011年度のデータによると，最も患者数の多かったのはMPA＋PANで8,928人，次いでビュルガー病（7,282人），悪性関節リウマチ（6,302人），高安動脈炎（5,829人），GPA（ウェゲナー肉芽腫症 1,834人）であった．EGPA（チャーグ・ストラウス症候群）は特定疾患に含まれないが，難治性血管炎調査研究班の2010年度の全国調査で473例のデータが集積されている．以上のことから，わが国で最も多い血管炎はANCA関連血管炎であり，その過半数はMPA，次いでGPA，EGPAであると推定される．

大型血管炎では，巨細胞性動脈炎が特定疾患に含まれず，高安動脈炎と同様のデータはないが，高安動脈炎に比し圧倒的に少ないことが知られている．一方，欧米では逆に巨細胞性動脈炎が多く，高安動脈炎はまれである．さらに，高安動脈炎は男女比1：10と女性に多く，50歳以下の若年者に好発するのに対し，巨細胞性動脈炎は通常50歳以上の高齢者に多く，大きな性差はない．このように，大型血管炎の2疾患は疫学的に大きな差を示している．

● 表1 血管炎症候群の新たな分類（CHCC2012）

カテゴリー	疾患名
大型血管炎（LVV）	高安動脈炎（TAK）
	巨細胞性動脈炎（GCA）
中型血管炎（MVV）	結節性多発動脈炎（PAN）
	川崎病（KD）
小型血管炎（SVV）	
ANCA関連血管炎（AAV）	顕微鏡的多発血管炎（MPA）
	多発血管炎性肉芽腫症（GPA，ウェゲナー肉芽腫症）
	好酸球性多発血管炎性肉芽腫症（EGPA，チャーグ・ストラウス症候群）
免疫複合体性血管炎	抗GBM病
	クリオグロブリン血症性血管炎（CV）
	IgA血管炎（IgAV，ヘノッホ・シェーンライン紫斑病）
	低補体血症性蕁麻疹様血管炎（抗C1q血管炎）
種々の血管を侵す血管炎（VVV）	ベーチェット病（BD）
	コーガン症候群（CS）
単一臓器の血管炎（SOV）	皮膚白血球破砕性血管炎
	皮膚動脈炎
	原発性中枢神経系血管炎
	孤発性大動脈炎
	その他
全身性疾患に続発する血管炎	ループス血管炎
	リウマチ性血管炎
	サルコイド血管炎
	その他
誘因の推定される続発性血管炎	C型肝炎ウイルス関連クリオグロブリン血症性血管炎
	B型肝炎ウイルス関連血管炎
	梅毒性大動脈炎
	薬剤関連免疫複合体性血管炎
	薬剤関連ANCA関連血管炎
	腫瘍関連血管炎
	その他

3 病態，発症機序

　血管炎は種々の機序で発症するが，その病態は血管壁の炎症であり，その結果，支配臓器の虚血や出血による二次的変化をきたす．血管傷害を惹起する機序としては，ANCAによる好中球の活性化，免疫複合体沈着によるⅢ型アレルギー（**基礎編-2参照**）を介した組織障害，病的自己反応性T細胞による肉芽腫形成性組織障害などが知られる．

1）抗好中球細胞質抗体（ANCA）

　抗好中球細胞質抗体（ANCA）は，主として好中球細胞質のアズール顆粒中の抗原を認識する自己抗体である．血管炎で重要な抗原はプロテイナーゼ3（PR3）およびミエロペルオキシダーゼ（MPO）であり，対応する抗体はPR3-ANCA，MPO-ANCAとよばれる．

PR3-ANCAはGPA（ウェゲナー肉芽腫症）の80％以上に認められ，MPO-ANCAはMPA，EGPAの50～75％で陽性となる．

ヒト血管炎におけるANCAの病原性は，MPO-ANCA陽性の妊婦から産まれた新生児が肺胞出血を起こした報告から推定される[2]．動物実験では，マウスMPOを免疫されたMPOノックアウトマウスの血清から分離精製したIgG分子を静脈注射された野生型マウスに，壊死性半月体形成性糸球体腎炎や肺・皮膚の壊死性血管炎をきたしたことから証明されている[3]．活性化された好中球からは走化性因子やサイトカインが放出され，血管炎の局所にさらに多くの好中球が集積し，それらの好中球の産物により血管内皮の傷害が起きる．その産物の1つとしてNETs（neutrophil extracellular traps）が注目されている．

> **MEMO**
>
> **NETs（neutrophil extracellular traps）**
>
> NETsは活性化好中球の細胞死に伴い放出されるDNA/ヒストンと殺菌性タンパク質の結合物である．後者にはMPOやPR3をはじめ，これまでANCAの対応抗原として報告されてきた多くの顆粒内タンパク質が含まれる．活動期のANCA関連血管炎患者の血清中にはMPOとDNAの複合体が検出され，その腎生検組織中にはDNA/ヒストンとMPO/PR3の複合体が検出される．活性化好中球にプロピルチオウラシルを反応させると異常な形態のNETsが生じ，DNase Iによる分解に抵抗性を示すという[4]．

2）免疫複合体

免疫複合体（immune complex：IC）は抗原と抗体の結合物であり，血管壁へ異常沈着して血管炎を惹起する．ICは補体を活性化し，その途上で形成されたC4a，C3a，C5aなどの走化因子が好中球や単球を集合させ炎症が進展する．

血管炎のうちICが主として検出されるのは中・小型血管炎であり，大型血管炎ではほとんど検出されない．病因に関連したICに含まれる対応抗原として，B型肝炎ウイルスやC型肝炎ウイルスが知られている．IgA血管炎（ヘノッホ・シェーンライン紫斑病）ではIgA免疫複合体，クリオグロブリン血症性血管炎ではクリオグロブリンが検出される．また，全身性疾患，特に全身性エリテマトーデスや関節リウマチに続発する血管炎の発症機序もICによるものである．

3）肉芽腫形成性自己反応性T細胞

大型血管炎の組織像は巨細胞の浸潤を伴う肉芽腫性炎症である．高安動脈炎の初期には栄養血管への細胞浸潤を伴う外膜の単核細胞浸潤がみられ，ときに中膜にも巨細胞浸潤を認める肉芽腫性全層性動脈炎を呈する．高安動脈炎の病変局所に浸潤しているキラーT細胞，NK（ナチュラルキラー）細胞，γδT細胞によるパーフォリンを介した血管壁傷害機序が報告されている[5]．

巨細胞性動脈炎でも全層性の炎症性細胞浸潤を伴い，特に中膜では内弾性板に異物型の巨細胞が出現する．巨細胞性動脈炎の病変形成にはCD4陽性T細胞およびCD83陽性樹状細胞が重要である．活性化した樹状細胞はCD4陽性T細胞のホーミングを促し，CD4陽性T細胞からのINF-γ産生を亢進させる．このIFN-γがマクロファージを活性化させ，巨細胞の形成とともに，線維芽細胞の遊走と増殖，血管新生，活性酸素の放出などを惹起して，最終的に巨細胞性肉芽腫性血管炎を形成する[6]．

4 臨床症状，検査所見，画像所見

血管炎症候群では「血管壁の炎症」のために，多臓器の虚血や出血による症状とともに炎症所見を呈する．したがって，「一見脈絡のない多彩な全身症状を呈する発熱患者」という臨床像が特徴的である．炎症による全身症状と局所の臓器症状に大別される．

1）全身症状

高度の発熱が持続し，体重減少を伴ってくる．その他，脱力感や全身倦怠感などの全身症状を訴える．

● 表2 罹患血管の口径による臓器症状の違い

①小型血管の傷害による症状	
皮膚	網状皮斑，皮下結節，紫斑，皮膚潰瘍，指端壊死
末梢神経	多発性単神経炎
筋肉	筋痛
関節	関節痛
眼	網膜出血，強膜炎
心臓	心筋炎，不整脈
肺	肺胞出血
腎臓	壊死性（半月体形成性）糸球体腎炎
消化管	消化管潰瘍，消化管出血
漿膜	心膜炎，胸膜炎
②大型〜中型の血管の傷害による症状	
眼動脈	失明
顎動脈	咬筋跛行
鎖骨下動脈	脈なし病
冠動脈	狭心症，心筋梗塞
肺動脈	肺梗塞
腎動脈	高血圧，腎機能障害
腸間膜動脈	虚血性腸炎

2) 局所の臓器症状

全身の多臓器の症状が同時に（または順次に）みられるのが特徴である．臓器症状は罹患血管の傷害による虚血や出血の症状であり，罹患血管の口径により差がみられる（表2）．

■ 小型血管の障害による症状（表2-①）

皮疹では特に下腿に好発する「触知可能な紫斑」が特徴的である．多発性単神経炎は当該神経を養う中〜小動脈の血管炎の症状である．腎臓の小型血管（小葉間動脈〜輸入細動脈〜糸球体係蹄〜輸出細動脈）の血管炎では，血尿，タンパク尿，円柱尿などの臨床像を呈する．肺における細動静脈炎の結果，肺胞出血をきたす．

■ 大型〜中型の血管の障害による症状（表2-②）

動脈硬化の危険因子のない心筋梗塞では血管炎を疑う．急性腹症や下血の原因として腸間膜動脈の血管炎が関与する場合がある．腎臓の中型以上の血管（腎動脈〜葉間動脈〜弓状動脈〜小葉間動脈）の障害では，急激に進行する高血圧と腎機能障害を呈する．

3) 検査所見

■ 一般検査

血管炎症候群は高度の炎症性疾患であるため，赤沈亢進，CRP（C反応性タンパク）強陽性などの炎症反応が陽性となる．末梢血では白血球増多がみられ，分画では好中球や好酸球が増加する．炎症が強度のときは血小板も増加する．炎症が持続すると貧血（正球性正色素性）を呈する．血清タンパク質分画では低アルブミン血症，ポリクローナル高γグロブリン血症をきたす．血清補体価は，一般に血管炎の活動性が高いときは高値となる．しかし，補体消費の亢進する病態（クリオグロブリン血症性血管炎，リウマチ性血管炎，ループス血管炎などの免疫複合体性の血管炎）では低値となる．これらの病態では血中の免疫複合体が検出される．

■ 自己抗体

抗好中球細胞質抗体（ANCA）はANCA関連血管炎の活動性が高いときに検出される．PR3-ANCAとMPO-ANCAはELISAで測定されるが，これら以外の

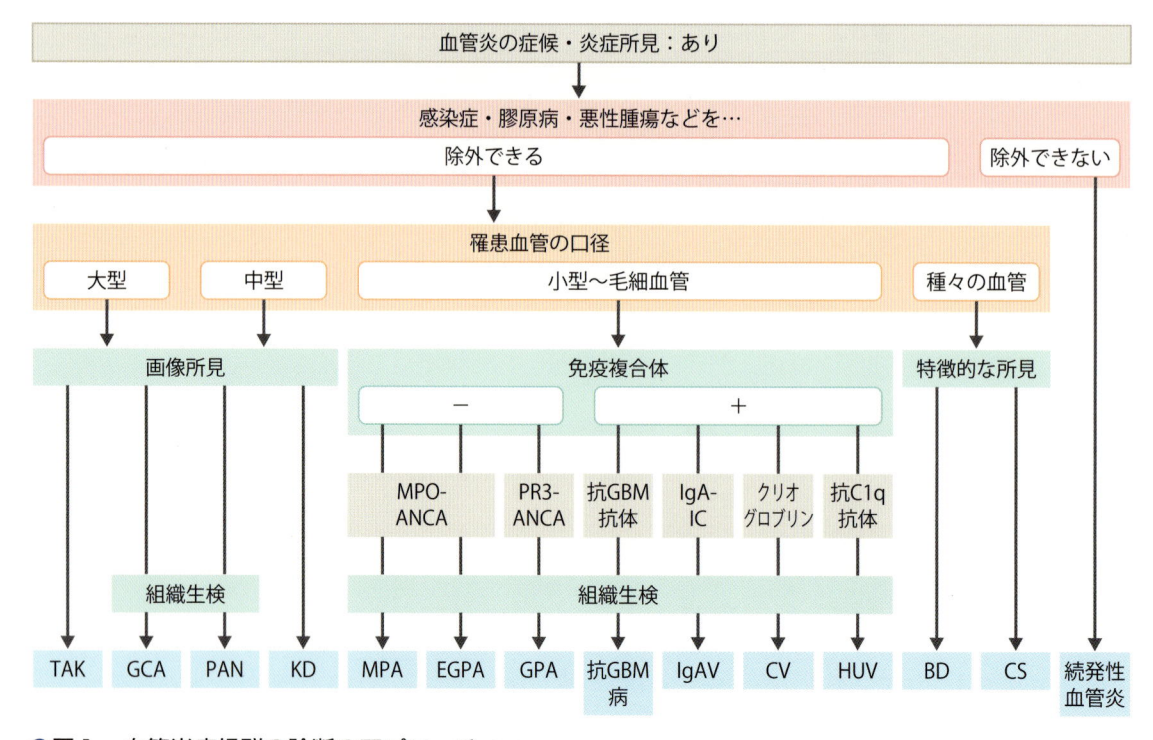

```
┌─────────────────────────────────────┐
│    血管炎の症候・炎症所見：あり      │
└─────────────────────────────────────┘
           ↓
┌─────────────────────────────────────┐
│    感染症・膠原病・悪性腫瘍などを…   │
│  ┌──────────────┐    ┌──────────┐   │
│  │   除外できる  │    │除外できない│   │
│  └──────────────┘    └──────────┘   │
└─────────────────────────────────────┘
           ↓
       罹患血管の口径
  大型  中型  小型～毛細血管  種々の血管
   ↓    ↓         ↓              ↓
  画像所見       免疫複合体     特徴的な所見
              (−)      (+)
         MPO-  PR3-  抗GBM  IgA-  クリオ  抗C1q
         ANCA  ANCA  抗体   IC   グロブリン 抗体
  組織生検           組織生検
  TAK GCA PAN KD  MPA EGPA GPA 抗GBM IgAV CV HUV  BD CS  続発性血管炎
                              病
```

●図1　血管炎症候群の診断のアプローチ（文献7をもとに作成）
一見脈絡のない多彩な全身症状を呈する発熱患者では，まず血管炎を疑うことが重要である．感染症，悪性腫瘍，および血管炎を伴う膠原病やその類縁疾患が除外できれば，原発性血管炎の鑑別診断をする．これらが除外できない場合には，続発性血管炎を考慮する．原発性血管炎では，罹患血管の口径によりアプローチが異なり，大型〜中型血管炎では画像所見が有用である．小型血管炎では免疫複合体の有無により疾患が大別される．免疫複合体陰性群にはANCA関連血管炎が含まれ，MPAとEGPAではMPO-ANCA，GPAではPR3-ANCAが検出される．免疫複合体陽性群には，抗GBM病，IgA血管炎（ヘノッホ・シェーンライン紫斑病），クリオグロブリン血症性血管炎，低補体血症性蕁麻疹様血管炎があり，おのおの，抗GBM抗体，IgA免疫複合体（IgA-IC），クリオグロブリン，抗C1q抗体が検出される．高安動脈炎や川崎病以外では，罹患血管の生検が診断に有用である．
TAK：高安動脈炎，GCA：巨細胞性動脈炎，PAN：結節性多発動脈炎，KD：川崎病，MPA：顕微鏡的多発血管炎，EGPA：好酸球性多発血管炎性肉芽腫症，GPA：多発血管炎性肉芽腫症，IgAV：IgA血管炎，CV：クリオグロブリン血症性血管炎，HUV：低補体血症性蕁麻疹様血管炎，BD：ベーチェット病，CS：コーガン症候群

ANCAもANCA関連血管炎の診断には重要であり，蛍光抗体法によるANCA測定（P-ANCAとC-ANCA）も推奨される．抗糸球体基底膜抗体（抗GBM抗体）は，抗GBM病〔グッドパスチャー（Goodpasture）症候群〕で検出される．ANCA関連血管炎でも，肺胞出血と糸球体腎炎を併発する重症型の一部に抗GBM抗体が検出されるときがある．血管内皮細胞に対する抗体（抗内皮細胞抗体）は種々の血管炎で陽性となるが，その診断的意義は不明である．鑑別診断のうえでは，抗リン脂質抗体の検査も有用である．

4）画像所見

大〜中型動脈の血管炎の確定診断は血管造影による．高安動脈炎，巨細胞性動脈炎では大動脈やその分枝の罹患部位の内腔狭窄や不整がみられ，PANでは腸間膜動脈，腎動脈，肝動脈やその分枝に内腔狭窄や不整，途絶，小動脈瘤などがみられる．MRA（磁気共鳴血管画像）は非侵襲的な検査として，大型血管炎の病態判断や病勢の経時的評価に有用である．造影CTも有用であり，高安動脈炎では大動脈やその分枝の内腔狭窄や壁不整が，3D-CT画像でよく描出される．腸間膜動脈の血管炎では腸管の超音波検査が有用なときがある．

●表3 血管炎の治療の概略 (文献8, 9より引用)

カテゴリー	推奨文
大型血管炎	①寛解導入のためには大量グルココルチコイド療法を早期に開始するべきである
	②補助療法として免疫抑制薬を考慮すべきである
	③治療モニタリングは臨床所見に基づくべきであり，炎症マーカーの測定はその補助となる
	④巨細胞性動脈炎のすべての患者に低用量アスピリンを投与すべきである
	⑤高安動脈炎の血管再建手術は疾患活動性のない時期に専門施設で行うべきである
中・小型血管炎	①全身性の中・小型血管炎の寛解導入療法は，シクロホスファミド（経口または静注）とグルココルチコイドの併用療法である
	②重篤な臓器障害がないか生命への脅威のないANCA関連血管炎の寛解導入療法は，シクロホスファミドより毒性の弱いメトトレキサートとグルココルチコイドの併用療法を推奨する
	③急速進行性腎障害のある特別の患者には，腎死を回避するために血漿交換療法を推奨する
	④寛解維持療法として低用量グルココルチコイドと，アザチオプリン・レフルノミド・メトトレキサートのいずれかとの併用療法を推奨する
	⑤最大用量の標準治療によっても寛解導入ができない症例や再燃を反復する症例では，新たな治療法を考慮するべきである．このような症例はさらなる管理のために専門施設に紹介して，臨床試験に組み込んで新たな治療を受けるべきである

^{18}F-FDG-PETでは，大型血管炎の疾患活動性に一致して，大動脈とその分枝の罹患部位に集積がみられる．

5 診断と治療の概略

1) 診断

血管炎の存在が明らかとなれば，おのおのの血管炎症候群の鑑別診断をする．原発性血管炎については，アメリカリウマチ学会や厚生労働省難治性血管炎研究班から分類基準や診断基準が提示されている．続発性血管炎をきたす疾患として，感染症，悪性腫瘍，膠原病やその類縁疾患を念頭に置く．診断のフローチャートを図1に示す．

2) 治療

2009年に発表されたEULAR recommendationsでは，大型血管炎[8]および中・小型血管炎[9]につき，文献の体系的検索に基づいた標準治療プロトコールが推奨された．表3にその概要を示す．

■大型血管炎

ここでは5つの推奨文が述べられている．高安動脈炎と巨細胞性動脈炎の初期寛解導入療法は高用量グルココルチコイド（GC）であり，プレドニゾロン（PSL）換算で1 mg/kg/日（最大60 mg/日）で開始して，1カ月間継続したのち漸減する．GCの投与期間や総投与量の減少を図るため，種々の免疫抑制薬が補助的に用いられる．大型血管炎の治療反応性や再燃の評価には，炎症マーカーの測定とともに，十分な臨床評価が重要である．高安動脈炎では定期的なMRAや^{18}F-FDG-PETなどの画像評価が有用である．巨細胞性動脈炎の患者では心臓や脳における血管障害のリスクが高まっているため，禁忌でない限り低用量アスピリン（75～150 mg/日）の投与が推奨される．高安動脈炎では血管再建やバイパス術を要する患者が多く，特に腎血管性高血圧症を呈する患者では疾患経過を変えるために手術が必要となる．

■中・小型血管炎

ここではANCA関連血管炎およびPANについて，重症度別に分けた4つのカテゴリー（全身性，早期非腎症，高度腎障害，難治性）につき推奨文が記載されている．

全身性のANCA関連血管炎の標準的寛解導入療法

は経口シクロホスファミド（CY 2 mg/kg/日）とGC（PSL換算で1 mg/kg/日）の併用療法である．CYの投与量は年齢と腎機能により減量する．早期の非腎症の症例ではNORAM試験に基づき，メトトレキサート（MTX）とGCの併用療法が推奨される[10]．血清クレアチニン5.7 mg/dL以上の重症腎障害例を対象としたMEPEX試験に基づき，このような患者では持続透析（腎死）を回避するために，前記のGC＋CYの標準的寛解導入療法に加え血漿交換療法の併用が推奨される[11]．ANCA関連血管炎の寛解導入後の維持療法では，いくつかのランダム化比較試験の結果に基づき，アザチオプリンが最も推奨される．寛解維持療法におけるGCの投与量はPSL換算で10 mg/日またはそれ以下に減ずるべきである．

難治性のANCA関連血管炎に対して，いくつかの新たな免疫調節療法が推奨されている．免疫グロブリン静注療法（IVIG）では2 g/kgの免疫グロブリン製剤を何日間かに分けて静注するが，通常は0.4 g/kg/日を5日間施行する．わが国でもEGPAの難治性神経障害に対してIVIGの保険適応が認められた．至適な標準治療によっても疾患活動性の進行する症例では生物学的製剤〔インフリキシマブ（infliximab）やリツキシマブ（rituximab）[12)13)]〕が考慮される．わが国でも，公知申請によりGPAとMPAに対してリツキシマブが承認された．

（尾崎承一）

■ 文 献

1) Jennette, J. C. et al.：2012 revised International Chapel Hill Consensus Conference Nomenclature of Vasculitides. Arthritis Rheum., 65：1-11, 2013
2) Bansal, P. J. & Tobin, M. C.：Neonatal microscopic polyangiitis secondary to transfer of maternal myeloperoxidase-antineutrophil cytoplasmic antibody resulting in neonatal pulmonary hemorrhage and renal involvement. Ann. Allergy Asthma Immunol., 93：398-401, 2004
3) Xiao, H. et al.：Antineutrophil cytoplasmic autoantibodies specific for myeloperoxidase cause glomerulonephritis and vasculitis in mice. J. Clin. Invest., 110：955-963, 2002
4) Nakazawa, D. et al.：Abnormal conformation and impaired degradation of propylthiouracil-induced neutrophil extracellular traps: implications of disordered neutrophil extracellular traps in a rat model of myeloperoxidase antineutrophil cytoplasmic antibody-associated vasculitis. Arthritis Rheum., 64：3779-3787, 2012
5) Seko, Y. et al.：Perforin-secreting killer cell infiltration and expression of a 65-kD heat-shock protein in aortic tissue of patients with Takayasu's arteritis. J. Clin. Invest., 93：750-758, 1994
6) Weyand, C. M. & Goronzy, J. J.：Medium- and large-vessel vasculitis. N. Engl. J. Med., 349：160-169, 2003
7) 『医学・薬学のための免疫学 第2版』（豊島 聰，他／著），p157，東京科学同人，2008
8) Mukhtyar, C. et al.：EULAR recommendations for the management of large vessel vasculitis. Ann. Rheum. Dis., 68：318-323, 2009
9) Mukhtyar, C. et al.：EULAR recommendations for the management of primary small and medium vessel vasculitis. Ann. Rheum. Dis., 68：310-317, 2009
10) De Groot, K. et al.：Randomized trial of cyclophosphamide versus methotrexate for induction of remission in early systemic antineutrophil cytoplasmic antibody-associated vasculitis. Arthritis Rheum., 52：2461-2469, 2005
11) Jayne, D. R. et al.：Randomized trial of plasma exchange or high-dosage methylprednisolone as adjunctive therapy for severe renal vasculitis. J. Am. Soc. Nephrol., 18：2180-2188, 2007
12) Jones, R. B. et al.：Rituximab versus cyclophosphamide in ANCA-associated renal vasculitis. N. Engl. J. Med., 363：211-220, 2010
13) Stone, J. H. et al.：Rituximab versus cyclophosphamide for ANCA-associated vasculitis. N. Engl. J. Med., 363：221-232, 2010

■ 参考文献

・"Vasculitis, 2nd ed." (Ball, G. V. & Bridges, S. L. Jr./eds.), Oxford University Press, 2008
・「血管炎—基礎と臨床のクロストーク」（鈴木和男／監修），日本臨牀 増刊号，71：2013
・『皮膚血管炎』（川名誠司，陳 科榮／著），医学書院，2013

臨床編Ⅰ　全身性自己免疫疾患（膠原病）

13 高安動脈炎

　高安動脈炎は，大動脈とその主要分枝を中心に狭窄や閉塞をきたす原因不明の肉芽腫性血管炎である．巨細胞性動脈炎（側頭動脈炎）とともに大型血管炎に分類され，支配動脈の障害による全身のさまざまな臨床症状をきたす．診断には画像所見と炎症反応が重要であるが，臓器症状の出現前の段階で，いかに画像検査による早期診断ができるかが，良好な予後を得る鍵となる．

概念図

右鎖骨下動脈
右総頸動脈
左総頸動脈
腕頭動脈
左鎖骨下動脈
大動脈弓
上行大動脈
右冠状動脈
胸部大動脈（下行大動脈）
腎動脈
腹部大動脈

上肢の虚血（血圧の左右差，脈なし）
脳虚血（めまい，頭痛，失神）
虚血性網膜症（視力低下）
大動脈瘤，心筋虚血（息切れ，動悸，胸痛）
大動脈弁閉鎖不全症（心雑音）
異型大動脈縮窄症（上肢・下肢の血圧差，脈圧差，間欠性跛行）
腎血管性高血圧

● 障害された血管部位による高安動脈炎（大動脈炎症候群）の症状
左は正常の血管解剖図で，右が障害されやすい血管とその症状を示す．大動脈の一次分枝が狭窄ないし閉塞をきたし，障害された支配動脈の臓器に特有の虚血障害が出現する

高安動脈炎とは

　大動脈とその主要分枝を侵す血管炎で，欧米ではまれであるが，アジア，中近東で多い．特に本邦での発症率が高く，男女比は1：9で，50歳以下の若い女性に発症し，発症のピークは20歳前後である．1908年，眼科医 高安が眼底の特異的な動静脈吻合像を報告し，1951年に清水らが上肢の脈が触れないことより"脈なし病"と名づけた．本邦では別名"大動脈炎症候群"ともよばれるが，国際的には，2012年のInternational Chapel Hill Consensus Conferenceでも，Takayasu's arteritis（高安動脈炎）の呼称が継続されることになっている．

1 病態，発症機序

　罹患血管のサイズに基づく分類として，巨細胞性動脈炎（側頭動脈炎）とともに大型血管炎に分類され，主に大動脈およびその主分枝動脈を侵す肉芽腫性血管炎で，冠動脈や肺動脈にも生ずる．狭窄ないし閉塞をきたした動脈の支配臓器に特有の虚血障害が主体で，拡張病変による動脈瘤も存在し，障害された支配領域によりさまざまな臨床症状をきたす．

　高安動脈炎の発症の機序は依然として不明であるが，何らかのウイルスなどの感染による自己免疫的な機序も示唆されている．遺伝因子の関与は少ないとされるが，HLA-B52陽性高安動脈炎患者では，陰性例に比して有意に強い血管炎や大動脈弁閉鎖不全症が多い．病理学的には，栄養血管への細胞浸潤を伴う外膜の単核細胞浸潤から血管炎がはじまり，その後，中膜，内膜へと全層に肉芽腫性動脈炎が進展し，ラングハンス（Langhans）型巨細胞やリンパ球浸潤も観察され，最終的に内中膜の広範な線維性肥厚や壊死がみられる．

2 臨床症状

　全身症状として，ほかの血管炎と同様に，発熱（微熱），全身倦怠感，体重減少があるが，初発症状として，上気道炎と類似した症状を認めることがある．概念図にあげたような障害レベルの血管炎によるさまざまな症状が出現するが，特徴的な症状として，脈拍・血圧の左右差，上下肢の血圧差，大動脈縮窄や腎動脈狭窄による高血圧，心雑音（特に大動脈弁閉鎖不全による雑音）や血管雑音，頭部乏血症状としてめまい，頭痛，失神発作，一過性または持続性の視力障害の有無に注意を要する．また，頸部痛，背部痛，腰痛などの漠然とした疼痛の訴えであることも観察される．臨床病型は，図1に示すように障害される血管領域によって分類される[1]．

3 診断と治療戦略

　一般的には，旧厚生省特定疾患難治性血管炎調査研究班の診断基準が使用されることが多い[2]．若年者で，画像上大動脈とその一次分枝に特徴的な所見が認められれば本疾患を疑い，炎症所見があれば確定診断となる．全身倦怠感などの全身症状が数週間～数ヵ月続くなかで，不明熱の鑑別で本症が診断されることが多い．高頻度に認められるのは上肢や頭頸部の虚血症状で，左鎖骨下動脈が直接大動脈弓から分枝しているため，左上肢の脈なしや血圧の低値が多く，50％弱に血圧の左右差がみられる．

1）検査所見

　炎症所見として赤沈，CRP（C反応性タンパク），白血球数の高値，免疫異常として免疫グロブリン増加（IgG，IgA），補体増加（C3，C4），アミロイドAの高値，凝固線溶系として凝固亢進，血小板活性化亢進，血小板数の上昇などがみられる．

2）画像診断

　CT，MRI，血管造影によるDSA（digital subtraction angiography）を施行し，大動脈とその一次分枝に狭窄，拡張像が認められ，炎症所見を伴えば，確定診断の根拠となる．DSAは動脈壁肥厚所見が評価できないが，CTやMRIでは血管肥厚のみならず，造影で

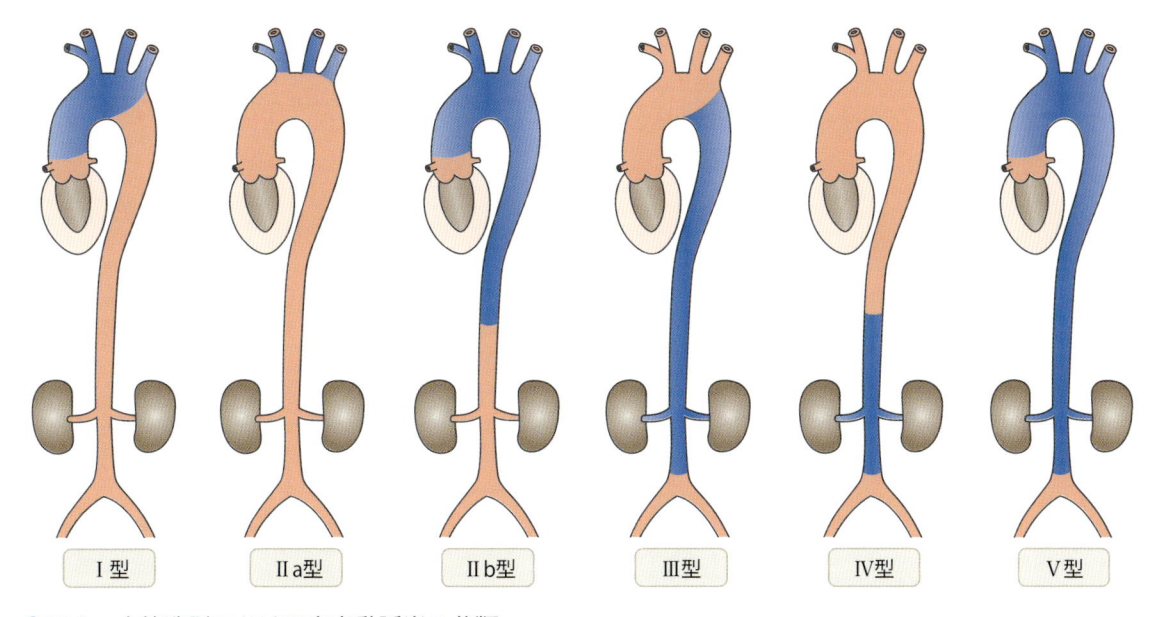

●図1　血管造影における高安動脈炎の分類（文献1をもとに作成）
青で着色した部分が障害された血管領域を表す．
Ⅰ型：大動脈弓分枝血管．Ⅱa型：上行大動脈，大動脈弓ならびにその分枝血管．Ⅱb型：Ⅱa病変＋胸部下行大動脈．Ⅲ型：胸部下行大動脈，腹部大動脈，腎動脈．Ⅳ型：腹部大動脈，かつ/または腎動脈．Ⅴ型：Ⅱb＋Ⅳ型．
Ⅰ〜Ⅴ型に加え，さらに冠動脈病変を有するものにはC（＋），肺動脈病変を有するものにはP（＋）と表記する

も炎症所見を得ることができ，壁性状についてはCTよりMRIが優れている．ただ，CTはマルチスライスCTによる短時間で広範囲な血管の三次元画像が得られる一方，MRA（MR angiography）は，血管壁の不整，狭窄，閉塞の有無も明瞭に描出される利点がある．

頸動脈超音波は，非侵襲性で壁肥厚や性状が描出でき，血流ドップラー法で高速のジェットを認める．早期で血管雑音はあるがMRAでも狭窄が認められない症例でも，診断に有用である．また，近年FDG-PET（[18]F-fluorodeoxy glucose-positron emission tomography）の診断への応用がされており，大動脈弓，鎖骨下動脈，腹腔動脈などの血管壁に急性期の活動性炎症所見をみることができ，特異度も高く有用性が高い．

3）鑑別疾患

鑑別疾患として，①動脈硬化症，②炎症性腹部大動脈瘤，③血管型ベーチェット病，④梅毒性中膜炎，⑤巨細胞性動脈炎，⑥先天性血管異常，⑦細菌性動脈瘤，があげられる．

MEMO
症状が出現した場合は，すでに不可逆的な血管病変が存在することを意味するため，CRPなどの陽性所見に加えて全身症状のある段階で，MRIやCT，特にPETを含む画像所見を駆使して早期に診断できるかが，治療予後を上昇させる重要なポイントである．

4 治療

まず最初に，プレドニゾロン（PSL）0.5 mg/kg/日前後の中等量を投与し，難治性病変には，1 mg/kg/日の十分量のステロイドを投与する．ステロイドの減量が困難な場合，メトトレキサート6〜15 mg/週，アザチオプリン50〜100 mg/日，エンドキサン50〜100 mg/日，シクロスポリン3 mg/kgを併用する．無効の場合は，ミコフェノール酸モフェチル1.5〜3 g/日も考慮する．近年，抗TNF阻害薬の長期有効性が示されて

おり，その使用でPSLの中止が60％，PSL 10 mg/日以下への減量が28％存在したとの報告がある[3]．

心血管合併症として，大動脈弁閉鎖不全症は最も予後を左右し，腎動脈狭窄，大動脈縮窄症による高血圧などにもよるうっ血性心不全，動脈瘤，などが予後にかかわる．再燃をきたす症例が79％，炎症が長期間持続する例は4％，17％は再燃がないとの報告がある[4]．血管の閉塞や狭窄病変にバルーン拡張術を施行する症例もあるが，長期間の経過で側副血行路が形成される例も多く，炎症が残存している血管では合併症をきたしやすいため，外科的治療は慎重な対応が必要とされる．

（川人　豊）

■文 献■

1) Numano, F. : Differences in clinical presentation and outcome in different countries for Takayasu's arteritis. Curr. Opin. Rheumatol., 9 : 12-15, 1997
2)「厚生省特定疾患難治性血管炎調査研究班1992年度研究報告書」（大動脈炎症候群の診断基準と治療方針検討委員会），pp11-12, 1993
3) Molloy, E. S. et al. : Anti-tumour necrosis factor therapy in patients with refractory Takayasu arteritis: long-term follow-up. Ann. Rheum. Dis., 67 : 1567-1569, 2008
4) Freitas, D. S. et al. : Takayasu arteritis: assessment of response to medical therapy based on clinical activity criteria and imaging techniques. Rheumatol. Int., 32 : 703-709, 2012

14 ベーチェット病

臨床編Ⅰ　全身性自己免疫疾患（膠原病）

　ベーチェット病の基本病態は，T細胞の過剰反応性に基づくサイトカインの産生による好中球の機能（活性酸素産生能・遊走能）の亢進である．近年，新しい治療として，難治性眼病変に対する抗TNF-α抗体（インフリキシマブ）の有用性が証明された．また，特に難治性眼病変ではIL-17の病態への関与も示唆されている．難治性の慢性進行型神経ベーチェットでは髄液のIL-6が持続的に上昇するが，これはインフリキシマブで制御できる．一方，血栓形成の亢進がベーチェット病では特徴的だが，その成因はよくわかっていない．

概念図

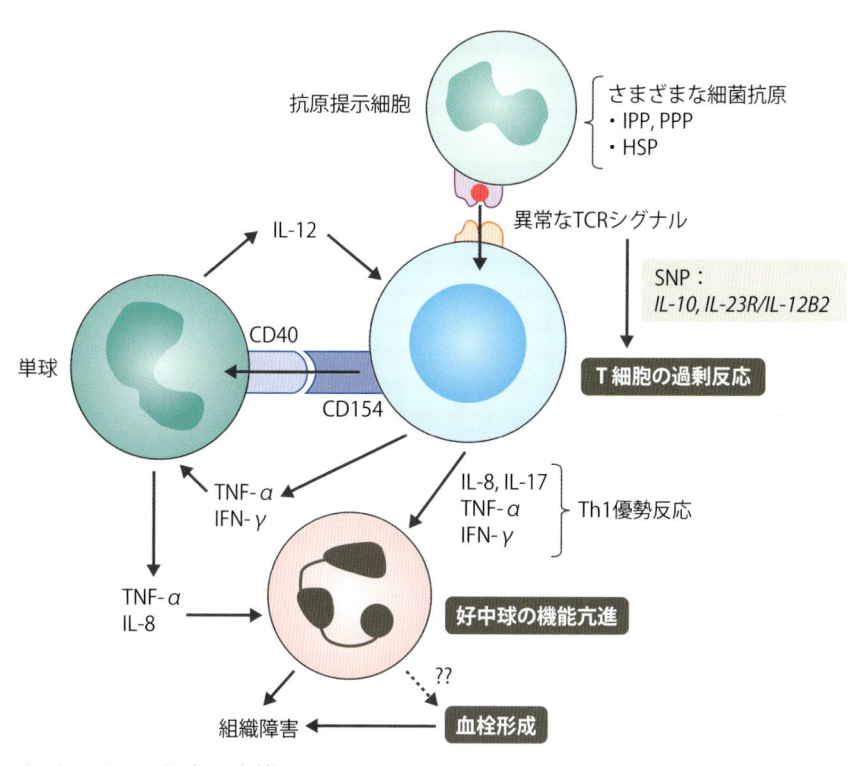

●ベーチェット病の病態
IPP：isoprenyl pyrophosphate（イソプレニルピロリン酸），PPP：prenyl pyrophosphate（プレニルピロリン酸），HSP：heat shock protein（熱ショックタンパク質），TCR：T cell receptor（T細胞受容体）

ベーチェット病とは

　ベーチェット病は，再発性口腔内アフタ性潰瘍，皮膚病変，外陰部潰瘍，眼病変を四大主症状とする原因不明の炎症性疾患である．特殊な場合を除き，一定の部位の炎症が慢性に持続するのではなく，急性の炎症が反復し，増悪と寛解を繰り返しつつ遷延した経過をとるのが特徴である[1]．本症は，上記四主症状を示す完全型とそうでない不全型に分類される．また特殊病型として，腸管ベーチェット，血管ベーチェット，神経ベーチェットの3型がある．

　本症はトルコ，中東，中国，日本を結ぶ帯状のシルクロードに沿った地域に多く，欧米では少ない．1991年の実態調査では，本邦における推定患者数は疑い例まで含めて約18,400人（人口10万対14.9）である．2002年の実態調査では，本邦における推定患者数は15,000人と，1972年の初回調査以来，はじめて減少に転じている[2]．男女比はほぼ1：1であり，発病年齢は30歳代にピークがある．本症の発症とHLA-B51が密接に関連することが指摘されているが，その陽性率はたかだか53.8％（完全型58.2％，不全型51.0％）である．一方，HLA-A26との相関が証明されている．また，近年軽症化していることも注目されている．

1 病態，発症機序

　本症の病因は不明であるが，HLA-B51・HLA-A26およびその他の遺伝的素因と何らかの外因が発症に関与すると考えられている．最近，ベーチェット病の疾患関連遺伝子として*IL-10*, *IL-23R/IL-12B2*が同定された．一方，本症患者には扁桃炎・う歯の既往が多く，手術・外傷・抜歯などでの増悪がみられることから，ある種の細菌抗原が外因として作用する可能性が考えられている．

　患者T細胞は健常人T細胞に比して，*in vitro*で種々の細菌抗原に対して過敏に反応することが知られている．本症の病態形成にあたっては，こうしたT細胞の異常反応に基づくサイトカインの過剰産生による好中球の機能（活性酸素産生能・遊走能）の亢進が中心的役割を果たすと考えられている．このT細胞の異常反応に，前述した*IL-10*, *IL-23R/IL-12B2*の遺伝子多型が関与している可能性が考えられる（概念図）．

　本症の一般的な病理学的所見は，非肉芽腫性の非特異性炎症である．好中球の浸出像が1つの特徴であるが，単核球（T細胞と単球）を中心とする反応がより主体的である．特に，全身の諸臓器において，小血管周囲を中心とした炎症細胞浸潤が目立つ（図1）．本症のいま1つの特徴は血栓形成能の亢進であるが，詳細はいまだに明らかにされていない．

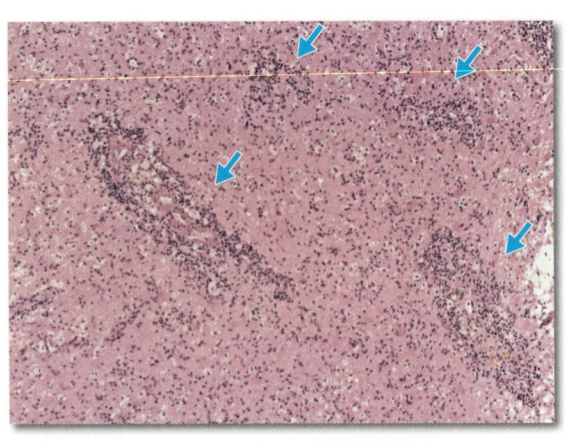

●図1　ベーチェット病の病理組織所見
外陰部潰瘍（HE×50），小血管周囲の炎症細胞浸潤が目立つ（矢印）

2 臨床症状，診察所見，画像所見の特徴

1) 主な症状

■ 口腔内アフタ性潰瘍

　口腔粘膜のアフタ性潰瘍はほぼ必発で，初発症状である場合が多い．痛みを伴う深い潰瘍で，通常は約1週間程度で治癒する．ヘルペス口内炎との鑑別が問題になることがある．また陰茎・陰嚢・小陰唇・膣壁などに口腔内アフタに似た境界鮮明の潰瘍を生じる．鼠径部の皮膚にも潰瘍形成が及ぶこともある．一般に発

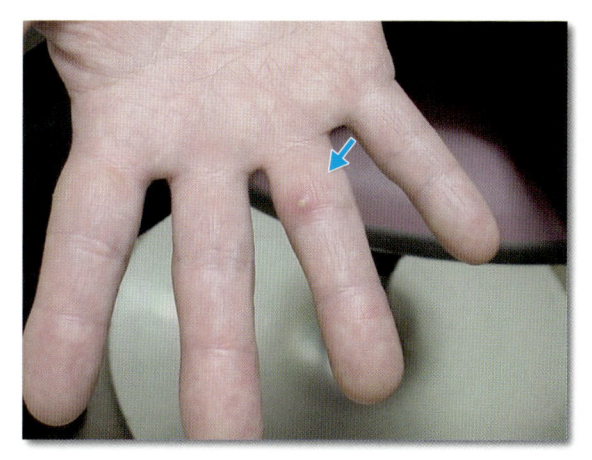

●図2　ベーチェット病患者の針反応
外傷後の化膿を示す

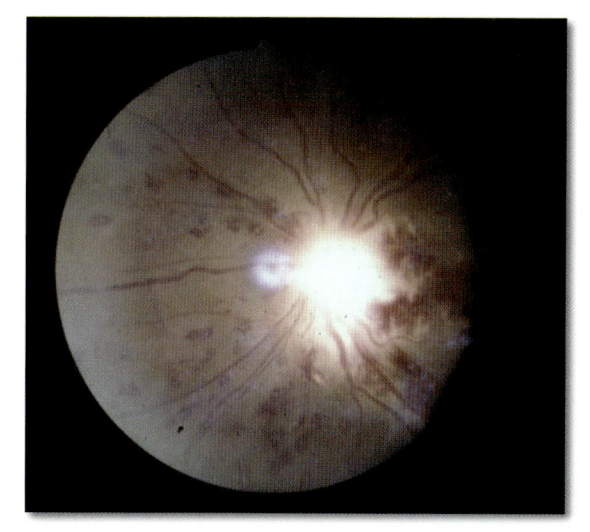

●図3　ベーチェット病の網脈絡膜炎

病初期に多くみられ，発熱を伴うことも少なくない．

■皮膚病変

皮膚症状では，結節性紅斑と毛囊炎様皮疹が最も多くみられる．皮下の血栓性静脈炎は下肢に好発する索状の皮下硬結で，結節性紅斑を合併することが多い．また，本症では皮膚の被刺激性が亢進しており，虫刺され・外傷などにより容易に化膿する傾向がある．これは針反応（後述）と同等の現象である（図2）．

■眼病変

眼症状は，炎症が前眼部のみに起こる虹彩毛様体炎型と，眼底の病変を伴った網膜ぶどう膜炎型に大別される．前者では，視力低下・羞明感を自覚し，前房中に炎症細胞を認め，ときには前房蓄膿（hypopyon）を生じる．一方，後者では突然の霧視を訴えることが多く，視力低下の程度が強く，視力予後を左右する．眼底では出血を伴う滲出像が認められる（図3）．蛍光眼底造影では羊歯状の造影剤の漏出像がみられ，本症に特異的であるとされている．

■関節炎

関節炎は，一般に四肢の大小関節に非対称に出現し，約1～2週で消失し，関節の変形・強直や骨破壊をきたすことはまれである．一方，関節周囲の発赤や浮腫を伴うことが多い．精巣上体炎は頻度こそ少ないが本症に特異性が高いといわれている．精巣上体の腫脹と圧痛をきたす．

2）特殊病型

■腸管ベーチェット

ベーチェット病においては食道から直腸までのすべての部位に潰瘍性病変を生じうる．食道潰瘍は嚥下痛・嚥下困難をきたす．腸管では，定型的には回盲部に深い潰瘍を形成し，腹痛・下血・腹部腫瘤を示し，発熱を伴うこともある（腸管ベーチェット）．腸管潰瘍は穿孔をきたしやすいので注意が必要である．潰瘍は内視鏡では深掘れの潰瘍がみられるが，CTでは同部位の造影効果を伴った腸管壁の肥厚がみられることが多い．

■神経ベーチェット

神経病変は約10％の患者に出現し，急性型と慢性進行型に大別される．急性型は，定型的には脳幹・基底核周辺部・小脳を好発部位として比較的急性に発症し，発熱・頭痛などの髄膜炎様症状を伴うことが多い．髄液検査では細胞数・タンパク質濃度の上昇を示し，MRIでは，病変部位がT2強調画像あるいはフレア画像の高信号域として描出される．シクロスポリン投与中の約10～20％の患者に急性型の神経病変が誘発さ

れる.

一方，慢性進行型では，認知症様の精神神経症状や小脳症状が治療抵抗性に徐々に進行し，ついには人格の荒廃をきたしてしまう．こうした慢性進行型ではHLA-B51の陽性率が約90％以上ときわめて高く，また髄液の細胞数・タンパク質は軽度の上昇しか示さないにもかかわらず持続的に髄液中のIL-6が異常高値（通常20 pg/mL以上）を示すのが特徴である[1)3)]．慢性進行型神経ベーチェットの最も特徴的な変化は，脳幹・小脳を中心とした萎縮である．上記の神経実質病変以外に静脈洞血栓症がみられることがあるが，本邦ではまれである．

■ 血管ベーチェット

血管ベーチェットでは全身のあらゆる血管が障害されうるが，動脈系よりも静脈系の罹患の頻度が高い．大静脈や主幹分枝の血栓性閉塞が典型的で，特に下肢深部静脈に好発し，下肢の腫脹・疼痛・浮腫をきたす．下肢の血栓より二次的に肺塞栓を生じる場合もある．したがって，下肢の腫脹・疼痛をきたした患者に対しては，まず超音波検査を実施する．深在静脈血栓が疑われた場合には静脈造影を行う．下肢血管造影では大腿静脈に血栓性閉塞を示す所見がみられ，側副血行が発達している．また，肺塞栓例では，胸部造影CTでは肺動脈の塞栓像が認められる．

動脈系では，胸腹部大動脈・大腿動脈での動脈瘤形成や中型主幹動脈の血栓性閉塞も認められる．無症候性の患者でも造影CTでは動脈の壁肥厚が認められることがある．肺動脈瘤の破裂は，まれであるが，致死的な合併症である．

3 診断と治療戦略の概略

1) 診断基準

ベーチェット病の診断は1987年に改定された厚生省（現 厚生労働省）特定疾患調査研究班の診断基準により行われている（表1）．主症状4つすべてを認められるものを完全型，それ以外を症状の数に応じて不全型・疑いとに分類する．

ベーチェット病に最も特異性の高い検査は，皮膚の被刺激性の亢進を反映する針反応（pathergy test）である．無菌の注射針を前腕部の皮膚に刺入し，24〜48時間後に同部の発赤・膿疱の形成を認めれば陽性である．HLA-B51が陽性であれば診断上参考になる．活動期には末梢血白血球数の増多・血沈の促進・血清CRP陽性・血清補体価の上昇などがみられるが，抗核抗体などの自己抗体は通常陰性である．

鑑別診断で重要なものとしては，ライター症候群，スイート病，サルコイドーシス，痛風，クローン病，潰瘍性大腸炎，バージャー病，多発性硬化症などである．

2) 重症度に基づく治療方針

2003年にベーチェット病の厚生労働省研究班の重症度分類が策定された．この重症度基準のステージ分類に基づいて大まかな治療方針を決定することができる（図4）．

重篤な視力障害を残しうる眼病変，生命予後に影響を及ぼす特殊病型（神経・血管・腸管ベーチェット）（Stage 4）に対しては積極的な薬物療法を行うが，口腔内アフタ，陰部潰瘍，皮膚病変（Stage 1）に対しては原則としてステロイドの外用を中心とした局所療法で対応する．

コルヒチンは好中球機能を抑制することからベーチェット病の治療薬として頻用されるが，副作用として下痢・乏精子症・月経異常・催奇性・筋症状（こむらがえり）・肝障害などに注意する必要がある．関節痛，結節性紅斑，精巣上体炎（Stage 2の下側）に対してはコルヒチンに加えて非ステロイド抗炎症薬も用いられる．

一般に，ステロイドの全身投与はベーチェット病の急性炎症症状を短期的に軽快させる効果があるが，持続的長期投与にはベーチェット病の各症状の発作を抑制する効果は認められない[4)]．ただし，眼病変のある患者においてもステロイドの全身投与は眼の急性炎症を軽快させるが，急速にステロイドを減量することにより新たな眼発作が誘発されることが多いので注意が必要である．かつて，本邦において"ステロイドは眼

● 表1　ベーチェット病の診断基準
（1987年厚生省特定疾患調査研究班）

1　主症状
①口腔粘膜の再発性アフタ性潰瘍
②皮膚症状 　a）結節性紅斑 　b）皮下の血栓性静脈炎 　c）毛嚢炎様皮疹，痤瘡様皮疹
③眼症状 　a）虹彩毛様体炎 　b）網膜ぶどう膜炎（網脈絡膜炎） 　c）a，bを経過したと思われる虹彩後癒着，水晶体上色素沈着，網脈絡膜萎縮，視神経萎縮，併発白内障，続発緑内障，眼球癆
④外陰部潰瘍
2　副症状
①変形や強直を伴わない関節炎
②副睾丸炎
③回盲部潰瘍で代表される消化器病変
④血管病変
⑤中等度以上の中枢神経病変
3　病型診断の基準
①完全型　　主症状4つ
②不全型　　a）主症状3つ（あるいは主症状2つと副症状2つ） 　　　　　　b）眼症状＋主症状1つ（あるいは副症状2つ）
③疑い　　　主症状の一部が出没
④特殊病型　a）腸管（型）ベーチェット 　　　　　　b）血管（型）ベーチェット 　　　　　　c）神経（型）ベーチェット
4　参考となる検査所見
①皮膚の針反応
②炎症反応 　赤血球沈降速度の亢進，血清CRPの陽性化，末梢血白血球数の増加
③HLA-B51（B5）の陽性

CRP：C反応性タンパク

病変を悪化させる"といわれたことがあるが，これは"ステロイドでは眼発作を予防できない"ことを意味するものである．

ぶどう膜炎（Stage 3）に対しては，発作予防のための薬物の全身投与が必要である．この際，コルヒチンで効果が不十分な場合は，シクロスポリンに切り換える．シクロスポリンは，血中濃度（服薬直前の最低値＝トラフレベル）を100～200 ng/mLに保つように投与量を調節する．シクロスポリンとコルヒチンとの併用はミオパチーを起こしやすいので注意が必要である．

シクロスポリンのその他の副作用として，腎障害，神経障害（髄膜脳炎様症状）に特に注意が必要がある．

シクロスポリンでも発作が抑制できない場合（Stage 4の上側）はインフリキシマブに切りかえる[5]．関節リウマチとは異なり，メトトレキサートの併用は必要ない．ほとんどの症例で，インフリキシマブの投与後，眼発作が完全に消失もしくは有意に減少する．関節リウマチと同様に結核をはじめとする感染症に対しては十分な注意が必要である．

急性型神経ベーチェットの急性期への対応（Stage 5

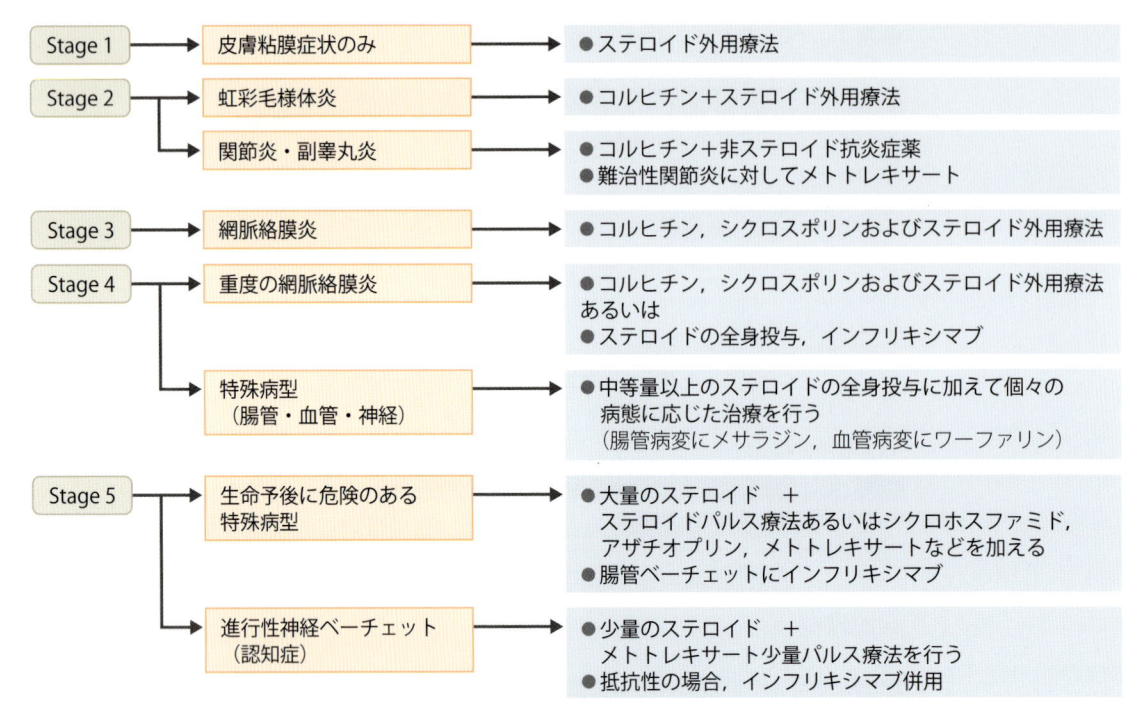

Stage 1	皮膚粘膜症状のみ	●ステロイド外用療法
Stage 2	虹彩毛様体炎	●コルヒチン＋ステロイド外用療法
	関節炎・副睾丸炎	●コルヒチン＋非ステロイド抗炎症薬 ●難治性関節炎に対してメトトレキサート
Stage 3	網脈絡膜炎	●コルヒチン，シクロスポリンおよびステロイド外用療法
Stage 4	重度の網脈絡膜炎	●コルヒチン，シクロスポリンおよびステロイド外用療法 あるいは ●ステロイドの全身投与，インフリキシマブ
	特殊病型 （腸管・血管・神経）	●中等量以上のステロイドの全身投与に加えて個々の 病態に応じた治療を行う （腸管病変にメサラジン，血管病変にワーファリン）
Stage 5	生命予後に危険のある 特殊病型	●大量のステロイド　＋ 　ステロイドパルス療法あるいはシクロホスファミド， 　アザチオプリン，メトトレキサートなどを加える ●腸管ベーチェットにインフリキシマブ
	進行性神経ベーチェット （認知症）	●少量のステロイド　＋ 　メトトレキサート少量パルス療法を行う ●抵抗性の場合，インフリキシマブ併用

●図4　ベーチェット病の重症度に基づく治療方針

の上側）としては，症状の重篤度に応じて中等量〜大量のステロイド全身投与が行われる．慢性進行型の神経ベーチェット（Stage 5 の下側）に対しては，ステロイド，アザチオプリン，シクロホスファミドはいずれも無効で，メトトレキサートの少量パルス療法が有効である．また，インフリキシマブも難治性の慢性進行型神経ベーチェットに有効であることがわかっている[5]．

血管病変に対しても免疫抑制療法が有用であることが最近示された．また，血管ベーチェットに対してはわが国ではワーファリン，低用量アスピリン，チクロピジンなどの投与が併用されるが，欧米ではそれに反対する意見もある．

腸管ベーチェットに対してはステロイドや免疫抑制薬に加えて，サラゾスルファピリジンやメサラジンの投与が行われてきている．また，腸管ベーチェットにおいてもインフリキシマブの有用性を示唆する報告が増えてきている．インフリキシマブは血栓形成傾向を増強するという報告もあるため，血管ベーチェットについては，今後有効性と安全性について十分な検討を重ねてゆく必要がある．

（廣畑俊成）

■ 文 献 ■

1) Hirohata, S. & Kikuchi, H.：Behçet's disease. Arthritis Res. Ther., 5：139-146, 2003
2) 黒沢美智子，稲葉 裕：Behçet病の最近の疫学像の動向．医学のあゆみ，215：5-8, 2005
3) Hirohata, S.：Potential new therapeutic options for involvement of central nervous system in Behçet's disease (Neuro-Behçet's syndrome). Curr. Rheumatol. Rev., 3：297-303, 2007
4) Hirohata, S.：Is the long-term use of systemic corticosteroids beneficial in the management of Behçet's syndrome? Nat. Clin. Pract. Rheumatol., 2：358-359, 2006
5) 広畑俊成：医学と医療の最前線：Behçet病に対する新規治療．日本内科学会雑誌，98：1140-1146, 2009

臨床編 II

臓器特異的自己免疫疾患

❶ クローン病 200
❷ 潰瘍性大腸炎 206
❸ 重症筋無力症 213
❹ 多発性硬化症 218
❺ ギランバレー症候群 227
❻ 自己免疫性肝炎 232
❼ 自己免疫性膵炎 236
❽ 原発性胆汁性肝硬変，原発性硬化性胆管炎 241
❾ 自己免疫性溶血性貧血 248
❿ 特発性血小板減少性紫斑症 255
⓫ バセドウ病 261
⓬ 橋本病 267
⓭ 1型糖尿病 272
⓮ 天疱瘡，類天疱瘡―自己免疫性水疱症 277

臨床編Ⅱ　臓器特異的自己免疫疾患

1　クローン病

　クローン病は，原因不明で免疫異常などの関与が考えられる肉芽腫性炎症性疾患である．主として若年者に発症し，消化管を中心に病変を認め，区域性の腸管狭窄や瘻孔など特徴的な病態を生じる．病状・病変は再燃寛解を繰り返しながら進行し，外科的治療が必要な場合や社会生活が損なわれる場合もある．クローン病には現在のところ完治治療法がないが，抗TNF-α抗体製剤や免疫調節薬により，治療目標が臨床症状の改善だけでなく，「粘膜治癒」へと進化した．さらに病態研究に基づいた新規薬剤も開発中でありQOL（生活の質）の改善に貢献することが期待される．

概念図

敷石像
瘻孔
全層性炎症
狭窄
縦走潰瘍
アフタ病変
肛門病変｛肛門周囲膿瘍／痔瘻｝
非乾酪性類上皮細胞肉芽腫

●クローン病の病態
写真：東京医科歯科大学附属病院病理部　根木真理子医師より提供

クローン病とは

クローン病は，原因不明で主として若年者に発症し，潰瘍や線維化を伴う肉芽腫性炎症性病変からなる．クローン病は回盲部や大腸に病変が多いが，腸管のあらゆる場所に非連続性に病変を生じる．全層性に炎症があり，肉芽腫を伴い狭窄や瘻孔を認めることもある．

これらの病変では抗原提示細胞から産生されたIL-12，IL-18，IL-23，TGF-βなどに反応してTh1，Th17のCD4 T細胞が活性化していることが知られている．その結果，これらのT細胞からのIL-2，IL-17，IFN-γ，TNF-αの産生が増加している．さらに過剰なサイトカインにより抗原提示細胞，マクロファージ，線維芽細胞，内皮細胞などが刺激され，さらなるサイトカインを産生し，炎症サイクルが引き起こされている[1]．また，発熱，栄養障害，貧血などの全身症状や関節炎，虹彩炎，肝障害などの全身性合併症が起こりうる疾患である．

日本における医療受給者証交付件数は増加を続けており，現在では3万人以上が登録されている．

1 臨床

1）発症

クローン病は10歳代後半〜20歳代に腹痛，下痢，体重減少，発熱などの症状とともに発症することが多い．腹部症状を欠き，肛門病変に伴う症状，不明熱，関節痛などで発症することもある．大多数は小腸や大腸または両者に区域性の縦走潰瘍や敷石像などの病変を有する（図1）．また，裂肛，難治性痔瘻，肛門周囲膿瘍など特徴的肛門病変を有することも多い．

2）診断

内視鏡検査，造影検査やCT・MRIなどを用いた画像検査，病理検査などを用いて，縦走潰瘍，敷石像，非乾酪性類上皮細胞肉芽腫の主要所見を証明することで診断される．副所見として消化管の広範囲に認める不整形・類円形潰瘍またはアフタ，特徴的な肛門病変，特徴的な胃十二指腸病変がある．詳細な診断基準は難治性疾患克服研究事業の渡辺班による『潰瘍性大腸炎・クローン病診断基準・治療指針』を参照されたい．

病型は病変存在部位から，小腸型，小腸大腸型，大腸型に分類される．

3）治療および予後

現在のところ完治させる治療法はないため，治療の目的はクローン病の活動性をコントロールし，患者のQOL（生活の質）を高めることにある．狭窄・瘻孔・肛門病変などは，患者のQOLに影響するためその治療や予防が重要である．初発時や活動期には寛解を目的にした治療を行い，寛解導入後には長期に寛解を維持する治療を行う．

治療法には薬物療法，栄養療法などの内科的治療と外科的治療がある．薬剤としては，5-ASA（5-アミノサリチル酸）製剤，経口ステロイド，抗TNF-α抗体製剤，免疫調節薬などがあるが，目的や活動性に合わせて適切に治療することが重要である．詳細は『潰瘍性大腸炎・クローン病診断基準・治療指針』を参照されたい．多くの場合外来治療にて日常生活や就学就労が可能であるが，重症例や頻回に再燃するような場合には入院治療が必要である．治療法の進歩により内科的治療により内視鏡的寛解も期待できるようになってきた．しかし，長期の罹患による発がんも報告されており注意を要する．穿孔，大量出血，がんの発症，内科的治療で改善しない腸閉塞などは外科的治療が必要となる．

2 発症機序

今日までのさまざまな研究により，遺伝的背景のある人が環境因子や腸内細菌に過剰な免疫反応を起こすことにより発症すると考えられている（図2）．しかし現在でも，自己抗原を含めた何が抗原として免疫をトリガーしているのか，この三因子がどのように組み合わさり免疫学的にコントロールできない炎症が惹起さ

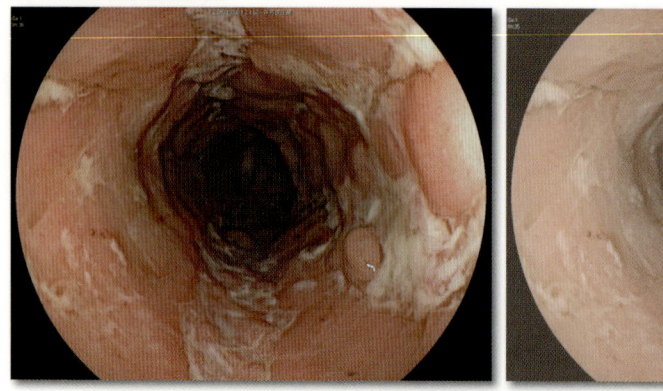

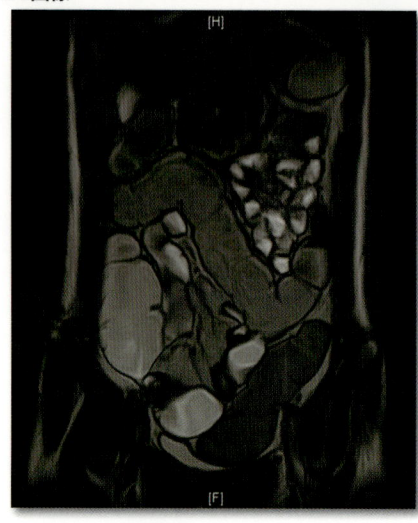

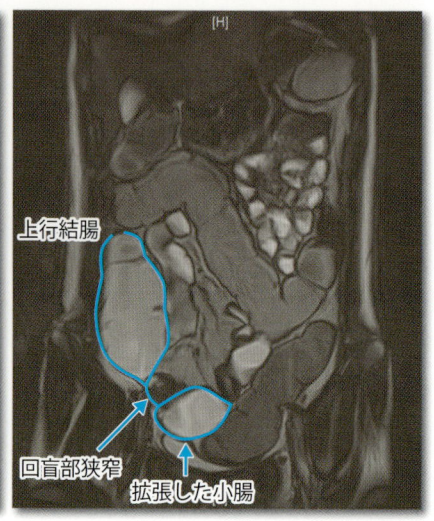

● 図1　クローン病画像
A）クローン病に特徴的な縦走潰瘍．B）MREC（magnetic resonance enterocolonography）．MRIを使用し，小腸と大腸の同時評価を可能にした検査．クローン病に特徴的な回盲部狭窄と，その口側の拡張を示した画像

れるのかは依然不明である．

1）遺伝因子

以前より民族により罹患率に差があり，遺伝的背景が示唆されていた．疫学的調査から家族内集積があること，一卵性双生児間の発症の一致率が二卵性双生児の一致率より優位に高いことが示され，遺伝要因が明らかとなった．近年，GWAS（genome-wide association study：ゲノムワイド関連解析）により，疾患感受性遺伝子が網羅的に解析されている[2)4)]．

MEMO

GWAS（genome-wide association study：ゲノムワイド関連解析）

SNPジェノタイピングに基づき，疾患にかかわる遺伝的変異を探索する手法．

2001年，菌体成分認識分子NOD2遺伝子がはじめて感受性遺伝子として同定された．言い換えると，この遺伝子のある部位に変異があるとクローン病の発症リスクが上昇することが明らかとなった．しかし，その

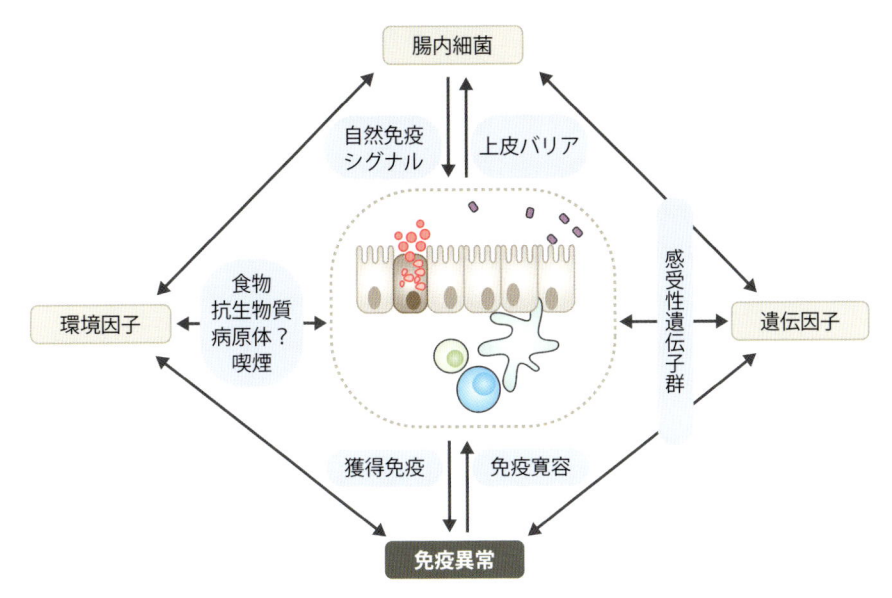

●図2　クローン病の発症機序（文献2, 3をもとに作成）

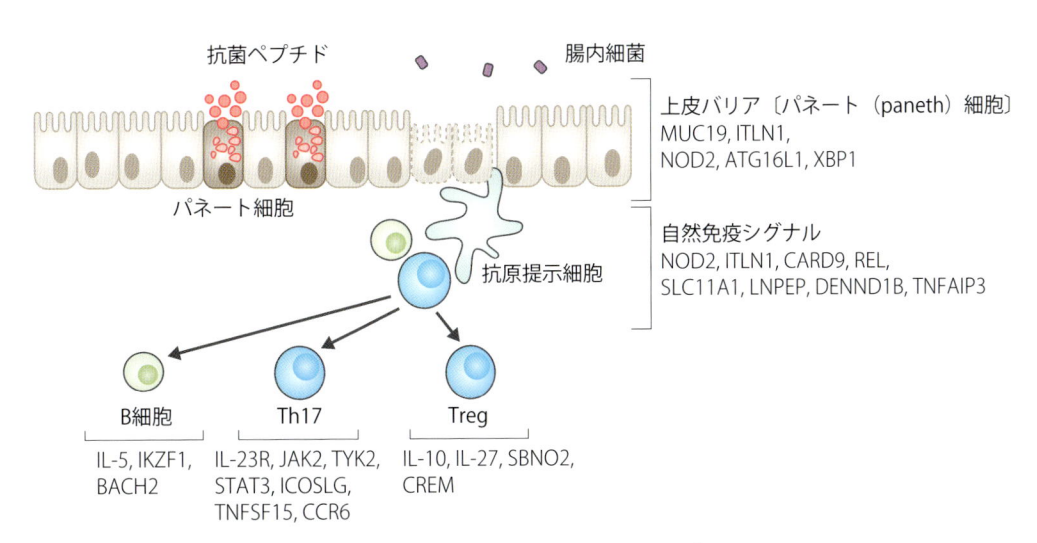

●図3　感受性遺伝子群により推測される代表的調節不全シグナル（文献2, 4をもとに作成）
Treg：制御性T細胞

後の研究でNOD2遺伝子変異は日本人では相関しないことが示された．このように人種により異なる感受性遺伝子が同定されていることもあり，システム医学の考えに基づき，疾患を分子シグナルの歪みと考えることも試みられている．その場合，これらの感受性遺伝子群はいくつかのシグナル系に分類することが可能である（図3）．現在，これら疾患感受性遺伝子がかかわるシグナル系が，実際どのように発症に作用しているのか研究が進められている．

具体的には，自然免疫系シグナルとして，細胞内細菌センサーであるNOD2やCARD9などが同定されている．上皮バリア機能として，ER（小胞体）ストレス

にかかわるXBP1やオートファジーにかかわるATG16L1，腸管レクチンとかかわるITLN1などが同定されている．獲得免疫系としては，Th17にかかわる遺伝子が多数（IL-23R, JAK2, TYK2, STAT3, CCR6など）同定されている．また，免疫寛容にかかわるIL-10, IL-27なども同定されている．ほかにもNF-κBを制御するTNFAIP3など多くの遺伝子が同定されている[5]．

2) 環境因子

食生活の変化，抗生物質使用歴[6]などによる腸内細菌叢の変化が，近年におけるクローン病の増加に関与していると考えられている．また，クローン病において栄養療法（成分栄養剤など）が有用であることからも，食事抗原が何か関与することが考えられている．さらに，実験モデルを用いた研究などで，ビタミンAが抑制性T細胞（FOXP3陽性）誘導を促進，Th17誘導を抑制することにより粘膜免疫を調節することが知られている[7]．食物や腸内細菌由来のATP（adenosine 5′-triphosphate）や経口摂取ビタミン，プロバイオティクスにより腸管粘膜リンパ球分化誘導が制御されることも判明している．また，タバコはクローン病においてリスクを増加させることも知られている．

3) 腸内細菌

古くから炎症性腸疾患は特定のウイルスや細菌感染により発症するのではないかという仮説で，多くの研究がされていた．しかし，腸管内腔には数百種類，100兆個ほどの常在細菌が生息し，宿主と相互作用しながら共生しているため研究は困難であった．研究技術の発展により，この10年で培養不可能であった微生物も網羅的に検討できるようになった．そのことにより，クローン病患者における腸内細菌叢の分布が正常人と異なることが明らかとなったが，現時点でも疾患を誘導する特異的微生物の同定までには至っていない．

クローン病患者の腸内細菌叢では，多様性の減少，*Clostridium* の減少，*Rumminococcus gnavus* の増加が報告されている．*Clostridium* 科のなかでも *F. prausnitzii* は，*in vivo* でも *in vitro* でも抗炎症作用を示すことが明らかになっている[8]．*Clostridium* は抑制性T細胞の数的機能的調節をしている可能性を示す報告も多数あり，注目されている．

● 表1　免疫分子を標的とした新規薬剤
（文献3, 4をもとに作成）

標的	サイトカイン	接着分子，ケモカイン
承認（アメリカ）	抗TNF-α抗体	抗α4インテグリン抗体
治験中	抗IL-12/23抗体 抗IL-23抗体 抗IL-17抗体 IL-6阻害薬 各種TNF-α阻害薬	抗α4β7抗体 抗β7抗体 抗MAdCAM抗体 CCR9阻害薬

3 治療戦略

現在，治療は寛解導入療法と寛解維持療法で異なる戦略がとられている（詳細は『治療指針』参照）．近年の抗TNF-α抗体製剤は，炎症が生じているところで免疫系の1カ所をポイントで是正することにより炎症が抑えられることを示した，画期的な治療法である．また，抗TNF-α抗体や免疫抑制薬の登場により，炎症性腸疾患の治療目標が「粘膜治癒」へと進化することとなった．そのことにより，新たな免疫をターゲットとした治療法が次々と開発されつつある[9)1)]（表1）．多くは炎症にかかわるサイトカインをターゲットとしたものやリンパ球の腸管局所浸潤を阻害するため接着因子やケモカインをターゲットとしたものである．日本においても臨床試験が複数行われており，有望な新薬が発売される可能性がある．

4 これからの治療展開

クローン病は，いまだに原因不明の疾患である．しかし，近年の医学の進歩により，免疫系を調節することで「粘膜治癒」をめざした治療が可能となってきている．クローン病の免疫異常に即した免疫調節新規薬剤の登場で治療の幅が広くなると考えられる．また，今

後の研究の進展により感受性遺伝子変異にあわせた個別化医療や根治治療法が開発されることが期待される．

（大島　茂，藤井俊光，渡辺　守）

■ 文献
1) Danese, S. : New therapies for inflammatory bowel disease: from the bench to the bedside. Gut, 61 : 918-932, 2012
2) Khor, B. et al. : Genetics and pathogenesis of inflammatory bowel disease. Nature, 474 : 307-317, 2011
3) Kaser, A. et al. : Inflammatory bowel disease. Annu. Rev. Immunol., 28 : 573-621, 2010
4) Lees, C. W. et al. : New IBD genetics: common pathways with other diseases. Gut, 60 : 1739-1753, 2011
5) Hammer, G. E. et al. : Expression of A20 by dendritic cells preserves immune homeostasis and prevents colitis and spondyloarthritis. Nat. Immunol., 12 : 1184-1193, 2011
6) Hviid, A. et al. : Antibiotic use and inflammatory bowel diseases in childhood. Gut, 60 : 49-54, 2011
7) Mucida, D. et al. : Reciprocal TH17 and regulatory T cell differentiation mediated by retinoic acid. Science, 317 : 256-260, 2007
8) Sokol, H. et al. : Faecalibacterium prausnitzii is an anti-inflammatory commensal bacterium identified by gut microbiota analysis of Crohn disease patients. Proc. Natl. Acad. Sci. USA, 105 : 16731-16736, 2008
9) Plevy, S. E. & Targan, S. R. : Future therapeutic approaches for inflammatory bowel diseases. Gastroenterology, 140 : 1838-1846, 2011

■ 参考文献
・難治性疾患克服研究事業「難治性炎症性腸管障害に関する調査研究」班（渡辺班）による研究報告書『潰瘍性大腸炎・クローン病診断基準・治療指針』，2012
・Baumgart, D. C. & Sandborn, W. J. : Crohn's disease. Lancet, 380 : 1590-1605, 2012

臨床編II　臓器特異的自己免疫疾患

2　潰瘍性大腸炎

　潰瘍性大腸炎（ulcerative colitis：UC）はクローン病とともに狭義の炎症性腸疾患（inflammatory bowel disease：IBD）に含まれる．直腸から連続性，びまん性に大腸粘膜の炎症をきたし，関節，皮膚などの腸管外病変を伴うこともある．遺伝的素因や環境因子などさまざまな因子が関与する複雑な免疫異常が病態として考えられているが，いまだに原因不明で根治的治療法がなく，寛解導入・維持が治療目標となっている．患者数は増加傾向にあり，病態の解明，根本的治療の開発が急務である．

概念図

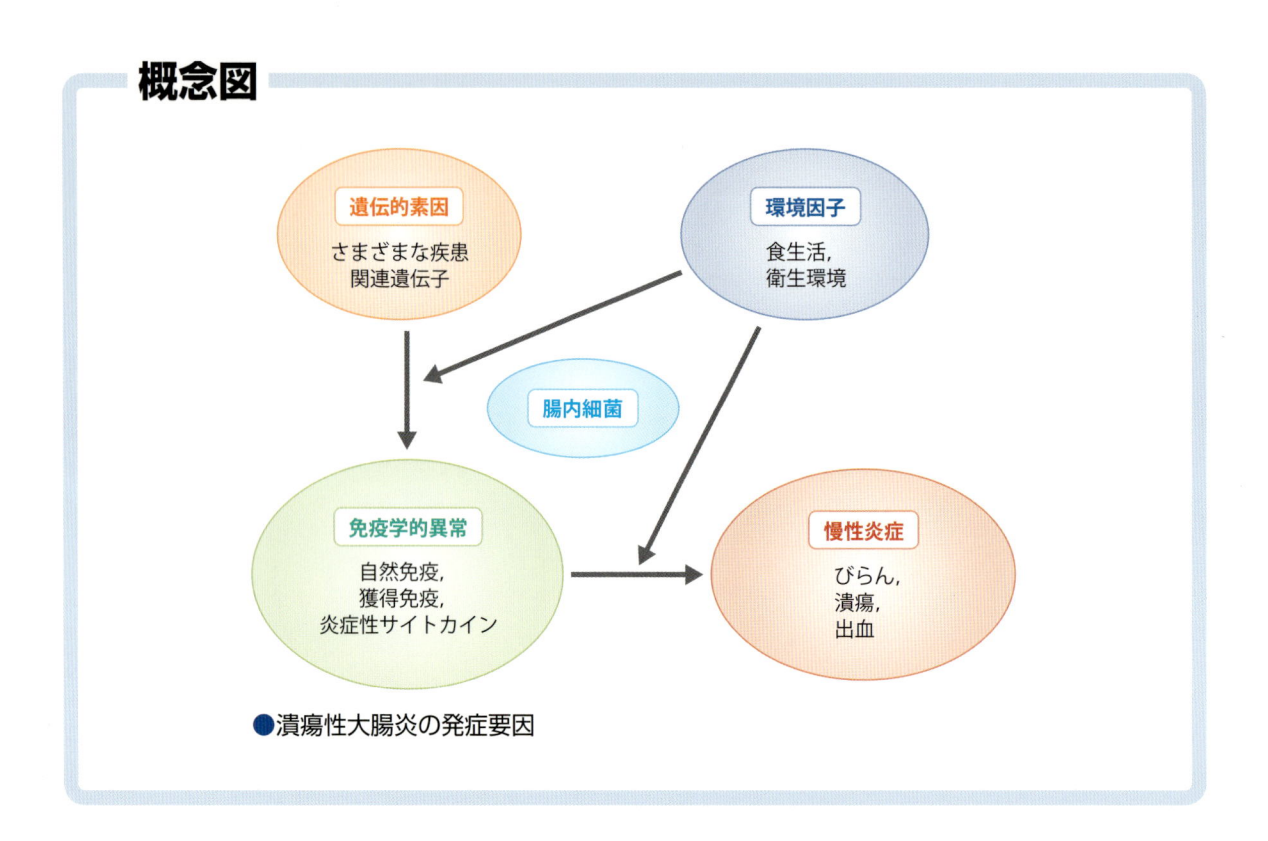

遺伝的素因
さまざまな疾患関連遺伝子

環境因子
食生活，衛生環境

腸内細菌

免疫学的異常
自然免疫，獲得免疫，炎症性サイトカイン

慢性炎症
びらん，潰瘍，出血

● 潰瘍性大腸炎の発症要因

潰瘍性大腸炎とは

潰瘍性大腸炎（UC）は1875年にWilksとMoxonによりはじめて報告され，その歴史は比較的古い．わが国では，1928年に稲田龍吉がUC 10例の自験例を報告し，1958年には松永らが文献的に集められた259例のUCの解析を行い，徐々に疾患が認知されるようになった．そして，1973年にUCの特定疾患研究班が発足し，本疾患の疫学的調査，病態解明，治療法の開発が行われている．

UC患者数は大幅に増加しているが，いまだ原因は不明で，治療目標は寛解導入およびその維持となっている．比較的若年での発症例が多く，患者QOLの観点のみならず，社会的影響という点からも病態の解明，根本的治療が強く望まれる．本稿では，わが国の疫学・臨床の現状および病因・病態についての知見について概説する．

1 定義

わが国では2012年に難治性炎症性腸管障害に関する調査研究班による診断基準[1]が示されている．そのなかで，UCは主として粘膜を侵し，しばしばびらんや潰瘍を形成する大腸の原因不明のびまん性非特異性炎症であるとされている．

UCの診断にあたっては，持続性または反復性の粘血・血便，あるいはその既往に加え，原則的には下部消化管内視鏡検査または注腸X線検査で特徴的な所見を認め，さらに組織病理検査で総合的判断を行ったうえで診断を確定するとされている．なお，放射性腸炎，薬剤性腸炎や感染性腸炎といった疾患を除外する必要がある．

2 疫学

1970年代以降，現在までわが国におけるUCの患者数は大幅に増加している．この短期間で遺伝的素因が急激に変化したとは考えにくく，UCについての診断能力が向上したことに加えて，食生活の欧米化や衛生状態の変化といった環境因子の変化が大きく影響していると推測されている．

UCは厚生労働省より特定疾患に指定されており，2012年3月31日時点で特定疾患医療受給者証交付件数は133,543件となっている（図1）．発症年齢のピークは20歳代と比較的若年であるが，中高年での発症も認められる．また発症率の性差はみられない．UC患者の生命予後は一般人口と変わらないとする報告がある一方で，特に長期にわたって炎症が持続する症例では大腸がん発がんのリスクが高まることが知られている．

3 病因と病態

UCの病因解明には至っていないが，これまでに，UCの病態に関与する腸内細菌叢と免疫反応の相互関係，自然免疫および獲得免疫の異常などについて多くの知見が得られている[2)~5)]（図2）．これらの研究の進展は治療標的を見出すことにも大いに役立っている．

1）腸内細菌叢と腸管粘膜免疫

腸内細菌叢は宿主の免疫能形成に関与するなど，腸管粘膜免疫における重要な役割を果たしている．腸内細菌が後述するTh17や制御性T細胞（Treg）の分化を制御し，腸管粘膜免疫ホメオスタシスに関与することが知られている．一方で多くの遺伝子改変炎症性腸疾患（IBD）モデルマウスにおいて腸炎発症に腸内細菌の存在が必須であることから，UCの病態においても腸内細菌が何らかの関与をしていると考えられてきた．またUC患者によっては抗生物質投与によって症状が改善することも知られている．近年では16S rRNAシーケンシングによる腸内細菌叢の解析も行われ，健常人とUC患者での細菌量や組成の違いも指摘されているが，特定の原因菌を同定するには至っていない．

2）潰瘍性大腸炎における疾患関連遺伝子の発見

近年，GWAS（genome-wide association study）を用いた手法により，多数の炎症性腸疾患関連遺伝子が

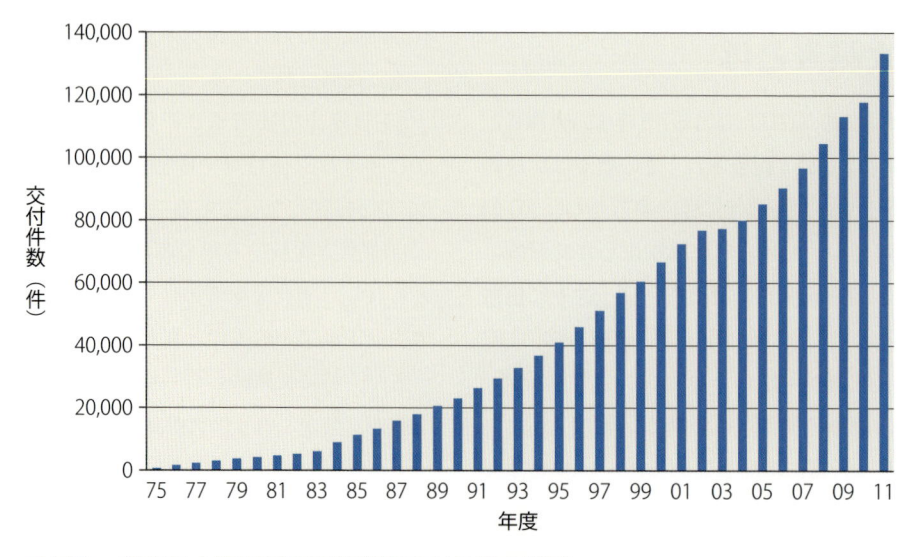

●図1　潰瘍性大腸炎医療受給者証交付件数の推移
1975年の初回登録件数は965件であった．2011年度には133,543件にまで増加している〔難病情報センター特定疾患医療受給者証交付件数（2012年3月31日現在）より〕

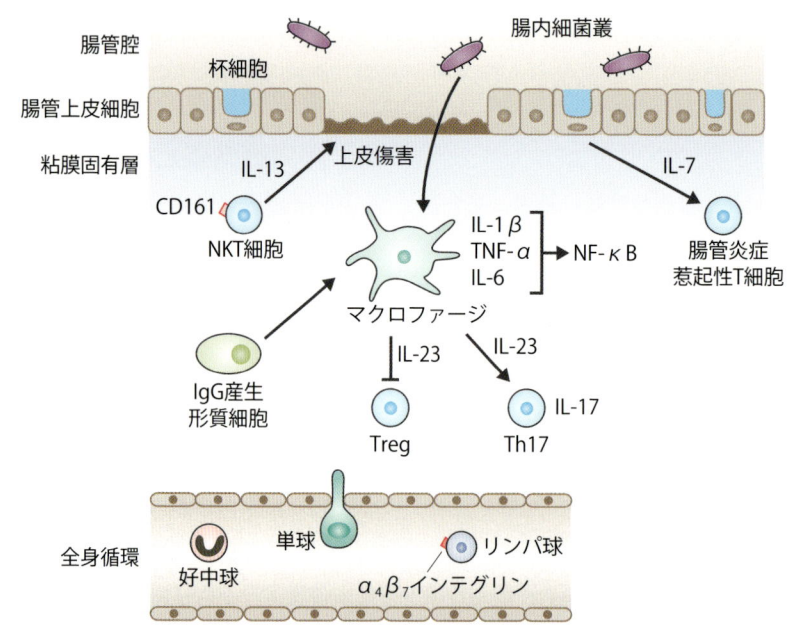

●図2　潰瘍性大腸炎の病態における免疫系の関与
詳細は本文参照

発見され，IL-23受容体（*IL23R*）やIL-10，IL-18，JAK2，STAT3など，後述する免疫学的異常に関与すると考えられる遺伝子も多く含まれている（表1）[6]．またこれまでに疾患感受性遺伝子に人種差が存在することが示唆されている．わが国でもGWASによるUC疾患関連遺伝子多型の検索が行われ，2009年には*FCGR2A*や*SLC26A3*における3つの新たな多型が報告された[7]．

● 表1 潰瘍性大腸炎の疾患関連遺伝子 (文献6をもとに作成)

遺伝子座	候補遺伝子	遺伝子座	候補遺伝子
1p31	IL23R	9p24	JAK2
1p36	OTUD3；PLA2G2E	9q32	TNFSF15（TL1A）
1p36		9q34	CARD9
1q21	ECM1	10p11	CCNY
1q23.3	FCGR2A	10q22	ZMIZ1
1q32	IL10	10q24	NKX2.3
2p16	PUS10	12q15	IFN-γ, IL26, IL22
2q11	IL18RAP	13q12	
2q35	ARPC2	13q13.3	
2q37.3	CAPN10, GPR35	16p11.2	IL27
3p21	MST1	16q22.1	CDH1
5p13	PTGER4	17q21	ORMDL3
5q31	IBD5	17q21	STAT3
5q33	IRGM	19q13	
5q33	IL12B	20q13	TNFSF6B（DCR3）
6p25	LYRM4	20q13.12	HNF4A
6p22	CDKAL1	21q21	
6p21	MHC	21q22	PSMG1
7q22	SMURF1/KPNA7	22q12	HORMAD2；MTMR3
7q31.1	LAMB1	22q13	IL17REL/PIM3

3）潰瘍性大腸炎の病態における自然免疫の関与

腸管上皮細胞は管腔と粘膜を隔てる物理的な障壁となると同時に，抗細菌効果を有するペプチドの分泌や各種サイトカインの産生にも関与する．そして粘膜固有層には貪食作用や抗原提示機能を有するマクロファージ（Mφ）や樹状細胞などが存在し，さまざまな免疫反応を誘導する．腸管粘膜に存在するMφは腸管ホメオスタシスの維持に重要な役割を果たしていると考えられている．

UCにおいては上皮細胞やMφにおけるIL-1β，TNF-α，IL-6産生の増加に伴いNF-κBが活性化している（図2）．そしてUCの粘膜固有層にはNK（ナチュラルキラー）細胞マーカーであるCD161を発現したT細胞（NKT細胞）が通常よりも多く存在することが知られている．これらのNKT細胞はIL-13を産生し，上皮細胞傷害に関与している．またUCの腸管粘膜におけるIL-6の増加の多くはT細胞以外からの産生によると考えられている．そしてIL-6のシグナル経路にはUC疾患関連遺伝子としても指摘されているJAK2, STAT3が関与しており，本経路がUCの病態に大きくかかわっている可能性が示唆される．またIL-1βは以前より腸管炎症に関与するサイトカインと考えられてきたが，UC疾患関連遺伝子の1つとしてIL-18受容体に関連するIL18RAPがあげられており，IL-1β/IL-18経路について，Th17にも影響する点でも，病態との関連が想定されている．

4）潰瘍性大腸炎の病態における獲得免疫の関与

樹状細胞により産生されるIL-12, IL-23がUCにおける慢性炎症に関与する可能性が示唆されており，疾患関連遺伝子としてもIL12BとIL23Rが指摘されている．これらのサイトカインは，それぞれTh1およびTh17

に関与すると考えられることからも注目されている．

UCではCD14陽性CD68陽性Mφから産生されたIL-23によりTh17のIL-17産生が増加することが知られている（図2参照）．一方で，UCにおけるTh17由来のIL-17とT細胞以外で産生されたIL-17の役割の違いなどは明らかとはなっていない．そしてIL-23がTregの機能を抑制する点も重要である．すなわち，自然免疫担当細胞で産生されたIL-23がFoxP3陽性Tregの機能を抑制することで腸管炎症に寄与している可能性がある．

また腸管上皮細胞，特に杯細胞によりIL-7が産生されており，腸管炎症惹起性CD4陽性T細胞におけるIL-7受容体αの発現増加が腸管炎症持続に関与することが示唆されている[8]．さらにUCの慢性炎症粘膜の病理学的特徴としてIgG産生形質細胞浸潤が認められ，これらの細胞は通常のIgA産生形質細胞と異なり，CXCR4による遊走を行い，CD14陽性Mφを活性化することで炎症増悪に関与することが報告されている[9]．

またIL-10は抗炎症性，免疫制御性作用を有するサイトカインとして知られ，T細胞，B細胞，樹状細胞，上皮細胞など多くの細胞より産生され，その炎症抑制作用は腸管ホメオスタシスを保つために必須と考えられている．*IL10RA*多型がごく若年発症のUCと関連するとの報告もある[10]．IL-10シグナル経路にはSTAT3が含まれており，これらがUC疾患関連遺伝子として指摘されていることも本経路の関与を強く示唆するものと考えられる．

さらに炎症部への免疫担当細胞の遊走能も病態に大きくかかわっている．炎症時のT細胞やB細胞の腸管への遊走は，$\alpha_4\beta_7$インテグリンやCCR9が発現し，MAdCAM1，CCL25などに接着することによって行われ，特に炎症性腸疾患ではCCL20-CCR6，CCL25-CCR9が関与していると考えられてきた．また$\alpha_4\beta_7$インテグリン阻害薬は臨床試験においてUCに対する有効性を示しており，今後，遊走阻害がUCの新たな治療標的となることが期待される．

4 臨床所見と治療

1）臨床症状

持続性または反復性の粘血・血便が特徴的な症状である．さらに重症例では食欲低下，全身倦怠感などの全身症状も生じる．UCの腸管外合併症としては，消化器領域以外では関節炎（強直性脊椎炎，仙腸関節炎，末梢関節炎など），皮膚合併症（結節性紅斑，壊疽性膿皮症など），眼合併症（ぶどう膜炎など）等がある．また胆道系合併症として原発性硬化性胆管炎が知られているが，本疾患を合併する症例は右側優位の腸炎を呈することが多いなどの特徴があり，通常のUCとは異なる病態を有する可能性が示唆されている．

2）下部消化管内視鏡検査

直腸から連続するびまん性の粘膜炎症所見が特徴的である．炎症を生じた粘膜では血管透見像は消失し，粗ぞうまたは細顆粒状を呈する．さらに重症例では，粘膜は易出血性となり，粘血膿性の分泌物付着や，多発性のびらん，潰瘍あるいは偽ポリポーシスを認める場合もある（図3）．UC長期罹患例，炎症持続例では大腸がんの発生リスクが高いことから，大腸がんサーベイランスの対象と考えられている．

3）治療

■ 治療薬剤

IBDの治療薬剤は，1940年代のサラゾスルファピリジンにはじまり，副腎皮質ホルモンを用いた治療法，さらにアザチオプリン，6-メルカプトプリン（6-MP）やシクロスポリンなどの免疫抑制薬による治療法が開発されてきた．その後，キメラ型抗TNF-α抗体インフリキシマブ，完全ヒト型抗TNF-α抗体アダリムマブ（UCに対しては本邦未認可）などの生物学的製剤が登場し，さらに免疫抑制薬タクロリムスも使用されるようになった．

■ 治療指針

UCの治療は，罹患範囲，重症度，病期に基づき，わが国でもUC治療指針が示されている．UCの治療で

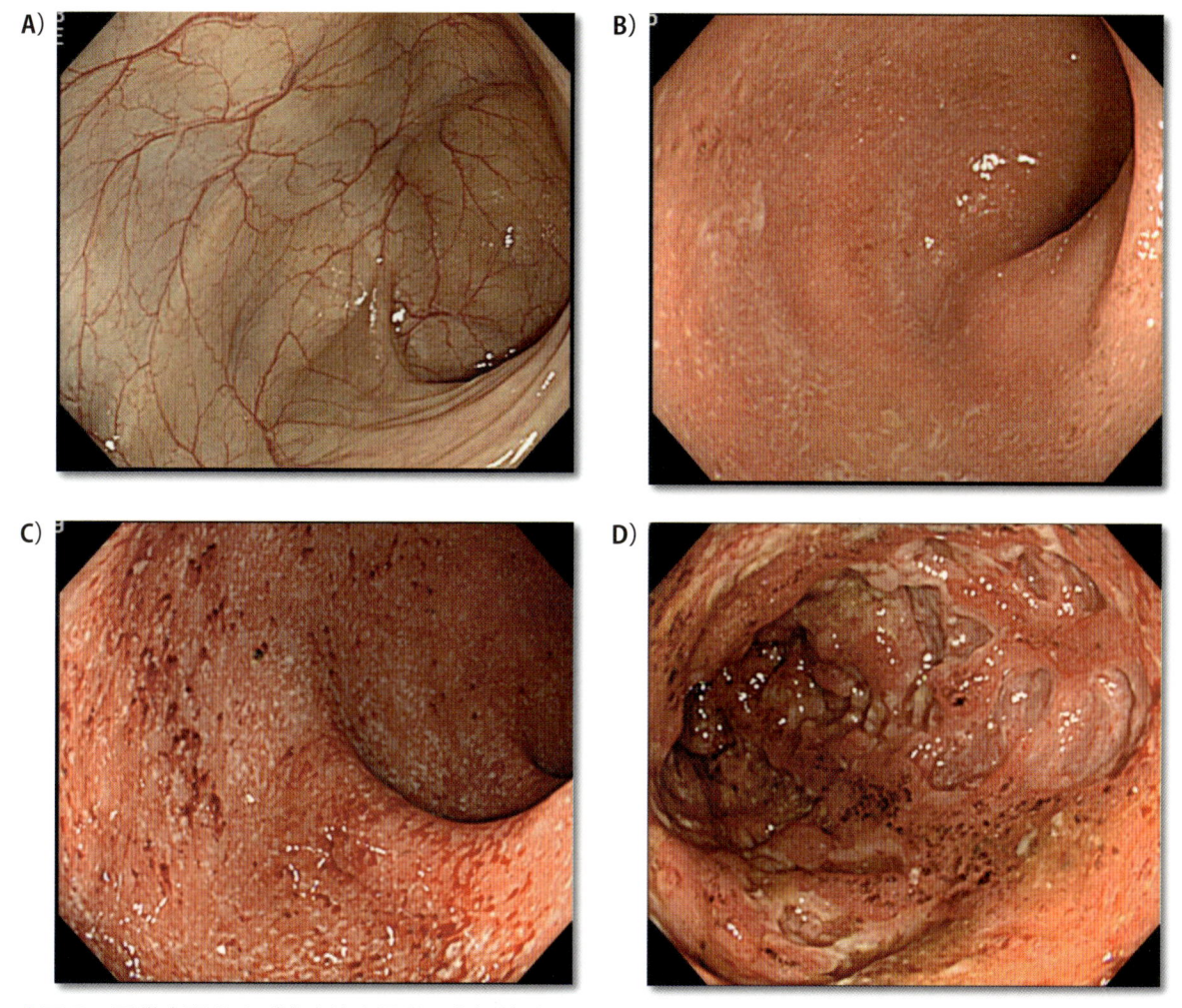

●図3 正常大腸および潰瘍性大腸炎の内視鏡所見（写真提供：慶應義塾大学予防医療センター 岩男 泰教授）
A) 正常粘膜：粘膜の血管透見を認める
B) 軽症：血管透見が消失し，細顆粒状粘膜を呈する
C) 中等症：易出血性を認め，膿性粘液の付着も目立つ
D) 重症：広範な潰瘍，自然出血を認め，深掘れ潰瘍がみられる

は，5-アミノサリチル酸（5-ASA）製剤は寛解導入・維持ともに効果を示し，基本薬として広く用いられている．またステロイド薬は寛解導入治療として有用である．アザチオプリン，6-MPなどの免疫抑制薬は寛解維持療法として用いられている．また重症・難治例ではシクロスポリンやタクロリムスといったカルシニューリン阻害薬を使用することもある．白血球除去療法は寛解導入を目的として使用されている本邦発の治療法である．さらにわが国においても2010年からインフリキシマブが難治性UCに対して認可された．

また内科的治療に抵抗性の場合やがん化がみられた場合には大腸全摘術の適応となる．大腸全摘後には回腸囊を作製して肛門管や肛門に吻合する術式が一般的であるが，小腸囊にUC様の炎症（回腸囊炎）を生じることがある．

MEMO
潰瘍性大腸炎には根治的治療法が存在しない．した

がって，症状が消失した状態でも「治癒」ではなく，「寛解」という．また，いったんは症状が改善したものの，再び病勢が悪化した場合を「再燃」という．本疾患では，炎症をなくし（＝寛解導入），維持（＝寛解維持）することが治療目標である．

5 課題

免疫学的研究成果を受け，今後もさまざまな製剤の開発・臨床応用が見込まれていることから，治療選択肢はさらに豊富になると考えられる．しかしUCの病態生理に基づく根本的治療には至っていない．動物腸炎モデルによる知見にヒト検体，臨床データによる検証を加えたさらなる研究推進が不可欠である．

（三好　潤，久松理一，日比紀文）

■文　献

1) 「潰瘍性大腸炎・クローン病診断基準・治療指針」厚生労働科学研究費補助金 難治性疾患克服研究事業「難治性炎症性腸管障害に関する調査研究」班（渡辺班）平成23年度分担研究報告書 別冊，2012
2) Maynard, C. L. & Weaver, C. T.：Intestinal effector T cells in health and disease. Immunity, 31：389-400, 2009
3) Kaser, A. et al.：Inflammatory bowel disease. Annu. Rev. Immunol., 28：573-621, 2010
4) Abraham, C. & Medzhitov, R.：Interactions between the host innate immune system and microbes in inflammatory bowel disease. Gastroenterology, 140：1729-1737, 2011
5) Hisamatsu, T. et al.：Immune aspects of the pathogenesis of inflammatory bowel disease. Pharmacol. Ther., 137：283-297, 2013
6) Thompson, A. I. & Lees, C. W.：Genetics of ulcerative colitis. Inflamm. Bowel Dis., 17：831-848, 2011
7) Asano, K. et al.：A genome-wide association study identifies three new susceptibility loci for ulcerative colitis in the Japanese population. Nat. Genet., 41：1325-1329, 2009
8) Shinohara, T. et al.：Upregulated IL-7 receptor α expression on colitogenic memory CD4$^+$ T cells may participate in the development and persistence of chronic colitis. J. Immunol., 186：2623-2632, 2011
9) Uo, M. et al.：Mucosal CXCR4+ IgG plasma cells contribute to the pathogenesis of human ulcerative colitis through Fc γ R-mediated CD14 macrophage activation. Gut, Sep. 26, 2012（Epub. ahead of print）
10) Moran, C. J. et al.：IL-10R polymorphisms are associated with very-early-onset ulcerative colitis. Inflamm. Bowel Dis., 19：115-123, 2013

■参考文献

・消化器BooK 02『炎症性腸疾患を日常診療で診る』（日比紀文，久松理一／企画），羊土社，2011
・『炎症性腸疾患』（日比紀文／監修），医学書院，2010

臨床編Ⅱ　臓器特異的自己免疫疾患

3 重症筋無力症

　重症筋無力症（myasthenia gravis：MG）は，神経筋接合部のシナプス後膜が自己免疫の標的となり，神経と筋との間の伝達が阻害されて生ずる疾患である．多くの症例ではアセチルコリン受容体（acetylcholine receptor：AChR）に対する自己抗体が血中に検出され，本抗体の疾患惹起性も証明されていることから，本症は比較的均一な病態と考えられてきた．しかし，筋特異的受容体型チロシンキナーゼ（muscle specific receptor tyrosine kinase：MuSK）抗体など複数の自己抗体が新たに同定された．検出される自己抗体によって病態機序・臨床像が異なることが示されており，その病態は均一ではなく，多面的な疾患として研究・診療にあたる必要がある．

概念図

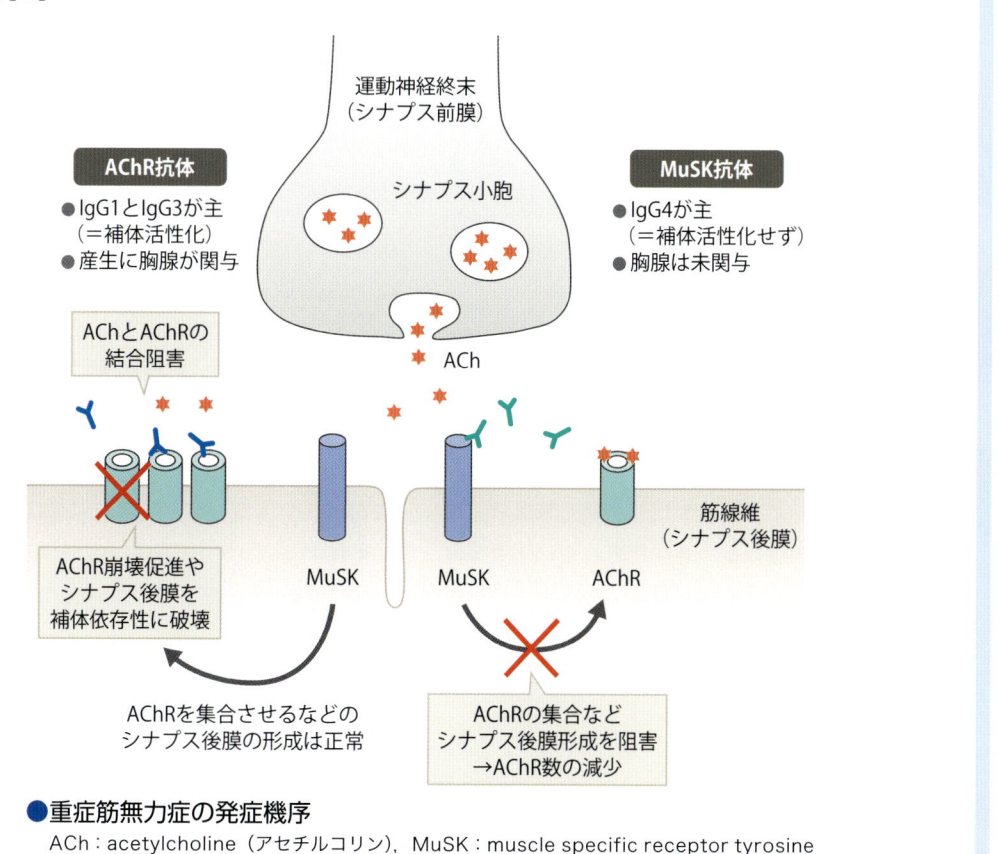

●重症筋無力症の発症機序

ACh：acetylcholine（アセチルコリン），MuSK：muscle specific receptor tyrosine kinase（筋特異的受容体型チロシンキナーゼ），AChR：acetylcholine receptor（アセチルコリン受容体）

AChR抗体
- IgG1とIgG3が主（＝補体活性化）
- 産生に胸腺が関与

MuSK抗体
- IgG4が主（＝補体活性化せず）
- 胸腺は未関与

- ACh と AChR の結合阻害
- AChR崩壊促進やシナプス後膜を補体依存性に破壊
- AChR を集合させるなどのシナプス後膜の形成は正常
- AChR の集合などシナプス後膜形成を阻害 → AChR数の減少

重症筋無力症とは

　神経筋接合部は，運動神経終末からなるシナプス前膜と，筋膜・筋線維からなるシナプス後膜から構成される．重症筋無力症（MG）は，神経筋接合部のシナプス後膜が自己免疫の標的となり，神経筋伝達が阻害されて生ずる「神経筋接合部の疾患」である．

　標的のシナプス後膜は筋肉側に相当することから「筋肉の疾患」ととらえてよさそうであるが，あえて「神経筋接合部の疾患」というには理由がある．筋力低下を主徴とする点は筋疾患と同様であるが，筋疾患と異なり，MGでは力を入れ続けること（最初は十分に力が入るが数秒〜数分間維持すること）が困難となる点が特徴的であり，この現象は「易疲労性（easy fatigue）」とよばれ，MGの一番の特徴となる．

　「神経筋接合部の疾患」にはランバート・イートン（Lambert-Eaton）筋無力症候群もあるが，本疾患では自己免疫の標的がシナプス後膜ではなくシナプス前膜であり，MGとは逆に最初は力が入りにくい一方で力を入れ続けておくと次第に力が出てくる現象がみられる．つまり「神経筋接合部の疾患」らしさは，筋肉を使っていることによって筋力低下の程度が変動する現象ということができる．

　2006年に本邦で行われた全国調査では，有病率は人口10万人あたり11.8人，患者数は15万人程度で，男女比は1：1.7と女性に多かった[1]．5歳未満に1つのピークがあり，近年では高齢発症例が増加している．特定疾患治療研究事業対象疾患に指定されており，申請に基づき認定されると医療費の一部が公費負担として助成される．

1 病態，発症機序

1）自己抗体による分類

　MGの多くは，シナプス後膜に存在するアセチルコリン（acetylcholine：ACh）の受容体（AChreceptor：AChR）に対する抗体によって生ずる疾患であるが，AChR抗体陽性率はMG全体でせいぜい8割程度である．AChR抗体陰性例の半数程度に，筋特異的受容体型チロシンキナーゼ（MuSK）を標的とする抗体が検出されることが明らかにされた[2]．MuSK抗体陽性例はAChR抗体陽性例と臨床像や病態機序が異なることが知られ[3]，MGはAChR抗体陽性MGとMuSK抗体陽性MGの2つに大別される．いずれの抗体も陰性の例も存在するが（double seronegative MG），その臨床像はAChR抗体陽性MG例と類似していることなどから，検査感度以下のAChR抗体を有する症例が多く含まれていることが予想されている[4]．

　近年，double seronegative MG症例の一部で新たな自己抗体が同定されており，その標的抗原はMuSKタンパク質を活性化することでAChR群落形成（clustering）にかかわるアグリン受容体のLrp4（low-density lipoprotein receptor-related protein 4）である[5]．しかし，MGにおけるLrp4抗体の陽性頻度は低く，本抗体陽性MGが真の第三のMGサブグループと認識すべきかについては明らかにされていない．また，AChR抗体陽性MG例の一部では，AChR以外の横紋筋抗原〔titinや電位依存性Kチャネル（Kv1.4），リアノジン〕に対する自己抗体も検出され，横紋筋抗体陽性例では胸腺腫の合併頻度が高いことが知られているが，その臨床的意義は今後の検討課題である（図1）[6]．

2）自己抗体により異なる病態機序

　通常の神経筋接合部においては，神経興奮が伝わることで運動神経終末から神経伝達物質であるAChが放出され，AChがシナプス後膜に集合（clustering）して存在するニコチン作動性AChRに結合することで筋線維に活動電位が発生し，筋収縮が生ずる．AChR抗体陽性MGとMuSK抗体陽性MGとではその病態機序が異なることが知られている[7]（概念図）．つまりAChR抗体は，AChとその受容体との結合を阻害してAChRのイオンチャネルとしての機能を障害するだけでなく，AChRの内在化と崩壊過程の促進，および補体介在性にシナプス後膜の傷害をきたすと考えられる．一方MuSK抗体陽性MGでは，シナプス後膜上においてAChRの集合（clustering）やシナプス後膜の分化とい

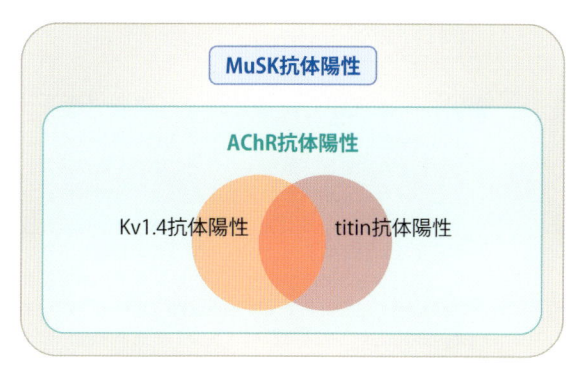

●図1　自己抗体による重症筋無力症の分類
（文献6をもとに作成）

うMuSKの機能を阻害することでAChR数を減少させ，結果的に神経筋伝導障害をきたすと考えられている．AChR抗体が補体活性化能を有するIgG1とIgG3であるのに対し，MuSK抗体は補体活性化能を欠くIgG4が主体であり，C5欠損マウスに対するMuSK感作でも筋無力症状を惹起できることから，MuSK抗体は補体系を介さずに病原性を発揮すると考えられる．

　自己抗体産生機序についても両抗体では違いがあり，AChR抗体陽性MGでは胸腺腫をはじめとする胸腺異常を合併しやすく，胸腺摘除術が有効なことが多いことなどから，胸腺における自己免疫寛容の成立がAChR抗体に関与していることが想定される．一方，MuSK抗体陽性MGでは胸腺異常を伴うことはまれで，胸腺摘除術が無効であることが多いことから，その産生に胸腺は関与していないと考えられている．

MEMO

AChR構成サブユニットと疾患との関係

AChRは，ニコチン作動性AChRとムスカリン作動性AChRとに大別され，筋膜上に存在するAChRは前者である．ニコチン作動性AChRは5つのサブユニットから構成される五量体で，サブユニット構成は臓器によって異なることが知られており，筋型AChRは2つのα1サブユニットを有し，MGで検出されるAChR抗体（筋型AChR抗体）は主としてα1サブユニットに結合する．一方，自律神経節に存在するAChRはα3サブユニットを特異的に含有しているが，近年，AChR α3サブユニットに対する自己抗体（自律神経節型AChR抗体）が自律神経ニューロパチー例で検出されることが明らかにされ，その疾患惹起性が証明されている[8]．これはAChR抗体のなかでも標的とするAChRの構成サブユニットの違いが，惹起する疾患の表現型を決定していることを示している．

2 臨床症状，診察所見，検査所見の特徴

1）臨床症状

　眼瞼下垂（まぶたが下がる，まぶたが重だるくなる）や複視（眼球運動にかかわる筋肉の筋力低下による）で発症することが多く，しばしば左右差が明瞭である．このような眼症状だけの場合もあるが（眼筋型），咽頭筋や頸部，四肢近位筋もおかされやすく，その場合には嚥下障害や呂律緩慢，頸部・四肢筋力低下をきたし全身型とよばれる．重症例では呼吸筋麻痺により呼吸不全（換気障害）となる．易疲労性を反映して，症状は朝よりも夕方から夜間に増強することが多く，"疲れやすい"といった抽象的な訴えだけでなく「パソコンに向かっているとだんだんまぶたが下がってくる」といった具体的な訴えで表現されることもあり，安静により回復傾向がみられる．診察室においても易疲労性を再現できれば本症の可能性がより高くなる（疲労試験：図2）．

2）検査所見

■テンシロン試験

　本症の診断に重要な診察方法としてテンシロン試験がある．短時間作用型の抗コリンエステラーゼ阻害薬であるエドロホニウムは，欧米における商品名がテンシロン（Tensilon™）であり，日本ではアンチレクス™の名で販売されている（そのためアンチレクス試験ともいう）．本剤を静脈注射して速やかに，かつ明らかに症状が改善すれば「陽性」であり，MGの可能性が非常に高くなる．本剤の投与によりAChの分解が抑制さ

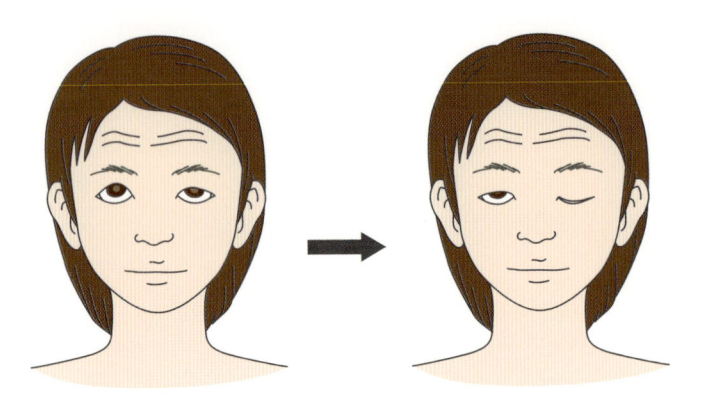

●図2　診察室で再現できる「易疲労性」

上方を凝視し続ける（つまり眼球の上転を維持する）ように指示をすると，数秒〜2分間で眼瞼下垂が顕著となる（これは上眼瞼を挙上する筋肉の「易疲労性」である）．その他に，両上肢を伸展させ前方水平位に維持するように指示すると，健常者ではこの肢位を苦労なく2分間以上は維持できるにもかかわらず，本症患者では維持できない（一見すると途中で維持することをあきらめたように両腕が「ズトン」と落下する）ことでも「易疲労性」の存在を確認できる

れることでシナプス間隙におけるACh濃度が高まり，神経筋接合部におけるシナプス伝達がスムーズになることによってみられる現象と考えられる．

■自己抗体

血中AChR抗体は全身型MGの約8割，眼筋型MGの半数で検出される．本抗体陰性例では血中MuSK抗体が検出されることがあるが，その頻度は欧米と比べ本邦では比較的低いとされている．MuSK抗体陽性MGは，AChR抗体陽性MGと発症機序だけでなく臨床像も異なることがわかっており，MuSK抗体陽性例では，①球麻痺（呂律緩慢や嚥下障害）や顔面筋・舌筋萎縮がみられやすい，②胸腺腫・胸腺過形成の頻度は低い，③筋生検標本ではシナプス後膜における補体沈着や破壊像がない，④抗コリンエステラーゼ阻害薬の効果が乏しい，などの特徴がある[7]．

■電気生理学的検査

易疲労性は電気生理学的検査〔反復誘発筋電図：ハーヴェイ・マスランド（Harvey-Masland）法〕でも確認することができる．つまり，末梢神経を電気刺激すると筋収縮を反映した複合筋活動電位が筋表面で記録されるが，この電気刺激を低頻度（3〜5 Hz）で反復することで，最初の刺激時と比べ複合筋活動電位の振幅が次第に減衰してくることを観察できる〔ウェイニング（waning）とよばれる〕．MGの診断を強く示唆する所見であり，図2に示すような神経所見の変化が微妙な際には，電気生理学的検査で易疲労性の存在を証明することが必要となる．

3 診断と治療戦略の概略

1）診断

診断は表1に示すように，主として易疲労性の証明と自己抗体の検出をもってなされる．診断が困難な場合には，単一筋線維筋電図におけるジッター（jitter）現象（神経筋伝達時間の筋線維ごとのズレを反映する指標）の延長所見や，筋生検標本でのシナプス後膜における補体沈着や破壊像がないか，追加で検討する必要がある．さらに，治療方針決定には，胸腺腫や胸腺過形成の有無に関して，胸部CT/MRI検査を行うことが必要となる．MGではさまざまな自己免疫疾患〔バセドー（Basedow）病，橋本病，関節リウマチなど〕を合併しやすいため，各種自己免疫疾患を念頭においた血液検査も必要である．

2）治療戦略

治療の基本方針は，胸腺腫を合併していれば拡大胸腺摘除術，非合併例では検出される自己抗体（AChR抗体・MuSK抗体）に関係なく副腎皮質ステロイド薬を中心にした免疫療法である．眼筋型では免疫療法を実施せずに抗コリンエステラーゼ阻害薬（ピリドスチグミンなど）の投与のみで対症的に経過をみることもあるが，経過とともに全身型へ移行し免疫療法を要するようになることも少なくない．以前は胸腺腫非合併の全身型MGでも胸腺摘除術が積極的に実施されていたが，現在はその有効性に関して再評価中である．免

● 表1　重症筋無力症を示唆する神経所見・検査結果

神経所見
・日内変動のある筋力低下（眼球運動制限や眼瞼下垂，嚥下・構音障害，頸部・四肢近位筋）
・易疲労性の証明：疲労試験（図2）
・テンシロン試験陽性
血中自己抗体の存在
・アセチルコリン受容体（AChR）抗体
・筋特異的受容体型チロシンキナーゼ（MuSK）抗体
電気生理検査
・反復誘発筋電図による複合筋活動電位の減衰（waning：ウェイニング）現象
・単一筋線維筋電図におけるジッター現象の延長所見
病理学的検査
・筋生検標本でのシナプス後膜における補体沈着や破壊像（ただしMuSK抗体陽性例ではみられない所見）

疫療法として副腎皮質ステロイド薬の大量投与（プレドニゾロンを少量から開始し60 mg/日ないし1 mg/kg/日まで漸増，1～2カ月維持したのちに漸減を開始）が実施されることが多く，効果不十分例や副腎皮質ステロイド薬の十分な漸減が困難な例などでは早期から免疫抑制薬を追加する．

免疫療法として従来から健康保険の適応となっていた血漿浄化療法に加え，近年では各種免疫抑制薬（カルシニューリン阻害薬）や免疫グロブリン大量静注療法なども健康保険の適応となり，治療の選択肢が広がってきている．呼吸困難や球麻痺の急激な出現がみられ，クリーゼが疑われ急速な症状改善が望まれる場合には，血漿浄化療法（トリプトファンカラムを用いた免疫吸着療法や単純血漿交換療法）や免疫グロブリン大量静注療法が有用である．

MuSK抗体陽性MGでは胸腺摘除術は無効であることが多いため現時点では推奨されず，トリプトファンカラムを用いた免疫吸着療法も効果が乏しいことがわかっており，血漿浄化療法としては単純血漿交換療法を選択する．

（古賀道明，神田　隆）

■文　献■

1) 村井弘之，山下夏美：重症筋無力症の疫学：厚生労働省免疫性神経疾患に関する調査研究班臨床疫学調査結果から．脳21, 11：227-231, 2008
2) Hoch, W. et al.：Auto-antibodies to the receptor tyrosine kinase MuSK in patients with myasthenia gravis without acetylcholine receptor antibodies. Nat. Med., 7：365-368, 2001
3) Guptill, J. T. & Sanders, D. B.：Update on muscle-specific tyrosine kinase antibody positive myasthenia gravis. Curr. Opin. Neurol., 23：530-535, 2010
4) Argow, Z.：Current approach to seronegative myasthenia. J. Neurol., 258：14-18, 2011
5) Higuchi, O. et al.：Autoantibodies to low-density lipoprotein receptor-related protein 4 in myasthenia gravis. Ann. Neurol., 69：418-422, 2011
6) 鈴木重明：胸腺腫関連重症筋無力症にみられる多様な抗体とその意義．Brain and Nerve, 63, 705-712, 2011
7) Cavalcante, P. et al.：Autoimmune mechanisms in myasthenia gravis. Curr. Opin. Neurol., 25：621-629, 2012
8) 古賀道明：急性汎自律神経異常症とニコチン性アセチルコリン受容体抗体．Brain and Nerve., 65：425-432, 2013

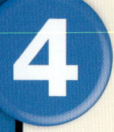

臨床編Ⅱ　臓器特異的自己免疫疾患

4 多発性硬化症

　多発性硬化症（multiple sclerosis：MS）は原因不明の慢性中枢神経炎症性脱髄疾患で，欧米白人に多いが本邦でも増加傾向にある．臨床的に，多彩な神経局所症状が時間的・空間的に多発し，画像的には脳・脊髄MRIにて多発する炎症性病変をT2高信号領域として認める．診断はMcDonaldの診断基準に基づいてなされる．治療法として，従来の副腎皮質ステロイドに加え病態修飾療法（disease-modifying therapy：DMT）が開発され，治療成績が劇的に改善しつつある．

概念図

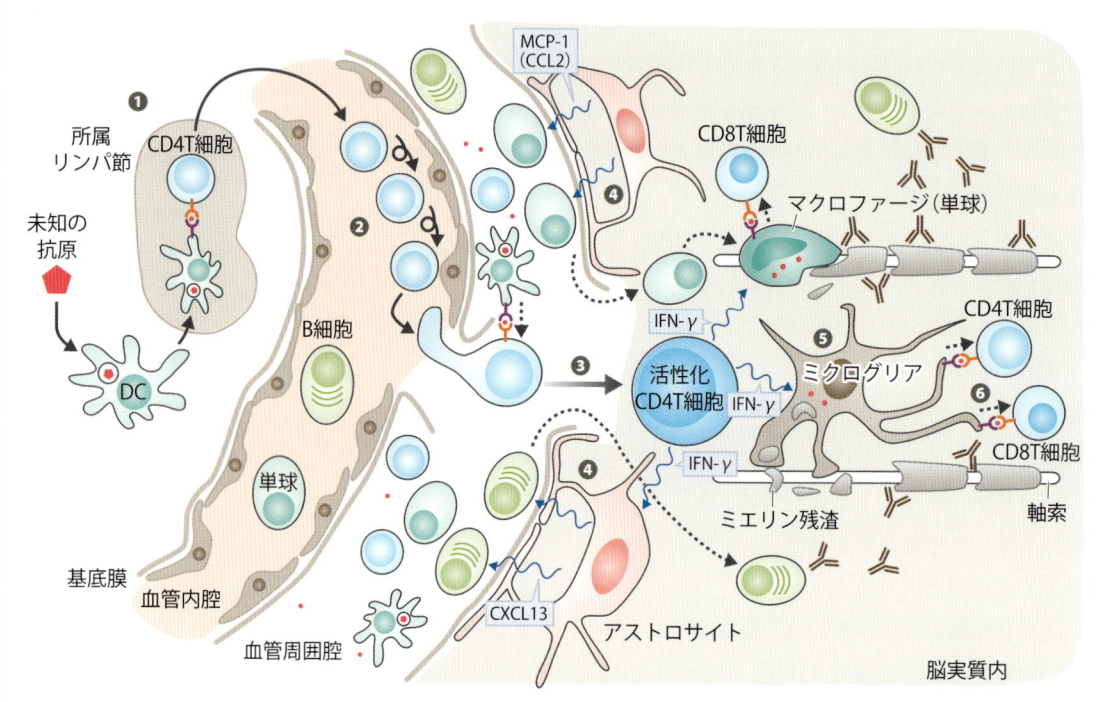

●多発性硬化症（急性期）の病態機序

① 未知の抗原を貪食した樹状細胞（DC，抗原提示細胞）は，所属リンパ節に遊走してナイーブT細胞を活性化させる（CD4T細胞）
② 活性化したCD4T細胞は血管内皮に接着し，ローリングしながら血管周囲腔へ侵入する
③ 血管周囲腔の樹状細胞に再活性化され，脳実質内へ浸潤し，IFN-γなどのサイトカインを放出
④ 活性化されたアストロサイトはケモカインを放出し，ほかの免疫細胞（単球やB細胞）をリクルートする
⑤ B細胞は脳実質内でも自己抗体を放出する．単球はマクロファージへと分化し，オプソニン化されたミエリンを障害する．ミクログリアは，自身もミエリンを障害しつつ，周囲のミエリン残渣をクリアする
⑥ マクロファージ（単球），ミクログリアともに，貪食しプロセスしたミエリンペプチドを再提示し，CD4T細胞のみならずCD8T細胞も活性化することでさらなる炎症が引き起こされる

多発性硬化症とは

多発性硬化症（multiple sclerosis：MS）は，中枢神経系を侵す脱髄疾患の1つであり，脳・脊髄において多発性の病変を時間的，空間的に認め，病変部に対応した局所症状の再発・寛解を繰り返す疾患である．患者の剖検脳・脊髄標本において，多発した脱髄病変を硬結として触知できることが疾患名の由来とされる．

1 疫学

中枢性脱髄疾患のなかでは患者数が最も多いが，罹患率には地域差がみられる．すなわち欧米では人口10万人あたり50人をはるかに超える有病率であるのに対し，アジア地域では5人未満である（日本では7.7人/10万人）．また，同地域の罹患率も人種の違いによって異なることから，人種差が罹患率に大きな影響を及ぼしている．一方，ほぼ単一人種で構成される日本のMS患者数は年々増加傾向であり，さらに日本国内においても高緯度ほど有病率が高いことから，遺伝的背景に加えて食生活の変化や日照時間，衛生環境などの環境因子が疾患感受性に大きく関与していることが示唆される[1]．

また，人種差は臨床的特徴にも影響する．すなわち，欧米では大脳，小脳を侵すCMS（conventional MS）が多いのに対し，日本人では視神経，脊髄を主に侵すOSMS（optico-spinal MS）が多い．本邦における近年のMS患者数増加は，CMSの増加によるとされている．

1）遺伝的要因

MSの発症リスクを上げる遺伝的要因として重要なのは，HLA-DR2である．CMS患者ではHLA-DRB1＊1501が多く，OSMSではHLA-DPB1＊0501が多い[2]．さらに，インターロイキン2受容体IL-2Rのα鎖を構成するCD25と，IL-7受容体のα鎖を構成するCD127の遺伝子異常も，それぞれMSの発症リスクを上昇させることが知られている[3]．CD25，CD127はともに免疫応答を抑制する制御性T細胞（regulatory T cell：Treg）に発現しているが，MSではこれらTregの機能低下が知られており，遺伝子異常との関与が示唆されている．

2）環境要因

高緯度におけるMSの罹患率上昇は人種に関係なくみられる．具体的な環境要因は明らかでないが，寒冷地域における感染症や短い日照時間などが考えられる．

日照時間は体内におけるビタミンDの合成と深くかかわっている．思春期の25-ヒドロキシビタミンD（25-hydroxyvitamin D）の血中濃度が高く保たれればMSの発症リスクが低下するという報告もあるように，ビタミンDはMSに対する防御因子であることが知られている[4]．また，MSに関連した感染症として最も注目されてきたものにEBV（Epstein-Barr virus）がある．EBVは思春期に初感染して起こる伝染性単核球症（kissing disease）や悪性リンパ腫の原因ウイルスとして知られているが，EBV感染がMSの発症リスクを増加するという報告がある．EBVの核タンパク質の1つであるEBNA-1は髄鞘を構成するMBP（myelin basic protein）との分子相同性（molecular mimicry）が高く，MS発症時の分子の病態生理に深く関与しているとされる[5]．

現在，日本人MS患者は約14,000人で，男女差は約1：3で女性に多く，20歳代での発症が最も多い．MS患者数は30年で4倍に増加し，とくにCMSが増加傾向にある．今後も臨床像はより欧米に近づくことが予想されることから，この分野の研究・開発はさらに重要となるであろう．

2 病態機序 （概念図）

MSの病態機序は，いまだに不明な点が多い．前述したように，発症には多因子が関与し，病型も多岐にわたることから，現在の診断技術をもってしてもなお不均一（heterogenous）な「症候群」である可能性は否定できない．そのなかで病態解明に寄与しているの

は，MSモデルマウスとされる実験的自己免疫性脳脊髄炎（experimental autoimmune encephalomyelitis：EAE）モデルマウスの解析である．ここでは，患者対象研究および動物実験から得られた知見を中心に，想定された分子病態機序を概説する．

1）自己反応性T細胞の浸潤

　MSの発症には，自己反応性T細胞（autoreactive T cell）の中枢神経内浸潤が不可欠である．まず，体内の抗原提示細胞（antigen-presenting cell：APC）とくに樹状細胞（dendritic cell：DC）が，未知の外来抗原を貪食した後に所属リンパ節に遊走し，プロセシングを受けた抗原ペプチドがナイーブT細胞に提示される．これらの自己反応性CD4T細胞は，リンパ組織から静脈を経て中枢神経へと遊走する．中枢神経系の血管に到達したCD4T細胞は，内皮細胞のE-セレクチンからシグナルを受けながら内皮上をローリングし，インテグリンと結合して血管内皮上に接着し，ケモカインからのシグナルを受け血管内皮から血管周囲腔へ移動する．

　脳脊髄液中には，正常のホメオスタシスの過程で生じたミエリンペプチドを提示しているAPCが存在する．これらのAPCにより自己反応性T細胞が再活性化される．活性化CD4T細胞は血管周囲腔のほかの免疫細胞，すなわちB細胞やNK（ナチュラルキラー）細胞などを活性化しつつ，基底膜およびアストロサイトの足突起からなるグリア限界膜を越え，脳実質内へ浸潤する．つまり末梢血中のT細胞は，血液から血管周囲腔，血管周囲腔から脳実質内へと，2つのステップを経て浸潤する．

> **MEMO**
> **MSの自己抗原**
> 　未知の抗原ペプチドについては，さまざまな分子が候補として考えられている．EAEモデルでは，ミエリン構成タンパク質であるMBP（myelin basic protein），MOG（myelin oligodendrocyte glycoprotein），PLP（proteolipid protein）などがよく用いられる．ヒトでは前述したEBNA-1に加え，MBPやMOGも候補として考えられている．最近では，Kチャネルを構成するKIR4.1に対する抗体がMS患者で高値との報告もある[6]．

2）髄鞘抗原特異的反応から非特異的組織破壊へ

　浸潤したCD4T細胞は，IFN-γなどの炎症性サイトカインを大量に放出することにより，周囲のアストロサイトやミクログリアを活性化させる．これらの細胞はCCL2（MCP-1）などのケモカイン発現を介して，末梢血中のCCR2陽性単球（マクロファージの前駆細胞）をはじめとする炎症細胞浸潤を引き起こす．浸潤した単球は，IFN-γなどにより活性化マクロファージへと分化する．

> **MEMO**
> **MSにおける「マクロファージ」**
> 　MSにおける組織破壊の主役は，内因性マクロファージである活性化ミクログリアと，末梢血単球由来（外因性）のマクロファージである．正式にはミクログリア由来マクロファージ（microglia-derived macrophage）と単球由来マクロファージ（monocyte-derived macrophage）と呼称すべきであるが，混乱を避けるため，本稿ではそれぞれミクログリア，単球，と呼称する．これらの細胞は，炎症局所では形態学的にも類似し表面抗原も共通のものが多いが，MSの中枢炎症性病変においては，ケモカイン受容体であるCCR2は単球にのみ発現し，一方，別のケモカイン受容体のCX3CR1はミクログリアにのみ発現していることから，これらを標識することで区別が可能である[7]．これにより，病変部位における単球とミクログリアの個別機能解析が進みつつある．

　単球は，周囲のオプソニン化された髄鞘を攻撃しながらIL-1βやiNOSなどの炎症性サイトカイン，およびCXCL13等のB細胞遊走因子などを発現する．これにより血管周囲腔から遊走してきたB細胞は脳実質内でも自己抗体を産生し，オプソニン化による貪食の促進や補体系の活性化により脱髄が進行する．この過程で新規ミエリンペプチドが単球／ミクログリアにより

T細胞に提示され，antigen spreading（免疫応答拡大）を経てより広範囲な抗原が新たな標的となる．

また，同様に浸潤した好中球の組織障害により，さらなる非特異的組織破壊が進行する．

3）寛解と慢性化

炎症部位に浸潤した単球は，周囲にオプソニン化された標的がなくなると，それ以上組織内にとどまることなく中枢神経組織外へと遊走する．活性化したミクログリアは，ミエリン残渣をクリアすることにより再髄鞘化を促進する．

CD8/CD4T細胞は，その場でアポトーシスに至るものがほとんどであるが，一部は記憶T細胞（central memory T cell：T_{CM}，effector memory T cell：T_{EM}）へと移行する．Tregはナイーブ T細胞からTGF-βの作用を受けて分化し，IL-10やTGF-βなどの放出を介してT細胞の増殖を抑制する．急性期に炎症細胞浸潤の門戸となった毛細血管の周囲では，アストロサイトの腫大，増殖が起こり，やがて血管周囲を厚く覆うグリオーシスという所見がみられるようになる．これにより，一時は漏出性（leaky）になった血液脳関門が補強され，炎症の遷延/拡大を抑制する．一方，脳実質におけるグリオーシスは再髄鞘化の障害にもなる．

> **MEMO**
>
> **記憶T細胞**
>
> MSの病変に浸潤したCD4/CD8T細胞の一部は，ともに記憶T細胞（T_{CM}もしくはT_{EM}）に分化する．T_{EM}にはリンパ節ホーミングに必要なケモカイン受容体CCR7が発現していないので，分化後も局所にとどまる．これらのT_{EM}は炎症性サイトカイン刺激に素早く反応し，感染制御にも関与している．一方CCR7を発現しているT_{CM}は，リンパ節における免疫記憶および再活性化に関与する．T_{CM}は寛解期にも患者髄液中に多くみられることから，常にリンパ節と体内を行き来していると考えられている．MSの再発にはこのT_{CM}が主に関与しているとされている．

3 臨床症状，画像所見

MSは，中枢神経系を多発性に侵す炎症性脱髄疾患であるため，その病変部局在により多彩な症状を呈する．

1）神経症候

視神経炎はMSの25％に初期症状としてみられる．視力低下，中心部視野障害が多く，若年に多い．視神経炎のみでも脳MRIでは多発病変がみられることがある．

複視は眼筋麻痺により生じる．急性脊髄炎は四肢体幹の，境目のはっきりした（＝レベルをもった）感覚障害，排尿障害，腱反射の亢進，病的反射などの症状を呈する．四肢の筋力低下は脱力，疲労や巧緻性の低下として現れる．また，四肢の筋痙攣やこれに伴う疼痛などもみられる．感覚障害は感覚鈍麻から過敏，異常知覚などさまざまで，体幹の帯状絞扼感（girdle sensation）は脊髄障害による症状として有名である．小脳失調症はふらつき，ろれつ不全，歩行障害として表出される．膀胱直腸障害は脳幹もしくは脊髄障害でみられる．認知機能障害やうつ，精神症状もよくみられる．しゃっくりは延髄病変によって起こるとされる．その他，顔面筋麻痺，めまい，難聴，三叉神経痛など多彩な脳神経障害も，それぞれの神経核付近の脱髄病巣により引き起こされ，しばしば生活の質を低下させ問題となる．また，MSにみられる特徴的な症状として，ウートフ症状（Uhthoff's symptom）やレルミット徴候（Lhermitte sign）がある．

> **MEMO**
>
> **眼筋麻痺（眼球運動障害）**
>
> 核間性眼筋麻痺〔internuclear ophthalmoplegia：INO．内側縦束（medial longitudinal fasciculus：MLF）症候群ともよばれる〕は中脳動眼神経核と橋部傍正中網様体（paramedian pontine reticular formation：PPRF）を結ぶ経路（MLF）の障害により，病側眼球の内転ができず，かつ対側眼球の水平性眼振が起こる〔例：左INO（右方視時に左眼の内転ができない）〕症候群で，MSでは両側性に起こる．

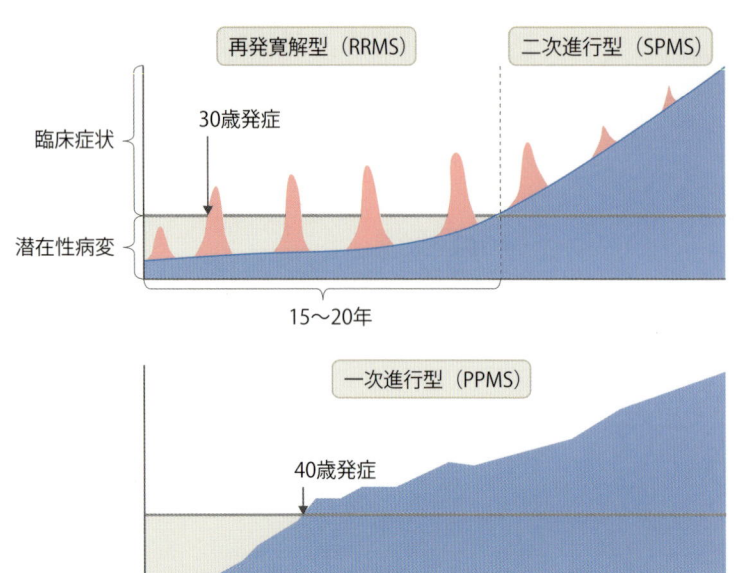

●図1　多発性硬化症の臨床病型

再発寛解型MS（上段）は，初回発作の数年前から潜在性病変をきたしているとされる．その後，平均30歳ごろに初回発作をきたし，以後再発寛解を繰り返すが，15〜20年の経過で再発後に後遺症を残すようになり，その後徐々に進行する．
一次進行型MS（下段）は再発寛解型より初発年齢は10年遅いが，進行が早い

ウートフ症状（Uhthoff's symptom）

体温の上昇によりみられる，一時的な症状の増悪．熱い風呂への入浴や激しい運動の後に起こりやすいため，MS患者では室温などにも留意が必要である．

レルミット徴候（Lhermitte sign）

頸髄病変がある患者の頸部を他動的に前屈させると，脊柱に沿って下方に放散する電撃痛のことである．

2）病型分類

MSはその臨床経過に準じて再発寛解型MS（relapsing-remitting MS：RRMS），一次性進行型MS（primary progressive MS：PPMS）に大別できる．日本人ではRRMSが90％以上である．これらのRRMSの約半数は，発病後15〜20年で再発がなくても徐々に障害が悪化するようになる．これを二次性進行型MS（secondary progressive MS：SPMS）とよぶ（図1）．

3）画像所見（図2）

MSにおけるMRIは，単に中枢神経病巣の同定のみならず，造影効果の有無による病巣の活動性評価や，経時的な脳容積の比較による変性の評価などにおいて非常に重要である．

脳MRIにて最も一般的に病巣がみられるのは脳室周囲である．FLAIR（fluid attenuated inversion recovery）矢状断にて楕円形の病変（ovoid lesion）が脳室周囲に多数認められるのをDawson's fingerという．病巣の活動性評価にはガドリニウム（gadolinium）造影T1強調画像を参考に行う．これにより造影される病変は，現在も血液脳関門がleakyであり，活動性病変と考えられる．

> **MEMO**
>
> **Dawson's finger**
>
> 神経病理学者のJames Dawsonが報告したMS患者の剖検所見で，脳室に対して垂直に存在する，血管周囲に広がる炎症細胞浸潤を伴う脱髄巣が，指のようにみえることからこの名称がついた．

4 診断

1）診断基準

MSの診断には2010年の改訂McDonald診断基準

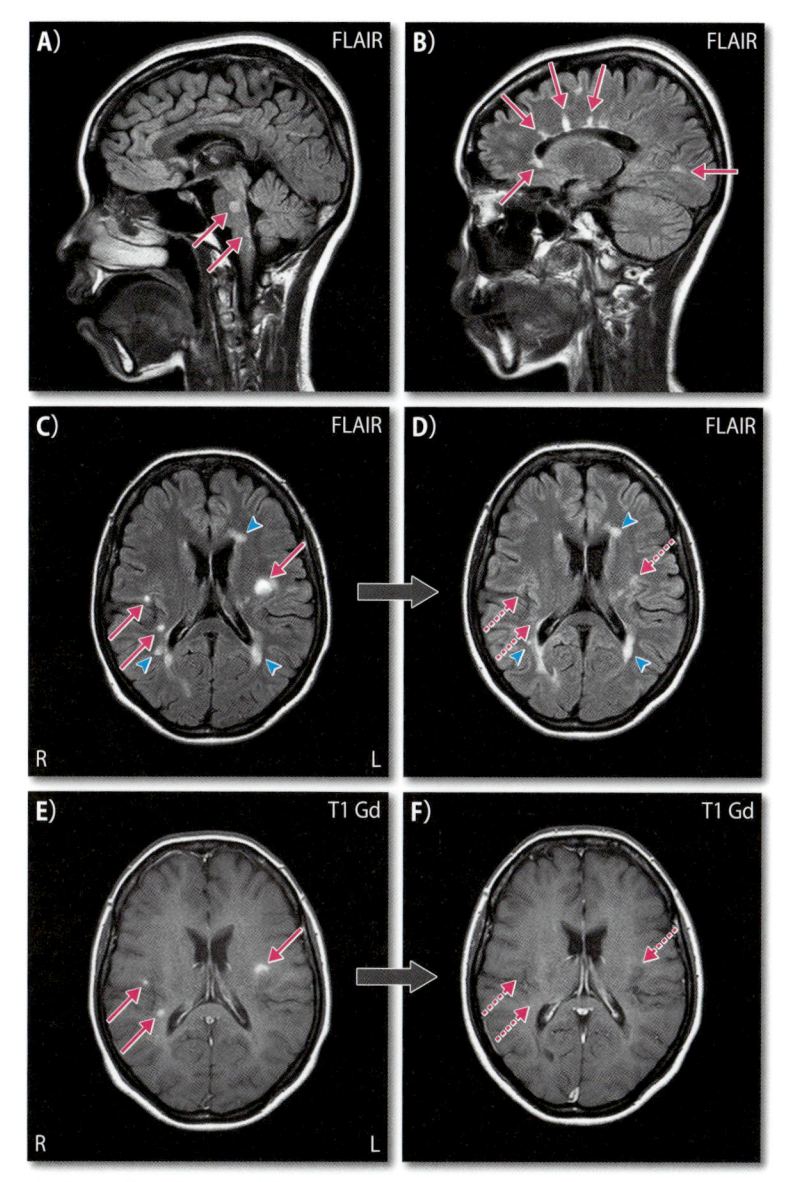

●図2 代表的な再発寛解型MSの脳MRI
　32歳女性．X−6年に右顔面の感覚障害を発症，1カ月で寛解．X−2年に右上肢の感覚障害，3カ月で寛解．X年（MRI撮像当時）に右顔面，両上肢，左下肢のじんじん感が出現し，当科初診しMSの診断．副腎皮質ステロイド点滴治療にて症状は寛解し，フィンゴリモド内服にて再発予防治療を行った．
　A〜C，E）治療前のMRI．D，F）治療3カ月後のMRI．A〜D）T2 FLAIR画像．E，F）ガドリニウム造影T1画像（T1Gd）．
　A）橋，延髄に脱髄病変を認める（矢印）．B）脳室周囲にovoid lesion（Dawson's finger）を認める（矢印）．C）A，Bの水平断画像．D）Cと同じ断面の治療後画像．治療前（C）と治療後（D）を比較すると，矢印で示した病変は縮小しているが，矢頭の病変は変化がない．E）治療前のガドリニウム造影T1画像．活動性の脱髄病巣が造影されている（矢印）．F）治療後のガドリニウム造影T1画像．造影されていた病変は治療によって縮小しているのがわかる

● 表1　MS診断のためのMcDonald基準（2010）を簡略化したもの
（文献8をもとに作成）

MSの診断
パターン1：発作2回，2種類以上の神経症状
パターン2：発作2回，1種類の（同じ）神経症状，MRIによるDIS*1の証明
パターン3：発作1回，2種類以上の神経症状，MRIによるDIT*2の証明
パターン4：発作1回，1種類の神経症状，MRIによるDIS，DITの証明（CIS）
パターン5：PPMS*3
*1　空間的多発（dissemination in space：DIS）の証明 　　脳室周囲，皮質直下，テント下，脊髄のどこか2カ所以上に病変
*2　時間的多発（dissemination in time：DIT）の証明 　　時期の異なる2回のMRIで，どちらか一方に新規or造影病変 　　1枚のMRI画像に造影病変と非造影病変が存在
*3　PPMSの診断 　　①1年以上進行する 　　②A）脳に1カ所以上の病変，B）脊髄に2カ所以上の病変， 　　　C）髄液異常（オリゴクローナルバンド陽性） 　　※①（必須）および②（ABCのうち2つ）を満たせばPPMSと診断

CIS：clinically isolated syndrome

（表1）[8]が用いられることが多い．実際は，MSを疑った場合はまず神経学的診察により症状を詳細に検討し，MRIに加えて髄液検査や神経生理学的検査，眼科検査などによって他覚的所見を収集し，血液検査などでほかの疾患の可能性を除外したうえで確定診断とする．

2）鑑別診断

MSと類似する主な疾患で，近年特に重要なのは視神経脊髄炎（neuromyelitis optica：NMO）である．この疾患は視神経脊髄型MSと酷似した症状を呈しながら，より大きな病巣を認め，より重篤な症状を呈する疾患で，アストロサイトの機能障害が原因と考えられている．MRI画像で視神経や脊髄に病変を認め，血中抗AQP4抗体が陽性であれば診断が確定する．ただし，抗AQP4抗体はMSやほかの疾患でも陽転することがあり，やはり確定診断には多角的な検査が非常に重要となる．MSとNMOでは臨床経過や治療方針が異なるため，これらの鑑別は非常に重要であるが，しばしば困難である（表2）．

その他，多発性脳梗塞，脊髄梗塞，中枢神経リンパ腫，脳膿瘍，神経梅毒，ヒトHTLV-1関連脊髄症（HTLV-1-associated myelopathy：HAM），進行性多巣性白質脳症（progressive multifocal leukoencephalopathy：PML），膠原病（全身性エリテマトーデス，シェーグレン症候群など），神経ベーチェット病，神経サルコイドーシスなどは必ず鑑別する必要がある．

5　治療法とその作用機序

1）急性増悪期（再発期）症状寛解目的

■ **副腎皮質ステロイド**（メチルプレドニゾロン；点滴注射）
【作用機序】血液脳関門の破壊抑制，T細胞の遊走を阻害，サイトカイン放出抑制，マクロファージによる抗原提示阻害，T細胞アポトーシス促進．
【副作用】不眠，精神症状，体重増加，消化性潰瘍，骨粗鬆症，クッシング症候群，ステロイド性糖尿病．

■ **血液浄化療法**（therapeutic apheresis）
ステロイド無効例にも有効．いくつかの種類がある．
【作用機序】血漿中の自己抗体，炎症性サイトカイン除去．
【副作用】低血圧，低タンパク血症，発熱，血小板減少，蕁麻疹・アレルギーなど．

● 表2　MSとNMOの違い

	MS	NMO
男女比	1：3	1：10
発症年齢	20歳代（高齢はまれ）	30歳代（高齢発症もあり）
視力障害	中心暗点	両側性，水平性半盲
脊髄障害	片側性，レルミット徴候	3椎体以上におよぶ長大病変，横断性脊髄障害
大脳病変，脳幹障害	記憶障害，疲労感，小脳失調，眼球運動障害	視床下部障害，難治性吃逆，嘔気嘔吐
合併症	特になし	シェーグレン症候群，橋本病，全身性エリテマトーデスなど
血清抗APQ4抗体	陰性	陽性
髄液中オリゴクローナルバンド	陽性	陰性

> **MEMO**
>
> **血液浄化療法の種類**
> 【単純血漿交換（plasma exchange：PE）】血漿を廃棄し，アルブミン，または献血由来の新鮮凍結血漿（fresh frozen plasma：FFP）を補充.
> 【二重膜濾過血漿分離交換療法（double filtration plasmapheresis：DFPP）】高分子のIgGのみ除去し，極力アルブミンを温存するが，アルブミンやFFPの補充が必要.
> 【血漿吸着療法（plasma adsorption：PA）】自己抗体のみ吸着除去．アルブミンやFFPの補充は不要→未知の病原体やウイルスに感染する可能性はきわめて低いが，装置が複雑で時間がかかる.

2）寛解期（発作間欠期）再発抑制目的

いわゆる病態修飾療法（DMT）とよばれる新規治療法である．下記のほかにも国内未承認治療薬が数多くあり，現在臨床治験が進行中である．

■ **IFN-β**（IFNβ-1b, IFNβ-1a；自己注射；再発率30％抑制）
【作用機序】T細胞増殖抑制，TNF-α産生抑制，樹状細胞機能抑制，Th2へのバランスシフトによるTh1/Th17細胞抑制，IL-10産生促進など.
【副作用】注射部位局所反応，インフルエンザ様症状，うつ状態，妊婦使用不可.

■ **フィンゴリモド**（fingolimod；内服薬；再発率70％抑制）
【作用機序】リンパ球上のS1P受容体ブロックによるリンパ節からのリンパ球移出抑制，B細胞の分化抑制，中枢神経保護作用.
【副作用】徐脈，黄斑浮腫，リンパ球減少症，肝機能障害，生殖毒性.

■ **免疫抑制薬**（ミトキサントロン，アザチオプリン，シクロホスファミド，メトトレキサート；保険適応外；IFN-βやフィンゴリモドが使用できない場合の2nd line）
【作用機序】細胞増殖抑制，サイトカイン産生抑制など.
【副作用】骨髄抑制など.

■ **リツキシマブ**（rituximab；保険適応外）
【作用機序】B細胞表面のCD20に対するモノクローナル抗体.

■ **クラドリビン**（cladribine；保険適応外；再発率55％抑制）
【作用機序】リンパ球，単球に対する殺細胞効果.

6 治療に向けて

MSは，従来までMSとの鑑別が困難であったNMOにおける抗AQP4抗体の発見や，めざましい病態修飾療法の開発により，その疫学，診断，治療法および予後が大きく変化しつつある．最新情報を常に確認し，個々の患者に最適な治療法を適切に選択することが重要である．

（山﨑　亮，吉良潤一）

■ 文 献 ■

1) Osoegawa, M. et al. : Temporal changes and geographical differences in multiple sclerosis phenotypes in Japanese: nationwide survey results over 30 years. Mult. Scler., 15 : 159-173, 2009
2) Kira, J. : Multiple sclerosis in the Japanese population. Lancet Neurol., 2 : 117-127, 2003
3) Peltonen, L. : Old suspects found guilty--the first genome profile of multiple sclerosis. N. Engl. J. Med., 357 : 927-929, 2007
4) Ascherio, A. & Munger, K. L. : Environmental risk factors for multiple sclerosis. Part II: Noninfectious factors. Ann. Neurol., 61 : 504-513, 2007
5) Lucas, R. M. et al. : Epstein-Barr virus and multiple sclerosis. J. Neurol. Neurosurg. Psychiatry, 82 : 1142-1148, 2011
6) Srivastava, R. et al. : Potassium channel KIR4.1 as an immune target in multiple sclerosis. N. Engl. J. Med., 367 : 115-123, 2012
7) Saederup, N. et al. : Selective chemokine receptor usage by central nervous system myeloid cells in CCR2-red fluorescent protein knock-in mice. PLoS One, 5 : e13693, 2010
8) Polman, C. H. et al. : Diagnostic criteria for multiple sclerosis: 2010 revisions to the McDonald criteria. Ann. Neurol., 69 : 292-302, 2011

■ 参考文献 ■

・『最新アプローチ 多発性硬化症と視神経脊髄炎』（吉良潤一，辻 省次/編），中山書店，2012
・『多発性硬化症（MS）診療のすべて』（山村 隆/編），診断と治療社，2012
・『多発性硬化症（MS）と視神経脊髄炎（NMO）の基礎と臨床』（藤原一男/編），医薬ジャーナル社，2012
・『多発性硬化症治療ガイドライン2010』（「多発性硬化症治療ガイドライン」作成委員会/編），医学書院，2010
・"Janeway's IMMUNOBIOLOGY, 8TH EDITION" (Murphy, K.), Garladn Science, 2012

臨床編Ⅱ　臓器特異的自己免疫疾患

5 ギランバレー症候群

　ギランバレー症候群は急性の発症様式を示し，単相性に増悪期から極期を経て寛解し，筋力低下を主徴とする末梢神経障害である．末梢神経伝導検査所見から，おおまかには脱髄型の急性炎症性脱髄性ポリニューロパチー（acute inflammatory demyelinating polyneuropathy：AIDP）と軸索障害型の急性運動性軸索型ニューロパチー（acute motor axonal neuropathy：AMAN）および急性運動感覚性軸索型ニューロパチー（acute motor sensory axonal neuropathy：AMSAN）に分類される．末梢神経を標的とした自己免疫性の機序により発症すると考えられており，上気道感染や消化器感染などの先行感染を引き金として産生された抗体が，末梢神経に存在する糖脂質，特にガングリオシドに反応して障害を惹起するという発症機序が示されている．このことから，急性期の免疫療法が有効であり，血漿浄化療法と経静脈的免疫グロブリン療法はほぼ同等の効果を有する．

概念図

● ギランバレー症候群の発症機序
先行感染を契機とした，ギランバレー症候群において推測されている末梢神経障害の発症機序

ギランバレー症候群とは

ギランバレー症候群（Guillain-Barré syndrome：GBS）は急性の発症様式を示し，単相性に増悪期から極期を経て寛解し，筋力低下を主徴とする末梢神経障害である[1]．多くは先行感染の1〜3週間後に筋力低下などの神経症状にて発症し，1カ月以内に症状のピークを迎える．女性よりも男性に多くみられ，年齢が高くなるにつれて発症率は高くなる．

GBS患者の約70％で何らかの先行感染症状を認める．先行感染の多くは上気道感染であるが，消化器感染がみられる場合も多い．先行感染の原因となる病原体が同定されることは少ないが，同定されるものとしてはCampylobacter jejuni, Cytomegalovirus, Epstein-Barr virus, Mycoplasma pneumoniae, Haemophilus influenzaeなどが報告されている．感染以外に予防接種，外傷，手術，ショックなども先行するイベントとして報告されている．髄液のタンパク細胞解離がみられることが多いが，発症初期には正常である場合も多い．

末梢神経伝導検査所見から，おおまかには脱髄型の急性炎症性脱髄性ポリニューロパチー（acute inflammatory demyelinating polyneuropathy：AIDP）と軸索障害型の急性運動性軸索型ニューロパチー（acute motor axonal neuropathy：AMAN）および急性運動感覚性軸索型ニューロパチー（acute motor sensory axonal neuropathy：AMSAN）に分類される[2]．軸索障害型はCampylobacter jejuni感染との関連が深いことが示されている[3]．わが国においては，欧米と比較して軸索障害型の頻度が高い．

GBSの亜型としてフィッシャー症候群（Fisher syndrome：FS）がある．FSは急性の外眼筋麻痺，運動失調，深部腱反射消失を三徴とする疾患であり，GBSと同様，急性発症であるが，単相性の経過を呈し，先行感染，髄液タンパク細胞解離などの特徴を有する．また，運動以外の症状が主徴となるタイプ，つまり，感覚障害のみを主徴とするもの，自律神経障害のみを主徴とするもの，また，感覚障害と自律神経障害は認めるが運動障害は認めないものも報告されている[4,5]．これらの病型もGBSと類似の病態を有すると推測されている[6]．

1 病態

GBSにおいては，末梢神経を標的とした自己免疫性の機序の関与が示唆されている．細胞性免疫と液性免疫の両者が関与していると考えられているが，近年は特に後者に関する研究の進歩がめざましい[7,8]．

急性期の血清中に末梢神経に存在する糖脂質に対する抗体が検出される例が多くみられ，先行感染を引き金として産生された抗体が末梢神経に存在する糖脂質，特にガングリオシドに反応して障害を惹起するという発症機序が示されている[1,7,8]．ガングリオシドは神経系の細胞膜に多く存在する糖脂質の一種であり，細胞接着，細胞内シグナル伝達，軸索と髄鞘間の相互作用などに関与していると考えられている．先行感染の病原体の細胞膜リポオリゴ糖に存在する糖鎖構造がガングリオシド糖鎖に類似しており，先行感染により惹起された病原体の細胞膜リポオリゴ糖に対して生成された抗体がガングリオシドにも反応してしまうことによってGBSを発症すると考えられている．

2 臨床症候

急性に発症する四肢の筋力低下が主症状であり，おおむね左右対称に症状を呈する．眼球運動障害，顔面神経麻痺，球麻痺などの脳神経障害を合併する例も多い．感覚神経も障害されることが多く，感覚障害はしばしばみられる．

AIDPでは高率に感覚障害を認めるが，AMANでは感覚障害を認めない．通常は感覚障害は運動障害より軽度であるが，痛みを伴うことが多い．運動障害は呼吸筋にも及ぶ場合があり，症状の進行に伴い人工呼吸器による管理が必要になる場合もあり，注意を要する．

運動感覚系の障害のほかに，特にAIDPでは徐脈，頻脈などの不整脈や起立性低血圧，膀胱直腸障害などの自律神経障害もしばしばみられる．ときに致死的な不整脈が生じる場合もあり，特に急性期には注意が必要である[9]．症状は発症後4週以内に極期に達し，その後徐々に快方に向かう．

3 検査所見

末梢神経伝導検査は非侵襲的検査であり，診断上重要である．神経伝導速度の低下，遠位潜時の延長，伝導ブロックや時間的分散の出現，F波の出現頻度の低下，複合筋活動電位の低下などが診断上有用な所見となる．脳脊髄液の検査では，細胞数が正常でタンパクのみが高値を示す，タンパク細胞解離がみられる．タンパク細胞解離は発症直後にはみられない場合が多く，注意を要する．また，血清中の糖脂質に対する抗体は，陽性の場合は診断上有用な所見となる．

病理学的な検査としては神経生検があるが，GBSの場合は血管炎やアミロイド沈着のような疾患特異的な所見がみられないことから，典型例で施行される機会は少ない．手技が比較的簡便であることや後遺症害が少ないことから，腓腹神経が採取される場合が多いが，腓腹神経を構成する有髄神経は主に感覚神経であり，GBSは運動障害が優位であることが多く，感覚障害は軽度なことが多いため，横断面の評価のみでは神経内鞘の浮腫を認める以外，病的所見が明らかでない場合も多い．

4 病理所見

AIDPでは電気生理学的検査での運動および感覚神経の脱髄を示唆する所見を反映して，生検腓腹神経においてもマクロファージの関与した脱髄とリンパ球浸潤を認める（図1）．一方，AMANの場合は電気生理学的に運動神経活動電位の低下を主徴とし，脱髄を示唆する所見は認めず，感覚神経の異常を認めないことから，生検腓腹神経においては明らかな異常所見を認

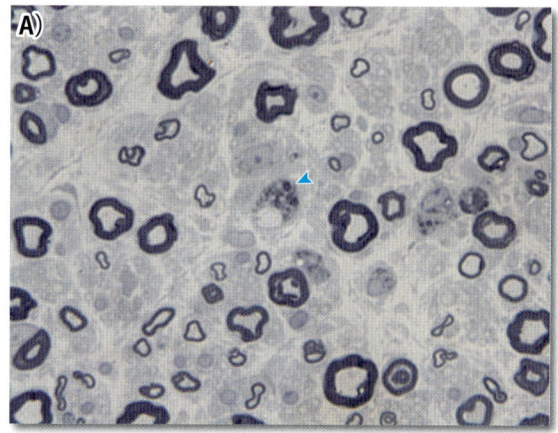

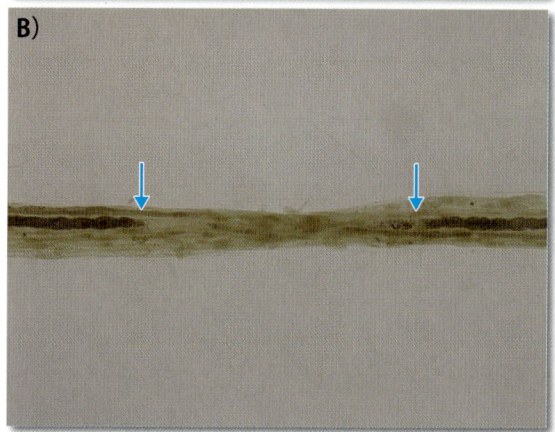

● 図1　ギランバレー症候群（AIDP）患者の生検腓腹神経
A）マクロファージを介した脱髄像（矢頭），トルイジンブルー染色横断像．B）神経ときほぐし標本でみられた節性脱髄（矢印間）

めないとされている．AMSANの報告例は少ないが，電気生理学的特徴を反映して生検腓腹神経においても軸索変性を認める．

AIDPの剖検例の末梢神経病理所見は，リンパ球浸潤を伴った脱髄病変が特徴であり，血管周囲性のリンパ球，マクロファージの浸潤を認め（図2），その周辺に浮腫とともに脱髄がみられる．これに対してAMANやAMSANでは細胞浸潤が乏しく，軸索障害が病変の主体となる．本邦における15例の剖検例の脊髄前根の神経ときほぐし標本の検討では，5例は軸索変性主体で節性脱髄の所見は乏しく，7例は節性脱髄主体で軸索変性の頻度は低く，2例は節性脱髄と軸索変性が混

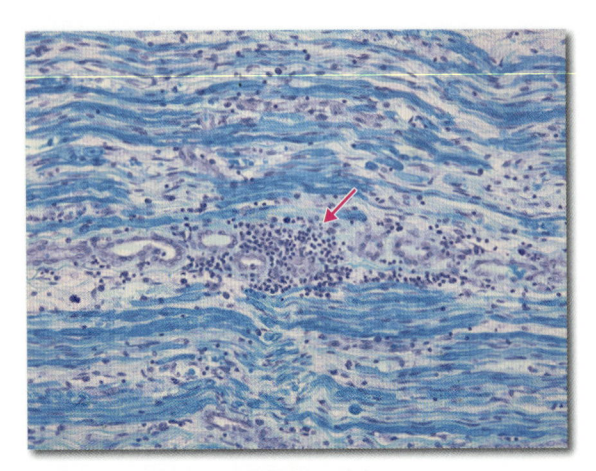

●図2　剖検例の坐骨神経近位部
血管周囲性のリンパ球浸潤を認める．クリュバーバレラ染色縦断像

在しており，1例は明らかな病変は認めなかった[10]．軸索変性主体の例ではマクロファージ主体の細胞浸潤を認め，特に軸索変性が著明で臨床症状も遷延した2例では脊髄前角細胞のグリオーシスを伴った脱落を認めた．また，脊髄前角細胞のcentral chromatolysisを全例で認めた．日本人の剖検例における軸索障害の頻度の高さは，AMANの頻度の高さを反映している可能性がある．

5 治療

GBSの病態は免疫性の機序が関与していることが推測されており，急性期の免疫療法の有効性が示されている．免疫療法には血漿浄化療法と経静脈的免疫グロブリン療法（IVIg）があり，両者の効果はほぼ同等である．わが国では簡便性，利便性を考慮してIVIgが第一選択となる場合が多い．ステロイドは単独投与では無効であるが，IVIgとの併用療法は症状の回復を早くする可能性が示唆されている．リハビリテーションも関節可動域の保持という観点から重要である．

1）血漿浄化療法

血漿浄化療法には，単純血漿交換法（PE），二重膜濾過法（DFPP），免疫吸着法（IAPP）などがあり，病因となる自己抗体などの液性因子の除去を行う．PEでは病因となる物質の分子サイズやカラムとの親和性にかかわらず除去できるという利点があるのに対して，DFPPやIAPPでは病因物質の除去能はやや劣ると考えられる．しかしIAPPはアルブミン液や新鮮凍結血漿の補充を必要としないという利点がある．このため，欧米ではPEが主に用いられているが，わが国ではPEに加えて，IAPPも用いられる場合が多い．

血漿浄化療法施行時には一過性の血圧低下がみられることがあり，自律神経症状が強く，血行動態が不安定な症例では施行が困難となる．

2）経静脈的免疫グロブリン療法（IVIg）

IVIgの作用機序としては，自己抗体の中和や産生抑制，補体の活性化抑制，Fc受容体を介したB細胞の増殖抑制，γグロブリン除去機構の活性化など，さまざまなものが推測されているが，十分には解明されていない．血漿浄化療法と効果は同等であり，特殊な機材を必要とせず，投与法も簡便であり，自律神経障害により血行動態が不安定な症例にも施行しやすいことなどから，わが国では血漿浄化療法よりも多く施行されている．これに対し，IVIgによる過敏症の既往，IgA欠損症，溶血性貧血，免疫不全状態，血栓塞栓症の危険性が高い例など，IVIgが施行しにくい場合は血漿浄化療法を選択する．

〔小池春樹，祖父江 元〕

■文献■

1) Yuki, N. & Hartung, H. P.: Guillain-Barré syndrome. N. Engl. J. Med., 366: 2294-2304, 2012
2) Kuwabara, S. et al.: Differences in membrane properties of axonal and demyelinating Guillain-Barré syndromes. Ann. Neurol., 52: 180-187, 2002
3) Koga, M. et al.: Campylobacter gene polymorphism as a determinant of clinical features of Guillain-Barré syndrome. Neurology, 65: 1376-1381, 2005
4) Koike, H. & Sobue, G.: Expanding the concept of inflammatory neuropathies. Brain, 133: 2848-2851, 2010

5) Koike, H. et al. : Clinicopathological features of acute autonomic and sensory neuropathy. Brain, 133 : 2881-2896, 2010
6) Koike, H. et al. : The spectrum of immune-mediated autonomic neuropathies: insights from the clinicopathological features. J. Neurol. Neurosurg. Psychiatry, 84 : 98-106, 2013
7) Kaida, K. et al. : Ganglioside complexes as new target antigens in Guillain-Barré syndrome. Ann. Neurol., 56 : 567-571, 2004
8) Kusunoki, S. et al. : Monospecific anti-GD1b IgG is required to induce rabbit ataxic neuropathy. Ann. Neurol., 45 : 400-403, 1999
9) Kanda, T. et al. : A fulminant case of Guillain-Barré syndrome: topographic and fibre size related analysis of demyelinating changes. J. Neurol. Neurosurg. Psychiatry, 52 : 857-864, 1989
10) Sobue, G. et al. : Axonal pathology in Japanese Guillain-Barré syndrome: a study of 15 autopsied cases. Neurology, 48 : 1694-1700, 1997

■ 参考文献 ■
・新しい診断と治療のABC 75『末梢神経障害』（祖父江 元/編），最新医学社，2012

6 自己免疫性肝炎

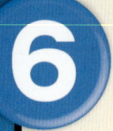

　自己免疫性肝炎（autoimmune hepatitis：AIH）は，自己免疫性肝疾患のなかでも肝実質細胞が特異的に自己免疫機序により破壊される疾患である．男女比はわが国では約1：6で欧米では1：4と，女性に多い疾患である．本疾患の正確な発症機構はいまだ不明であり，臨床症状や免疫学的な異常も多岐にわたっている．ほかの肝疾患に対して行われた肝移植後に，*de novo* AIHもしくはpost-transplantation AIHと称される類似の病態が起こることもある．

概念図

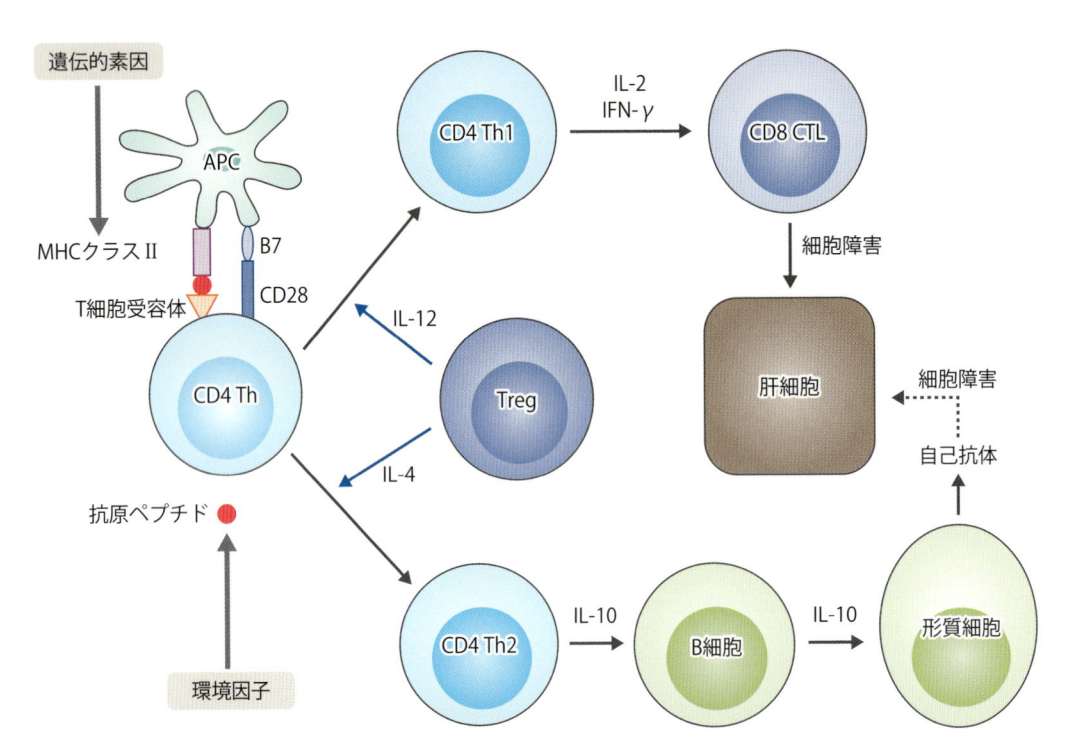

●自己免疫性肝炎の発症機序
抗原提示細胞（antigen presenting cell：APC）が，何らかの誘因で肝細胞膜上の抗原に類似した分子のエピトープを提示して，ヘルパーT（Th）が認識する．Thは，IL-12やIL-4によりそれぞれTh1細胞とTh2細胞に分化して細胞性免疫（cytotoxic T cell：CTL）により肝細胞障害が起こり，また液性免疫の活性化によりさまざまな自己抗体が分泌され，一部の自己抗体は肝細胞障害にもかかわると考えられる．これらの細胞分化や増殖の一部は制御性T細胞（regulatory T cell：Treg）により調節されるが，AIHではTregの異常も報告されている

自己免疫性肝炎とは

　何らかの遺伝的素因を有する個体にさまざまな外的因子が加わり，本疾患を発症すると考えられる．人種によりその病状に違いがある．白人では10〜20歳と中高年の2つのピークがあるが，日本では中高年に多い．本邦では比較的軽症でステロイドへの反応がよいのに対し，米国のAfrican Americanなどは重症例が多い[1]．白人ではHLA-DR3とHLA-DR4が関連しており，日本人ではHLA-DR4が関連している[2)3)]．これらの遺伝的素因が人種による表現型の違いに関与しているとも考えられる．

　さまざまな自己抗体が血中に存在することから，肝細胞膜上の何らかの抗原に対する細胞性免疫ならびに液性免疫による反応で，肝細胞障害が起こると考えられている．主に検出される自己抗体は，抗核抗体（anti-nuclear antibody：ANA），抗平滑筋抗体（smooth muscle antibody：SMA），抗LKM1（liver kidney microsome type 1）抗体，抗肝可溶性抗原（soluble liver antigen：SLA）抗体，抗LC1（liver cytosol type 1）抗体である．これらのすべてが実際に肝細胞膜上にあるわけではないので直接の病因ではない可能性が高いが，免疫異常を表していると考えられる．

　かつては自己抗体の出現パターンから4型に分類されていたが，現在は2型に分類されている[4]．1型AIHではANA，SMAもしくはSLA抗体が陽性で，2型AIHでは抗LKM1抗体や抗LC1抗体が陽性となる．本邦では圧倒的に1型が多い．2型の抗LKM1抗体の自己抗原はCYP2D6と考えられているが，これはC型肝炎ウイルス，サイトメガロウイルスやヘルペスウイルスとmolecular mimicry（分子相同性）がある．そのことが発症の引き金となっている症例が存在する可能性もある[5]．

1 発症機序

　免疫遺伝学的素因を有する個体において，肝細胞の形質膜上の自己抗原やそれとmolecular mimicryのある外来性の微生物などの抗原を抗原提示細胞がMHCクラスIIを介してT細胞の受容体に提示して，ヘルパーT細胞（Th）が活性化される．疾患感受性にはHLAなどがよく解析されている．ゲノムワイド遺伝子解析が多くの疾患で行われているが，AIHにおいては重要な報告はまだない．

　ThはIL-12によりTh1へ分化して細胞性免疫に関与したり，IL-4によりTh2へと分化して抗体産生に関与したりする．Th1はIL-2などを，Th2はIL-10などのサイトカインを放出する．それらはNK（ナチュラルキラー）T細胞や制御性T細胞（regulatory T cell：Treg）により制御されるが，その破綻により肝実質細胞の膜上の抗原に対する免疫反応が進み，細胞性免疫と液性免疫がともに活性化されて肝細胞障害と自己抗体の産生が起こると考えられる（概念図）．実際にAIHでは肝でのNKT細胞の異常やTregの異常も指摘されている[5)6)]．

2 臨床症状，検査ならびに病理所見

1）臨床症状

　日本では多くが1型のAIHである．本疾患に特異的な臨床症状などは存在しない．無症状での偶然の肝機能異常，倦怠感，食欲不振，黄疸や合併する自己免疫疾患による関節痛などで見つかることもある．急性に発症するものもあり，そのなかには重篤な急性肝不全で発症する例もある．この場合は亜急性型や遅発性肝不全（late-onset hepatic failure）の形をとる場合が多く，予後が不良である[5)7)]．

2）検査所見

　2型AIHは抗LKM1抗体や抗LC1抗体がみられる型であるが，わが国ではまれである．南ヨーロッパに2型の症例は多いようで，年齢が若く，予後が不良な傾向がある．

3）病理所見

肝生検による病理学的検討は重要である．慢性型の典型例ではinterface hepatitis，ロゼット形成ならびに形質細胞の浸潤がみられる．ただし，全例にこれらの所見が現れるわけではないため注意が必要である．脂肪肝や鉄の沈着がみられた場合は，非アルコール性脂肪性肝疾患，ウイルソン病やヘモクロマトーシスの鑑別も必要である．急性発症例では中心静脈域のcentrilobular zone 3 necrosisがみられる．肝組織の検討でIgG4陽性の形質細胞がみられた報告もあるが，IgG4関連疾患（臨床編Ⅰ-11参照）として区別するべきか否かは今後の課題である[5)7)]．

3 診断

肝炎ウイルス感染を合併していないような典型例の診断は比較的容易である．トランスアミナーゼの上昇，自己抗体ならびにIgGの上昇を認め，ウイルス性肝炎の存在が否定され，肝生検にて矛盾しない所見が得られれば診断可能なことが多い[7)]．しかし，診断に苦慮する非典型例も存在する．

診断には国際自己免疫性肝炎グループ（International autoimmune hepatitis group）によるスコアリングシステムが使用されることがある．1999年に発表された診断システムはかなり複雑であったため，2008年に簡略されたシステムが発表されて現在使用されている（表1）[8)]．ただし，このスコアリングシステムでは急性発症のまだIgGの低い症例や肝炎ウイルス感染合併例が診断から外れたり，ほかの自己免疫性疾患が診断基準を満たしたりすることもあるため，総合的な判断が必要である[7)]．

1）AIH-PBCオーバーラップ症候群

AIHとPBC（primary biliary cirrhosis：原発性胆汁性肝硬変）の両者の所見を有する状態をオーバーラップ症候群とよぶ．しかし，本当のオーバーラップした状態はまれであり，多くはそれぞれの病気の特殊型ではないかと考えられている[2)3)]．

● 表1　AIH診断のための簡易診断基準
（文献8をもとに作成）

Criteria	1点	2点
IgG	>1.6 g/dL	>1.8 g/dL
ANA，SMA	>1：40	>1：80
LKM		>1：40
SLA		陽性
病理組織所見		陽性
肝炎ウイルス		陰性

6点：疑い，7点：確診

2）合併症

さまざまな自己免疫性疾患を合併する．それには慢性甲状腺炎，関節リウマチ，シェーグレン症候群，潰瘍性大腸炎や日本ではまれであるがセリアック病などが含まれる．

4 治療

治療の基本は副腎皮質ホルモン（プレドニゾロン）である．本剤使用の際は骨粗鬆症対策が必須である．しかし，80％に何らかの副作用が出現し，約10％の症例は副腎皮質ホルモンに抵抗性である．また薬剤を中止した場合は50％以上の症例で再発する．本邦では保険適応になっていないが，欧米ではアザチオプリンの併用も推奨されている．アザチオプリンの併用により副腎皮質ホルモンの副作用である美容上の問題，肥満，骨粗鬆症による病的骨折ならびに糖代謝異常などを軽減することができる．アザチオプリンの最も多い副作用は血球減少である．これにはthiopurine methyltransferaseの活性が関与していることがある．本剤の使用により他臓器の悪性腫瘍の発生がわずかに増加する可能性はある．

calcineurin inhibitorであるシクロスポリンやタクロリムスも効果的である．

プリン代謝阻害剤で免疫抑制剤であるmycophenolate mofetilは関節リウマチやクローン病や臓器移植後の拒絶反応の抑制に使用されているが，AIHにも有効

性が報告されている．ただアザチオプリン無効例での成績はよいものではない．

糖質コルチコイドのbudesonideは，受容体への親和性のよいステロイドであり，プレドニゾロンより有効との報告もある[7]．

1）肝移植

肝不全例や肝細胞がんの症例では肝移植の適応となりうる．AIHの肝移植の成績は非常に良好である[7]．移植前に長期にわたりステロイドを中心とした治療が続くことは，感染症の合併を含めて，肝移植を行った場合の予後に影響を与える可能性もある．そのため治療抵抗性の重症例では早い段階で肝移植の適応を検討する必要がある．移植後のAIHの再発も5年で約4割と高率である[5]．また，ほかの肝疾患に対して行われた肝移植後にも，*de novo*もしくはpost-transplantation AIHという病態が3～5％でみられるため注意が必要である．

MEMO

肝細胞がんの合併

AIHではB型肝炎ウイルス感染症やC型肝炎ウイルス感染症ほどの肝細胞がんの合併頻度はない．ただし，肝硬変にまで進行した例では肝細胞がんの合併があり[7]，本邦での大規模調査ではAIHの5.1％の症例に肝細胞がんの合併を認めている[9]．われわれも，急速に進行した肝炎ウイルスの関与しないAIHの肝細胞がん症例を経験している[10]．そのため超音波検査などの画像検査での十分なフォローアップが必要である．

（原田　大）

■ 文 献 ■

1) Verma, S. et al.：The impact of ethnicity on the natural history of autoimmune hepatitis. Hepatology, 46：1828-1835, 2007
2) Ohira, H. & Takahashi, A.：Current trends in the diagnosis and treatment of autoimmune hepatitis in Japan. Hepatol. Res., 42：131-138, 2012
3) 恩地森一，阿部雅則：自己免疫性肝炎診療・研究の現状と今後．日本消化器病学会雑誌，108：1823-1836, 2011
4) Gleeson, D. & Heneghan, M. A.：British Society of Gastroenterology（BSG）guidelines for management of autoimmune hepatitis. Gut, 60：1611-1629, 2011
5) Czaja, A. J. & Manns, M. P.：Advances in the diagnosis, pathogenesis, and management of autoimmune hepatitis. Gastroenterology, 139：58-72, 2010
6) Longhi, M. S. et al.：Functional study of CD4+ CD25+ regulatory T cells in health and autoimmune hepatitis. J. Immunol., 176：4484-4491, 2006
7) Manns, M. P. et al.：Diagnosis and management of autoimmune hepatitis. Hepatology, 51：2193-2213, 2010
8) Hennes, E. M. et al.：Simplified criteria for the diagnosis of autoimmune hepatitis. Hepatology, 48：169-176, 2008
9) Ohira, H. et al.：Clinical features of hepatocellular carcinoma in patients with autoimmune hepatitis in Japan. J. Gastroenterol., 48：109-114, 2013
10) Yamamoto, K. et al.：Rapid progression of hepatocellular carcinoma in a patient with autoimmune hepatitis. Intern. Med., 50：1409-1413, 2011

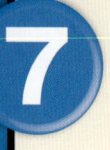

臨床編Ⅱ　臓器特異的自己免疫疾患

7 自己免疫性膵炎

　自己免疫性膵炎は，アジアに多い1型と欧米に多い2型に分類され，1型はIgG4関連疾患の膵病変と位置づけられる．IgG4関連疾患としての1型はIgG4形質細胞浸潤，線維化，閉塞性静脈炎などを全身臓器に認める特異な疾患群である．高齢者に多く，病因は不明であるが，免疫遺伝学的背景に自然免疫系，Th2にシフトした獲得免疫系，制御性T細胞などの異常が病態形成に関与する可能性がある．診断法や治療法はいまだ確立されていないが，ステロイドの有効なことが多い．本稿では，わが国より発信された新規疾患である1型自己免疫性膵炎に関する最近の知見について述べた．

概念図

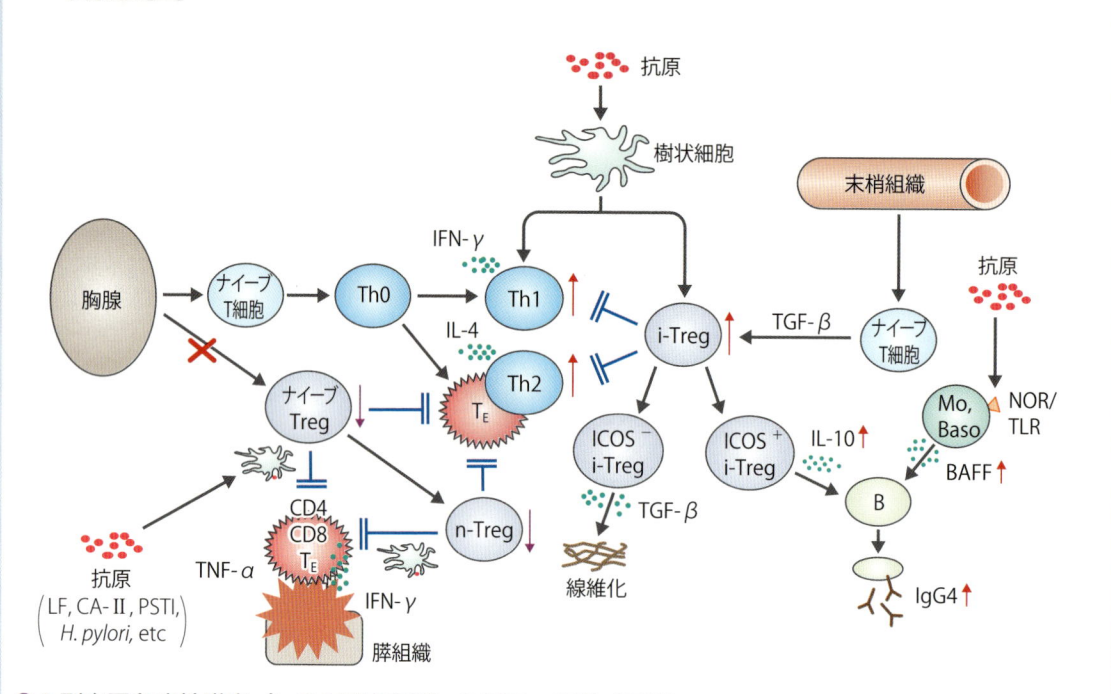

● 1型自己免疫性膵炎（IgG4関連疾患）の病因・病態（仮説）（文献9をもとに作成）
　何らかの原因により，胸腺由来のナイーブTreg（naïve regulatory T cell）由来のn-Tregが低下し免疫寛容の破綻と膵組織障害（Th1免疫）が起こり，最終的な病態形成にはTh2免疫が関与する[1)〜3)]．末梢で誘導されるメモリーTreg（inducible memory regulatory T cell：i-Treg）は反応性に増加し，局所での病態制御に関与すると考えられる[3)4)]．さらに，IL-10を産生するICOS（inducible co-stimulatory molecule）陽性i-TregはB細胞におけるIgG4産生クラススイッチを促進することや，ICOS陰性i-TregはTGF-βを介して線維化を促進する機序が考えられる．また，自然免疫系の異常により，単球（Mo）や好塩基球（Baso）の活性化により産生されたB細胞活性化因子（B cell activating factor：BAFF）により，B細胞のIgG4産生が誘導される[5)6)]．T_E：活性化T細胞，LF：lactoferrin（ラクトフェリン），CA：carbonic anhydrase（炭酸脱水酵素），PSTI：pancreatic secretory trypsin inhibitor（膵分泌性トリプシンインヒビター）

自己免疫性膵炎とは

自己免疫性膵炎（autoimmune pancreatitis：AIP）は，国際的には1型と2型AIPに分類される．前者はIgG4関連疾患（IgG4-ralated disease：IgG4-RD）（臨床編Ⅰ-11参照）の膵病変と位置づけされる．臨床像，画像所見，ステロイド奏功などはいずれも類似しているが，病態の異なる疾患である（表1）．

◆1型AIP

わが国におけるAIPのほとんどを占め，中高年の男性に多い．膵の腫大や腫瘤とともに，しばしば閉塞性黄疸を認め，膵がんや胆管がんなどとの鑑別が重要である．高γグロブリン血症，高IgG血症，高IgG4血症，あるいは自己抗体陽性を高頻度に認める．しばしば硬化性胆管炎，涙腺・唾液腺炎，後腹膜線維症などの膵外病変を合併する（図1）．

病理組織学的には，著明なリンパ球やIgG4陽性形質細胞の浸潤，花筵状線維化（storiform fibrosis），閉塞性静脈炎を特徴とし，LPSP（lymphoplasmacytic sclerosing pancreatitis）と称される．ステロイドが奏功するが，長期予後は不明であり，再燃しやすく膵石や膵を含む悪性腫瘍合併の報告もある．

◆2型AIP

臨床的に血液免疫学的異常所見に乏しく，ステロイドに反応する閉塞性黄疸や腫瘤を認め，病理組織学的に白血球上皮病変（granulocytic epithelial lesion：GEL）を特徴とし，1型AIPと異なる病態である．欧米では40～60％を占めるが，わが国ではきわめてまれである．男女差はなく，比較的若年者にみられ，ときに炎症性腸疾患を伴う．長期予後は不明であるが，急性膵炎様症状で発症し，再燃はまれとされる．

本稿では1型AIPについて解説する．

MEMO

1型／2型AIPの膵外病変

自己免疫性膵炎は国際的にはIgG4関連疾患の膵病変としての1型と，IgG4の関連しない2型に分類されている．1型の膵外病変としては，IgG4関連疾患に特徴的な所見を各臓器（硬化性胆管炎，後腹膜線維症，腎病変，呼吸器病変，リンパ節腫大など）に認めるが，潰瘍性大腸炎など炎症性腸疾患はきわめてまれである．一方，2型の膵外病変は潰瘍性大腸炎が特徴的である．

---

1 病因，病態

病因は不明である．家族発症の報告はきわめてまれであるものの，免疫学的遺伝学的背景と免疫異常機序の関与が示唆されている．

1）疾患感受性遺伝子

HLA-ハプロタイプ（DRB1*0405-DQB1*0401），TNF-α調節遺伝子 ABCF1（ATP-binding cassette, sub-family F1），Fc receptor-like 3遺伝子，*CTLA4*（cytotoxic T lymphocyte antigen 4；CD152）遺伝子，K^+チャネルタンパク質遺伝子KCNA3（potassium voltage-gated channel, shaker-related subfamily, member 3 gene）などの報告がある．

2）IgG4と疾患関連抗体

血清学的に高γグロブリン血症，高IgG血症，高IgG4血症，抗核抗体をしばしば認めるが，IgG4の病態における意義は不明である．IgG4のFc部位が容易に乖離・結合することより，Fab arm exchangeを介して抗原抗体反応を阻害する可能性がある．さらに，IgG4はIgG1, IgG2, IgG3などとFcを介して結合（Fc-Fc結合）することより，リウマトイド（リウマチ）因子（RF）様機能を有する可能性も示唆されている．

標的抗原や疾患特異的抗体は確認されていない．疾患関連抗体として，1型AIPでは膵以外にも高頻度に侵される臓器（胆道，唾液腺，肺，腎など）に分布す

●表1　自己免疫性膵炎の国際分類

亜型	1型AIP	2型AIP
同義語	・LPSP ・AIP without GEL ・IgG4関連硬化性膵炎	・IDCP ・AIP with GEL
疫学的背景	・アジア＞USA，EU ・中高年齢 ・男＞＞女	・アジア＜USA＜EU ・比較的若年 ・男＝女
膵腫大/膵腫瘤	あり	あり
免疫学的血液所見	・高IgG/IgG4血症 ・高γグロブリン血症 ・自己抗体（ANAなど）	正常
病理組織 ・膵管上皮破壊像	なし	あり
・炎症細胞浸潤 　　リンパ球/ 　　IgG4陽性形質細胞	著明	少ない
・好中球浸潤	なし	多い
・花筵状線維化 　（storiform fibrosis）	あり	なし （普通の線維化）
・閉塞性静脈炎	あり	なし
膵外病変合併 　　硬化性胆管炎 　　硬化性唾液腺炎 　　後腹膜線維症など	しばしば	なし
潰瘍性大腸炎合併	まれ	しばしば
ステロイド	有効	有効
再燃	高頻度	なし

LPSP：lymphoplasmacytic sclerosing pancreatitis, IDCP：idiopathic duct-centric chronic pancreatitis, GEL：granulocytic epithelial lesion（白血球上皮病変），ANA：antinuclear antibody（抗核抗体）

るタンパク質〔ラクトフェリン，炭酸脱水酵素（CA），膵分泌性トリプシンインヒビター（PSTI），αアミラーゼなど〕に対する自己抗体の報告がある．また，*Helicobacter pylori* 関連タンパク質とヒト膵タンパク質との分子相同性〔*H. pylori* α-CAとヒトCA-Ⅱ，*H. pylori* PBP（plasminogen binding protein）とヒト膵腺房細胞のユビキチンキナーゼ〕による*H. pylori*関連抗体などの報告がある．これらの疾患関連抗体のサブクラスはIgG1が主で，必ずしもIgG4とは一致しない．

3）細胞性免疫（Th1/Th2，制御性T細胞）

1型AIP患者の膵には著しいIgG4陽性細胞の浸潤やリンパ濾胞形成に加え，好酸球，CD4/CD8陽性活性化T細胞や制御性T細胞（regulatory T cell：Treg）の浸潤を認める．初期の病変形成にTh1型免疫の関与を示唆する報告もあるが，局所ではIL-10やTh2サイトカインの発現増強を認めることなどより，病態形成にはTh2免疫関与の重要性が示唆されている．

AIP患者末梢血中では胸腺由来のナイーブTreg（naïve regulatory T cell）由来のn-Treg数の低下を認める一方で，末梢で誘導されるメモリーTreg（inducible memory regulatory T cell：i-Treg）の増加が認められている（概念図）．n-Tregの減少は発症機序として，i-Tregの増加は局所での病態制御に関与すると考えられる．さらに，IL-10を産生するICOS（inducible co-stimulatory molecule）陽性i-TregはB細胞に

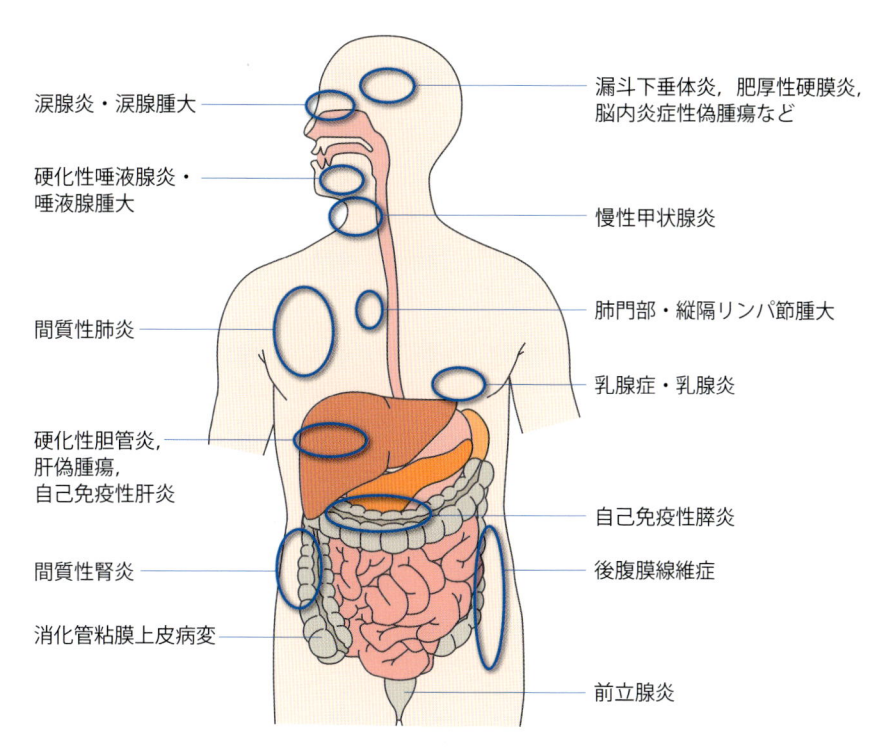

●図1 自己免疫性膵炎（1型AIP）の各臓器病変 (文献12より引用)

おけるIgG4産生クラススイッチを促進することや，ICOS陰性i-TregはTGF-βを介して線維化を促進する機序が考えられている．

4）自然免疫

自然免疫系異常として，NOD2 receptor（NOR）やTLR（toll-like receptor）の活性化により単球や好塩基球からBAFFが産生される．産生されたBAFFがB細胞のIgG4産生を誘導するIgG4産生制御機序も存在する．

2 臨床症状，画像所見の特徴

1）臨床症状

しばしば閉塞性黄疸を伴う．腹痛はないかあっても軽度である．

2）画像所見

■膵実質画像

"ソーセージ様"を呈する膵のびまん性（diffuse）腫大は本症に特異性の高い所見である．しかし限局性（segmental/focal）腫大では膵がんとの鑑別が問題となる．腹部超音波検査では腫大部の低エコー像に高エコースポットが散在することが多い．腹部ダイナミックCT/MRIでは遅延性増強パターンと被膜様構造（capsule-like rim）が特徴的である．腹部MRIではT1強調像での低信号が特徴的である．FDG（フルオロデオキシグルコース）-PETでは活動性病変にしばしば異常集積を認めるが，ステロイド治療により集積像の陰性化を認める．

■膵管像

主膵管にびまん性，限局性に不整狭細像を認める．狭細部より上流側の主膵管には著しい拡張を認めないことが多い．短い膵管狭細像（およそ3cm未満）の場合には膵がんとの鑑別が困難である．主膵管の狭細

部からの分枝の派生（side branch arising from narrowed portion of the main pancreatic duct）や非連続性の複数の主膵管狭細像（skip lesions）は，膵がんとの鑑別に有用である．

3 診断と治療戦略

ステロイドが有効であるが，治療法は確立されていない．現状では，AIPのガイドライン[10]に準じてプレドニゾロン0.5～0.6 mg/kg/日の初期使用量が推奨される．初回治療でのステロイド無効例は診断を見直すべきである．閉塞性黄疸や糖尿病の合併する場合には，胆道ドレナージによる減黄や血糖コントロールを行った後にステロイド治療をすることが推奨される．なかには自然寛解例やステロイド離脱できる症例もあるが，中止後再燃する症例では5～10 mg/日を維持量とすることが多い．ステロイドの投与期間に関するコンセンサスはないが，3年間の継続が1つの目安と考えられている．ステロイド治療により糖尿病の改善する例も多いが，悪化する例もあるため，十分なインフォームドコンセントのもとに治療をする必要がある．

膵がんや胆管がんなどの腫瘍性病変との鑑別がきわめて重要であり，ステロイド投与による安易な治療的鑑別診断は続けるべきでない．悪性腫瘍を否定できないときは躊躇なく外科的切除を考慮すべきである．

（岡崎和一，内田一茂）

■文献

1) Okazaki, K. et al.: Autoimmune-related pancreatitis is associated with autoantibodies and a Th1/Th2-type cellular immune response. Gastroenterology, 118: 573-581, 2000
2) Asada, M. et al.: Identification of a novel autoantibody against pancreatic secretory trypsin inhibitor in patients with autoimmune pancreatitis. Pancreas, 33: 20-26, 2006
3) Miyoshi, H. et al.: Circulating naive and CD4+ CD25high regulatory T cells in patients with autoimmune pancreatitis. Pancreas, 36: 133-140, 2008
4) Zen, Y. et al.: Th2 and regulatory immune reactions are increased in immunoglobin G4-related sclerosing pancreatitis and cholangitis. Hepatology, 45: 1538-1546, 2007
5) Kusuda, T. et al.: Involvement of inducible costimulator- and interleukin 10-positive regulatory T cells in the development of IgG4-related autoimmune pancreatitis. Pancreas, 40: 1120-1130, 2011
6) Watanabe, T. et al.: Involvement of activation of toll-like receptors and nucleotide-binding oligomerization domain-like receptors in enhanced IgG4 responses in autoimmune pancreatitis. Arthritis Rheum., 64: 914-924, 2012
7) Shimosegawa, T. et al.: International consensus diagnostic criteria for autoimmune pancreatitis: guidelines of the International Association of Pancreatology. Pancreas, 40: 352-358, 2011
8) Umehara, H. et al.: A novel clinical entity, IgG4-related disease (IgG4RD): general concept and details. Mod. Rheumatol., 22: 1-14, 2012
9) Okazaki, K. et al.: Recent advances in the concept and diagnosis of autoimmune pancreatitis and IgG4-related disease. J. Gastroenterol., 46: 277-288, 2011
10) 厚生労働省難治性膵疾患調査研究班・日本膵臓学会：自己免疫性膵炎診療ガイドライン2009．膵臓，24：S1-S54，2009
11) 日本膵臓学会・厚生労働省難治性膵疾患に関する調査研究班：自己免疫性膵炎臨床診断基準2011．膵臓，27：17-25，2012
12) Okazaki, K. et al.: How to diagnose autoimmune pancreatitis by the revised Japanese clinical criteria. J. Gastroenterol., 42: 32-38, 2007

臨床編Ⅱ　臓器特異的自己免疫疾患

8 原発性胆汁性肝硬変，原発性硬化性胆管炎

　慢性胆汁うっ滞の代表的な疾患である原発性胆汁性肝硬変（PBC），原発性硬化性胆管炎（PSC）の機序に関しては，いまだ解明されていない．しかしながら，PBCは甲状腺疾患，リウマチ，シェーグレン症候群，PSCは潰瘍性大腸炎などの合併が認められ，自己免疫の機序が推測されている．両疾患ともに胆管破壊が主病変であるが，比較的大きな胆管が破壊されるPSCと小型胆管が破壊されるPBCとでは病態が異なり，それぞれ異なった免疫反応が推測されている．本稿ではPBC，PSCについて診断，治療を含め病態について記述する．

概念図

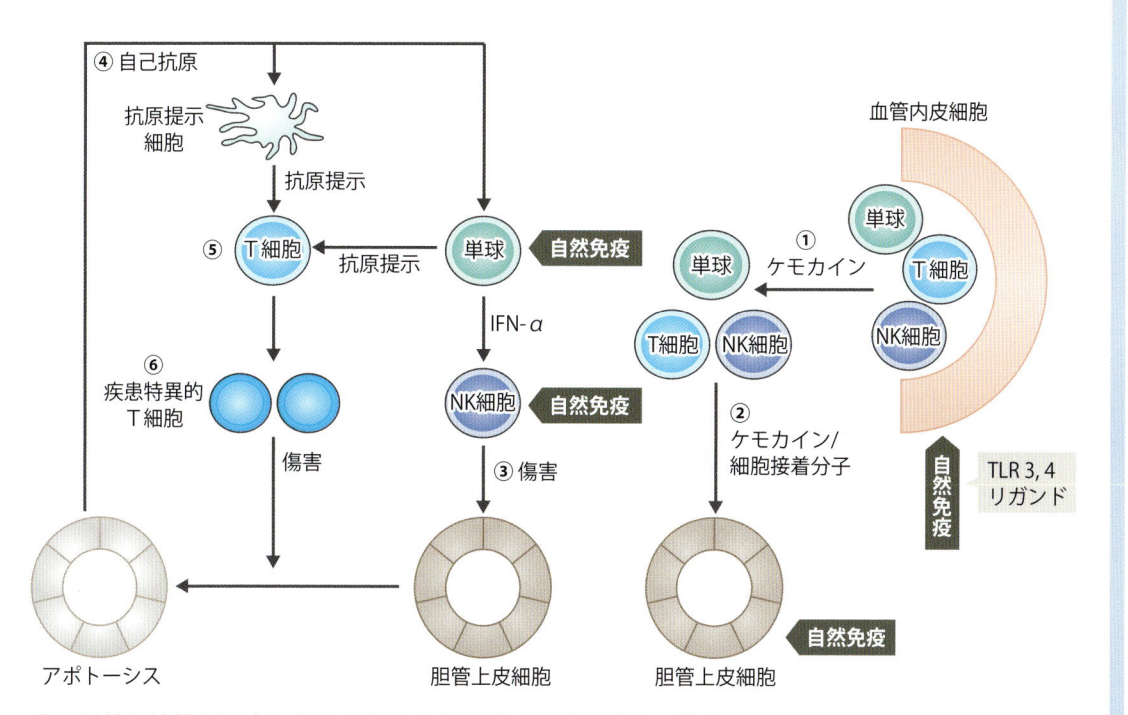

●原発性胆汁性肝硬変における慢性非化膿性破壊性胆管炎の機序
（九州大学医学部第一内科感染症分野肝臓グループ　下田慎治先生のホームページより改変して転載）
①リンパ球が，自然免疫の刺激を受けて，血管から遊走してくる
②自然免疫の刺激を受けた胆管上皮細胞が，ケモカインや細胞接着分子を発現し，①で遊走してきたリンパ球をとらえる
③自然免疫の刺激を受けた単球が産生するIFN-αと，自然免疫からの直接刺激の両者によってNK（ナチュラルキラー）細胞は活性化され，胆管上皮細胞を傷害する
④傷害された胆管上皮細胞はアポトーシスに陥って，自己抗原（ミトコンドリア抗原）を放出する
⑤抗原提示細胞が提示する自己抗原に反応して，抗原反応性B細胞が活性化され抗ミトコンドリア抗体が出現する．またT細胞が活性化され，自己抗原反応性T細胞が出現する
⑥自己抗原反応性T細胞が，疾患特異的T細胞へと誘導され，慢性非化膿性破壊性胆管炎となる

原発性胆汁性肝硬変とは[1]

原発性胆汁性肝硬変（primary biliary cirrhosis，以下PBC）は，病因・病態に自己免疫学的機序が想定される慢性進行性の胆汁うっ滞性肝疾患である．中高年女性に好発し，皮膚掻痒感で初発することが多い．黄疸は出現後，消退することなく漸増することが多く，門脈圧亢進症状が高頻度に出現する．

臨床上，症候性（symptomatic）PBC（sPBC）と無症候性（asymptomatic）PBC（aPBC）に分類される．皮膚掻痒感，黄疸，食道胃静脈瘤，腹水，肝性脳症など肝障害に基づく自他覚症状を有する場合は，sPBCとよぶ．これらの症状を欠く場合はaPBCとよび，無症候のまま数〜十数年以上経過する場合がある．sPBCのうち2 mg/dL以上の高ビリルビン血症を呈するものをs2PBCとよび，それ未満をs1PBCとよぶ．

1 病態

1）病態

本疾患発症の原因はまだ不明であるが，自己抗体の1つである抗ミトコンドリア抗体（AMA）が特異的かつ高率に陽性化し，また，シェーグレン（Sjögren）症候群，慢性甲状腺炎などの自己免疫性疾患や膠原病を合併しやすいことから，病態形成には自己免疫学的機序が考えられている．組織学的にも，肝臓の門脈域，特に障害胆管周囲には免疫学的機序の関与を示唆するような高度の形質細胞やリンパ球の浸潤がみられ，胆管上皮細胞層にも単核球細胞浸潤がみられる．

MEMO

抗ミトコンドリア抗体（AMA）

抗ミトコンドリア抗体（AMA：antimitochondrial antibodies）はミトコンドリア内膜に局在する成分で，M1〜M9の9分画のうち，M2分画に特異的に反応する，すなわちM2分画が対応抗原とされる．M2分画の主な成分は，ピルビン酸脱水素酵素（pyruvate dehydrogenase complex：PDC）-E2コンポーネント（PDC-E2）であり，さらにオキソグルタル酸脱水素酵素（OGDC-E2），分子鎖アミノ酸脱水素酵素E2コンポーネント（BCOADC-E2）などもM2抗体の対応抗原である．ミトコンドリア抗体はPBC患者において高率に陽性となるが，病因との関連や産生機序など不明な点が多い．

2）発症機序（仮説）

免疫組織学的に，浸潤細胞はT細胞優位であり，小葉間胆管上皮細胞表面にはHLAクラスⅠ抗原の発現が増強し，さらにHLAクラスⅡ抗原の異所性発現がみられる．さらに，細胞接着因子の発現がみられるとともに，AMAの抗PDC-E2抗体が認識する分子が小葉間胆管上皮細胞表面に存在する．以上のような自己免疫反応を特徴づける所見が認められることより，胆管障害機序には免疫学的機序が重要な役割を担っていると想定されている（概念図に仮説を示す）[2]．

また，遺伝的背景をベースに環境因子の関与が病気の発症に関与するという研究もある．すなわち，PBC患者の子どもがPBCになることはまれではあるが，同一親族内（姉妹，親娘）での発症が認められることより，遺伝的因子の関与が考えられる．一方，環境因子として，バクテリア，ウイルス感染，トキシン，マイコバクテリウムの関与が想定され，また女性に多いため化粧品などに含まれる化学薬品などの関与も想定されているが，明確な病因は現在のところ不明である．

2 臨床症状

患者は，近年，無症候性PBCの時点で診断されることが多く，自覚症状を欠くことも多い．最も多く認められる症状として皮膚掻痒感がある．掻痒感は黄疸出現前の時期にも認められることがある．痒みの原因として，血清胆汁酸や内因性オピオイドの増加が推測されているが，明らかな機序はいまだ不明である．その他，高脂血症により眼瞼周囲に黄色腫がみられる．また，脂溶性ビタミンの吸収障害に加え，特に本症が中

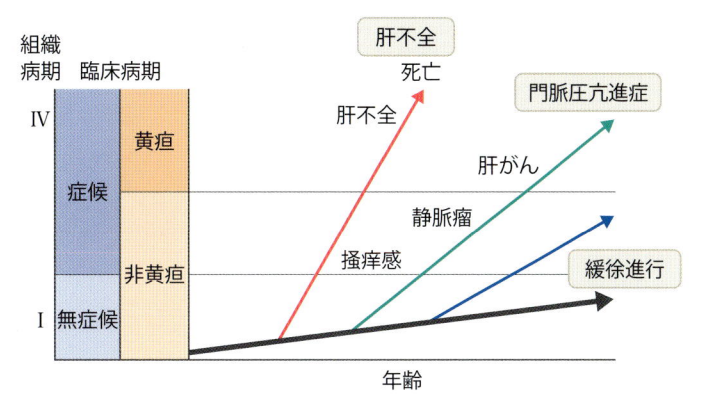

●図1　PBCの病型

年以降の閉経後の女性に多いため，骨粗鬆症の合併率が高い．進行例では肝不全・肝硬変症の随伴症状として，黄疸，食道静脈瘤，脾機能亢進症状，浮腫・腹水，肝性脳症がみられる．

3 血液・生化学検査所見

症候性，無症候性を問わず，血清胆道系酵素（ALP，γ-GTP）の上昇を認め，AMAが約90％の症例で陽性である．また，IgMの上昇を認めることが多い．

4 組織学的所見

肝組織では，肝内小型胆管（小葉間胆管ないし隔壁胆管）に慢性非化膿性破壊性胆管炎（chronic non-suppurative destructive cholangitis，以下CNSDC）を認める．病期の進行に伴い胆管消失，線維化を生じ，胆汁性肝硬変へと進展し，まれに肝細胞がんを伴うこともある．

5 病型，経過（図1）

PBCは下記の3つの病型に分類することができる．
①**緩徐進行型**：多くは長い期間無症候性PBCにとどまる．
②**門脈圧亢進症型**：黄疸，肝不全の出現を伴わず，食道静脈瘤の発生など門脈圧亢進症状が進行する．
③**肝不全型**：黄疸が出現し，肝不全へと至る．無症候性から症候性への進行例は，年に10％程度みられる．また，抗核抗体のタイプで，抗セントロメア抗体陽性症例では生命予後はよいが，門脈圧亢進症進行の危険因子（門脈圧亢進症型）であること，また，抗核膜抗体（抗gp210抗体）陽性症例では予後不良で，黄疸進行の危険因子（肝不全型）であることがわかっている．

6 合併症

シェーグレン症候群，関節リウマチ，慢性甲状腺炎などの自己免疫性疾患を合併することがある．

7 診断

次のいずれか1つに該当するものをPBCと診断する．
①組織学的にCNSDCを認め，検査所見がPBCとして矛盾しないもの
②AMAが陽性で，組織学的にはCNSDCの所見を認めないが，PBCに矛盾しない（compatible）組織像を示すもの
③組織学的検索の機会はないが，AMAが陽性で，しかも臨床像および経過からPBCと考えられるもの

8 治療

治療としてはUDCA（ウルソデオキシコール酸）が第一選択薬として使用される．UDCAは親水性胆汁酸であり，細胞障害を引き起こす疎水胆汁酸と置き換わることにより細胞毒性を軽減させ，さらに，肝細胞の膜安定化，抗アポトーシス作用などにより効果があると考えられている．

UDCA投与で効果不十分な症例，特に血清胆道系酵素の改善効果が不十分な症例では，ベザフィブレートが併用される．機序は不明であるが，肝細胞の毛細胆管側トランスポーターMDR3（multidrug resistance 3）を活性化させ，リン脂質を胆管へと多く排泄させることで，毒性の強い胆汁酸とミセルを形成して毒性を弱め，ひいては脂質障害を改善する可能性がある．

自己免疫性肝炎とのオーバーラップの場合は副腎皮質ステロイド薬が併用される．進行して肝不全に至った症例では，肝移植が唯一の治療となる．

9 予後

病名に肝硬変という病名が用いられているため，誤解を招くことが多いが，無症候性PBCであれば肝硬変症などの進行した肝病変は認めず，予後もよい．

原発性硬化性胆管炎とは

原発性硬化性胆管炎（primary sclerosing cholangitis，以下PSC）は肝内外の胆管の線維性狭窄を生じる進行性の慢性炎症性疾患である．胆管炎，AIDSの胆管障害，胆管悪性腫瘍（PSC診断後および早期がんは例外），胆道の手術や外傷，総胆管結石，先天性胆道異常，腐食性硬化性胆管炎，胆管の虚血性狭窄，floxuridine動注による胆管障害や狭窄に伴うものは二次性硬化性胆管炎として除外される．また，自己免疫性膵炎に伴うものを含めて，IgG4関連硬化性胆管炎も除外される．

わが国の年齢分布は20歳代と50～60歳代に2つのピークがみられ，若年者に炎症性腸疾患（inflammatory bowel disease：IBD）の合併が多く，高齢者には自己免疫性膵炎（autoimmune pancreatitis：AIP）の合併が多い．また，肝内肝外胆管両方の罹患例が多く，潰瘍性大腸炎の合併を37％に認める．

1 病態

自己免疫性肝炎や原発性胆汁性肝硬変（PBC）と同様に自己免疫機序によると考えられているが，詳細は不明である．IBDの合併が多く，病因との関連が示唆されている．

炎症性細胞浸潤は門脈域ではCD4陽性T細胞が多く，小葉内ではCD8陽性T細胞の浸潤がみられ，T細胞受容体解析では，γδ型のT細胞がほかの疾患に比べ多いとされている．浸潤T細胞はIL-2受容体，CD45ROを発現する．PSCの障害胆管上皮にはHLAクラスⅠ，HLAクラスⅡ，ICAM-1（intercellular adhesion molecule 1）などの免疫関連分子の発現をみることから，細胞性および液性免疫を介した自己免疫疾患であると考えられている．

1）感染性因子の関与

PSCの成因として，感染性因子の関与，特に門脈菌血症，胆道感染などが以前より指摘されている（図2）．門脈菌血症に関しては，PSCが高率に潰瘍性大腸炎を合併しており，腸炎に伴う門脈への持続的な細菌の流入により門脈菌血症が発生しやすい状態にあり，これが慢性の胆道感染や門脈域の線維化，さらにはPSCの発生に関連するとの考えである[3)4)]．

IBDとPSCでは，大腸と胆管で生じている免疫応答に類似性があると考えられており，大腸で活性化した腸管特異的T細胞が門脈を介して肝内に流入するとの考えもある．LPS（リポポリサッカライド）などの病原体関連分子パターン（pathogen-associated molecular pattern：PAMPs）によるToll様受容体自然免疫を介した機序の関与も考えられる．しかし，IBDを合

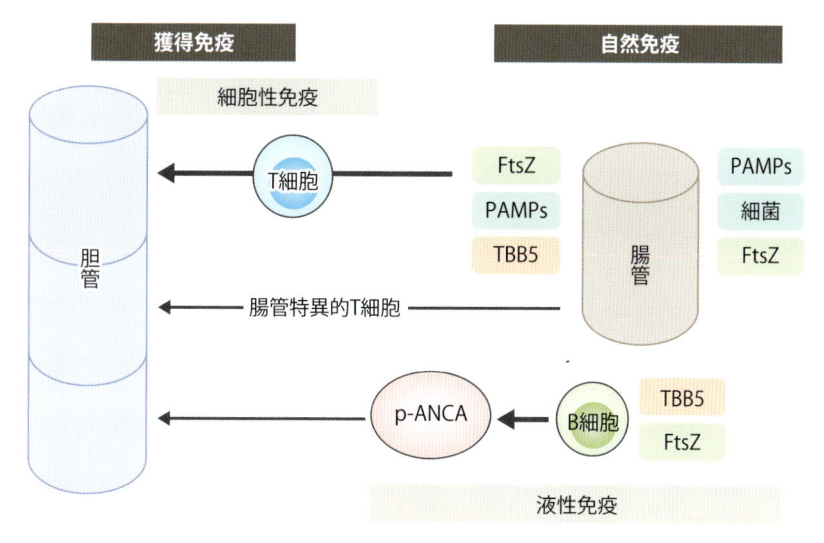

● 図2　PSC病態

PSCの成因として感染性因子の関与が指摘されており，特に門脈菌血症に関しては，PSCが高率に潰瘍性大腸炎を合併しており，腸炎に伴う門脈への持続的な細菌の流入により門脈菌血症が発生しやすい状態にあり，これが慢性の胆道感染や門脈域の線維化，さらにはPSCの発生に関連するとの考えである．IBDとPSCでは，大腸と胆管で生じている免疫応答に類似性があると考えられており，大腸で活性化した胆管特異的T細胞が門脈を介して肝内に流入するとの考えもある．LPS（lipopolysaccharide：リポポリサッカライド）などの病原体関連分子パターン（pathogen-associated molecular pattern：PAMPs）によるToll様受容体自然免疫を介した機序，TBB5（β-tublin isotype 5），FtsZ（filamenting temperature-sensitive mutant Z，前駆体タンパク質）によりB細胞が産生するp-ANCA（perinuclear antineutrophil cytoplasmic antibodies）を介した液性免疫の関与も考えられる

併しない症例や，大腸切除後にPSCを発症する症例もあり，否定的な意見もある．

2）免疫応答異常

PSCの胆管周囲に浸潤する制御性T細胞数はほかのコントロール疾患に比して減少しており，胆管周囲の制御性T細胞の減少がPSCの発症や進展に関与している可能性がある．同様の現象はIBDでも報告されており，共通の免疫応答異常が存在している可能性がある．また，PSCの胆管上皮にはSCF（stem cell factor）の異常な発現があり，胆管周囲の単球にもSCFの発現をみる．また，SCFのリガンドであるc-kit陽性マスト（肥満）細胞の集簇と活性化をきたし，胆管線維増生に関連するものと推測されている．

PSCの動物モデルとして，TNFの過剰産生を伴う動物モデルや肝細胞の毛細胆管側トランスポーターMdr2（multidrug resistance 2，ヒトではMDR3）ノックアウトマウスなどが知られている．PSCは複数の家族に発現する傾向があり，自己免疫疾患としばしば関連が指摘されるHLA-B8およびHLA-DR3を有する者で発生率がより高いことから，遺伝的素因も示唆されている．

2 臨床症状，生化学，組織所見

病気が進行すると掻痒感，黄疸が認められる．生化学所見では，胆道系酵素ALPやγ-GTPの上昇を特徴とし，AST，ALTの異常，そして血清ビリルビンの上昇が認められる．p-ANCA（perinuclear anti-neutrophil cytoplasmic antibodies：抗好中球細胞質抗体），ANA（anti-nuclear antibody：抗核抗体），ASMA（anti-smooth muscle antibody：抗平滑筋抗体），抗

● 表1　PSCの診断基準 (Mayo Clinic, 2003)

① あらゆる部位の胆管に生じた典型的な胆管造影の異常所見
② 臨床像（IBDの病歴，胆汁うっ滞の症状）および血液化学データ（6ヵ月以上にわたりALPが2～3倍に上昇）が合致
③ 二次性硬化性胆管炎の明らかな原因の除外 　a. 胆管炎 　b. AIDSの胆管障害 　c. 胆管悪性腫瘍（PSC診断後および早期がんは例外） 　d. 胆道の手術，外傷 　e. 総胆管結石 　f. 先天性胆道異常 　g. 腐食性硬化性胆管炎 　h. 胆管の虚血性狭窄 　i. fioxuridine動注による胆管障害や狭窄 　j. AIPに伴うもの，IgG4関連硬化性胆管炎

● 表2　PBCとPSCの比較

	PBC	PSC
頻度	中高年の女性	20歳代と50～60歳代の男性
病態	小葉間胆管の破壊性胆管炎 肝外胆管系の閉塞を伴わない	肝内外の比較的大型の胆管 慢性炎症性変化と線維化 内腔の狭小化と閉塞
破壊胆管の特徴	小葉間胆管より末梢 粘液産生なし 壁構造なし	隔壁胆管より大きい 粘液産生あり 壁構造あり
自己抗体	AMA	p-ANCA 抗カルジオリピン抗体

カルジオリピン抗体などの自己抗体が陽性となることがある．組織像は胆管の破壊ではなく，胆管周囲炎で胆管周囲に同心円状（層状）の線維増生がみられ（onion skin lesionとよばれる），線維増生によって胆管が閉塞する像もみられることがある．

される．ERCP（内視鏡的逆行性胆道膵管造影）やMRCP（磁気共鳴胆道膵管造影）などの画像検査で，胆管の数珠状変化とよばれる狭窄と拡張が共存する特徴的な胆管像が認められる．肝組織生検の診断では，サンプルエラーが起こる可能性がある．

3 診断

診断としてMayo Clinicの基準（表1）を示すが，二次性の胆管炎を否定しえた，慢性的な胆管障害が特徴であり，PBCで破壊される胆管（小葉間胆管）より大きな胆管（隔壁胆管以上）が障害される．PSCは，肝臓の内外の胆管に対して免疫応答が起き，障害される胆管の部位によりlarge duct PSCとsmall duct PSCに分けられ，small duct PSCでは肝内小胆管のみが障害

4 治療

UDCA（ウルソデオキシコール酸）やベザフィブラートが治療に用いられ，ALPやγ-GTP値を低下させる．しかし，予後を改善するかについては不明である．局所的狭窄に対するバルーン拡張や一時的なドレナージなどの内視鏡的治療が有用のこともある．進行例では，PBCと同様に肝移植が唯一の救命法であり，肝移植が行われる．

5 病態の整理 (表2)

　PBCとPSCについてのまとめを記す．両疾患とも胆管が障害の主たる病変であるが，PBCは小葉間胆管より末梢が破壊され，PSCではPBCより大きな胆管（隔壁胆管）が障害される．隔壁胆管より大きな胆管は粘液産生上皮から構成されて，胆管固有の壁構造を有している．一方，PBCで破壊される小葉間胆管から末梢は粘液産生がなく，壁構造もみられないという違いがある．

謝辞
・厚生労働省難治性疾患克服研究事業「難治性の肝・胆道疾患に関する調査研究」班（班長：坪内博仁）
・PBC調査研究班
　上記班長ならびに班員先生のご協力により執筆させていただきました．

（竹山康章，向坂彰太郎）

■ 文 献 ■

1) 厚生労働省難治性疾患克服研究事業「難治性の肝・胆道疾患に関する調査研究」班：原発性胆汁性肝硬変（PBC）の診療ガイドライン．肝臓, 53：633-686, 2012
2) Shimoda, S. et al.：Interaction between Toll-like receptors and natural killer cells in the destruction of bile ducts in primary biliary cirrhosis. Hepatology, 53：1270-1281, 2011
3) Sasatomi, K. et al.：Abnormal accumulation of endotoxin in biliary epithelial cells in primary biliary cirrhosis and primary sclerosing cholangitis. J. Hepatol., 29：409-416, 1998
4) Koga, H. et al. ：Abnormal accumulation in lipopolysaccharide in biliary epithelial cells of rats with self-filling blind loop. Int. J. Mol. Med., 9：621-626, 2002

■ 参考文献 ■

・竹山康章，向坂彰太郎：原発性胆汁性肝硬変．『カラー版消化器病学―基礎と臨床』，西村書店，2013（発行予定）
・下田慎治：原発性胆汁性肝硬変の発症機序．医学のあゆみ, 228：885-888, 2009
・滝川　一：原発性硬化性胆管炎の診断・治療．医学のあゆみ, 228：895-899, 2009

臨床編II　臓器特異的自己免疫疾患

9　自己免疫性溶血性貧血

何らかの誘因により自己の赤血球膜上の抗原に対する自己抗体が産生され，抗原抗体反応の結果，溶血が起こり，赤血球寿命が短縮して貧血をきたす病態を指す．自己抗体の至適反応温度によって温式と冷式に大別される．どちらも原則として直接クームス試験は陽性となる．大多数は温式で，血管外溶血（網内系での貪食）により赤血球が破壊される．ステロイドによる治療が標準的である．特発性と続発性があり，鑑別には注意を要する．

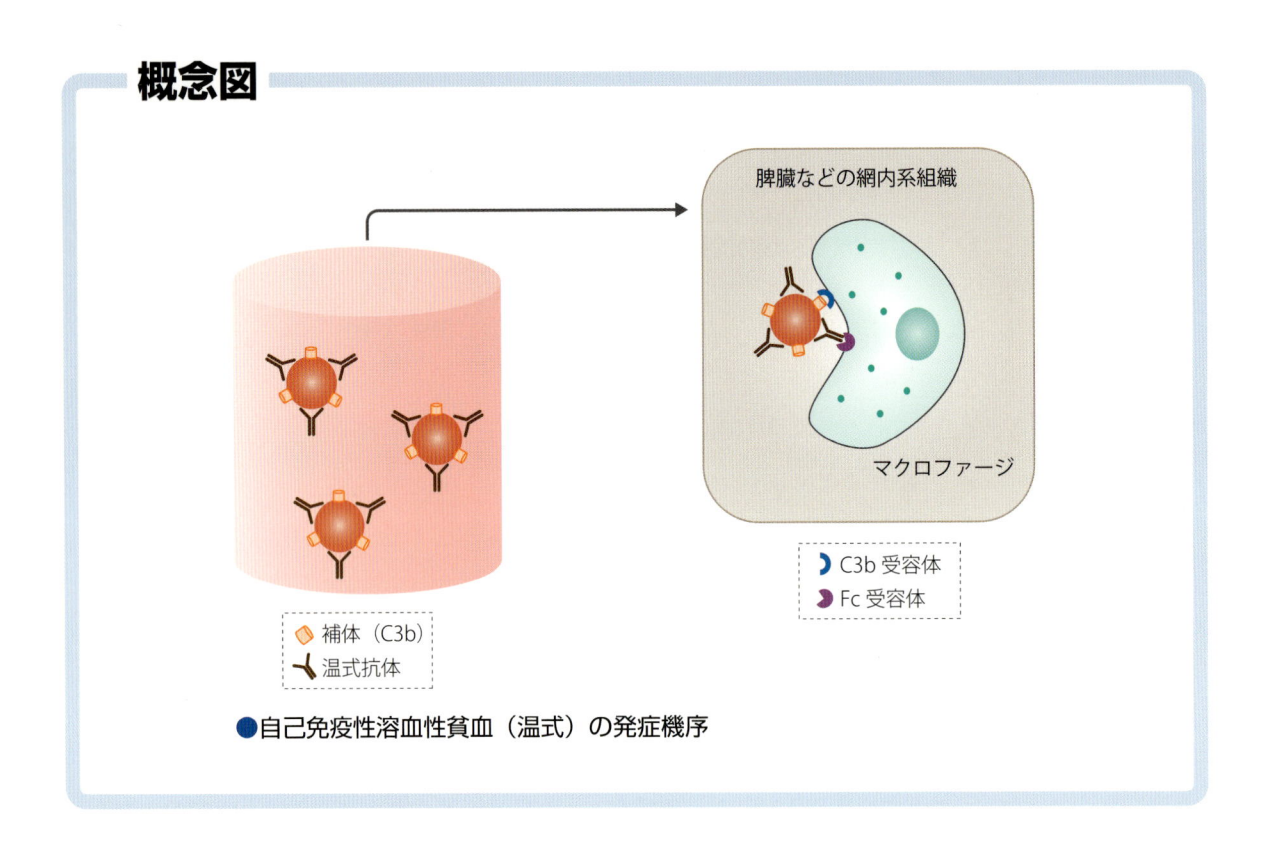

概念図

●自己免疫性溶血性貧血（温式）の発症機序

補体（C3b）
温式抗体
C3b 受容体
Fc 受容体
脾臓などの網内系組織
マクロファージ

自己免疫性溶血性貧血とは

　自己免疫性溶血性貧血（autoimmune hemolytic anemia：AIHA）は溶血性貧血の代表的な原因の1つである．赤血球膜上の抗原に反応する自己抗体により赤血球が破壊されることで貧血をきたす．自己抗体が赤血球に結合する最適温度により，温式と冷式のAIHAに分類され，大部分は前者の形をとる．温式抗体によるAIHAの場合は，抗体の結合した赤血球は網内系貪食細胞のもつFc受容体によって識別され，貪食を受けて崩壊する（血管外溶血）．冷式の場合は補体が重要な役割を演じており，血管内溶血が主体である．

1 病態，発症機序

1）温式AIHA

　抗体はほとんどが多クローン性のIgGクラスである．抗体が結合した赤血球は，主として脾臓に存在する貪食細胞のFc受容体に認識され，貪食を受けて崩壊する（概念図）．IgGサブクラスのうちIgG1とIgG3のみ貪食細胞のFc受容体で認識される．また，補体活性化能はIgG3がIgG1より強い．抗体がIgG2やIgG4のみの場合，直接クームス（Coombs）試験が陽性であっても有意な溶血を起こさないことがある．

　特発性とされるもの以外に続発性もあり，自己免疫疾患（特に全身性エリテマトーデス），リンパ増殖性疾患（特に慢性リンパ性白血病），後天性免疫不全症候群（AIDS），低γグロブリン血症，胸腺腫・赤芽球癆，骨髄異形成症候群，卵巣腫瘍，妊娠といったものに続発することが知られている．リンパ増殖性疾患に先行する場合が少なからず存在し，特発性とされた場合にもその後の経過に注意を要する[1]．

2）冷式AIHA—寒冷凝集素症
（cold agglutinin disease：CAD）

　ほとんどがIi血液型特異性を示すIgMであり，通常4℃で最大活性を示す．IgMは低温条件であっても補体C1qを結合し，加温でIgMの大部分は赤血球から遊離するが，古典的経路による補体活性化（基礎編-10参照）が起こる．主として血管内溶血を起こすが，一部はC3bを介して肝のクッパー（Kupffer）細胞に補足されて貪食を受ける．

　続発性の原因としては，マイコプラズマ感染症，伝染性単核球症，サイトメガロウイルス感染症，リステリア症，悪性リンパ腫，多発性骨髄腫，固形がんといったものが知られている．

3）冷式AIHA—発作性寒冷ヘモグロビン尿症（paroxysmal cold hemoglobinuria：PCH）

　P血液型特異性を示すDL抗体（Donath-Landsteiner抗体）により発症する．これは15〜20℃以下の寒冷条件で赤血球に結合し，C1を結合する．加温すると抗体は遊離するが，古典的経路を介して補体が活性化して溶血が起こる．古典的には梅毒に関連したものが多かったが現在ではまれとなっており，その他の感染後性や特発性がわずかにみられるのみである．急性ウイルス感染後の小児PCHは5歳以下に多く，発症が急激で溶血は激しく，腹痛，四肢痛，悪寒戦慄，ショック状態や心不全，急性腎不全をきたすこともある．

　この病型には，発作性・反復性がなく，寒冷曝露との関連も希薄で，ヘモグロビン尿も必発ではないことなどから，PCHという名称は不適切であるとの意見もある．

2 臨床症状，診察所見

1）温式AIHA

　発症は急激なものから潜行性のものまで多岐にわたる．急激に発症した場合は発熱，衰弱，心不全，呼吸困難，意識障害といった重篤な様相をみせ，迅速な対応を要する．潜行性は高齢者に多い傾向があり，代償されて症状が目立たない場合もある．黄疸はみられるが，目立たないことが多い．脾腫は3割程度にみられるが1〜2横指程度と軽度である．

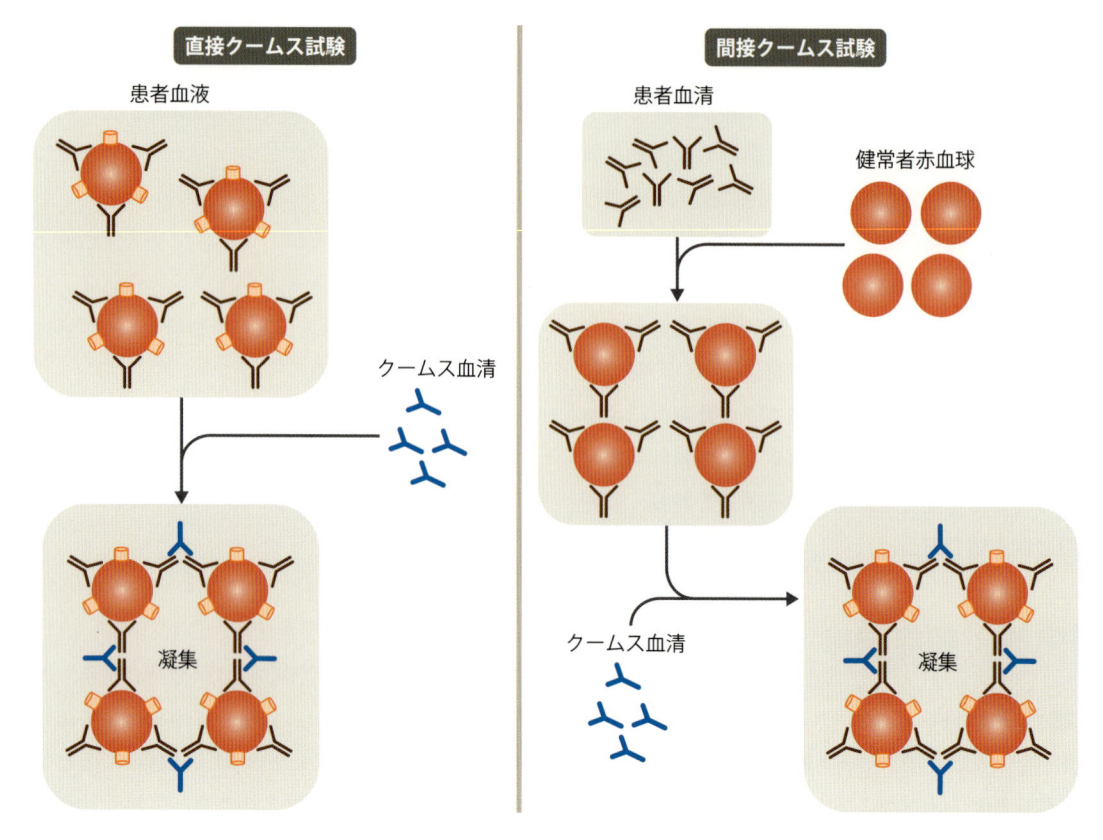

●図1　クームス試験の概略
直接クームス試験が陽性の場合は，自己免疫性溶血性貧血が疑われる．間接クームス試験が陽性の場合は，血清中に赤血球に対する自己抗体または不規則抗体が存在していることを示す．間接クームス試験のみ陽性の場合は不規則抗体が存在すると考えられる

2) CAD

溶血と末梢循環障害による症状がみられる．具体的には末端のチアノーゼ，レイノー（Raynaud）症状，網状皮斑，感覚異常といったものである．

3) PCH

梅毒と関連した古典的例では，寒冷曝露後数分〜数時間後に血管内溶血とヘモグロビン尿を呈する．背部痛や腹痛，下肢痛，悪寒，発熱，レイノー症状，蕁麻疹を伴う場合がある．

3 検査所見

1) 温式AIHA

血算ではMCV（平均赤血球容積）は高値をとることが多く，70％の症例は100 fl以上であった[2]．網状赤血球は，病初期や無形成クリーゼの合併などを除いては著明に増加する．

溶血を反映してLDH（乳酸デヒドロゲナーゼ：Ⅰ，Ⅱ型優位），GOT（グルタミン酸オキサロ酢酸トランスアミナーゼ，AST：アスパラギン酸アミノトランスフェラーゼ），ビリルビンの上昇，ハプトグロビンの低下を認める．総ビリルビンが5 mg/dLを超えることは少なく，しばしばポリクローナルな高γグロブリン血症を認める．

● 表1 溶血性貧血の診断基準

① 臨床所見として，通常，貧血と黄疸を認め，しばしば脾腫を触知する．ヘモグロビン尿や胆石を伴うことがある
② 以下の検査所見がみられる
　1）ヘモグロビン濃度低下
　2）網赤血球増加
　3）血清間接ビリルビン値上昇
　4）尿中・便中ウロビリン体増加
　5）血清ハプトグロビン値低下
　6）骨髄赤芽球増加
③ 貧血と黄疸を伴うが，溶血を主因としないほかの疾患〔巨赤芽球性貧血，骨髄異形成症候群，赤白血病，先天性赤血球異形成貧血（congenital dyserythropoietic anemia），肝胆道疾患，体質性黄疸など〕を除外する
④ ①，②によって溶血性貧血を疑い，③によって他疾患を除外し，診断の確実性を増す．しかし，溶血性貧血の診断だけでは不十分であり，特異性の高い検査によって病型を確定する

厚生労働省 特発性造血障害に関する調査研究班（平成16年度改訂）

温式AIHAに限らず冷式抗体によるAIHAも，広スペクトル抗血清を用いた直接クームス試験は陽性となるのが原則である（図1）．直接クームス試験は，赤血球もしくは補体にすでに結合している抗体を検出するために施行される．これらが存在する場合，クームス血清は抗体の架橋と赤血球凝集を起こす．直接クームス試験が陰性，あるいは特異的クームス試験で補体のみ陽性の場合も，症状などから温式AIHAが疑われる場合は赤血球結合IgG定量を行うとクームス陰性AIHAと診断できることがある[3)4)]．

特発性と考えられる場合であってもRA（関節リウマチ）テスト，抗核抗体，LE（lupus erythematosus）テスト，寒冷凝集素，サイロイドテスト，ミクロゾーム抗体などがしばしば陽性となる．

骨髄検査では正赤芽球過形成像を示すが，病初期には減少していることもある．

2）CAD

貧血は軽度〜中等度であることが多く，赤血球の自己凝集がみられる．赤沈の亢進も著明となる．

直接クームス試験は陽性だが，IgGは検出されず補体成分によるものである．血清補体価は消費のため低値となる．

特発性慢性CADではモノクローナルなIgMが検出される．感染に伴うものはポリクローナルであり，悪性リンパ腫に伴うものではモノクローナルであることが多い．

3）PCH

溶血発作が強い場合，急速なヘモグロビン低下を示す．発作中とその直後には直接クームス試験は陽性となる（主にC3dによる）．血清補体価は消費のため低値となる．

Donath-Landsteiner試験を行いDL抗体を検出する必要があるが，現在受託している検査機関はないため自施設の検査室で検査を行う必要がある．

MEMO

クームス陰性AIHAの診断には，赤血球に結合した抗体量を高感度で定量する必要がある．診断の困難なクームス陰性溶血性貧血に対しては積極的に検査を行う必要があるが，一般の施設では困難である．2013年5月現在，自治医科大学地域医療学センター地域医療学部門（http://homepage2.nifty.com/kmskt/AIHA/）で，臨床研究の形で検査依頼可能である．

● 表2　自己免疫性溶血性貧血（AIHA）の診断基準

① 溶血性貧血の診断基準を満たす
② 広スペクトル抗血清による直接クームス試験が陽性である
③ 同種免疫性溶血性貧血（不適合輸血，新生児溶血性疾患）および薬剤起因性免疫性溶血性貧血を除外する
④ ①〜③によって診断するが，さらに抗赤血球自己抗体の反応至適温度によって，温式（37℃）の1）と，冷式（4℃）の2）および3）に区分する
1）温式自己免疫性溶血性貧血 　　　臨床像は症例差が大きい．特異抗血清による直接クームス試験でIgGのみ，またはIgGと補体成分が検出されるのが原則であるが，抗補体または広スペクトル抗血清でのみ陽性のこともある．診断は2），3）の除外によってもよい 　2）寒冷凝集素症 　　　・血清中に寒冷凝集素価の上昇があり，寒冷曝露による溶血の悪化や慢性溶血がみられる 　　　・直接クームス試験では補体成分が検出される 　3）発作性寒冷ヘモグロビン尿症 　　　ヘモグロビン尿を特徴とし，血清中に二相性溶血素（Donath-Landsteiner抗体）が検出される
⑤ 以下によって経過分類と病因分類を行う
・急性：推定発病または診断から6カ月までに治癒する ・慢性：推定発病または診断から6カ月以上遷延する ・特発性：基礎疾患を認めない ・続発性：先行または随伴する基礎疾患を認める
⑥ 参考
1）診断には赤血球の形態所見（球状赤血球，赤血球凝集など）も参考になる 　2）温式AIHAでは，常用法による直接クームス試験が陰性のことがある（クームス陰性AIHA）．この場合，患者赤血球結合IgGの定量が有用である 　3）特発性温式AIHAに特発性血小板減少性紫斑病（ITP）が合併することがある（Evans症候群）．また，寒冷凝集素価の上昇を伴う混合型もみられる 　4）寒冷凝集素症での溶血は寒冷凝集素価と平行するとは限らず，低力価でも溶血症状を示すことがある（低力価寒冷凝集素症） 　5）自己抗体の性状の判定には抗体遊出法などを行う 　6）基礎疾患には自己免疫疾患，リウマチ性疾患，リンパ増殖性疾患，免疫不全症，腫瘍，感染症（マイコプラズマ，ウイルス）などが含まれる．特発性で経過中にこれらの疾患が顕性化することがある 　7）薬剤起因性免疫性溶血性貧血でも広スペクトル抗血清による直接クームス試験が陽性となるので留意する．診断には臨床経過，薬剤中止の影響，薬剤特異性抗体の検出などが参考になる

厚生労働省 特発性造血障害に関する調査研究班（平成16年度改訂）

4 診断と治療戦略の概略

　診断については表1の溶血性貧血の診断基準を満たすことを確認し，さらに表2のAIHAの診断基準によって病型を確定する．血清LDHの上昇とハプトグロビンの低下の両方がみられた場合，90％の特異度で溶血の診断が得られ，血清LDH正常とハプトグロビン25 mg/dL以上の両方を満たした場合，92％の感度で溶血が除外できたとの報告がある[5]．

1）温式AIHAの治療

　副腎皮質ステロイド，脾摘，免疫抑制薬が中心となる．治療の概略は図2のようになる．

■ステロイド

　寛解導入療法としては，プレドニゾロン換算で1 mg/kgのステロイド連日投与が標準である．4週を目安として継続し，その後の約1カ月で0.5 mg/kgまでの減量を行い，溶血が安定していれば2週で5 mg程度のペースで減量し，10〜15 mg/日の初期維持量に入る．減量期に悪化がみられれば0.5 mg/kgまで増量

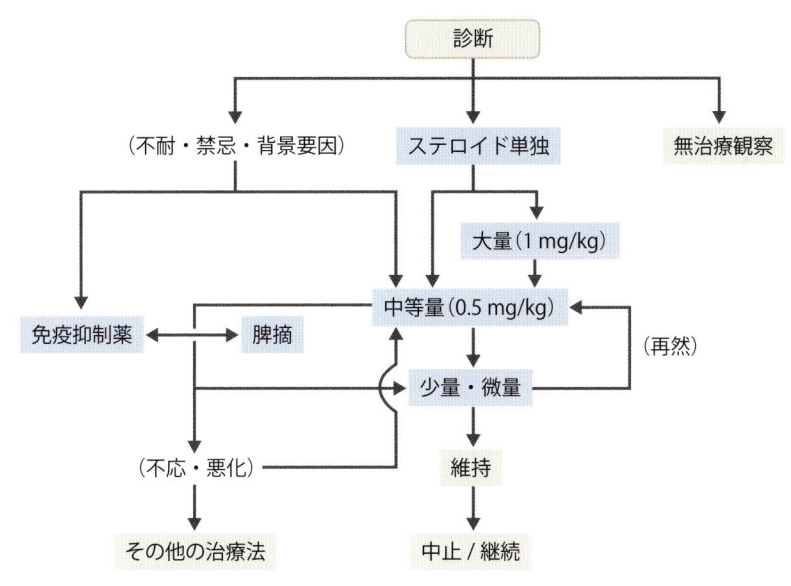

●図2 温式AIHAの治療概略

して再度減量を図る．

初期維持量に到達した場合，さらに緩徐に減量を試みて5 mg/日程度をめざす．中止可能かどうかの判断は定まったものはないが，直接クームス試験が陰性化して数カ月経過しても陽性化せず溶血所見もみられない場合は，中止のうえで経過観察することも可能と考えられる．

■ 脾摘

脾臓は自己抗体産生の場であり，感作赤血球の貪食の場でもあるため古くから脾摘が施行されてきた．ただし，これらの役割は肝臓などのほかの網内系組織によって代償されるため，これのみで治癒を期待することはできない．通常はステロイド依存性，不耐容，悪化がみられる場合に施行する．有効性は免疫抑制薬よりも高いとされ，60％前後となっている．

■ 免疫抑制薬

標準量のステロイドへ反応しない場合や，減量困難，不耐用などの際にシクロホスファミド，アザチオプリン，6-メルカプトプリン，メトトレキサートなどが用いられる場合がある．通常はステロイドと併用し，奏効すればステロイドを先に減量する．長期投与は避ける．抗CD20抗体リツキシマブが有効であるとの報告も増えてきているが，安全性や長期的な効果を含めた評価が望まれる[6]．

■ 赤血球輸送

赤血球輸血は血液型検査や交差適合試験が干渉されやすいため，適合血の選択が困難となる．不規則抗体をもつ場合もあり，輸血を契機として溶血の悪化を招く場合もあるため原則として輸血は避ける．ただし，生命維持に必要なヘモグロビン濃度を保つ必要はあるため，救命的な輸血は行わざるをえない．また，温式AIHAで輸血を繰り返し受けた多数例の解析では同種抗体の出現率や溶血の増悪は高くなかったとの報告もあり，薬物療法が奏効するまでの間の輸血は許容される[7)8)]．輸血が必要となりそうな場合は，輸血管理部門への早めの連絡が必要である．

2) CADの治療

保温が基本となる．ステロイドの効果は温式AIHAに比べると大きく落ちるとされるが，低力価の場合は有効であるとの報告もある[9]．続発性の場合は原疾患の改善が望ましいが，慢性特発性CADの場合は難渋

する．メルファラン，シクロホスファミドなどのアルキル化剤が試みられるが，効果は一定しないとされる．近年，抗CD20抗体リツキシマブが有効であるとの報告がなされている[10]．

3）PCHの治療

CADと同様，保温が中心となる．溶血の抑制にステロイドが使用されることはあるが，有効性は明らかではない．赤血球輸血を要する場合もあるが，DL抗体はP特異性を示すことが多く，製剤はP陽性であることが多いため溶血の悪化を招く可能性がある．梅毒に伴う場合，駆梅療法で改善がみられる場合があるが，溶血が持続することもある．

（山本譲司，張替秀郎）

■ 文献 ■

1) Sallah, S. et al.：Future development of lymphoproliferative disorders in patients with autoimmune hemolytic anemia. Clin. Cancer Res., 7：791-794, 2001
2) 前川 正：自己免疫性溶血性貧血の多施設共同プロスペクティブ研究―追加症例を含めた250例での成績．「厚生省班研究昭和62年度報告書」，pp206-207, 1988
3) Kamesaki, T. et al.：Cut-off value of red-blood-cell-bound IgG for the diagnosis of Coombs-negative autoimmune hemolytic anemia. Am. J. Hematol., 84：98-101, 2009
4) Kamesaki, T. et al.：Characterization of direct antiglobulin test-negative autoimmune hemolytic anemia: a study of 154 cases. Am. J. Hematol., 88：93-96, 2013
5) Marchand, A. et al.：The predictive value of serum haptoglobin in hemolytic disease. JAMA, 243：1909-1911, 1980
6) D'Arena, G. et al.：Rituximab for warm-type idiopathic autoimmune hemolytic anemia: a retrospective study of 11 adult patients. Eur. J. Haematol., 79：53-58, 2007
7) Salama, A. et al.：Red blood cell transfusion in warm-type autoimmune haemolytic anaemia. Lancet, 340：1515-1517, 1992
8) Sokol, R. J. et al.：Patients with red cell autoantibodies: selection of blood for transfusion. Clin. Lab. Haematol., 10：257-264, 1988
9) Schreiber, A. D. et al.：Low-titer cold-hemagglutinin disease. Mechanism of hemolysis and response to corticosteroids. N. Engl. J. Med., 296：1490-1494, 1977
10) Berentsen, S. et al.：Rituximab for primary chronic cold agglutinin disease: a prospective study of 37 courses of therapy in 27 patients. Blood, 103：2925-2928, 2004

■ 参考文献 ■

・『三輪血液病学 第3版』（浅野茂隆，他/監修），文光堂，2006
・『難治性貧血の診療ガイド―特発性造血障害の病態・診断・治療の最新動向』（「難治性貧血の診療ガイド」編集委員会/編），南江堂，2011

臨床編Ⅱ　臓器特異的自己免疫疾患

10 特発性血小板減少性紫斑症

　特発性血小板減少性紫斑症は，血小板に対する抗体の産生を主体とし，血小板に対する自己免疫反応によって血小板の破壊が亢進し，血小板数の減少と出血症状が出現する症候群である．治療はピロリ菌が陽性の場合には除菌を行うが，陰性もしくは除菌無効の場合に行う治療は以下のように大別される．

①抗体産生や抗体反応を抑制する（免疫グロブリン，副腎皮質ステロイドホルモン，リツキシマブなどの投与）
②血小板が破壊される場である脾臓を摘出する（脾摘）
③血小板の産生を促す（トロンボポエチン受容体作動薬の投与）

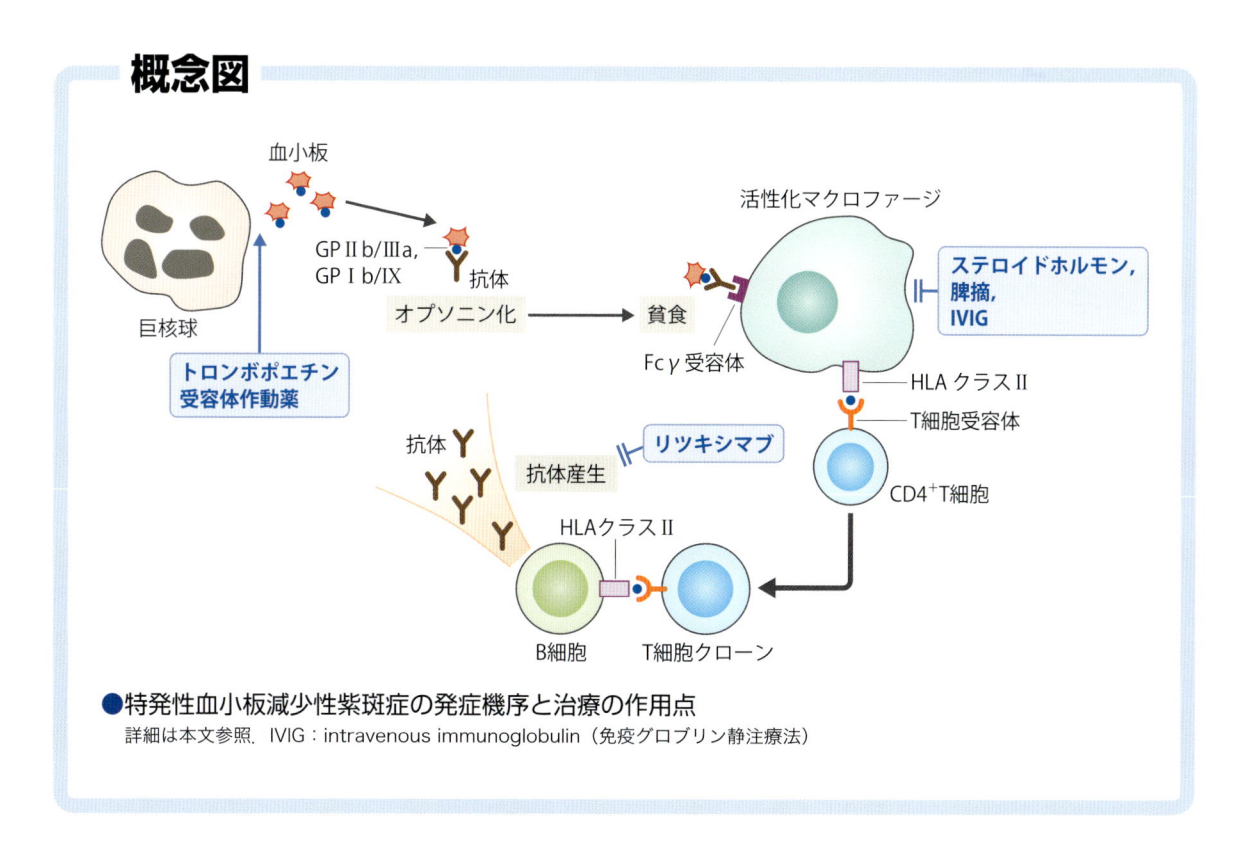

概念図

●特発性血小板減少性紫斑症の発症機序と治療の作用点
詳細は本文参照．IVIG：intravenous immunoglobulin（免疫グロブリン静注療法）

特発性血小板減少性紫斑症とは

◆疾患の定義

　特発性血小板減少性紫斑症（idiopathic thrombocytopenic purpura：ITP）は，ほかの基礎疾患や薬剤などの原因が明らかではなく，血小板の破壊亢進による減少をきたす後天性の疾患である．発症機序として血小板に対する自己免疫学的な破壊が関与していることが明らかとなったため，特発性（idiopathic）という名前がそぐわないと考えられるようになり，ITPの国際作業部会にてprimary immune thrombocytopeniaという用語を用いることが提唱されている．

◆疫学

　人口10万人あたり1.5～3.3人である[1]．発症様式によって急性型と慢性型に分類される[2]．表1にそれぞれの特徴を示す．実際には発症時にこの区別を行うのは困難であり，発症後の経過で鑑別することが多い．

1 病態

　1950年代Harringtonらは，ITPの患者の血液を数名の健常人に静注したところ，血小板の減少が数時間以内に生じ，数日間持続することを示した．これによってITPの患者の血液の中には血小板を減少させる因子があることが示された．その後，その因子がグロブリン分画に存在すること，そして血小板抗体の存在がITPの主病態であることが示された．実際に，血小板膜糖タンパク質であるGPⅡb/ⅢaまたはGPⅠb/Ⅸに対する自己抗体が，ほとんどの症例で認められる．血小板に付着した抗体がITPの病態には重要と考えられるため，血清中には親和性の弱い抗体しか認められない．

　現在では自己抗体という液性因子のみではなく，細胞性因子もITPの病態に重要な役割を占めていることがわかっている[3]．すなわち，自己抗体の付着によって感作された血小板は，脾臓など網内系に存在する抗原提示細胞であるマクロファージに認識される．具体的には，マクロファージの表面に存在する抗体のFcγ部分に対する受容体が，抗体の付着した血小板を認識し，補足・破壊する（概念図）．マクロファージは標的抗原を細胞内に取り込み，プロセシングを行って，HLA（クラスⅡ）分子の表面に提示する．同時にCD4陽性T細胞を活性化するサイトカインを分泌する．この提示を受けて感作されたCD4陽性T細胞は活性化し，B細胞を刺激して抗体産生を促す．

　ITPの患者では血小板のみではなく，その前駆細胞である巨核球の成熟障害を伴っているが，実際にITPの患者血清がCD34陽性細胞から巨核球への分化を阻害することが示されており，血小板のみではなく前駆細胞にも作用すると考えられている．

2 症状，診断

1）臨床症状，診察所見

　血小板減少に伴う皮膚や粘膜の出血が主体であるが，血小板減少が高度の際には消化管や脳の出血をきたすことがある．凝固障害でみられるような筋肉内や関節内の出血はまれである．

　鑑別診断として，偽性血小板減少症，薬剤性，骨髄異形成症候群，再生不良性貧血，微生物感染症（ヒト後天性免疫不全ウイルス，サイトメガロウイルス，Epstein-Barrウイルス，マイコプラズマなど），先天性疾患〔メイ・ヘグリン（May-Hegglin）異常，ベルナール・スリエ（Bernard-Soulier）症候群，フォン・ヴィレブランド（von Willebrand）病〕，血栓性血小板減少性紫斑症／溶血性尿毒症症候群（TTP/HUS）などがあげられる．特に再生不良性貧血の初期には血小板減少がほかの血球に先行するので，鑑別に注意する．

2）検査所見

　血小板減少を確認し，ITPを疑った場合には，以下の検査を行う．なお，わが国の2007年の厚生労働省特発性凝固異常症研究班によるITPの診断基準を表2に示す．所見の特徴としては，末梢血では血小板単独の減少を示し，形態異常はみられない．骨髄では巨核球

● 表1　ITPの分類 (文献2をもとに作成)

	急性ITP	慢性ITP
好発年齢	2～5歳	20～40歳, 60～80歳
性	男1：女1	若年群では男1：女3 高齢群では性差なし
好発季節	冬～春	なし
発症様式	突然の発症	緩徐に進行
先行感染	しばしばあり： ウイルスやワクチン接種	まれ
出血傾向	強い	少ない
経過	2～6週間, 6カ月以内に寛解	6カ月以上

● 表2　ITP診断基準

①血小板減少（10万/μL以下）
②末梢血塗抹標本は正常
③以下の検査のうち3), 4), 5) を含む3項目以上を満たす
　1) 貧血がない
　2) 白血球数が正常
　3) 末梢血中の抗GPⅡb/Ⅲa抗体産生B細胞の増加
　4) 血小板関連抗GPⅡb/Ⅲa抗体の増加
　5) 網状血小板比率の増加
　6) 血漿TPOは軽度上昇にとどまる（＜300 pg/mL）

・ITPの診断には上記3項目をすべて満たすこと
・二次性ITPをきたす疾患または病態（全身性エリテマトーデス, リンパ増殖性疾患, ヒト後天性免疫不全ウイルス感染症, 肝硬変など）を欠如する場合は特発性ITPと診断できる
・3項目を満たしてもITPとして非典型的な所見を認める場合は骨髄穿刺を行うのが望ましい

TPO：トロンボポエチン
厚生労働省特発性凝固異常症研究班（2007年）

は正常ないし増加を示す．巨核球の細胞質は好塩基性で顆粒に乏しく，血小板付着像を欠く場合が多いが，これはITPに特異的な所見ではない．血小板減少をきたすほかの疾患を除外することが必要である．ピロリ菌検査は後述する．

■ 血小板関連IgG (platelet-associated IgG：PA-IgG)

　血小板に結合しているIgG抗体を測定する検査である．ITPにおける感度は90％程度と高いが，血液腫瘍，薬物性血小板減少症，全身性エリテマトーデスなどの自己免疫疾患，感染症などでも陽性となり，特異性が低い検査である．

■ 網状血小板 (reticulated platelets：RP)

　細胞質にRNAが残存している血小板で，幼若な血小板と考えられる．TO（thiazole orange）にて染色した後にフローサイトメトリーを用いて測定する．破壊機序による血小板の減少時や，化学療法による骨髄抑制後の回復期に上昇する．

■ トロンボポエチン (thrombopoietin：TPO)

　トロンボポエチンは主に肝臓で産生され，巨核球分化の各段階に作用して血小板産生を促す因子である．トロンボポエチンの受容体（c-Mpl）は巨核球のみならず血小板にも存在するが，血小板上のc-Mplは血液中のトロンボポエチンと結合し取り込むことで，トロンボポエチンの量を調整している．すなわち，血小板が減少すると血小板に取り込まれるトロンボポエチンの量が減少し，巨核球に結合して刺激するトロンボポエチンが増加し，血小板産生を促す．逆に血小板が増加すると血清中のトロンボポエチンの量が減少し，血小板産生が抑制される．このような，トロンボポエチンを介した血小板数のネガティブフィードバック機構が存在する．

　ITPでは，血小板が減少しているものの，トロンボポエチンと結合する巨核球の数が増加しているため，トロンボポエチンの総量は健常人とほとんど変わらないか，やや増加している程度である．一方，再生不良

性貧血や無巨核球性血小板減少症ではトロンボポエチンが非常に高値となるが，これは血小板とともに巨核球も減少しているため，トロンボポエチンの吸収低下がより顕著に生じていることが一因と考えられる．

3 治療

1）治療の目的

ITPの治療の目的は，止血に十分な血小板数を維持することであり，血小板数を正常化させることではない．しかもその状態を休薬もしくは副作用を認容できる最小限の薬物療法によって達成できる必要がある．

必要な血小板数の目安として3万/μL以上とされているが，それ以上であっても，重篤な出血症状がある場合には積極的な治療の適応となる．逆に2万/μL以下の場合は出血症状がなくても治療適応である．また，血小板数が2〜3万/μLの場合は出血がなければ注意深い観察を継続すればよいが，高齢者（60歳以上）・高血圧を有する症例・肉体的な活動性の高い症例も積極的な治療の適応となる．

2）治療方針

図1に治療方針のアルゴリズムを示す[1]．

■ 緊急時や外科処置を必要とする場合

血小板数が1万/μL以下で出血を伴う場合，主要臓器への出血をきたしている場合，外科手術を予定しているが必要な血小板数に満たない場合が該当する．外科手術としては，ITPの治療としての脾摘を行う場合が最も想定されるが，その場合には血小板を5万/μL以上とすることが必要である．

緊急時には入院して安静に管理する．高血圧があればコントロールを行い，月経年齢であればホルモン剤を使用して止める．そのうえで免疫グロブリン製剤400 mg/kgを連続5日間投与する．血小板数は3日目くらいから上昇し，80％以上の症例で5万/μL以上となる．1,000 mg/kgを1〜2日投与すると反応がさらに早くみられるが，保険適応外である．しかし，効果は2週間程度しか持続しないため，あくまで一次的な処置である．免疫グロブリン製剤の有効性が不十分なときは血小板輸血を併用する．

■ ピロリ除菌

本邦の症例は高齢者群を中心にピロリ菌陽性率が高く，70％に達する．また除菌成功例における有効性が約60％と高率であり，効果を長期間維持できる症例が多い．そのため，ITPと診断した場合は，まずピロリ菌の検査を行う．検出方法としては尿素呼気試験や便中ピロリ抗原を用いる．血清ピロリ抗体は必ずしも現在の感染を示すものではないため適さない．胃生検はピロリ菌の検出には確実な方法であるが，出血の危険性があるため慎重に適応を検討する．

陽性の場合はピロリ菌の除菌を行うが，血小板数が1万/μL以下の場合は除菌療法によって出血が増悪することがあるため，ステロイドや免疫グロブリンによって血小板数を上昇させてから行うのが望ましい．除菌の効果判定は4〜8週間後に行う．

■ 副腎皮質ステロイドホルモン

ピロリ菌陰性症例や除菌効果が無効の症例は，一次治療の適応となる．一次治療は副腎皮質ステロイドホルモンである．初期治療はプレドニゾロン換算で0.5〜1 mg/kgを2〜4週間用いる．その後漸減し，血小板数3万/μLを維持できる必要最小限の量を維持量とする．プレドニゾロンの治療は初期奏効率は優れているものの減量中に再燃することが多く，プレドニゾロンを中止することができる症例は1〜2割である．

副腎皮質ステロイドホルモンとして，プレドニゾロンの長期投与の代わりに高用量デキサメタゾン（40 mg/日，4日間）を14日ごとに4コース投与することで74％に長期的効果が得られるという報告があり[4]，注目されたが，フォローアップのスタディで再現性が得られず，一次治療とはみなされなくなっている．

■ 脾摘

診断から6カ月以上経過した症例で，ステロイドの治療に反応しない症例や，維持量としてプレドニゾロン換算で15 mg以下に減量できない症例を対象とする．90％以上で血小板増加がみられ，50〜60％で寛解が持続する．長期寛解持続率は最も高い治療である．脾

```
ITPの診断確定（急性，慢性を問わない）
          ↓
ピロリ菌検査（尿素呼気試験，便中ピロリ抗原）
```

陰性，除菌後血小板増加無効例 / 陽性

陽性 → 除菌療法 → 血小板数増加 → 無治療

陰性の場合：
- 血小板数≦2万/μL あるいは重篤な出血症状，多発する紫斑，点状出血，粘膜出血
- 血小板数2〜3万/μL ＋ 出血症状なし → 注意深い経過観察
- 血小板数＞3万/μL ＋ 出血症状なし → 無治療経過観察

一次治療：副腎皮質ステロイドホルモン
- 無効（ステロイド減量による血小板低下を含む） → 二次治療：脾摘
- 有効 → 維持量，できれば休薬

二次治療：脾摘
- 無効（再発例を含む） → 三次治療
- 有効 → 休薬

三次治療
- トロンボポエチン受容体作動薬
- ダナゾール*
- アザチオプリン，シクロホスファミド*
- ビンカアルカロイド緩速点滴静注療法*
- デキサメタゾン大量療法*，ステロイドパルス療法（メチルプレドニゾロン）*
- シクロスポリン療法*
- リツキシマブ*

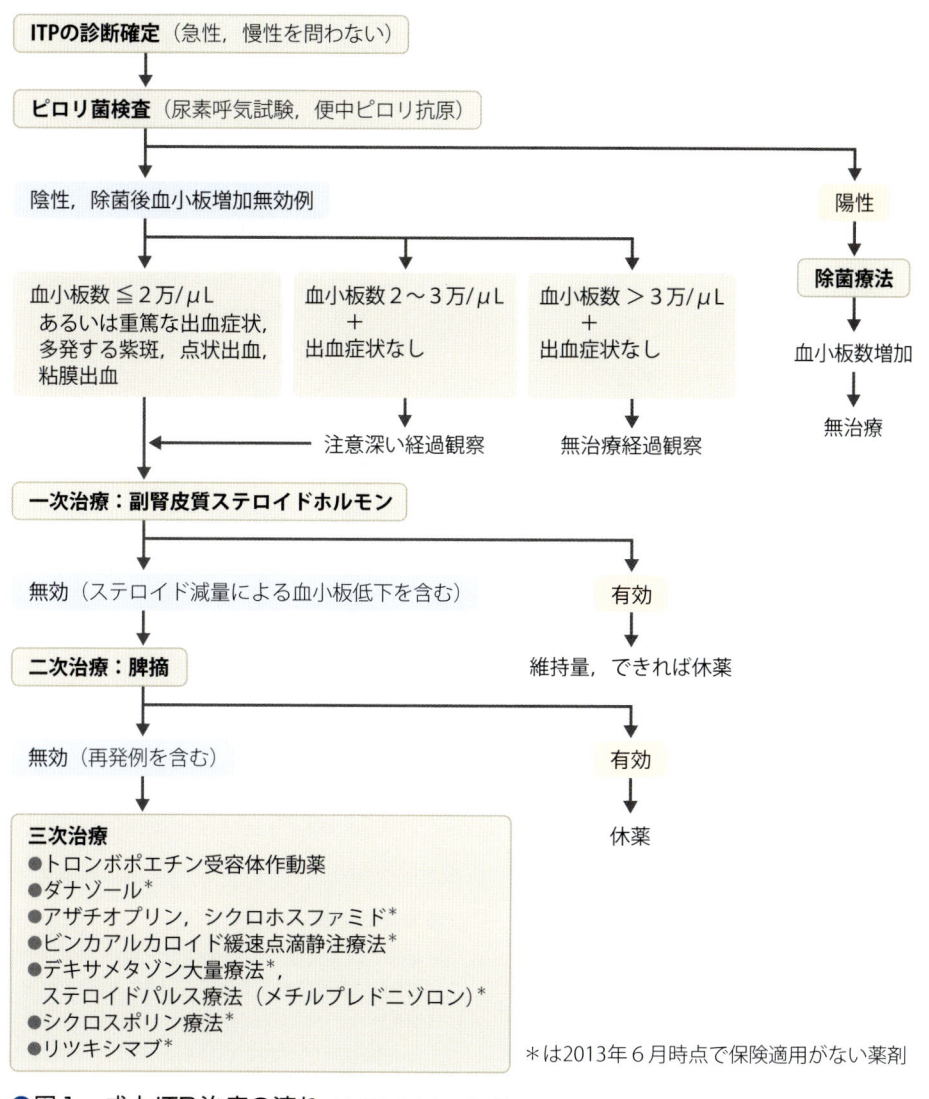

*は2013年6月時点で保険適用がない薬剤

●図1　成人ITP治療の流れ（文献1をもとに作成）

摘によってStreptococcus pneumoniae, Neisseria meningitidis, Haemophilus influenzaeなどの莢膜を有する細菌感染症のリスクが高まるため，術前にワクチン接種を行うことが望ましい（本邦ではStreptococcus pneumoniaeに対するワクチンのみが保険適応を有している）．また，発熱時の早期抗生剤投与が必要である．

脾摘は有効性が高いが，次に述べるトロンボポエチン受容体作動薬との優先順位が問題となる[5]．

■ トロンボポエチン受容体作動薬

トロンボポエチンの受容体に作用して，血小板増加を促す薬剤である．難治症例の80％で血小板の増加作用を認める[6)7]．ロミプロスチム（皮下注），エルトロンボパグ（経口）の2剤が本邦の保険適応を有している．血小板の値をみながら必要な用量を調整する．

病態の本態である免疫異常を是正する薬剤ではなく，出血をコントロールすることを目的とした治療なので，長期に使用することが必要である．むしろ，中止によっ

て治療前より血小板数が減少する症例がある．その他，血小板数が正常範囲であっても血栓症が増加する危険がある，骨髄が線維化するおそれがある，白血病細胞の増殖の危険があるため血小板減少の鑑別は慎重を要する，妊婦へ投与することができない，などの注意が必要である．欧米では，脾摘よりも優先順位が高いとするガイドラインも存在する[8]．

■リツキシマブ

血小板に対する自己抗体の産生が主病態であることから，抗体産生細胞であるB細胞を傷害する治療法である．リツキシマブ375 mg/m^{2}を週1回，4週間投与する．19報告のレビューによると，血小板が5万/μL以上に増加した症例は46％である[9]．わが国では保険適応がない．

■その他

図1には，ダナゾールなどのタンパク質同化ステロイドホルモン，ビンカアルカロイド，シクロスポリンなどの治療があげられているが，いずれもレベルの高い十分なエビデンスがなく，今後の評価が必要である．

〔南谷泰仁，黒川峰夫〕

■文 献■

1）厚生労働省難治性疾患克服研究事業 血液凝固異常症に関する調査研究：ITP治療の参照ガイド作成委員会（藤村欣吾，他）：成人特発性血小板減少性紫斑病治療の参照ガイド2012年版．臨床血液，53：433-442，2012
2）冨山佳昭：特発性血小板減少性紫斑病．臨床血液，49：1298-1305，2008
3）Gernsheimer, T.：Chronic idiopathic thrombocytopenic purpura: mechanisms of pathogenesis. Oncologist, 14：12-21, 2009
4）Mazzucconi, M. G. et al.：Therapy with high-dose dexamethasone（HD-DXM）in previously untreated patients affected by idiopathic thrombocytopenic purpura: a GIMEMA experience. Blood, 109：1401-1407, 2007
5）Ghanima, W. et al.：How I treat immune thrombocytopenia: the choice between splenectomy or a medical therapy as a second-line treatment. Blood, 120：960-969, 2012
6）Kuter, D. J. et al.：Romiplostim or standard of care in patients with immune thrombocytopenia. N. Engl. J. Med., 363：1889-1899, 2010
7）Bussel, J. B. et al.：Eltrombopag for the treatment of chronic idiopathic thrombocytopenic purpura. N. Engl. J. Med., 357：2237-2247, 2007
8）Neunert, C. et al.：The American Society of Hematology 2011 evidence-based practice guideline for immune thrombocytopenia. Blood, 117：4190-4207, 2011
9）Arnold, D. M. et al.：Systematic review: efficacy and safety of rituximab for adults with idiopathic thrombocytopenic purpura. Ann. Intern. Med., 146：25-33, 2007

■参考文献■

・特集「特発性血小板減少性紫斑病（ITP）の成因と治療の新展開」，血液フロンティア Vol.19 No.6, 医薬ジャーナル社, 2009
・最新医学別冊『新しい診断と治療のABC 63/血液7 血小板減少症・増多症』（池田康夫/編），最新医学社，2009

臨床編Ⅱ　臓器特異的自己免疫疾患

11 バセドウ病

　バセドウ病は臓器特異的自己免疫疾患であり，その特異的自己抗原は甲状腺刺激ホルモン（TSH）受容体である．抗TSH受容体自己抗体によって，甲状腺機能亢進症が引き起こされる．すなわち，同自己抗体はTSHと同様に甲状腺を刺激して，甲状腺ホルモンの合成や分泌を増加させる．遺伝的素因を背景に環境因子が加わって，同自己抗体が生成される多因子病である．

　臨床症状は，動悸，多汗，体重減少，疲労感，手指振戦などの甲状腺中毒症状や，びまん性甲状腺腫を認めることが多い．ときに，眼球突出や前脛骨粘液水腫のような甲状腺外症状を合併することがある．いずれの合併も，自己免疫的機序によって脂肪組織や結合組織などの増生腫大や炎症が引き起こされていると考えられている．

　common diseaseであり，女性に多い．診断は，臨床症状，血中甲状腺ホルモン上昇と同TSH抑制，抗TSH受容体抗体の存在を中心に行われる．治療は，甲状腺機能亢進症のコントロールは必須であり，通常，抗甲状腺薬による治療が中心であるが，放射性ヨウ素治療や外科的手術もときに行われる．

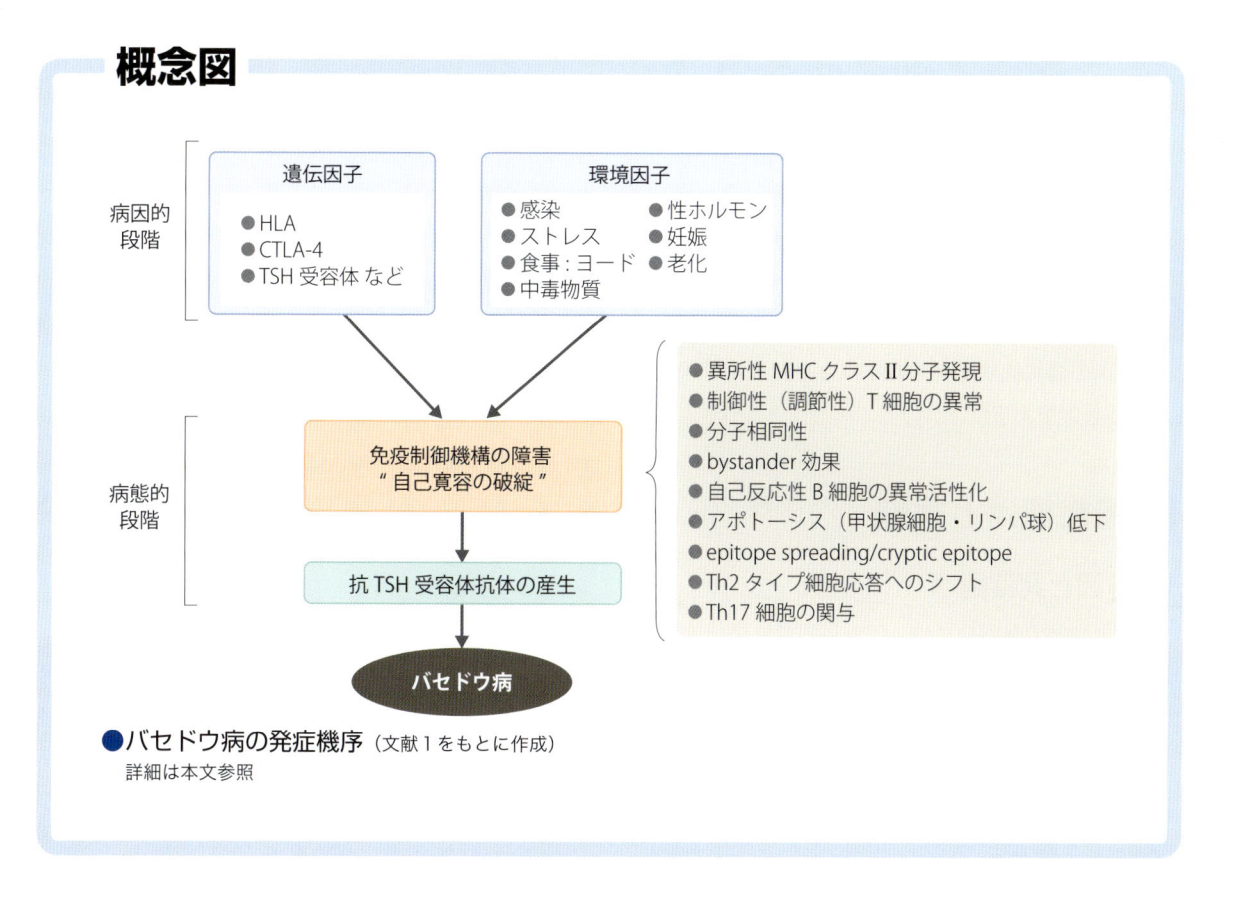

概念図

病因的段階

遺伝因子
- HLA
- CTLA-4
- TSH受容体　など

環境因子
- 感染
- ストレス
- 食事：ヨード
- 中毒物質
- 性ホルモン
- 妊娠
- 老化

病態的段階

免疫制御機構の障害
"自己寛容の破綻"

- 異所性MHCクラスⅡ分子発現
- 制御性（調節性）T細胞の異常
- 分子相同性
- bystander効果
- 自己反応性B細胞の異常活性化
- アポトーシス（甲状腺細胞・リンパ球）低下
- epitope spreading/cryptic epitope
- Th2タイプ細胞応答へのシフト
- Th17細胞の関与

↓

抗TSH受容体抗体の産生

↓

バセドウ病

● バセドウ病の発症機序（文献1をもとに作成）
　詳細は本文参照

バセドウ病とは

　バセドウ病は，複数の遺伝因子と環境因子の関与によって引き起こされる多因子病であり，臓器特異的自己免疫性疾患の1つである．その主要な自己抗原は甲状腺細胞膜上に存在する甲状腺刺激ホルモン（TSH）受容体であり，抗TSH受容体抗体（TRAb）が甲状腺を刺激することによって甲状腺機能亢進症が引き起こされる．ときに，眼球突出や前脛骨粘液水腫のような甲状腺外症状を合併することがある．

　橋本病（臨床編Ⅱ-12参照）とともに自己免疫性甲状腺疾患を構成する代表的疾患の1つであるが，バセドウ病から橋本病に移行したり，逆に橋本病からバセドウ病に移行する場合もある．さらには，臨床的に活動性バセドウ病の所見を有しながらも組織学的に橋本病像を認めるような場合はハシトキシコーシス（Hashitoxicosis）とよばれ，バセドウ病と橋本病の合併と考えられている．このように，バセドウ病と橋本病とは全く異なった疾患ではなく，お互いに連続性や共通性を有している．実際，家族内にバセドウ病と橋本病がともに発症する場合は決してまれではない．

　成人女性に多く，有病率は女性の約0.3％といわれる．男女比は1：7〜10である．機能性眼症はバセドウ病患者の30〜50％で観察されるが，眼窩組織内の器質的変化をきたすような眼症状は10〜25％程度である．

1 発症機序と病態

1）病因と発症機序

　バセドウ病の発症機序は，①疾患感受性遺伝子と環境因子の同定という病因的段階，②自己抗原に対する免疫学的自己寛容の破綻という病態的段階，の2段階に分けて考えられる（概念図）．

■ 病因的段階

　バセドウ病疾患感受性遺伝子として，HLA，CTLA-4（cytotoxic T lymphocyte antigen-4），TSH受容体などが，日本人を含めてほかの人種においても連関がすでに認められている．

　環境因子に関しては，従来より，感染，ストレス，性ホルモン，妊娠・出産，加齢，喫煙，薬剤，食物などが言及されている．特に，感染に関してはYersinia enterocoliticaが候補としてあげられてきたが，単なる非特異的な発症契機としてのみでなく，交差反応性による自己反応性B細胞またはT細胞活性化機構の1つとして大変興味深い．バセドウ病が成人女性に多く，出産を契機に発症することがあることはよく知られている．喫煙がバセドウ病眼症の発症・憎悪因子であると考えられている．ウイルス肝炎治療薬インターフェロンや不整脈薬アミオダロン投与によってバセドウ病が発症することがある．

■ 病態的段階

　自己寛容の破綻機構として，①MHCクラスⅡ抗原の異所性発現，②制御性（調節性）T細胞の異常，③分子相同性，④bystander効果，⑤自己反応性B細胞の異常増殖，⑥アポトーシス（甲状腺細胞やリンパ球）の低下，⑦epitope spreading/cryptic epitope，⑧Th2タイプ細胞応答へのシフト，⑨Th17細胞の関与，などが可能性としてあげられている．

2）病態

　以上のような発症機序の結果，刺激型TRAbがB細胞から産生され，同抗体によって甲状腺機能亢進症が引き起こされる．

■ バセドウ病眼症

　眼症の病態は，①甲状腺機能亢進症に伴って交感神経が過緊張し，その結果ミュラー（Müller）筋が異常収縮して上眼瞼が後退したもの，②自己免疫機序によって眼窩の球後組織や外眼筋に炎症を起こしたもの，の2つがある．後者に関しては，自己抗原を含めて発症機構が依然不明である．TSH受容体が自己抗原の候補の1つであるが，IGF-1受容体や外眼筋抗原に関する報告もある．甲状腺においてはTRAbの刺激作用が主体であるのに対し，眼窩組織（線維芽細胞，脂肪細胞，眼筋細胞）では浮腫や細胞浸潤などの炎症を引き

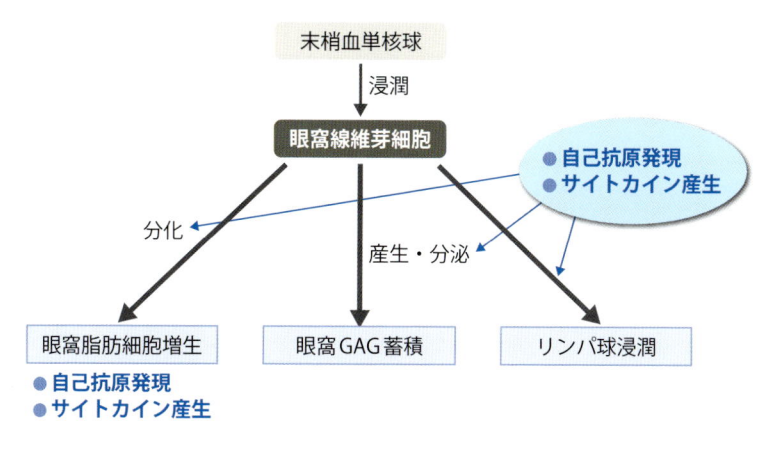

●図1　バセドウ病眼症の発症機序
詳細は本文参照．GAG：glycosaminoglycan（グリコサミノグリカン）

起こす細胞性免疫の関与が重要であると考えられる（図1）．前述のように，喫煙が環境因子としてあげられる．

2 臨床症状

1) 自覚・他覚症状

甲状腺機能亢進状態によるものと甲状腺以外の症状に大別される．前者は，動悸，多汗，体重減少，疲労感，手指振戦などの自覚症状やびまん性甲状腺腫，頻脈などの他覚症状を呈する（表1）．後者に関しては，眼症状（眼球突出・複視・眼球偏位）や前脛骨部粘液水腫があげられる．眼症状には，甲状腺ホルモン過剰によって起こる交感神経機能亢進作用による機能性眼症〔眼瞼遅延（von Graefe徴候），眼瞼後退（Dalrymple徴候），瞬目減少など〕から眼窩組織内の器質的変化（眼球突出，複視など）まである．甲状腺腫，頻脈，眼球突出はメルセブルグ（Merseburg）三徴候といわれる．症状の内容や程度の個人差は大きいが，特に年齢による差が著明である．高齢者では一般に頻脈になりにくく甲状腺腫が小さい傾向にあるので，動悸や甲状腺腫の訴えが少なく，体重減少をきたす場合が多い．

●表1　バセドウ病の臨床症状

症状	頻度（%）
①甲状腺腫	94.1
②頻脈	90.9
③動悸	80.5
④多汗	76.4
⑤振戦	74.5
⑥全身倦怠感	69.3
⑦体重減少	64.4

2) 検査

甲状腺関連の検査では，血中甲状腺ホルモン上昇とTSH抑制，TRAb陽性，抗サイログロブリン抗体陽性，抗甲状腺ペルオキシダーゼ抗体陽性，サイログロブリン増加を認める．画像検査では，放射性ヨード摂取率上昇，超音波断層でびまん性甲状腺腫とカラードプラ法で血流増大を認める．バセドウ病眼症では，眼窩CTにて外眼筋の腫大度や眼球突出度を，眼窩MRIでは外眼筋の腫大度のみならず，外眼筋における炎症が活動的な場合，T2緩和時間の延長や脂肪抑制法（STIR法）での信号強度比高値を認める．

> **MEMO**
>
> **TRAb測定法**
>
> TRAbには刺激型と阻害型があり，それぞれ甲状腺機

● 表2　バセドウ病の診断ガイドライン（文献4より引用）

a) 臨床所見
① 頻脈，体重減少，手指振戦，発汗増加などの甲状腺中毒症所見
② びまん性甲状腺腫大
③ 眼球突出または特有の眼症状
b) 検査所見
① 遊離T_4，遊離T_3のいずれか一方または両方高値
② TSH低値（0.1μ U/mL以下）
③ 抗TSH受容体抗体（TRAb，TBⅡ）陽性，または刺激抗体（TSAb）陽性
④ 放射線ヨード（またはテクネシウム）甲状腺摂取率高値，シンチグラフィでびまん性
1）バセドウ病
a)の1つ以上に加えて，b)の4つを有するもの
2）確からしいバセドウ病
a)の1つ以上に加えて，b)の①，②，③を有するもの
3　バセドウ病の疑い
a)の1つ以上に加えて，b)の①と②を有し，遊離T_4，遊離T_3高値が3カ月以上続くもの
【付記】
1. コレステロール低値，アルカリフォスターゼ高値を示すことが多い
2. 遊離T_4正常で遊離T_3のみが高値の場合がまれにある
3. 眼症状がありTRAbまたはTSAb陽性であるが，遊離T_4およびTSHが正常の例はeuthyroid Graves' diseaseまたはeuthyroid ophthalmopathyといわれる
4. 高齢者の場合，臨床症状が乏しく，甲状腺腫が明らかでないことが多いので注意をする
5. 小児では学力低下，身長促進，落ち着きのなさなどを認める
6. 遊離T_3（pg/mL）/遊離T_4（ng/dL）比は無痛性甲状腺炎の除外に参考となる
7. 甲状腺血流測定・尿中ヨウ素の測定が無痛性甲状腺炎との鑑別に有用である

T_3：トリヨードサイロニン，T_4：サイロキシン

能亢進症と甲状腺機能低下症を引き起こす．同抗体の測定法には現在，TSHまたはモノクローナルTRAbのTSH受容体への結合に対する阻害活性を指標とする結合アッセイ（刺激型抗体と阻害型抗体の両方が陽性）と甲状腺細胞に対する刺激活性を指標とする甲状腺刺激アッセイ（刺激型抗体のみ陽性）の2種類がある．

一般検査では，ALP（アルカリホスファターゼ）上昇や総コレステロール低下などを認める．軽度肝機能異常を呈することもしばしばある．心電図で頻脈や心房細動を認めることがある．

3 診断と治療

1）診断

診断のキーポイントは，以下の4つである．
①甲状腺中毒症状とびまん性甲状腺腫
②血中甲状腺ホルモン高値とTSH抑制
③TRAb陽性
④放射性ヨード摂取率上昇

MEMO

甲状腺クリーゼ

コントロール不良な甲状腺中毒状態では，感染，手術，ストレスを誘因として高熱，循環不全，ショック，意識障害などの多臓器不全をきたし，生命の危険を伴う場合があり，甲状腺クリーゼ〔thyrotoxic (thyroid) storm or crisis〕とよばれる．迅速な診断と適切な治療が求められるが，現在でもわが国の致死率は10％以上である[2)3)]．

バセドウ病の診断にはほかの甲状腺中毒症をきたす疾患との鑑別が重要である．無痛性甲状腺炎や亜急性甲状腺炎ではTRAb陰性，放射性ヨード摂取率低下を認める．プランマー（Plummer）病では，結節性甲状

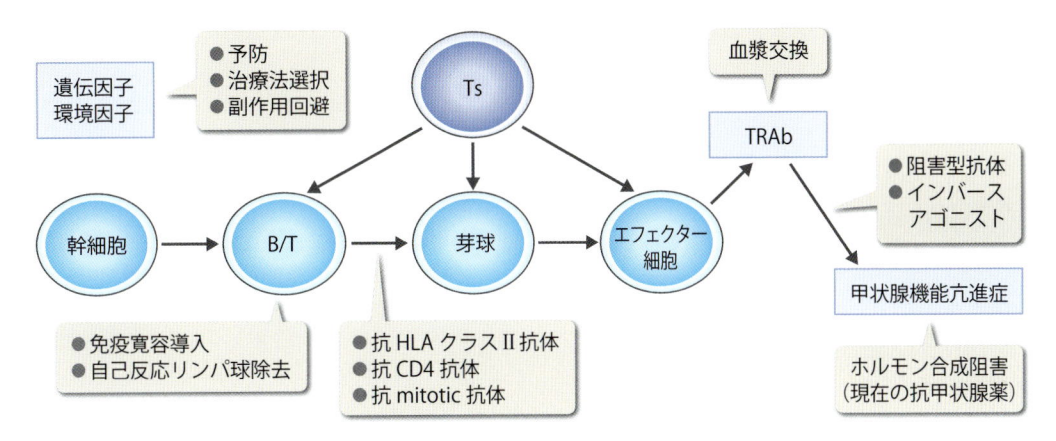

●図2 バセドウ病の治療法の現状と今後の新たな治療開発の可能性
B：Bリンパ球，T：Tリンパ球，Ts：抑制性Tリンパ球

腺腫を認め，TRAb陰性である．

日本甲状腺学会から「バセドウ病の診断ガイドライン2010」がホームページで公開されている（表2）[4]．

2）治療

バセドウ病の治療には，抗甲状腺薬による薬物治療，放射性ヨード（^{131}I）によるアイソトープ治療，甲状腺亜全摘による外科療法の3つがある．3つの治療それぞれ利点と欠点があるが，わが国において薬物治療が第一選択法として圧倒的に好まれており，ついでアイソトープ治療，外科療法の順である．

■薬物治療

抗甲状腺薬は甲状腺内でのヨードの酸化・有機化の抑制などによって，甲状腺ホルモンの合成を低下させる．抗甲状腺薬には，チアマゾール（メルカゾール®）とプロピルチオウラシル（チウラジール®，プロパジール®）があるが，通常チアマゾールの投与が推奨されている．その理由は，チアマゾールの方がより少量の投与でコントロール可能な例が多く，副作用の頻度が低いためである．ただし，妊娠前期の患者への抗甲状腺薬の投与に関しては，チアマゾールによる新生児頭皮欠損症などが懸念され，プロピルチオウラシル投与が推奨されている．授乳中の患者にはプロピルチオウラシルを用いるが，少量であればチアマゾールでも可能である．プロピルチオウラシルはチアマゾールに比べて母乳への排出量が約10分の1であり，新生児の甲状腺機能に対する影響が低いからである．

抗甲状腺薬投与開始後，約2～4週ごとに血中甲状腺ホルモンを測定し，正常化すればβ受容体遮断薬投与を中止し，抗甲状腺薬を徐々に減量していく．少量で甲状腺機能を維持できるようになったら，この維持量を3～6カ月継続する．症状が改善しても再燃を防ぐため服薬を継続するように指導する．少量の抗甲状腺薬で半年以上コントロール可能で，甲状腺腫が小さく，TRAb陰性の場合，抗甲状腺薬中止を試みてもよいが，再発に関して十分注意する．バセドウ病の寛解を得るには1～2年の長期にわたって服薬した方がよいといわれている．副作用として，無顆粒球症，蕁麻疹，発疹，肝障害などがある．

抗甲状腺薬が使用できない場合や急速に血中甲状腺ホルモンを低下させる必要があるときは，ヨウ素剤を使用することがある．将来の新たな治療法として，TSH受容体拮抗薬や免疫機構に介入するような薬物の開発が望まれる（図2）．

■アイソトープ治療，外科療法

放射性無機ヨウ素治療は，中高年者で抗甲状腺薬治療によって副作用が出たり寛解しない例や，手術後の再発例が対象となる場合が多い．外科療法は薬物治療

で寛解しないもしくはコントロール不良な若年者，抗甲状腺薬の副作用例，腫瘍の合併，短期間での治療希望，甲状腺腫が非常に大きい，などの場合に適応となることが多い．甲状腺機能亢進症状が強いときは，β受容体遮断薬投与も併用する．

なお，薬物治療と放射性無機ヨウ素治療に関しては，日本甲状腺学会から『バセドウ病治療ガイドライン2011』が出版されている[5]．

■バセドウ病眼症

バセドウ病眼症の治療は，外眼筋炎症の活動期にはステロイドパルス療法や眼窩部の放射線外照射が行われる[3]．外眼筋の炎症がすでに鎮まっているにもかかわらず複視や閉眼困難による障害などがある場合は，眼科手術が考慮される[6]．

（赤水尚史）

■文 献■

1) Akamizu, T.：Antithyrotropin receptor antibody: an update. Thyroid, 11：1123-1134, 2001
2)「甲状腺クリーゼの診断基準（第2版）」（日本甲状腺学会） http://www.japanthyroid.jp/doctor/img/crisis2.pdf
3) Akamizu, T. et al.：Diagnostic criteria, clinical features, and incidence of thyroid storm based on nationwide surveys. Thyroid, 22：661-679, 2012
4) バセドウ病の診断ガイドライン．「甲状腺疾患診断ガイドライン2010」（日本甲状腺学会） http://www.japanthyroid.jp/doctor/guideline/japanese.html
5)『バセドウ病治療ガイドライン2011』（日本甲状腺学会/編），南江堂，2011
6)「バセドウ病悪性眼球突出症（甲状腺眼症）の診断基準と治療指針（第1次案）」（日本甲状腺学会） http://www.japanthyroid.jp/doctor/img/basedou.pdf

臨床編Ⅱ　臓器特異的自己免疫疾患

12 橋本病

　橋本病は代表的な臓器特異的自己免疫疾患であり，免疫，遺伝性素因，そして環境因子などのさまざまな要因に起因する免疫寛容の破綻によって生じる．橋本病患者血中には特異的な自己抗体である抗甲状腺ペルオキシダーゼ（thyroid peroxidase：TPO）抗体や抗サイログロブリン（thyroglobulin：Tg）抗体が存在し，本邦においてはそれらの抗体のいずれかが，成人男性の14.4％，成人女性の24.7％で認められる．最近ではIgG4関連甲状腺炎が，新しい橋本病の亜型として提唱されているが，これは独立した甲状腺疾患なのか全身性疾患であるIgG4関連疾患の1つに属するのかはいまだ不明である．橋本病を基礎として生じる悪性リンパ腫発症の関連は確立されている．一方，橋本病に甲状腺乳頭がんがしばしば合併することも知られており，乳頭がんの発症リスクにおける橋本病が注目されている．また橋本病に合併する脳症は橋本脳症としてその病態の解明がなされている．

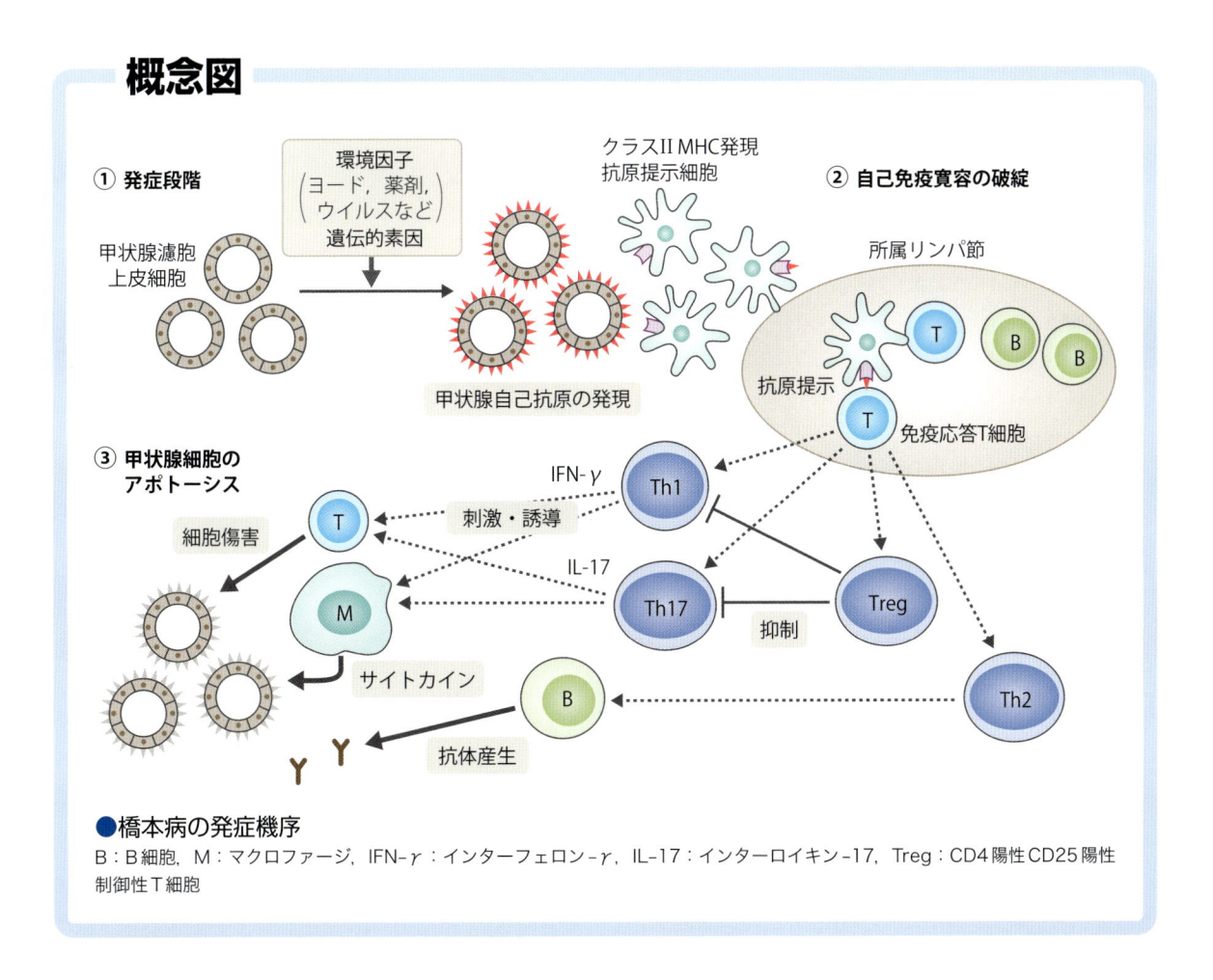

概念図

● 橋本病の発症機序

B：B細胞，M：マクロファージ，IFN-γ：インターフェロン-γ，IL-17：インターロイキン-17，Treg：CD4陽性CD25陽性制御性T細胞

橋本病とは

1912年に九州帝国大学の橋本 策博士が4例の"struma lymphomatosa"の所見を報告してから100年が過ぎた[1]．この所見をもとに橋本病（慢性甲状腺炎）が独立した疾患単位であると認識され，現在に至っている．

橋本病は頻度の高い自己免疫性甲状腺疾患であり，有病率は総人口の約2％である．女性に多く認められ，罹患頻度は男性に比して5〜10倍高い．世界的にみた年間罹患率は人口1,000名あたり0.3〜1.5名であるが，ヨード摂取率などのさまざまな環境因子のために地域によって大きく異なる．1型糖尿病，関節リウマチ，多発性硬化症などのほかの自己免疫疾患との合併も多い．

> **MEMO**
>
> **橋本脳症**
>
> 血中に甲状腺自己抗体（抗TPO抗体，抗Tg抗体）が存在し，感染を原因としない脳症．病型としては急性脳症型（意識障害・痙攣），慢性精神病型（認知症・不随運動），特殊型（失調型，クロイツフェルト・ヤコブ病型）がある．血清中のαエノラーゼのアミノ末端に対する自己抗体（抗NAE抗体）が診断に有用である．甲状腺機能は正常〜機能低下を示す．治療は発症早期であればステロイドが奏功するが，免疫グロブリン大量療法や血漿交換が必要となる場合もある[2]．

1 病態と発症機序 （概念図）
（基礎編-4, -5, -6参照）

橋本病を含む自己免疫性甲状腺疾患の発症には，免疫寛容の破綻が重要な役割を果たす．ウイルスや細菌感染もしくはヨードなどの薬剤による甲状腺細胞の傷害が生じ，その結果，甲状腺内に炎症が起こることで免疫寛容の破綻が引き起こされると想定されている．

傷害を受けた甲状腺細胞は新たに抗原を産生したり，潜在性の自己抗原を顕性化したりして細胞表面にエピトープとして提示する．この結果，主要組織適合抗原（MHC）クラスⅡ陽性抗原提示細胞（APC），特に樹状細胞とマクロファージが甲状腺組織に流入し，浸潤する．

APCは甲状腺特異的自己抗原をナイーブT細胞に提示し，ナイーブT細胞のクローナルな増殖を活性化する．これにより，局所の所属リンパ節における自己免疫応答性CD4陽性，CD8陽性T細胞および免疫グロブリン産生B細胞が成熟する．当初は甲状腺外の所属リンパ節でこれらの免疫応答が生じるが，疾患の進行に伴い，甲状腺内に免疫応答T細胞およびB細胞が流入し，浸潤してくる．橋本病では甲状腺自己抗原に対してヘルパーT細胞（Th）のうちTh1細胞およびTh17細胞が活性化され，細胞傷害性T細胞を活性化する．また，末梢で免疫寛容を促すCD4陽性CD25陽性制御性T細胞（Treg）の異常も指摘されている[3]．

橋本病の濾胞上皮細胞ではFasとFasリガンド発現が誘導され，両者の結合を介したアポトーシスが惹起される．またTh2サイトカインによっても甲状腺内での自己抗体産生や間質の線維化が生じる．胚中心を伴うリンパ濾胞ではB細胞が活性化される（図1）．このようにして甲状腺内の免疫寛容の破綻が形成され，自己抗原を提示した甲状腺濾胞上皮細胞を傷害することでアポトーシスを促す[4]．

2 橋本病に関連する遺伝子多型

MHCをコードするHLA（human leukocyte antigen）は自己免疫性甲状腺疾患に大きく関与しており，DR3，DR4，DR5の関与が知られている．特にHLA-DR3は甲状腺萎縮性の，DR5は甲状腺腫形成性の橋本病に関連することが知られている．

MHC以外の遺伝子多型も自己免疫性甲状腺疾患の発症リスクとなる．CTLA-4（cytotoxic T-lymphocyte-associated antigen-4）はT細胞反応の主要な共刺激分子のなかの抑制系調節因子であるが，3つの遺伝子多型が橋本病と関連がある．3´非翻訳領域にあるAT反復マイクロサテライト，シグナルペプチドの49番目のA/T単塩基多型，そして3´非翻訳領域下流の

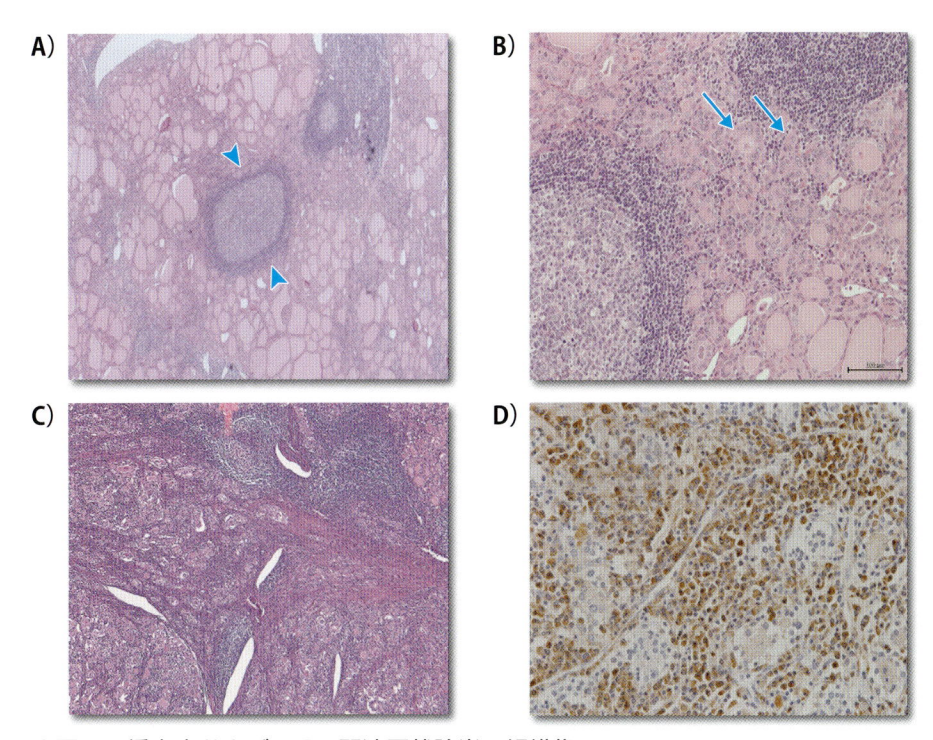

●図1　橋本病およびIgG4関連甲状腺炎の組織像
A）橋本病患者の甲状腺組織：リンパ球，形質細胞の広汎な浸潤，胚中心（▶）を伴うリンパ濾胞の形成を認める．B）Hurthle細胞（矢印）．C）IgG4関連甲状腺炎患者の甲状腺組織：リンパ球の浸潤に著明な線維化を伴う．浸潤したリンパ球の大半はIgG4陽性である〔図1D：抗IgG4抗体で免疫染色し，陽性（茶色）〕（写真提供：群馬大学大学院医学系研究科病理診断学 小山徹也教授，獨協医科大学形態病理 小島 勝教授）

A/G単塩基多型である．PTPN22（protein tyrosine phosphatase-22）もまた抑制的にT細胞を制御するが，コドン620におけるトリプトファン/アルギニン置換が橋本病と関連していることが報告されている[5]．

3 診断基準，画像所見の特徴

日本甲状腺学会では橋本病（慢性甲状腺炎）の診断ガイドラインを公表している（表1）．比較的硬いびまん性甲状腺腫大があり，甲状腺自己抗体〔抗TPO（甲状腺ペルオキシダーゼ）抗体，抗Tg（サイログロブリン）抗体〕が陽性ならば橋本病と診断してよい．付記として超音波所見があげられており，橋本病患者では甲状腺の内部エコーの低下や不均一を認めることが多い（図2A）．

甲状腺機能低下症が顕性化した際にはレボサイロキ

●表1　慢性甲状腺炎（橋本病）の診断ガイドライン（文献6より引用）

A）臨床所見
①びまん性甲状腺腫大 　ただしバセドウ病などほかの原因が認められないもの
B）検査所見
①抗甲状腺マイクロゾーム（またはTPO）抗体陽性 ②抗サイログロブリン抗体陽性 ③細胞診でリンパ球浸潤を認める
1）慢性甲状腺炎（橋本病）
A）およびB）の1つ以上を有するもの

【付記】
1．ほかの原因が認められない原発性甲状腺機能低下症は慢性甲状腺炎（橋本病）の疑いとする
2．甲状腺機能異常も甲状腺腫大も認めないが抗マイクロゾーム抗体およびまたは抗サイログロブリン抗体陽性の場合は慢性甲状腺炎（橋本病）の疑いとする
3．自己抗体陽性の甲状腺腫瘍は慢性甲状腺炎（橋本病）の疑いと腫瘍の合併と考える
4．甲状腺超音波検査で内部エコー低下や不均一を認めるものは慢性甲状腺炎（橋本病）の可能性が強い

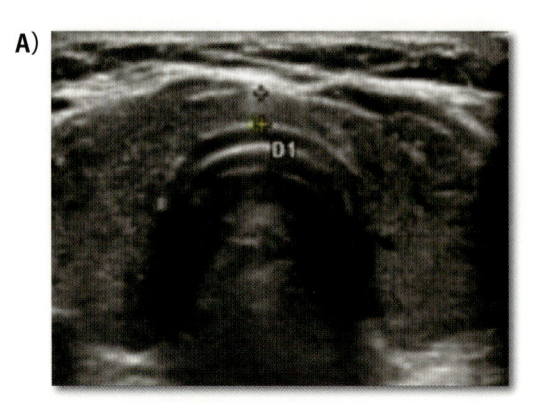

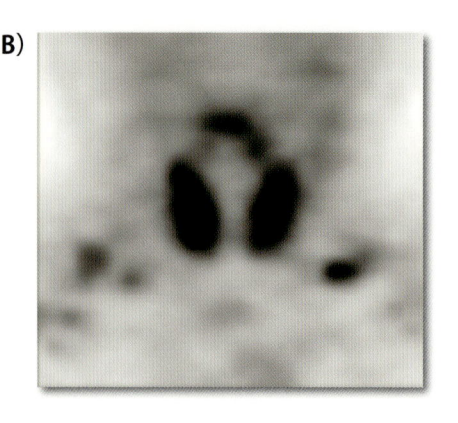

●図2　橋本病患者の画像所見
A）橋本病患者の甲状腺エコー所見：内部エコーは粗である．B）橋本病患者のFDG-PET所見：びまん性に著明な集積を認める（写真提供：群馬大学医学附属病院内分泌・糖尿病内科（１）登丸琢也医師）

シンの補充を必要とするが，副腎不全の有無を必ず検討する．また高齢者や心疾患（心不全，冠動脈疾患など）を合併する場合は，レボサイロキシンの補充を少量から開始する．

4 病理学的所見

甲状腺腫へのリンパ球や形質細胞の浸潤があり，胚中心を伴うリンパ濾胞の形成と濾胞の破壊，濾胞上皮細胞の好酸性変化，線維化組織の増生などが特徴的である（図1A）．甲状腺濾胞は全体として萎縮性であるが，多くの濾胞は顆粒に富み，好酸性の細胞質をもつ大きな上皮細胞（Hurtle細胞）に囲まれている（図1B矢印）．

5 IgG4関連甲状腺炎について

IgG4関連甲状腺炎は最近，橋本病の一亜型として考えられるようになった．2001年にHamanoらによる自己免疫性膵炎患者と高IgG4血症の関連が報告され，はじめてIgG4関連疾患（臨床編Ⅰ-11参照）という新たな疾患単位が提唱された[7]．

1）病態

IgG4関連疾患では，自己免疫機序と考えられるさまざまな臓器におけるIgG4陽性形質細胞の浸潤と線維化が特徴的である（図1C, D）．最近の報告では，橋本病手術症例の検体のうち約30％に有意なIgG4陽性形質細胞増加が認められている[8)9)]．これらのIgG4関連甲状腺炎では，通常の非IgG4関連橋本病と異なり，男性の比率や甲状腺機能低下症顕性化の頻度が高く，甲状腺自己抗体の高力価や，超音波検査での低エコー域をびまん性に認めるなどの特徴がある．

血清IgG4濃度は甲状腺全摘後には低下することから，IgG4の産生の首座は甲状腺であると考えられる．またIgG4関連疾患では複数臓器にわたる線維性病変を認めることが多いが，IgG4関連甲状腺炎では線維化は甲状腺内に限局される．

2）リーデル甲状腺炎との関連

リーデル甲状腺炎（Riedel's thyroiditis：RT）は1883年にBernhard Riedelが報告したもので，石様硬の甲状腺腫を呈する著明な甲状腺内の線維化と隣接組織への線維化の波及を特徴とする．橋本病の線維化は甲状腺内にとどまり，RT症例の甲状腺内のリンパ濾胞の形成は乏しいため，RTは一般的には橋本病とは独立した疾患単位と考えられている．

RTは全身性の線維化炎症疾患と考えられており，甲状腺以外の多臓器での線維化を呈することが多い．胆道系や後腹膜，唾液腺などの線維化や閉塞性静脈炎を

伴いやすいことから，IgG4関連疾患と類似する点もあるが，血清IgG4が高値であるRT症例は報告されていない．しかしRTはまれな疾患であるため，IgG4関連疾患に属するか否かは不明である[10]．

6 橋本病と悪性疾患

橋本病ではFDG（^{18}F-fluorodeoxyglucose）-PET（positron-emission tomography）施行時に強い集積をびまん性に認めることがある（図2B）．その所見自体は必ずしも悪性疾患の存在を意味しないが，橋本病では甲状腺乳頭がんを高頻度で合併するため，FDG-PETで結節性の集積が認められる場合，超音波検査でも結節性病変を確認できるときは積極的に甲状腺穿刺細胞診を施行すべきである[11]．また，腺腫様甲状腺腫でもFDG-PETの集積を認めることがある．

さらに，甲状腺のリンパ腫は非ホジキンリンパ腫の約3％でかつ甲状腺悪性疾患の約5％を占めるのみであるが，橋本病患者における甲状腺悪性リンパ腫（非ホジキンリンパ腫）の合併は非橋本病患者の約60倍も高頻度であることを常に念頭に置いて，特に高齢者橋本病において増大する甲状腺腫を認める際は，注意が必要である[1]．

（橋本貢士，森　昌朋）

■ 文献 ■

1) Ahmed, R. et al. : Hashimoto thyroiditis: a century later. Adv. Anat. Pathol., 19 : 181-186, 2012
2) de Holanda, N. C. et al. : Hashimoto's encephalopathy: systematic review of the literature and an additional case. J. Neuropsychiatry Clin. Neurosci., 23 : 384-390, 2011
3) Horie, I. et al. : Induction of autoimmune thyroiditis by depletion of CD4$^+$CD25$^+$ regulatory T cells in thyroiditis-resistant IL-17, but not interferon-gamma receptor, knockout nonobese diabetic-H2h4 mice. Endocrinology, 152 : 4448-4454, 2011
4) Chistiakov, D. A. : Immunogenetics of Hashimoto's thyroiditis. J. Autoimmune Dis., 2 : 1-21, 2005
5) Tomer, Y. & Huber, A. : The etiology of autoimmune thyroid disease: a story of genes and environment. J. Autoimmun., 32 : 231-239, 2009
6) 甲状腺疾患診断ガイドライン作成ワーキンググループ：慢性甲状腺炎（橋本病）の診断ガイドライン．「甲状腺疾患診断ガイドライン2010」（日本甲状腺学会），2010　http://www.japanthyroid.jp/doctor/guideline/japanese.html
7) Hamano, H. et al. : High serum IgG4 concentrations in patients with sclerosing pancreatitis. N. Engl. J. Med., 344 : 732-738, 2001
8) Li, Y. et al. : Distinct clinical, serological, and sonographic characteristics of hashimoto's thyroiditis based with and without IgG4-positive plasma cells. J. Clin. Endocrinol. Metab., 95 : 1309-1317, 2010
9) Kojima, M. et al. : Distribution of IgG4- and/or IgG-positive plasma cells in Hashimoto's thyroiditis: an immunohistochemical study. Pathobiology, 77 : 267-272, 2010
10) Hennessey, J. V. : Clinical review: Riedel's thyroiditis: a clinical review. J. Clin. Endocrinol. Metab., 96 : 3031-3041, 2011
11) Kurata, S. et al. : Diffuse and diffuse-plus-focal uptake in the thyroid gland identified by using FDG-PET: prevalence of thyroid cancer and Hashimoto's thyroiditis. Ann. Nucl. Med., 21 : 325-330, 2007

■ 参考文献 ■

・特集「甲状腺疾患—診断・治療の最新動向」日本臨床 Vol.70 No.11，日本臨床社，2012
・特集「甲状腺機能異常症—橋本病発見より100周年」カレントテラピー（Current Therapy）Vol.31 No.1，ライフメディコム出版，2013

臨床編Ⅱ　臓器特異的自己免疫疾患

13　1型糖尿病

　1型糖尿病は，自己免疫を基礎とした膵β細胞の破壊性病変によりインスリン欠乏が生じて発症する糖尿病である．1型糖尿病には遺伝因子としてヒト主要組織適合遺伝子複合体HLAやCTLA-4などの関与が認められ，ウイルスなどの環境因子が加わることで細胞傷害性T細胞が膵β細胞を破壊すると考えられている．1型糖尿病の治療はインスリン療法が中心に行われている（概念図）．

概念図

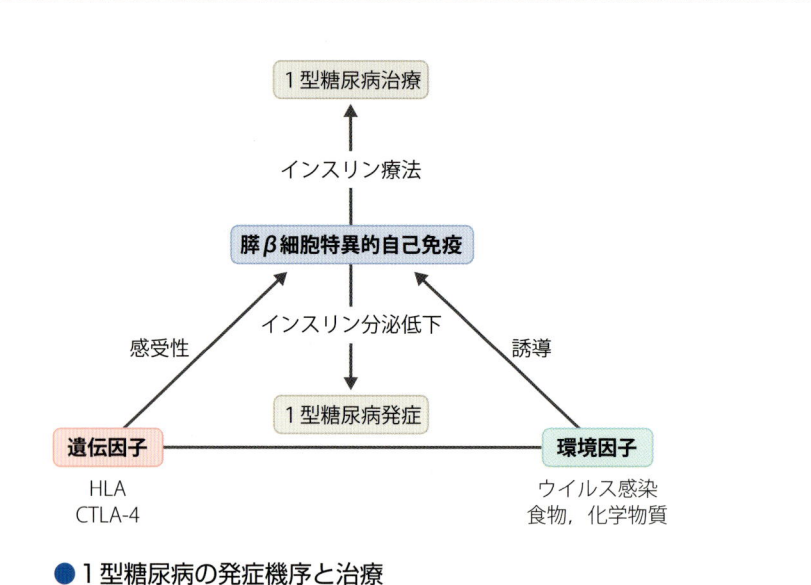

```
                    1型糖尿病治療
                         ↑
                    インスリン療法
                         │
                 膵β細胞特異的自己免疫
                    ↗         ↖
              感受性              誘導
                 │  インスリン分泌低下  │
                 │       ↕        │
                 │   1型糖尿病発症    │
           ┌─────┐              ┌─────┐
           │遺伝因子│──────────────│環境因子│
           └─────┘              └─────┘
            HLA                  ウイルス感染
            CTLA-4               食物，化学物質
```

● 1型糖尿病の発症機序と治療

1型糖尿病とは

1型糖尿病の発症率は全糖尿病症例数の5％以下であり，その発病に男女差はないが，15歳以下の若年者に多く，病態は急激に進行する．自己免疫疾患の一種である1型糖尿病は，膵臓のランゲルハンス島の膵β細胞が破壊されてインスリンが分泌されないために血液中のグルコース利用が低下し，その結果，慢性的に血糖値が病的に高くなる．1型糖尿病を発症すると，多尿，口渇，多飲，体重減少などの症状がみられる．さらに，高血糖状態，インスリン欠乏状態は，急性の合併症である糖尿病性昏睡を引き起こし，手当が遅れると死亡することもある．本稿では1型糖尿病の成因，発症機序，病態さらには治療戦略について紹介する．

1 成因

1型糖尿病は遺伝因子と環境因子の両者の関与によって発症する．疾患感受性を呈する遺伝因子（HLA，CTLA-4など）を背景とし，これに環境因子（ウイルス感染や食物要因，化学物質）が加わることによって，膵島に対する自己免疫応答が惹起され，膵β細胞が破壊されると考えられている（概念図）．

1）遺伝因子

1型糖尿病では20以上の疾患感受性遺伝子が報告されており，現時点で最も多くの症例とその機序が知られているのが，主要組織適合遺伝子複合体（major histocompatibility complex：MHC）のHLA（human leukocyte antigen）遺伝子である．HLAは人種差を越えて普遍的に1型糖尿病の発症に関与する．HLAのなかでもHLAクラスⅡが疾患と強い関連性を示し，膵β細胞が発現する自己抗原との結合を介して発病にかかわっている可能性が示されている．

1型糖尿病の発病にはHLA領域以外の遺伝子（非HLA感受性遺伝子）も関与していることが，最近のゲノムワイド関連解析（GWAS）で報告されている．それらはHLAと比較すると疾患との相関性は強いものではないが，非HLA感受性遺伝子として INS, CTLA4, PTPN22, IL2RA などが同定されている．

2）環境因子

自己免疫疾患の発症には，一般的に宿主側の要因（遺伝因子）が重要であるとされるが，その一方で一卵性双生児における1型糖尿病の発症一致率が30～50％に過ぎないことから，環境因子も重要であると考えられている．環境因子による膵β細胞傷害のメカニズムとしては，ウイルス，食事要因，環境有害物質などによる膵β細胞の直接的な干渉や，それらの刺激を受けた自己免疫応答の亢進による膵β細胞の自己破壊が考えられる．

■ ウイルス

1型糖尿病の症例には，発熱，上気道炎など先行感染症状を伴うこと，風疹に罹患した妊婦から産まれた子どもに糖尿病が多いことなどから，ウイルス感染が1型糖尿病の発症に関与することが考えられている．現在，1型糖尿病との関連が疑われているウイルスとしては，ピコルナウイルス・レトロウイルス・風疹ウイルス・ムンプスウイルス・ロタウイルス・サイトメガロウイルス・Epstein-Barrウイルスなどがあげられる．

■ 食事要因，環境有害物質

食事要因として母乳保育が1型糖尿病の発症を予防する効果があることが報告されているが，直接の証明はまだされていない．また，食品や飲水中に含まれるニトロソアミン化合物は，フリーラジカルを産出させ，膵島を傷害するとされている．

環境有害物質（薬剤）として，免疫抑制薬（サイクロスポリン）などに膵島傷害作用があることが知られている．

2 発症機序

1型糖尿病は上記のように遺伝因子と環境因子の関与のもとに発症するが，膵β細胞が破壊されるメカニズムとしては，多くの場合，膵β細胞に対する自己免

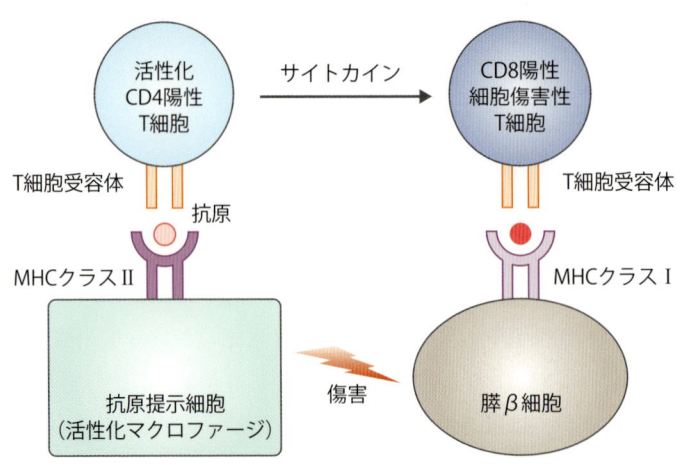

●図1　自己免疫性1型糖尿病における膵β細胞傷害のメカニズム

疫反応が作用していると考えられる．その免疫反応には，形質細胞で産出される抗体によって惹起される液性免疫と，細胞傷害性T細胞などによって惹起される細胞性免疫とがある．

1）液性免疫

1型糖尿病における液性免疫としては，患者血清中にGAD抗体（glutamic acid decarboxylase antibody）やIA-2抗体（insulinoma-associated antigen-2 antibody），インスリン自己抗体（insulin autoantibody：IAA）あるいは膵島抗体（islet cell antibody：ICA）など，膵島細胞構成成分に対する抗体が検出される．さらに，最近になって新しい膵島関連自己抗体として，ZnT8抗体（zinc transporter 8 antibody）が発見され，新規に1型糖尿病を発症した患者の60〜80％でZnT8は自己抗体の標的となることが明らかにされた．またZnT8抗体は上述の抗体と併用することで，98％の感度で1型糖尿病の発症を検出できる[1]．しかしながら，これらの自己抗体そのものには膵β細胞傷害作用はないと考えられている．

2）細胞性免疫

1型糖尿病では，液性免疫よりもむしろ細胞性免疫により膵β細胞が破壊されることで，インスリン分泌能の低下や欠乏をきたすと考えられている．発症早期の1型糖尿病患者の生検膵組織の分析から，6割の患者で細胞傷害性T細胞と考えられるCD8陽性T細胞主体の膵島炎，膵島細胞におけるMHCクラスⅠ抗原の発現増強，膵β細胞におけるFas抗原の発現増強，浸潤細胞におけるFasリガンド（FasL）の発現などが認められ，細胞性自己免疫反応により膵β細胞が破壊される可能性が推察されており，そのメカニズムとして以下のことが考えられている．

■膵β細胞傷害のメカニズム

ウイルスなどの外来抗原はマクロファージなどの抗原提示細胞に取り込まれ，そのなかでペプチドに分解され，MHCクラスⅡ分子上の溝に結合した形で抗原提示細胞の表面に提示され，CD4陽性T細胞に認識される（図1左）．その結果，ウイルスなどの外来抗原に対する種々の免疫反応が活性化される．一方，ウイルスに感染した膵β細胞はその表面上にMHCクラスⅠ分子とウイルス抗原ペプチドの結合した複合体を発現する．その複合体がCD8陽性T細胞に認識され，ウイルス感染細胞が破壊される（図1右）．

1型糖尿病感受性のHLA分子は膵β細胞抗原を結合しやすく，抗原提示細胞表面のクラスⅡ分子に膵β

● 表1　1型糖尿病の臨床分類

	急性型1型糖尿病	緩徐進行型1型糖尿病	劇症型1型糖尿病
病態	自己免疫性	自己免疫性	突発性
発症年齢	小児・若年に多い	30〜50歳に多い	20歳以上に多い
発症形式	急性で発症	数年で徐々に進行	数日間で急激に進行
膵島関連自己抗体	しばしば陽性	陽性	原則として陰性
インスリン治療	生存のために必要	必要	生存のために必要

細胞抗原が結合すると，抗原特異的に反応するT細胞にそのシグナルを伝え，膵β細胞に対する一連の免疫反応を引き起こすことで，1型糖尿病が惹起されるものと考えられる．

3 病態

1型糖尿病の病態としては，自己免疫性機序の存在が証明できる自己免疫性型と，自己免疫の存在が証明できない特発性型とに分類される．実際の臨床の現場では膵β細胞の破壊を組織学的に証明するのは困難であることから，患者血清中に膵島関連自己抗体が検出された場合に，自己免疫機序による膵β細胞の破壊（膵島炎）があると推測し，自己免疫性型と診断している．

発症様式は典型的な急性型，緩徐進行型，劇症型の3つに大きく分類される（表1）．急性型や緩徐進行型は膵島関連自己抗体が陽性になることが多く，自己免疫性型に分類される．緩徐進行型1型糖尿病（slowly progressive type 1 diabetes：SPIDDM）は，当初は食事や経口血糖降下薬のみで治療が可能な2型糖尿病様の病態を呈するが，膵島関連抗体が持続陽性で，緩徐にインスリン分泌能が低下し，最終的にインスリン依存状態になる糖尿病である（表1）．わが国で行われた多施設間のランダム試験により（東京スタディ），緩徐進行型1型糖尿病患者において自己抗体であるGAD抗体が10 U/mL以上検出され，かつ膵β細胞量が保たれている症例では，スルホニル尿素薬ではなく，インスリンを投与することで，膵β細胞破壊を抑制できる可能性が得られている[2]．

一方，劇症型は原則として膵島関連自己抗体が陰性と定義されているため，特発性型に分類される．劇症型も，遺伝因子と環境因子が発症に大きくかかわっている．現在明らかになっている遺伝因子はHLAクラスⅡ，CTLA-4，HLAクラスⅠといった免疫にかかわる遺伝子である．劇症型はウイルスの関連性を強く示唆する報告が相次いでおり，遺伝素因をもっている個体が特定のウイルス感染により特徴的な免疫反応をきたして膵β細胞が急激に破壊されると考えられている[3]．

4 治療

1）治療の実際

1型糖尿病は膵β細胞の破壊によるインスリン欠乏が原因であるため，1型糖尿病の治療はインスリン療法が中心に行われている．最近，種々のインスリン製剤の開発や投与方法が考えられ，綿密な血糖の調節と，それに伴い合併症の予防・抑制に大きな効果をあげている．しかし，一部の症例ではきわめて血糖コントロールが困難であり，頻回の低血糖発作や合併症の進行により著しいQOL（quality of life）の低下がみられる．この原因は，本来インスリン分泌は血糖依存性であるが，インスリン補充療法はあくまでも血糖の上昇を予測して補充する療法であるため，必要インスリン量の過不足が生じるためである．このような症例に対しては，ブドウ糖応答性インスリン分泌機構の回復が不可欠であり，膵β細胞補充療法が理想的である．膵β細胞補充療法は1型糖尿病の根治治療であり，多くの研究が精力的に行われているが，現時点で治療法として確立されつつあるのは膵臓移植のみである．移植治療においてドナー不足が妨げとなっており，この問題の

解決策の1つとして，膵臓幹細胞の分化制御や胚幹細胞の分化誘導などの再生医療が重要である．臨床的に膵臓移植の治療効果が明確化された現在，これらの細胞療法に大きな期待がかかっているといえる[4]．

2）治療開発にむけたトピックス

一方で，2011年に以下の報告がされ，これまでの糖尿病の病態の考え方を一変させるようなインパクトがもたらされた．一般に，正常なマウスにストレプトゾトシン（STZ）を投与すると，インスリンが枯渇し，血糖値は上昇しケトアシドーシスを引き起こすことが知られている．ところが，グルカゴン受容体欠損マウスで，STZを投与し膵β細胞を破壊すると，インスリンがないにもかかわらず高血糖を示さないことが報告された[5]．インスリンはグルカゴン分泌を抑制することから，インスリンが欠乏した状態ではグルカゴンが増加するが，グルカゴン受容体欠損マウスではグルカゴンシグナルが末梢組織に伝達されないため1型糖尿病が惹起されないことが示唆されたわけである．この結果はグルカゴン抑制を行うことが1型糖尿病の治療開発につながる可能性を示しており，たいへん興味深い．

5 今後の展望

1型糖尿病の成因，病態に関する多くの知見があるが，いまだ不明な点は多い．日本における急性型1型糖尿病の発症率は欧米の10分の1以下と低いが，この20年間で年次発症率は明らかに増加している．特に劇症型1型糖尿病では，医療機関を訪れた際にはすでに膵β細胞がほぼ完全に破壊されていると考えられるため，将来的には1型糖尿病の治療に再生医療が大きな役割を果たすことが期待できる．こうした観点から，近い将来，iPS（induced pluripotent stem）細胞やES（embryonic stem）細胞からグルコース濃度に応じたインスリン分泌能をもつ膵β細胞を誘導する手法と，それを体内で長期間維持する方法が確立され，糖尿病患者の治療に役立つことが期待される．

（福中彩子，藤谷与士夫，綿田裕孝）

■文 献■

1) Wenzlau, J. M. et al. : The cation efflux transporter ZnT8 (Slc30A8) is a major autoantigen in human type 1 diabetes. Proc. Natl. Acad. Sci. USA, 104 : 17040-17045, 2007

2) Kobayashi, T. et al. : Small doses of subcutaneous insulin as a strategy for preventing slowly progressive beta-cell failure in islet cell antibody-positive patients with clinical features of NIDDM. Diabetes, 45 : 622-626, 1996

3) Imagawa, A. et al. : A novel subtype of type 1 diabetes mellitus characterized by a rapid onset and an absence of diabetes-related antibodies. Osaka IDDM Study Group. N. Engl. J. Med., 342 : 301-307, 2000

4) Efrat, S. & Russ, H. A. : Making β cells from adult tissues. Trends Endocrinol. Metab., 23 : 278-285, 2012

5) Lee, Y. et al. : Glucagon receptor knockout prevents insulin-deficient type 1 diabetes in mice. Diabetes, 60 : 391-397, 2011

■参考文献■

・『糖尿病学イラストレイテッド』（春日雅人/編），羊土社，2012
・『カラー版 糖尿病学—基礎と臨床』（門脇 孝，他/編），西村書店，2007
・『糖尿病専門医研修ガイドブック』（日本糖尿病学会/編），診断と治療社，2012

臨床編Ⅱ　臓器特異的自己免疫疾患

14 天疱瘡，類天疱瘡
―自己免疫性水疱症

　自己抗体によって皮膚に水疱を形成する一連の疾患群を自己免疫性水疱症とよび，表皮内水疱を起こす天疱瘡群と表皮下水疱を生じる類天疱瘡群に大別される．天疱瘡における自己抗体の標的抗原は，デスモゾームを構成するタンパク質であるデスモグレイン1および3で，表皮細胞間の接着が傷害されて棘融解による水疱を形成する．類天疱瘡群における自己抗体は，ヘミデスモゾームを中心とした表皮真皮接着にかかわる分子（BP180，ラミニン332，Ⅶ型コラーゲンなど）を標的とする．本稿では，自己免疫性水疱症の病態・診断・治療について概説する．

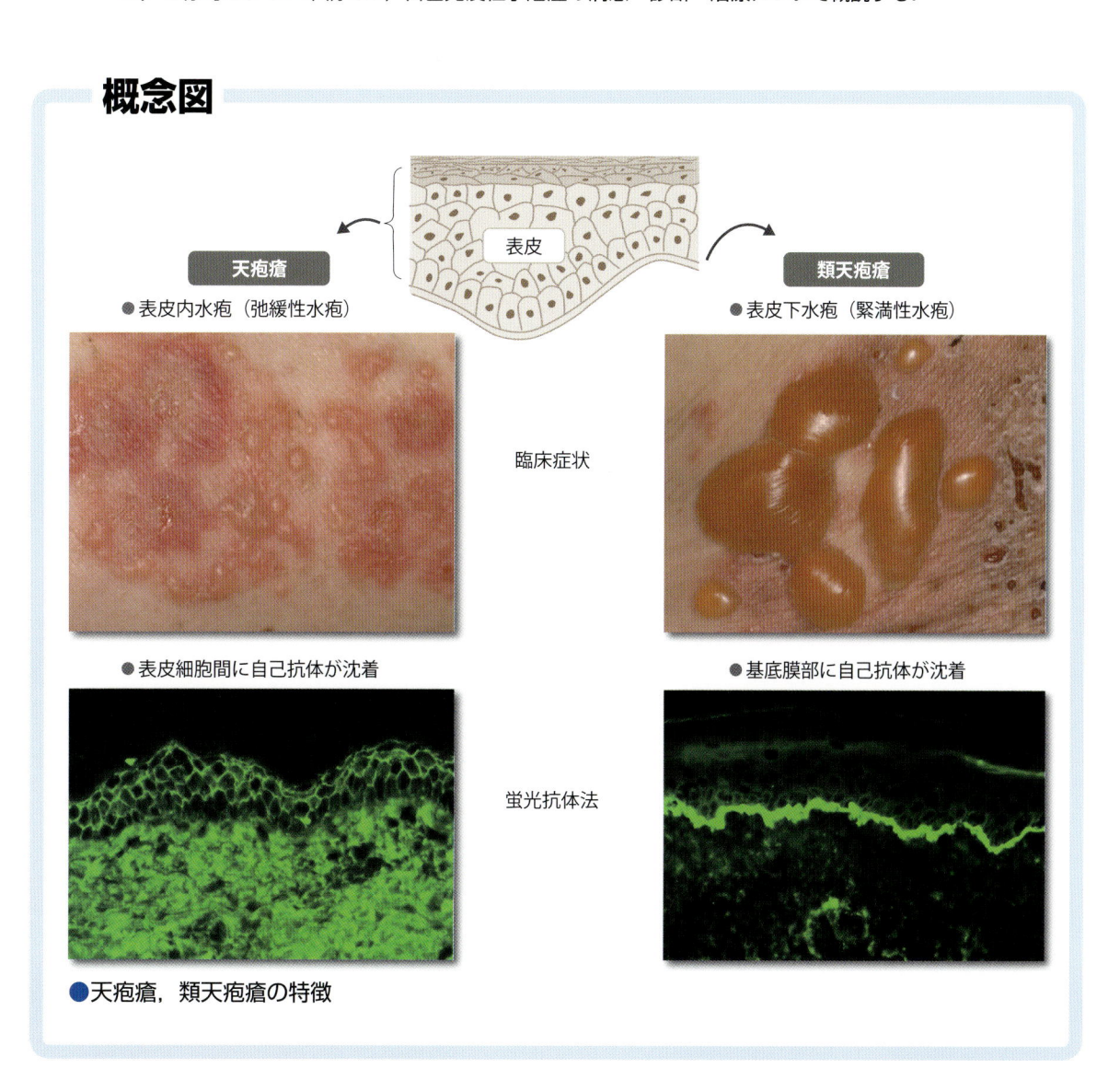

概念図

表皮

天疱瘡
- 表皮内水疱（弛緩性水疱）

類天疱瘡
- 表皮下水疱（緊満性水疱）

臨床症状

- 表皮細胞間に自己抗体が沈着
- 基底膜部に自己抗体が沈着

蛍光抗体法

● 天疱瘡，類天疱瘡の特徴

天疱瘡群とは

表皮細胞の接着装置であるデスモゾームに対する自己抗体によって引き起こされ，表1のように分類される．天疱瘡患者は，日本全体で約4,000人と推定されており，40～60歳代で発症することが多い．

類天疱瘡群とは

表皮基底膜部に対する自己抗体によって引き起こされ，表1のように分類される．標的抗原は表皮真皮間の接着にかかわる分子であり，蛍光抗体直接法でIgG（ときにIgA）および補体（C3）の表皮基底膜部（basement membrane zone：BMZ）への線状沈着が観察される．

1 天疱瘡群の発症機序

1）標的：デスモゾーム

表皮細胞間の接着に重要な役割を果たしており，その主要な構成タンパク質として，デスモゾームカドヘリンとよばれるデスモグレイン（desmoglein：Dsg）とデスモコリン（desmocollin：Dsc）がある．天疱瘡は，自己抗体によってデスモゾームによる表皮細胞同士の接着が破綻し，棘融解（acantholysis）による表皮内水疱を形成する疾患である．

Dsgは，Dsg1～Dsg4までのアイソフォームがあり，尋常性天疱瘡ではDsg3（およびDsg1），落葉状天疱瘡ではDsg1に対するIgG自己抗体が血中に認められる．Dscに対する自己抗体はIgA天疱瘡でみられることがある．

2 天疱瘡の病態

1）尋常性天疱瘡
（pemphigus vulgaris：PV）

口腔粘膜の疼痛を伴う難治性のびらんで初発することが多く，次第に皮膚に弛緩性水疱・びらんが出現する．口腔以外にも，咽頭・喉頭・食道・眼瞼結膜などの重層扁平上皮が侵される．一見正常な部位に圧力をかけると表皮が剥離するニコルスキー現象がみられる．粘膜病変が主で，皮膚症状は少ない粘膜優位型（mucosal dominant PV）と，粘膜だけでなく皮膚も侵される粘膜皮膚型（mucocutaneous PV）に分類される．

● 表1　天疱瘡群と類天疱瘡群の分類

病名	Igクラス	標的抗原
天疱瘡群（表皮内水疱）		
①尋常性天疱瘡（PV） ・粘膜優位型 ・粘膜皮膚型	 IgG IgG	 Dsg3 Dsg3 + Dsg1
②落葉状天疱瘡（PF）	IgG	Dsg1
③腫瘍随伴性天疱瘡（PNP）	IgG	Dsg3，Dsg1，プラキン群，A2ML1
④特殊な病型（薬剤誘発性天疱瘡，疱疹状天疱瘡，IgA天疱瘡）		
類天疱瘡群（表皮下水疱）		
①水疱性類天疱瘡（BP）	IgG	BP180，BP230
②粘膜類天疱瘡（MMP）	IgG/IgA	BP180，ラミニン332
③後天性表皮水疱症（EBA）	IgG	VII型コラーゲン
④抗ラミニンγ1類天疱瘡	IgG	ラミニンγ1（p200）
⑤ジューリング疱疹状皮膚炎（DH）	IgA	表皮トランスグルタミナーゼ
⑥線状IgA水疱性皮膚症（LABD）	IgA/IgG	LAD-1，LABD97（酵素で切断されたBP180）

Dsg：デスモグレイン，Dsc：デスモコリン

病理組織学的には基底層直上での棘融解が特徴である．蛍光抗体直接法（direct immunofluorescence：DIF）で表皮細胞間にIgGの沈着を認める．粘膜優位型の患者では，Dsg3に対するIgGのみが検出され，粘膜皮膚型の患者ではDsg3とDsg1に対するIgGが検出される（後述のデスモグレイン代償説を参照）[1]．尋常性天疱瘡の亜型に増殖性天疱瘡（pemphigus vegetans）があり，病理学的に基底層直上での棘融解のほか，表皮の乳頭状増殖，好酸球性膿疱を特徴とする．

2）落葉状天疱瘡
（pemphigus foliaceus：PF）

皮膚に生じる薄い鱗屑・痂皮を伴った紅斑・びらんを特徴とし，粘膜病変は通常ない．好発部位は，頭部・顔面・胸・背などの脂漏部位である．

病理組織学的には角層下での棘融解が特徴で，DIFで表皮細胞間にIgGの沈着を認める．血中にDsg1に対するIgGのみを検出する．紅斑性天疱瘡（pemphigus erythematosus）は顔面の紅斑を伴い，天疱瘡と紅斑性狼瘡の合併した疾患〔Senear-Usher（シネア・アッシャー）症候群〕と考えられていたが，今日ではPFの表現型の1つと位置づけられる．

3）腫瘍随伴性天疱瘡
（paraneoplastic pemphigus：PNP）

主に悪性リンパ腫などのリンパ球系の増殖性疾患に合併する天疱瘡で，粘膜部の広範囲にびらん・潰瘍を生じる．口唇の炎症症状が強いのが特徴で，眼瞼癒着を生じることもある．皮膚病変は多彩で，水疱・びらん・多形滲出性紅斑様の浮腫性紅斑などがみられる．閉塞性細気管支炎様肺病変による進行性の呼吸器障害を合併し，致命的になることがある．

水疱部の病理所見は，棘融解を認めるとともに表皮細胞壊死を伴う．基底細胞の空胞変性，真皮上層に帯状のリンパ球浸潤がみられることもあり，自己抗体のみならず細胞性免疫による粘膜上皮・皮膚への傷害が，PNPの病態に重要と考えられている．患者は抗Dsg抗体のほかに，細胞内のプラキン分子に対する自己抗体を有するが，病的意義は明らかではない．近年，タンパク質分解酵素を阻害するA2ML1（alpha-2-macroglobulin-like-1）が，新たなPNPの標的抗原として同定され，さらなる病態の解明が期待される[2]．

4）その他の天疱瘡群の疾患

薬剤誘発性天疱瘡（drug-induced pemphigus）は，明らかな薬剤投与の既往の後に天疱瘡様の所見を呈する．原因薬剤としてD-ペニシラミンが有名で，多くの症例では，薬剤中止後に症状は軽快する．

疱疹状天疱瘡（herpetiform pemphigus）は，かゆみの強い紅斑と環状に配列する小水疱を特徴とし，臨床的にジューリング疱疹状皮膚炎（後述）に類似する．病理学的には棘融解が明らかでなく，好酸球性海綿状態が主な所見である．

IgA天疱瘡（IgA pemphigus）は，弛緩性の膿疱・水疱が多発する疾患で，DIFで表皮細胞表面に反応するIgAが認められる（IgGは陰性）．一部の症例では，IgA自己抗体の標的抗原はDsc1と考えられている[3]．

3 デスモグレイン代償説

尋常性および落葉状天疱瘡の抗体プロファイルと表現型の関係は，デスモグレイン代償説（desmoglein compensation theory）により論理的に説明できる（図1）[1]．まず重要なのは，同じ部位に存在するDsg1とDsg3は，細胞間接着機能を補い合うことができる点である．そして天疱瘡の病態を理解するには，粘膜と皮膚におけるDsg1とDsg3の発現の違いを認識する必要がある．皮膚においてDsg3は表皮下層に強く発現しており，Dsg1は表皮全層に発現し，上層に行くに従って発現が強くなる．一方，粘膜ではDsg3が上皮全層に強く発現しており，Dsg1の発現は弱い．

血清中に抗Dsg1抗体のみが含まれる落葉状天疱瘡の場合，皮膚ではDsg3による接着機能の代償がない表皮上層に水疱形成が誘導されるが，粘膜ではDsg3が全層に分布しているのでびらんを形成しない（図1①）．抗Dsg3抗体のみをもつ粘膜優位型尋常性天疱瘡の場

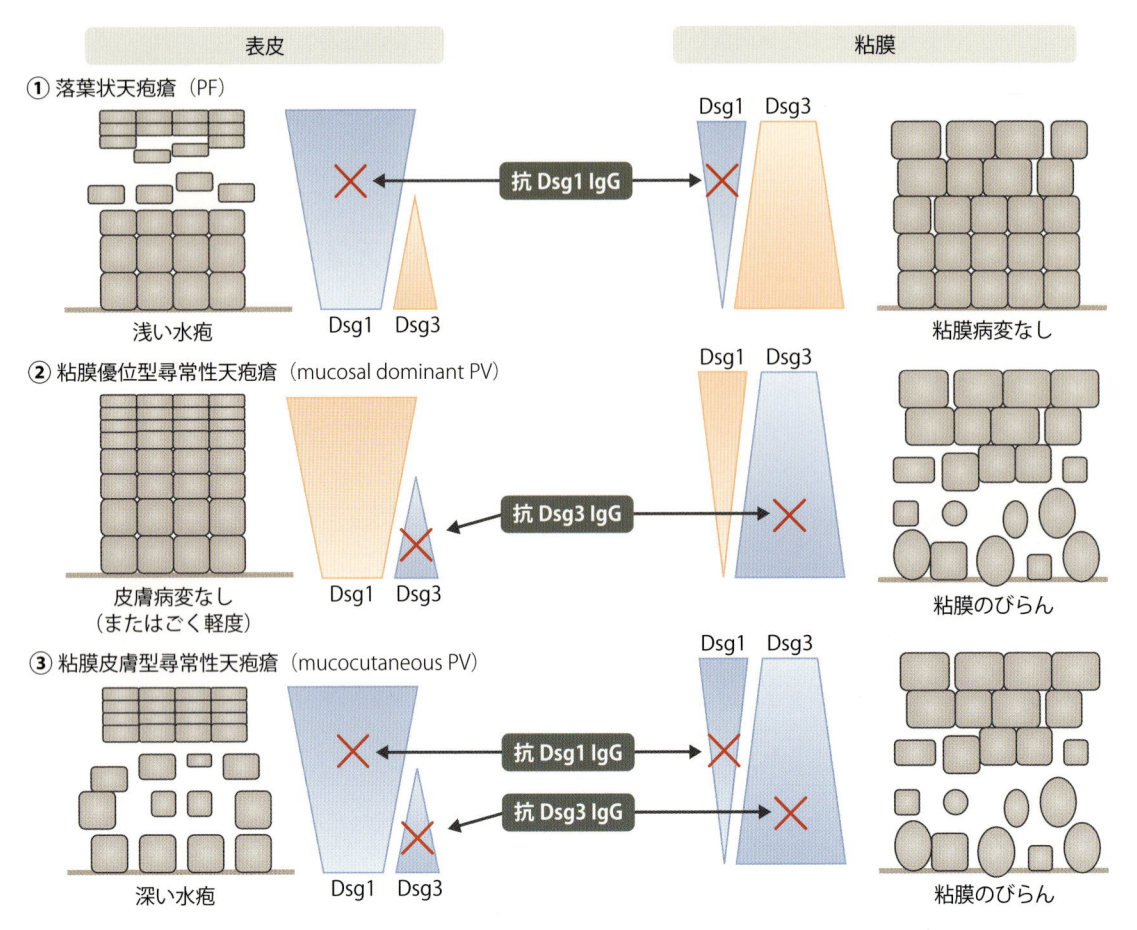

●図1　デスモグレイン代償説
尋常性天疱瘡および落葉状天疱瘡の表現型は，皮膚と粘膜におけるDsg1およびDsg3の分布の違いにより，抗体のプロファイルから説明できる

合，皮膚では抗体によるDsg3の接着機能障害をDsg1が代償するため水疱形成は認められないか，限局されたものとなる．一方，粘膜では発現レベルの低いDsg1は失われたDsg3の接着機能を補いきれず，びらんが形成される（図1②）．血清中に抗Dsg3抗体と抗Dsg1抗体の両方が含まれる粘膜皮膚型尋常性天疱瘡の場合，粘膜および皮膚の広範囲に水疱・びらんを生じる（図1③）．

4 類天疱瘡群の発症機序

1）標的：ヘミデスモゾーム

表皮基底膜部における表皮と真皮の接着は，ヘミデスモゾームとよばれる微細構造によって担われている（図2）．その主要な構成タンパク質として，XVII型コラーゲン（BP180），ラミニン332などがある．表皮基底板と真皮膠原線維をつなぎとめる係留線維はVII型コラーゲンでできており，ラミニン332と結合している．類天疱瘡の類縁疾患では，表皮真皮接着にかかわる分子のいずれかに対する自己抗体が水疱形成の原因となる．

5 類天疱瘡の病態

1）水疱性類天疱瘡
（bullous pemphigoid：BP）

かゆみの強い浮腫性紅斑・緊満性水疱を特徴とし，

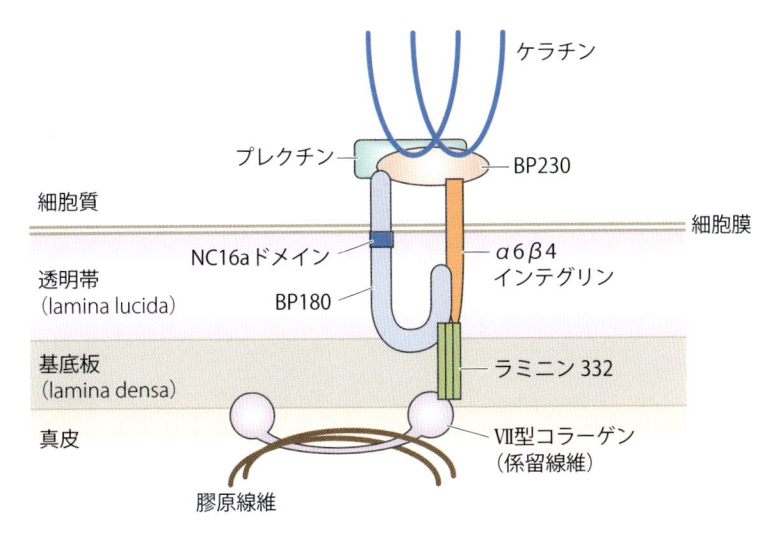

●図2　ヘミデスモゾームを構成する分子
類天疱瘡群は，表皮真皮間の接着にかかわる分子を標的抗原とする

高齢者に好発する．日本では最も頻度の高い自己免疫性水疱症である．病理学的に好酸球の浸潤を伴う表皮下水疱を示す．DIFでIgG，C3の基底膜部への線状沈着を認める．主要な標的抗原であるBP180のNC16aドメインに対するIgGはELISA法で測定でき，病勢を反映することが明らかにされている[4]．

BPにおける表皮下水疱の形成には，補体の活性化とエラスターゼなどによる基底膜タンパク質の分解が必須で，天疱瘡とは水疱形成機序が異なると考えられている．

2）粘膜類天疱瘡
(mucous membrane pemphigoid：MMP)

主として眼瞼結膜・口腔粘膜・喉頭・食道・鼻腔などにびらんを生じる疾患である．かつては瘢痕性類天疱瘡（cicatricial pemphigoid）とよばれていたが，瘢痕形成はなくてもよいためMMPとして扱う方が一般的になってきた．代表的な標的抗原はBP180とラミニン332であるが，DIFで基底膜部にIgGやIgAの沈着を認めるものの，血中抗体価が低いために標的抗原を特定できない症例もある．ときに眼瞼粘膜の癒着による失明や，重度の喉頭症状のため呼吸困難をきたすなど，重症化する症例がみられる．

3）後天性表皮水疱症
(epidermolysis bullosa acquisita：EBA)

Ⅶ型コラーゲンに対するIgG自己抗体により発症し，物理的刺激を受けやすい手指や四肢に好発する．水疱治癒後は稗粒腫・瘢痕を残すのが特徴である．EBAにおける自己抗体の主要なエピトープは，Ⅶ型コラーゲンが基底膜部でラミニン332と結合するNC1ドメインにある．

4）その他の類天疱瘡群の疾患

抗ラミニンγ1類天疱瘡（抗p200類天疱瘡）は，尋常性乾癬に合併することが多く，小水疱を伴う紅斑を特徴とする．近年，標的抗原がラミニンγ1（ヘミデスモゾーム外での表皮真皮間接着に関与）であることが示された[5]．

ジューリング疱疹状皮膚炎（dermatitis herpetiformis：DH）は，肘・膝・殿部に好発する紅斑の辺縁に小水疱が環状配列する．DIFで真皮乳頭部にIgAの顆粒状沈着を認め，表皮トランスグルタミナーゼに対するIgAの関与が考えられている[6]．

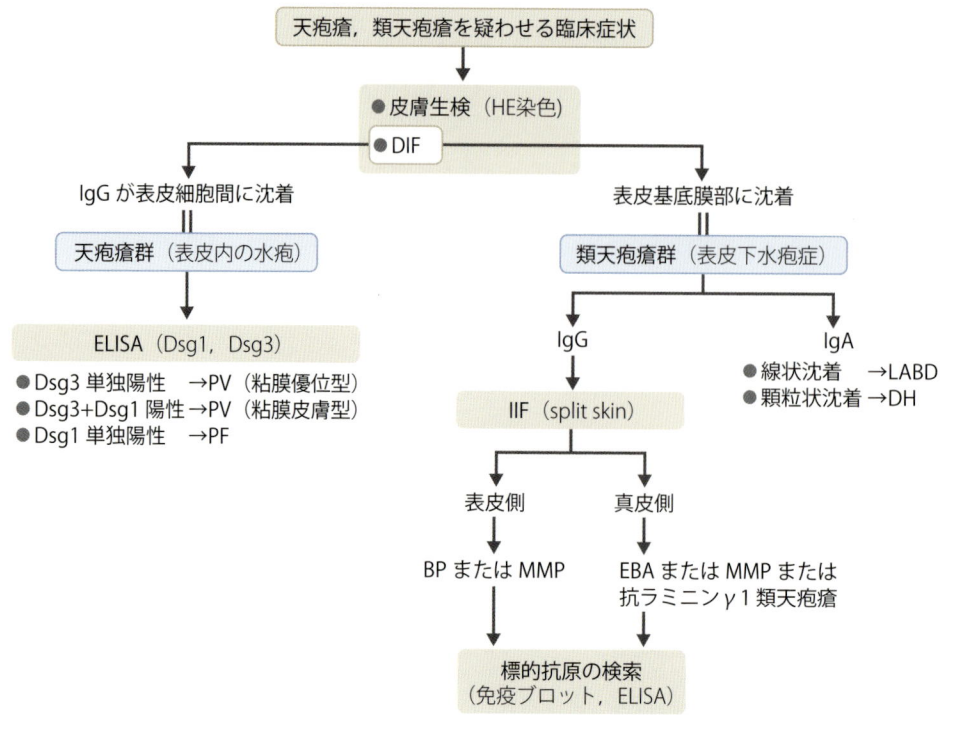

```
                天疱瘡，類天疱瘡を疑わせる臨床症状
                              │
                              ▼
                      ● 皮膚生検（HE染色）
                      ● DIF
              ┌───────────────┴───────────────┐
    IgG が表皮細胞間に沈着              表皮基底膜部に沈着
              │                                │
              ▼                                ▼
     天疱瘡群（表皮内の水疱）          類天疱瘡群（表皮下水疱症）
              │                     ┌──────────┴──────────┐
              ▼                    IgG                    IgA
     ELISA（Dsg1, Dsg3）            │              ● 線状沈着 →LABD
     ● Dsg3 単独陽性 →PV（粘膜優位型）  ▼              ● 顆粒状沈着 →DH
     ● Dsg3+Dsg1 陽性 →PV（粘膜皮膚型） IIF（split skin）
     ● Dsg1 単独陽性 →PF        ┌──────┴──────┐
                              表皮側           真皮側
                                │               │
                                ▼               ▼
                          BP または MMP   EBA または MMP または
                                │         抗ラミニンγ1 類天疱瘡
                                │               │
                                └───────┬───────┘
                                        ▼
                                標的抗原の検索
                              （免疫ブロット，ELISA）
```

● **図3　天疱瘡および類天疱瘡群の診断へのフローチャート**
臨床症状，病理組織所見から天疱瘡，類天疱瘡を疑い，DIF で患者皮膚への自己抗体の沈着を確認することが重要である

線状 IgA 水疱性皮膚症（linear IgA bullous dermatosis：LABD）は，小型の緊満性水疱と紅斑を特徴とし，病理学的にも好中球・好酸球浸潤を伴うので DH との鑑別が難しい．DIF で IgA の基底膜部への線状沈着を認めることで診断できる．BP180 の分解産物である LAD-1，LABD97 を標的抗原とする症例も多く報告されている[7]．

6 自己免疫性水疱症の診断

診断への流れを図3に示す．臨床所見から自己免疫性水疱症を疑い，病理組織所見とともに DIF で皮膚への自己抗体の沈着を確認することが重要である．

1）蛍光抗体直接法
（direct immunofluorescence：DIF）

生検で得られた患者皮膚に，自己抗体が沈着しているかどうかを検出する．感度が高く，自己免疫性水疱症の診断に最も重要な検査である．表皮細胞間沈着であれば天疱瘡群，基底膜部への線状沈着であれば類天疱瘡群を考えて，さらに血清学的解析を進めていく．

2）蛍光抗体間接法
（indirect immunofluorescence：IIF）

正常ヒト皮膚を基質として，患者血清の反応を観察する．所見は DIF と同様，天疱瘡群では表皮細胞間に，類天疱瘡群では基底膜部に，線状に自己抗体の沈着がみられる．ただし血中の抗体価が低く，DIF のみ陽性を示す症例もある．

食塩水に浸して表皮と真皮を分離したヒト正常皮膚を基質として患者血清を反応させた蛍光抗体法（split skin IIF）は，BP と EBA との鑑別など，類天疱瘡群の診断に有用である（図3）．

3) ELISA法
(enzyme-linked immunosorbent assay)

天疱瘡に対するDsg1およびDsg3，類天疱瘡に対するBP180の組換えタンパク質を用いたELISAは，保険収載されている．BP230，Ⅶ型コラーゲンのELISAも市販されており，測定が可能である．患者血清中の抗体価を，定量的に評価できることが大きな利点である．

4) 免疫ブロット法

ヒト正常表皮抽出液，真皮抽出液，あるいは標的抗原の組換えタンパク質をゲル上で電気泳動した後にニトロセルロース膜に転写し，患者血清と反応させる方法である．すでに診断された患者の血清をコントロールとして用い，自己抗体の標的抗原を推定する．

7 自己免疫性水疱症に対する治療戦略

中等症以上の症例については，ステロイド内服が治療の中心となるが，免疫抑制薬を併用することも多い．急性期に寛解導入を目的としたステロイドパルス療法，血漿交換，γグロブリン大量静注療法（IVIG）が必要なこともある．疾患によっては，軽症例でテトラサイクリンやダプソンなどの抗生物質が有効な場合もある．海外ではB細胞の表面マーカーであるCD20に対するモノクローナル抗体が治療抵抗性の天疱瘡に用いられており，日本でも臨床試験が進行中である．

治療の到達目標として，少量のステロイド内服（プレドニゾロン換算で0.2 mg/kg/日以下）のみによる寛解の維持をめざすべきである．目標達成のためには，十分な初期治療が重要となる[8]．

8 病態解明をめざした研究のトピックス

モデルマウスの開発や標的抗原に対するモノクローナル抗体を用いた解析を通じて病態解明が進んでいる[9][10]．天疱瘡モデルマウスからはDsg3反応性T細胞株が確立され[11]，またBP180をヒト化した類天疱瘡モデルマウスの開発は研究の進行に大きく貢献した[12]．モノクローナル抗体の解析では，相補性決定領域（CDR3）をわずかに変化させるだけで抗体の病原性が喪失することが明らかとなった[13]．さらに自己抗体結合から水疱形成にいたる機序の検討[14]，自己抗体の認識するエピトープ解析など[15]，発症機序の解明・病原性抗体のみを標的とした治療法の開発をめざした研究が次々と行われている．

（山上　淳，天谷雅行）

■ 文 献 ■

1) Stanley, J. R. & Amagai, M. : Pemphigus, bullous impetigo, and the staphylococcal scalded-skin syndrome. N. Engl. J. Med., 355：1800-1810, 2006

2) Schepens, I. et al. : The protease inhibitor alpha-2-macroglobulin-like-1 is the p170 antigen recognized by paraneoplastic pemphigus autoantibodies in human. PLos One., 5：e12250, 2010

3) Ishii, N. et al. : Immunolocalization of target autoantigens in IgA pemphigus. Clin. Exp. Dermatol., 29：62-66, 2004

4) Kobayashi, M. et al. : BP180 ELISA using bacterial recombinant NC16a protein as a diagnostic and monitoring tool for bullous pemphigoid. J. Dermatol. Sci., 30：224-232, 2002

5) Dainichi, T. et al. : Anti-laminin gamma-1 pemphigoid. Proc. Natl. Acad. Sci. USA, 106：2800-2805, 2009

6) Jaskowski, T. D. et al. : IgA anti-epidermal transglutaminase antibodies in dermatitis herpetiformis and pediatric celiac disease. J. Invest. Dermatol., 129：2728-2730, 2009

7) Schumann, H. et al. : The shed ectodomain of collagen XVII/BP180 is targeted by autoantibodies in different blistering skin diseases. Am. J. Pathol., 156：685-695, 2000

8) 天谷雅行，他：天疱瘡診療ガイドライン．日本皮膚科学会雑誌，120：1443-1460, 2010

9) Amagai, M. et al. : Use of autoantigen-knockout mice in developing an active autoimmune disease model for pemphigus. J. Clin. Invest., 105：625-631, 2000

10) Tsunoda, K. et al. : Induction of pemphigus phenotype by a mouse monoclonal antibody against the amino-terminal adhesive interface of desmoglein 3. J. Immunol., 170：2170-2178, 2003

11) Takahashi, H. et al. : Novel system evaluating in vivo pathogenicity of desmoglein 3-reactive T cell clones using murine pemphigus vulgaris. J. Immunol., 181 : 1526-1535, 2008
12) Nishie, W. et al. : Humanization of autoantigen. Nat. Med., 13 : 378-383, 2007
13) Yamagami, J. et al. : Homologous regions of autoantibody heavy chain complementarity-determining region 3 (H-CDR3) in patients with pemphigus cause pathogenicity. J. Clin. Invest., 120 : 4111-4117, 2010
14) Saito, M. et al. : Signaling dependent and independent mechanisms in pemphigus vulgaris blister formation. PLoS One, 7 : e50696, 2012
15) Ohyama, B. et al. : Epitope spreading is rarely found in pemphigus vulgaris by large-scale longitudinal study using desmoglein 2-based swapped molecules. J. Invest. Dermatol., 132 : 1158-1168, 2012

臨床編III

アレルギー疾患

1. アレルギー疾患総論 ················ 286
2. アナフィラキシー ·················· 293
3. 血清病 ··························· 300
4. 気管支喘息 ······················· 304
5. 過敏性肺炎 ······················· 312
6. アレルギー性鼻炎 ················· 317
7. 蕁麻疹 ··························· 323
8. アトピー性皮膚炎 ················· 327
9. 接触皮膚炎 ······················· 332
10. アレルギー性結膜炎 ··············· 340
11. 食物, 薬剤, 職業性アレルギー ····· 343
12. 好酸球増多症, 好酸球増多症候群 ··· 350

臨床編Ⅲ　アレルギー疾患

1 アレルギー疾患総論

　アレルギーとは，われわれ人間などの生体にとって異物である外からの細菌やウイルスなどの各種微生物に対して，防御反応として働く免疫反応の一種である．防御反応としての免疫は人体にとって有用な反応であるが，同じような反応をしながら，人体にとって有害な反応がアレルギーである．一般に防御反応にかかわる抗体はIgG抗体であるが，アレルギーにかかわる抗体はIgE抗体が主体である．近年の基礎免疫学の進歩により，アレルギー疾患は，Th2優位の免疫アンバランスにおける獲得免疫による疾患であると理解されてきた．しかしながら，さらなる研究の進歩により，新たなT細胞，サイトカイン，自然免疫の関与などが発見され，その病態のheterogeneity（多様性）が徐々に明らかになりつつある．また各種アレルギー疾患には，病態として共通する面と異なった面があり，各疾患の特徴を理解することが必要である．

概念図

[図：アレルギー反応の発現機序。induction phase（感作相）では、アレルゲン・抗原が抗原提示細胞を介してT・B細胞、T細胞（Th2）を活性化し、IgE抗体（IgG抗体）、記憶T細胞が産生される。effector phase（効果相）では、アレルゲンがIgE抗体を介してマスト細胞を刺激し、化学伝達物質（ヒスタミン、ロイコトリエン etc）を放出（即時相）、臓器反応を引き起こす。また記憶T細胞（Th2）がサイトカイン（IL-4, 5, 13 etc）を産生し好酸球性炎症（遅発相）を引き起こす。臓器反応には喘息（気管支），蕁麻疹・アトピー性皮膚炎（皮膚），花粉症（鼻，眼），アナフィラキシー（全身）などがある．]

● アレルギー反応の発現機序（2相）
アレルギー疾患は，アレルゲン（抗原）により感作されてIgE抗体や記憶T細胞が産生される感作相によりアレルギー疾患発症の準備状態となり，再度当該アレルゲン（抗原）に曝露することにより，効果相の反応が進み臓器特異的なアレルギー疾患が発症する

アレルギー疾患とは

　アレルギーとは，われわれ人間などの生体にとって異物である外からの細菌やウイルスなどの各種微生物に対して防御反応として働く免疫反応の一種である．防御反応としての免疫は人体にとって有用な反応であるが，同じような反応をしながら，人体にとって有害な反応がアレルギーである．

　アレルギー疾患の発現には，2段階の反応相が必要である．まずは，アレルゲン（抗原）によってホストがIgE抗体やIgG抗体を産生したり，T細胞が記憶T細胞になる，いわば準備状態としての感作相（induction phase）と，感作されたホストが当該アレルゲン（抗原）に再度曝露したときに一連の免疫反応が進み，症状が発現する効果相（effector phase）である（概念図）．本稿では，アレルギー疾患全般についての知識を概説する．

1 疫学

1）各種アレルギーの有症率調査

　アレルギー疾患に限らず，疫学調査は，種々の臨床研究さらには基礎研究につながる入口として重要な研究分野である．しかしながら，個人情報保護の観点から，一般市民を対象とした有病率調査などの疫学研究が非常に困難になっていることは，多くの研究者の実感するところである．そのような困難ななかで，わが国のアレルギー疾患の有病率などの調査が，方法論を含めて厚生労働科学研究として進められている．最近の世情を反映して，これまでの訪問調査が困難になってきていること，対象抽出として有用と思われる住民基本台帳の閲覧利用などが困難になってきていること，携帯電話の普及に伴う固定電話によるRDD（random digit dialing）調査の対象の偏り，等々の問題点が明らかになってきた．そのようななかで，近年急速に普及してきたインターネットを活用した疫学調査の妥当性の検証と有病率調査，さらにはより詳細な二次調査が実施可能となり，少しずつ信頼性の高い調査結果が報告されている．詳細は**臨床編Ⅲ**の各稿に譲るが，有病率調査では，調査方法としてISAACやECRHSのように国際比較可能な調査用紙を用いての調査が実施されるようになり，世界各国と比べてのわが国の有症率，有病率の比較が可能となってきた．

> **MEMO**
>
> **ISAAC, ECRHS**
>
> 　ISAAC（International Study of Asthma and Allergies in Childhood）は，小児アレルギー疾患の国際的な疫学調査であり，ECRHS（European Community Respiratory Health Survey）は，成人喘息の国際的な疫学調査である．

　複数の調査結果をまとめてみると，主要なアレルギー疾患の期間有症率は，成人では喘息で9.3％，アレルギー性鼻炎で23.2～47.1％，アトピー性皮膚炎で9.4～15.3％，小児（6～18歳）では喘息で6.1～8.1％，アレルギー性鼻結膜炎で19.4～20.5％，アトピー性皮膚炎で11.2～13.9％などが報告されている（図1）．さらに二次調査として，各種アレルギー疾患の合併率調査や発症・増悪の危険因子として肥満，喫煙，食生活などが考えられることが徐々に明らかになってきている[1)2)]．

2）疫学研究による臨床の進展

　アレルギー性疾患の疫学の最近の話題としては，まず第一にガイドラインの普及の効果，特に喘息死の激減があげられる．1990年代まで年間5,000～6,000名の喘息死が報告されていたのが，2011年には2,060名，さらに2012年には2,000名を下回る予想がされている．このような喘息死の激減は，数ある疾患ガイドラインのなかで当該疾患による死亡患者数の減少率が最も高く，気管支喘息はガイドラインとして最も成功した疾患といえる．また，第二としては，アレルギー性鼻炎と気管支喘息が同じ気道系疾患として"one airway, one disease"の概念が定着し，その合併率が60～70％と高いことから，両疾患の異同に関しての病態解明の研究

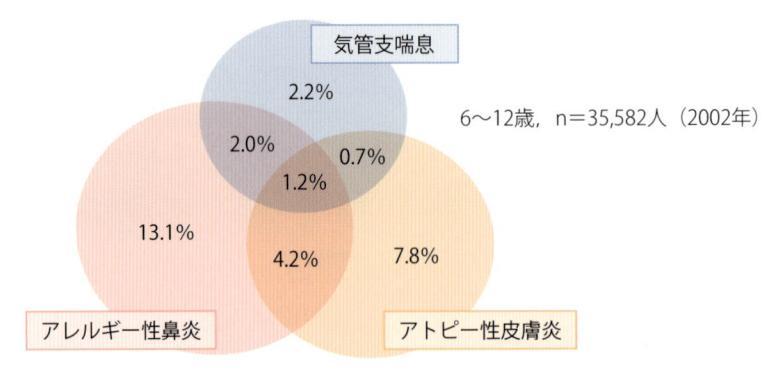

●図1　小児における主要アレルギー疾患の合併頻度
6〜12歳までの小児35,582人を対象にしたアレルギー疾患の有症率調査において，気管支喘息6.1％，アレルギー性鼻炎20.5％，アトピー性皮膚炎13.9％であり，3疾患の合併頻度は1.2％であった（西日本小児アレルギー研究会有症率調査研究班）

が進み，免疫療法をはじめ，治療管理法についての一般臨床での意識も高まってきていることがあげられる．

2 病態，発症機序

　アレルギー疾患は，好酸球性炎症を主体としたTh2細胞優位の疾患である，といわれている．すなわちIL-4，IL-5，IL-13などのサイトカインがTh2型免疫反応を誘導，促進することがアレルギー反応に必須であり，INF-γ，IL-12などのTh1サイトカインは，抑制的に働くことが知られている．このTh1/Th2アンバランス説を根拠に，最近のアレルギー疾患の増加の理由として，疫学的研究からいわゆる「衛生仮説」が脚光を浴びてきた．しかしながら，最近のアレルギー免疫学の基礎研究の進歩とともに制御性（調節性）T細胞（Treg）をはじめとするその他のT細胞サブセットの役割も解明されつつあり，治療標的の問題も含め，今後の展開が待たれる．

　また，アレルギー疾患は，Th2細胞，IgE抗体，マスト細胞，Th2サイトカイン・ケモカイン，好酸球などが関与する獲得免疫が主役を担う獲得型アレルギーと考えられているが，近年は，IL-18によるアレルゲン刺激なしのマスト細胞活性化による自然型アレルギーの関与や，Toll様受容体（Toll-like receptor）を介す

る自然免疫の関与，気道上皮・皮膚バリア機能の傷害など，上皮組織の脆弱性とアレルギー性炎症が相まって気管支喘息やアトピー性皮膚炎の病態形成に関与していることなどが徐々に解明されてきた（図2）[3]．

3 臨床症状，診察所見

　アレルギー疾患の臨床症状は，各疾患患者が示す各臓器特有の症状のため，特に共通な症状はなく，各疾患については，**臨床編III**の各稿を参照願いたい．ただ，花粉症のような季節性アレルゲンが原因の場合は，症状発現が季節によって強弱があること，またペットや職業アレルギー疾患などでは，原因アレルゲンを有する環境にいるときに症状が発現すること，食物アレルギーでは，特定の食物を食べたときに症状が発現するなど特定の時期や環境での症状発現が特徴といえるであろう．

　しかし，日常生活のなかではなかなか特定できない場合が多く，皮膚試験や血清IgE抗体価とあわせて判断する必要がある．画像診断や内視鏡診断が有用なのは，アレルギー性気管支肺真菌症や過敏性肺炎など，アレルギー性呼吸器疾患で特徴的な所見がみられる場合である．

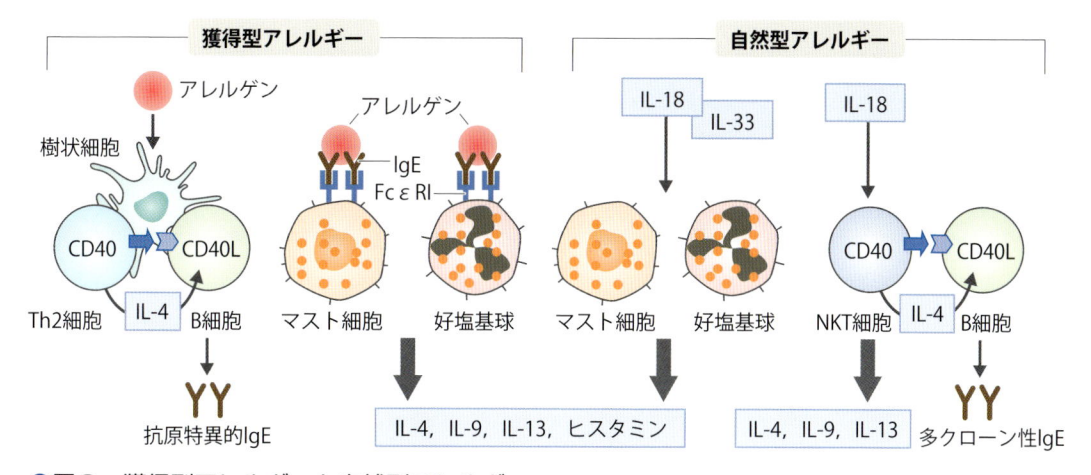

● 図2　獲得型アレルギーと自然型アレルギー（文献3より引用）

アレルゲンを取り込んだ樹状細胞は，アレルゲン特異的Th2細胞を誘導し，B細胞を刺激して抗原特異的IgE抗体産生を誘導する．また，アレルゲンはIgE分子を架橋することで，好塩基球とマスト細胞を活性化する．このようなアレルゲンとIgEが必須のアレルギーを「獲得型アレルギー」と呼ぶことができる．
一方，IL-18とIL-33はIL-3の存在下で，好塩基球やマスト細胞を直接活性化してIL-4，IL-9，IL-13とヒスタミンの産生を誘導する．さらに，IL-18は抗原刺激なしにNK（ナチュラルキラー）T細胞に作用してIL-4産生とCD40L発現を誘導し，in vivo, in vitroでB細胞を刺激して多クローン性（抗原非特異的）IgE産生を誘導する．このようなアレルギーを「自然型アレルギー」と呼ぶことができる．IL-18とIL-33は「自然型アレルギー」の誘導因子である

4 診断と治療戦略の概略

1）診断

アレルギー疾患は，一部の疾患を除き，内視鏡や画像診断，病理診断で確定診断をつける疾患とは異なり，臨床症状，病歴から疾患および原因アレルゲン（抗原）を推定し，必要に応じて負荷試験，血液検査を実施することになる．スクリーニング検査所見としては，血算で好酸球増多がみられることが多く，病歴など不明の場合でも末梢血好酸球増多が認められれば，何らかのアレルギー疾患を有している可能性を考える．

アレルギー疾患は，アレルギー反応が起きる臓器により気管支喘息，アレルギー性鼻炎，アトピー性皮膚炎などの種々の疾患となる．しかしながら，その病態の基本となるアレルゲン（抗原）による免疫反応は同じである．個々のアレルギー反応は同一でも，臓器の過敏性の有無によりアレルギー疾患としての発現臓器が異なる．それぞれのアレルギー疾患については，その臓器における疾患としての鑑別診断と原因アレルゲン（抗原）の確定診断が必要となる．臓器における鑑別診断としては，気管支喘息とCOPD（慢性閉塞性肺疾患），アトピー性皮膚炎と脂漏性湿疹や接触皮膚炎，アレルギー性鼻炎と血管運動性鼻炎，等々多くの鑑別すべき疾患があり，特に治療法選択に際しては，正確な診断が必要となる．詳細は，臨床編Ⅲの各疾患の稿に譲る．一方，原因アレルゲン（抗原）診断には，

①病歴の詳しい問診
②検索のスクリーニングテストとしての皮膚試験の実施
③血中アレルゲン特異的IgE抗体の測定〔RAST（radioallergosorbent test）法〕（表1）
④末梢血白血球ヒスタミン遊離試験の実施
⑤推定アレルゲンによる誘発試験（吸入，経口，眼結膜など）

の順に実施されることが多い．特に，詳細な問診は非常に重要であり，問診だけで原因アレルゲンが推定できることが少なくない．しかしながら，現時点での原因アレルゲン特定のゴールドスタンダードは，まだ誘発試験であり，患者さんの負担は少なくない．現在，患者さんの負担が少なくかつ原因アレルゲンが確定で

●表1　アレルギー疾患患者のハウスダスト関連アレルゲン感作状況 (文献4より引用)

アレルゲン＼年齢・疾患	小児 0～1歳	小児 2～5歳	小児 6～15歳	気管支喘息	アレルギー性鼻炎	アトピー性皮膚炎
ヤケヒョウヒダニ	41.0%	84.1%	95.9%	71.0%	63.1%	86.3%
コナヒョウヒダニ	40.0%	83.6%	94.4%	71.6%		86.3%
ガ	14.3%	33.6%	40.7%	50.0%	32.5%	75.0%
ゴキブリ	23.8%	30.4%	31.1%	26.6%	13.4%	
イヌ皮屑	35.2%	50.0%	55.9%	28.7%	20.6%	72.0%
ネコ皮屑	21.0%	44.4%	57.4%	31.1%	21.8%	66.5%
ハウスダスト*1	43.8%	86.0%	96.7%	71.3%	65.9%	87.1%
アスペルギルス	5.7%	22.9%	28.9%	16.6%	13.2%*2	71.7%
アルテルナリア	2.9%	20.1%	27.8%	9.5%		64.3%

＊1 ハウスダストは，アレルギー疾患の原因アレルゲンとして最も頻度が高く，重要なアレルゲンである．わが国では，ハウスダスト中の主要なアレルゲンは，ダニ（ヤケヒョウヒダニ，コナヒョウヒダニ）である．しかしながら，最近の種々検査でハウスダスト中にはダニ以外にも各種昆虫やペットの毛垢，真菌が存在していることが明らかになっている．小児および各種アレルギー疾患患者に実施した血中IgE抗体検査により，ダニ以外にも吸入性アレルゲンとしてのハウスダスト関連アレルゲンが明らかになってきた
＊2 カビマルチ

きる検査として，アレルゲンコンポーネントを用いたIgE抗体測定の有用性などが検討されている．

2）治療戦略[5]

アレルギー疾患治療薬の進歩は近年著しいものがあるが，しかしながらいまだ根本的治癒をもたらす治療法はなく，アレルギー疾患の治療・予防の基本は原因アレルゲン曝露の回避であり，「君子危うきに近寄らず」が原則である．したがって，薬物療法の前に原因あるいは増悪因子に対しての環境整備が重要であることをまずは肝に銘じて患者指導をすべきである．また，アレルギー疾患は，自己管理すべきあるいはできる疾患として位置づけられており，薬物療法の意義の理解を深めるとともに服薬のアドヒアランスを高め，環境整備などに関する自己管理についての患者および家族教育が重要である．

MEMO

アドヒアランス

患者さんの服薬など治療に対する遵守度．

■ 特異的刺激（アレルゲン）の回避

アレルギー疾患の原因アレルゲンは，
①侵入門戸の違いから，吸入アレルゲン，経口（食餌性）アレルゲン，経皮アレルゲン，さらには内在性アレルゲン
②発生源により屋外アレルゲン，屋内アレルゲン
③個別のアレルゲンとしては，ハウスダスト，ダニ，花粉，ペット毛垢，真菌，食物，薬物（ハプテン）
などに分類される．これらのなかでは，屋内環境中の吸入アレルゲンであるハウスダスト・ダニが，わが国では最も重要なアレルゲンである．アレルギー疾患においては，原因アレルゲンの曝露により感作および症状が発現するために，環境中のアレルゲン量の多寡が危険因子として重要である（図3）[6]．したがって，環境中のアレルゲン量を減らすことが重要である．

■ 非特異的刺激の回避

アレルギー疾患の非特異的増悪刺激としては，各疾患共通のアレルギー反応を促進させる刺激と，疾患特異的臓器過敏性を亢進させる刺激がある．

アトピー性皮膚炎の増悪因子については，年齢により異なるといわれており，成人期においては，発汗，物理刺激（掻爬も含む），細菌・真菌感染，ストレス，

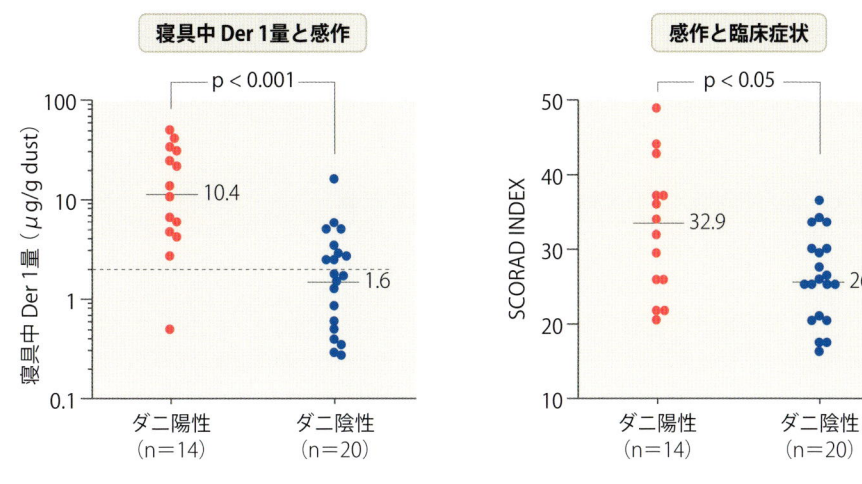

●図3 乳児期アトピー性皮膚炎へのダニアレルゲンの関与（文献6より引用）
未治療のアトピー性皮膚炎患児（1歳未満）34例について，自宅の寝具中のダニアレルゲン（Der 1）を測定し，患児の血中ダニ特異的IgE抗体陽性例（感作例）と陰性例（未感作例）の寝具中ダニアレルゲン量および臨床症状の重症度を比較した．ダニIgE抗体価が高い患児は，環境中ダニアレルゲン量が多く，アトピー性皮膚炎の重症度（SCORAD INDEX）も高い

食物などがあげられる．気管支喘息の増悪因子としては，大気汚染（屋外・屋内），呼吸器感染症，運動・過換気，喫煙，気象，食品・食品添加物，薬物，激しい感情表現とストレス，刺激物質（煙，臭気，水蒸気など），二酸化硫黄，月経，妊娠，肥満，アルコール，過労，などがあげられている．すなわち，これら非特異的増悪刺激を避けることが，アレルギー疾患症状増悪への予防・治療において重要である．

■ 薬物療法

アレルギー疾患の治療薬には，各疾患共通のアレルギー反応機序に対する治療薬と，疾患特有の罹患臓器特異的な治療薬とがある．ヒスタミンH_1拮抗薬，ロイコトリエン受容体拮抗薬，メディエーター遊離抑制薬，ステロイド薬，抗IgE抗体薬などは前者に属する薬剤であり，吸入薬，点鼻薬，点眼薬，軟膏などの局所療法薬として使用される気管支拡張薬，ステロイド薬，スキンケア薬剤などは，後者に属する薬剤である．

また，気管支喘息治療薬のように，これら治療薬を予防薬としての長期管理薬（コントローラー）と発作止めとしての発作治療薬（リリーバー）とに分類する場合もある．長期管理薬は予防薬として症状がなくても根気強く継続して使うべき薬剤であり，発作治療薬は，症状出現時に迅速に使用し，早期に症状を抑える薬剤で，症状がない場合は使用しない薬剤である．また，アレルギー疾患の特徴的な治療法として，アレルゲン免疫療法（減感作療法）があるが（後述），これまでの皮下注射法のほかに，現在舌下免疫療法の臨床試験が進行中である．

しかしながら現時点では，成人のアレルギー疾患については治癒が期待できる薬物はなく，治癒を期待することは，困難である．したがって，疾患活動性を抑え，症状発現のない期間を持続させる薬剤と症状発現（発作）時に適切な薬剤により症状を抑えることが重要である．各疾患ごとに治療のガイドラインにのっとった薬剤選択が必要である．また，病態機序研究の進歩とともにアレルギー疾患にかかわる各種メディエーター，サイトカインを標的とした生物学的製剤についても，複数の臨床治験が実施されている．

■ アレルゲン免疫療法

IgE抗体が関与するアトピー型喘息あるいはアレルギー性鼻炎における根本療法として，原因アレルゲンによる免疫療法がある．本法は欧米では多種アレルゲ

ンを用いて広く行われているが，わが国で現在使用可能なアレルゲンは非常に限られており，ハウスダスト，スギ以外のアレルゲンによる本法実施例は多くはない．また，わが国ではアレルゲンの標準化が遅れており，これまではスギアレルゲンが標準化されているのみであるが，現在，ダニアレルゲンの導入および標準化が準備されている．職業アレルギーとしてのハチ毒アレルギーやホヤ喘息では，免疫療法の著明な効果が報告されている．

奏功機序としては，これまではIgG抗体産生による遮断抗体説が有力であったが，最近の免疫学研究により，調節性T細胞（Treg）の誘導，Th1/Th2バランスの是正，マスト細胞感受性の低下などが報告されているが，いまだ確定していない．

一般的には，皮内反応閾値あるいはその1/10濃度から開始し，徐々に増量し，維持量を年余にわたり定期的に皮下注射していくが，急速免疫療法や舌下免疫療法，さらには，食物アレルゲンによる経口免疫療法などの新しい試みが報告されている．また，近年の免疫学の進歩とともに，副作用としてのアナフィラキシー予防のためのT細胞エピトープを用いたペプチド療法や，Th1免疫応答を誘導するDNAワクチン療法の開発も進められている．

（秋山一男）

■ 文 献 ■

1) 赤澤 晃，他：アレルギー疾患の全国全年齢有症率および治療ガイドライン普及効果等，疫学調査に基づく発症要因・医療体制評価に関する研究．平成24年度厚生労働科学研究費補助金「難治性疾患等克服研究事業：免疫アレルギー等予防・治療研究事業」研究報告書，2013（in press）
2) Fukutomi, Y. et al.: Nationwide cross-sectional population-based study on the prevalences of asthma and asthma symptoms among Japanese adults. Int. Arch. Allergy Immunol., 153：280-287, 2010
3) 善本知広：IL-18．アレルギー・免疫，19：1900-1910, 2012
4) 秋山一男，福冨友馬：ハウスダストの構成アレルゲン．アレルギー・免疫，20：86-93, 2013
5) 『アレルギー疾患診断・治療ガイドライン2010』（社団法人日本アレルギー学会/作成），協和企画，2010
6) 西岡謙二，他：乳児期アトピー性皮膚炎と塵中Der 1量の関係．アレルギー，50：329, 2001

臨床編Ⅲ　アレルギー疾患

2　アナフィラキシー

アナフィラキシーにはIgE抗体を介するⅠ型アレルギー反応による狭義のアナフィラキシーと，IgE抗体を介さない広義のアナフィラキシー（アナフィラキシー様反応）がある．治療・対処法は，いずれも同様である．急性期は気道確保と循環維持，病歴・症状によるアナフィラキシーの診断および迅速なアドレナリン筋注を行う．非急性期は可能な限り原因精査を行い，それに応じた予防策をとる．近年，医療者への啓蒙，好塩基球活性化試験などの in vitro 検査法，エピペン®の保険適用化，免疫療法の進歩など，アナフィラキシー診療の充実が図られつつある．

概念図

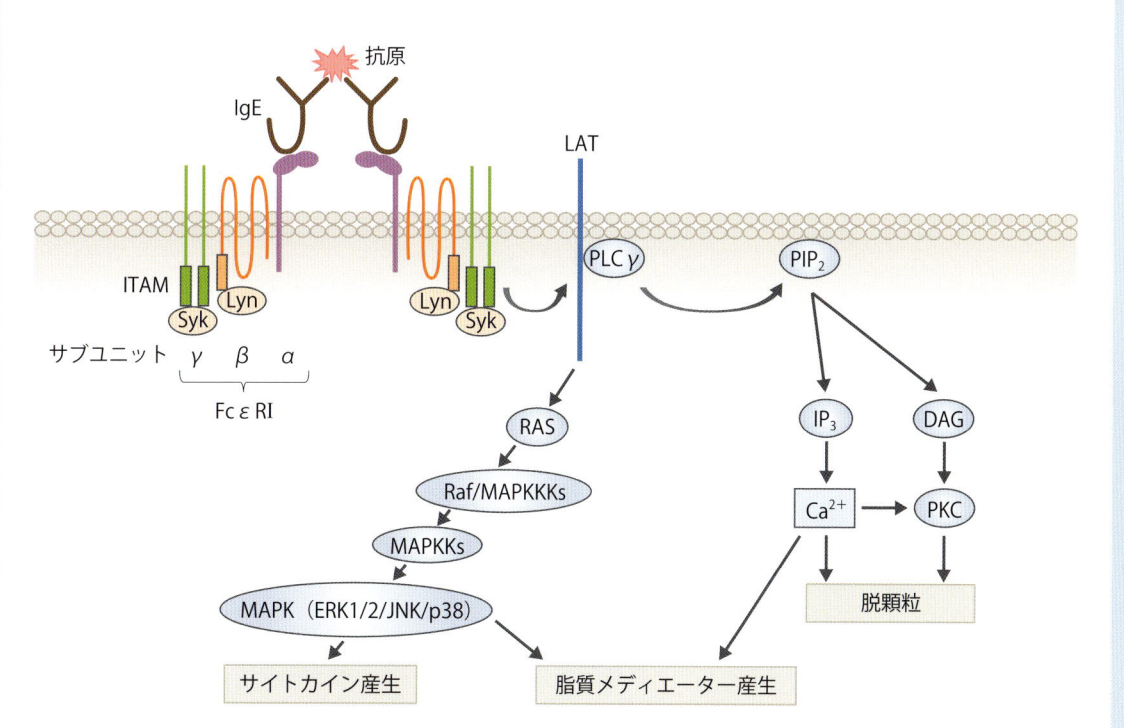

● IgE抗体を介したマスト細胞・好塩基球の活性化とアナフィラキシーの機序

IgE抗体はマスト細胞・好塩基球上に存在するFcεRⅠのαサブユニットに結合している．IgE抗体が抗原により架橋されるとβ・γサブユニットからシグナルが伝達される．β・γサブユニットは細胞内ドメインにITAM（immunoreceptor tyrosine-based activation motif）を有し，Lyn，Sykなどのチロシンキナーゼを活性化，アダプタータンパク質LATによるPLC（phospholipase C）γ，RAS/MAPK系活性化を誘導する．その結果，脱顆粒，脂質メディエーター産生が起こり，主にヒスタミンやロイコトリエンの作用による平滑筋収縮（気道，消化管），血管透過性亢進（浮腫），血管拡張によりアナフィラキシー症状が発現する

アナフィラキシーとは

1902年，Charles RichetとPaul Portierは，イソギンチャクの触手に含まれる毒素をイヌに2〜3週の間隔で2度注射したところ，多くのイヌがショックとなり死亡した，と報告した[1]．ワクチンによる防御的な反応とは逆であったことから，反対の意味のana-と防衛状態の意味の-phylaxisよりアナフィラキシー（anaphylaxis）と命名されたのがはじまりである．

アナフィラキシーは，薬剤・食物・虫刺など特定の原因物質により生じる，急速で重篤な全身性のアレルギー反応であり，皮膚・粘膜だけでなくさまざまな臓器障害をきたす疾患である．2006年NIAID/FAAN（National Institute of Allergy and Infectious Disease / Food Allergy and Anaphylaxis Network）シンポジウムでは，"Anaphylaxis is a serious allergic reaction that is rapid in onset and may cause death."と定義している[2]．

アナフィラキシーは，異種タンパク質や薬物などが非経口的（注射）に体内に入ったときに起こりやすい（表1）．抗生物質の頻度が最も多く，次に非ステロイド系抗炎症薬と造影剤によることが多い．

アナフィラキシーの有病率や頻度は，食事習慣や気候などの生活環境，人種の違いなどにより大きく異なる．近年，世界的なアトピー体質やアレルギー疾患患者の増加に伴い，アナフィラキシー患者も増加している．アメリカのフロリダ州におけるpopulation-based study（集団研究）では，100,000人・年あたり男性6.6人，女性8.7人と報告されている[3]．日本での有病率は残念ながら不明であるが，小児では1,500〜2,000人に1人，認められると推測される．厚生労働省の人口動態統計によると，アナフィラキシーによる年間死亡者数は40〜60人で，うち薬物が20〜30人，ハチ刺傷が10〜20人，食物が数人，原因不明が10人前後となっている．アナフィラキシーのunderdiagnosisを考慮すると，実際はこれより多いものと推測される．

1 病態，発症機序

1）狭義のアナフィラキシー

狭義のアナフィラキシーはⅠ型アレルギー機序により起こり，抗原特異的IgE抗体（以下，特異的IgE）を介するマスト細胞や好塩基球の活性化による即時型反応である（概念図）（基礎編-2参照）．抗原によりマスト細胞や好塩基球表面のFcεRⅠ上の特異的IgEが架橋されると，チロシンキナーゼを介して細胞内シグナル伝達が進み，細胞質顆粒内のヒスタミンやトリプターゼなどのケミカルメディエーターが放出される（脱顆粒）（基礎編-9参照）．なかでもヒスタミンは血管透過性を亢進させ，膨疹形成や粘膜浮腫，血圧低下など，アナフィラキシー症状に関して主要な役割を果たす．さらにアラキドン酸カスケードにより脂質メディエーターを，またIL-4やIL-13などのTh2サイトカインを産生する．

狭義のアナフィラキシーの発症には，繰り返す抗原刺激による感作の成立と特異的IgE産生が必須である．外界と接する場所が抗原感作経路となるため，経気道感作，経消化管感作，また近年話題になった加水分解コムギ末含有石鹸による経皮・経粘膜感作が問題となる．

局所粘膜に待機している樹状細胞は，抗原を捕捉すると所属リンパ組織に向かい抗原提示を行う．リンパ組織中のナイーブCD4 T細胞は，樹状細胞のMHCクラスⅡ上に提示された抗原ペプチドを認識すると，IL-4やIL-13などTh2サイトカインを産生するTh2細胞へと分化誘導される．Th2細胞はB細胞のクラススイッチを誘導し，特異的IgEを産生させる．B細胞は形質細胞へ分化すると，IgEを放出する．IgEは局所や血流に乗り，マスト細胞や好塩基球上のFcεRⅠに結合する．通常，IgEの半減期は2〜3日であるが，FcεRⅠと結合すると安定化して半減期は著明に延長し，次にきたる抗原に備えることとなる．これで感作が成立したことになり，血液検査（特異的IgE測定やヒスタミン遊離試験）や皮膚テストでの陽性反応を示すようになる．

●表1　アナフィラキシーの原因物質

①抗生物質
・ペニシリン系，セフェム系
②非ステロイド系抗炎症薬（NSAIDs）
・アスピリン
・スルピリン，アミノピリン
・メフェナム酸，インドメサシン
③ほかの治療薬
・局所麻酔薬（プロカイン，リドカイン）
・筋弛緩薬（塩酸エペリゾン）
・酵素製剤（トリプシン，ペニシリナーゼ）
・副腎皮質ステロイド
・タンパク質分解酵素阻害薬（メシル酸ガベキサート）
・ビタミンK2
・デキストラン，マニトール
④タンパク質ホルモン
・インスリン
・バソプレッシン，オキシトシン
・ACTH
・副甲状腺ホルモン

⑤異種タンパク質
・ワクチン
・異種抗血清（ジフテリア抗毒素など）
⑥外来タンパク質
・アレルゲンエキス（ハウスダスト）
・ハチ毒
・ラテックス
⑦血液製剤
・免疫グロブリン，血漿製剤
⑧ヨード造影剤
⑨食物
・エビ，カニ，魚
・小麦粉，卵，牛乳
・果物（桃，キウイ）
・ピーナッツ，木の実
⑩運動

●表2　アナフィラキシー様反応の機序と原因物質

機序	原因物質
IgE抗体以外の免疫反応が関与する	
①免疫複合体形成とそれに続く補体活性化（III型アレルギー）	輸血，血清，ペニシリン系・セフェム系抗生物質，プロタミン
②FcRに結合しているIgE，IgGのFcを直接刺激し，架橋を生じる	造影剤
③IgG-mediated	動物モデルでのみ証明されている
免疫反応が関与しない	
①直接のマスト細胞・好塩基球活性化	麻薬，キノロン系抗生物質，造影剤，寒冷刺激
②アナフィラトキシン（C3a，C5a）を介したマスト細胞活性化	プロポフォール，PTX（百日咳毒素）
③キニン・カリクレイン系活性化	ACE（アンジオテンシン変換酵素）阻害薬
④脂質メディエーター産生	NSAIDs
⑤ケミカルメディエーターの含有	ハチ毒，青魚，一部のアルコール飲料

2）広義のアナフィラキシー

前記特異的IgE以外の機序で生じるものが広義のアナフィラキシーであり，しばしばアナフィラキシー様反応とよばれるが，その機序はさまざまである（表2）．実臨床上はそのいずれかを特定することや，狭義のアナフィラキシーとの区別も困難であり，また急性期の治療方針は同様であることから，いずれもアナフィラキシーとして対応するのが通常である．

2 臨床症状

アナフィラキシーの症状頻度を表3に示した．皮膚症状（蕁麻疹，血管性浮腫，皮膚紅潮）を80〜90％に認めるものの，皮膚症状を有さない症例も存在することに留意する必要がある[4]．多くの症例で抗原曝露後数〜60分以内に症状が出現する．しかし食物依存性運動誘発アナフィラキシーやアニサキスアレルギーなど，一部の食物アレルギーでは抗原曝露数時間後に症

●表3　アナフィラキシーの症状頻度
（文献4より引用）

①皮膚症状	90%
蕁麻疹，血管性浮腫	85〜90%
皮膚紅潮	45〜55%
発疹のない痒み	2〜5%
②呼吸器症状	40〜60%
呼吸困難，喘鳴	45〜50%
喉頭浮腫	50〜60%
鼻炎	12〜20%
③めまい，失神，血圧低下	30〜35%
④腹部症状	
嘔気，下痢，腹痛	25〜35%
⑤その他	
頭痛	5〜8%
胸痛	4〜6%

状が出現することもまれではない．

　いずれの場合も症状出現後の迅速な初期治療が重要であり，アナフィラキシーを疑う蕁麻疹，血管性浮腫，喘鳴，血圧低下，意識障害などを認めた場合は速やかにアドレナリン筋注を中心とした治療を行う．また脱顆粒による即時型反応がいったん落ち着いた後，20％程度の症例で2〜6時間後に脂質メディエーターなどによる遅発型反応を生じる．

3 検査所見

1）急性期

　実臨床で行われる一般血液検査において，現時点で急性期アナフィラキシーの診断に有用な特徴的な検査所見はない．保険収載されていない検査ではあるが，脱顆粒によりマスト細胞や好塩基球から放出される血漿ヒスタミンおよびトリプターゼの測定は有用である．しかしヒスタミンは発症5〜15分でピークに達し，その後急速に低下して60分後には正常に復すため，上昇をとらえることが困難である場合も多い．またトリプターゼは発症15分〜3時間まで上昇しているものの，感度は高くなく正常であってもアナフィラキシーは否定できない．最近では尿中ヒスタミンおよびその代謝産物測定や血中β-トリプターゼ測定などの有用性も報告されているが，実臨床においては難しい．血管性浮腫の場合は鑑別に発作時の補体値が有用である．

2）非急性期

　患者・医療者双方の不安を取り除くため，できる限りの原因精査を行う．

■血液検査

　非急性期はアナフィラキシーの原因検索目的に検査を行うこととなる．なかでも血清中の特異的IgEの測定は，やや感度は皮膚テストに劣るものの，アナフィラキシーのリスクもなく有用である．

　前述のごとく狭義のアナフィラキシー機序で陽性となるが，急性期には消費や希釈などにより陰性となることもあり，その場合は1カ月程度間をおいてから再検査を行う．

　市販検査キットに含まれない抗原の特異的IgEなどは専門機関に依頼する必要がある．アナフィラキシーのリスクのない，in vitroでの負荷試験として，ヒスタミン遊離試験や好塩基球活性化試験なども行われる．

MEMO

ヒスタミン遊離試験

　ヒスタミン遊離試験は，採血で得られた好塩基球に抗原を添加して活性化し，好塩基球からのヒスタミン遊離を測定するもので，HRTシオノギ®やアラポートHRT®などが実用化されている．in vivoに近い系であり特異度は高まるが，感度は特異的IgEより落ち，また10〜20％のnon-responderがいることから，陰性であっても否定はできない．

好塩基球活性化試験

　好塩基球活性化試験は，ヒスタミン遊離試験と同様にin vitroの負荷試験である．採血により得られた好塩基球に抗原を添加し，CD63やCD203cなどの好塩基球活性化マーカーをフローサイトメトリーで測定するものであり，食物や薬剤などさまざまな抗原を用いた検査が可能である．ほかの検査に比較し感度や特異度が高いとされ[5]，今後ますます実臨床に用いられるものと思われる．

● 表4　アナフィラキシーの診断基準 (文献2より引用)

①急性（数分〜数時間）の皮膚・粘膜症状および以下の少なくとも1つを満たす
a．呼吸器症状（呼吸困難，喘鳴，気管支攣縮，PEFの低下，低酸素血症）
b．血圧低下あるいはその関連症状（脱力，意識消失，失禁）
②アレルゲンと思われるものへの曝露後，ただちに（数分〜数時間）以下の2つあるいはそれ以上の項目を満たす
a．皮膚・粘膜症状（全身の蕁麻疹，痒みを伴う紅潮，口唇・舌・口蓋垂の腫脹）
b．呼吸器症状（呼吸困難，喘鳴，気管支攣縮，PEFの低下，低酸素血症）
c．血圧低下あるいはその関連症状（脱力，意識消失，失禁）
d．持続する消化器症状（腹部疝痛，嘔吐）
③既知のアレルゲン曝露直後（数分〜数時間）の血圧低下
a．乳幼児・小児：収縮期血圧低下（年齢ごとに基準値は異なる），または30％以上の収縮期血圧低下
b．成人：収縮期血圧＜90 mmHg，または30％以上の収縮期血圧低下
【小児収縮期血圧低下の基準】 ・1カ月〜12カ月：＜70 mmHg　・1歳〜10歳：＜70＋2×年齢 mmHg ・11歳〜17歳：＜90 mmHg

PEF：peak expiratory flow（最大呼吸速度）

■ 皮膚テスト

皮膚テストの感度は血清中の特異的IgE測定の感度より高く，有用である．市販アレルゲンエキスのほか，市販の血清特異的IgE検査のない食物や生の果物や野菜，溶解可能な薬剤などを使用でき，狭義アナフィラキシーに加え，広義アナフィラキシーの一部で陽性となる．

アナフィラキシー診断のための皮膚テストは，プリックテスト，スクラッチテスト，皮内テストがあり，検査によるアナフィラキシーのリスクはこの順に増加する．陽性ならば通常15分程度で膨疹形成を認めるが，プリックランセットによる物理的刺激や，エキスによる化学的刺激，施行部位などにより，偽陽性を認めることもある．薬剤の皮膚テストの有用性は，ペニシリン系・セフェム系抗生物質や局所麻酔薬を除き，限定的である．

■ 除去試験・負荷試験

疑わしい食物や薬剤を除去，あるいは負荷することで診断を行う．食物依存性運動誘発アナフィラキシーでは，特定の食物のみでは症状誘発されず，食物摂取後に運動負荷を行う．負荷試験は重篤なアナフィラキシーを生じるリスクも高く，経験豊富な専門施設で行う．

4 診断

アナフィラキシーは迅速な診断・治療を行わないと死に至る．アナフィラキシーの治療は一刻を争うので，診断は症状のみで行われる．病歴が重要であり，原因抗原との曝露後短時間（数〜60分以内）で症状・徴候が出現したかどうかがポイントである．原因抗原（薬物，食物，ハチ毒など）が推定できることも多い．

アナフィラキシーの診断基準については長らく定まっていなかったが，2006年NIAID/FAANにより表4のごとく作成された[2]．感度は95％以上と推測されている．注意すべきは，アナフィラキシー症例の80％以上は皮膚・粘膜症状を有する①の基準を満たすものの，皮膚・粘膜症状を認めないアナフィラキシー症例も少なからずあるということである．特に小児の食物アレルギーや虫刺アレルギーでは20％程度で皮膚症状を認めないとされるが，これらのアナフィラキシー症例では②の基準を満たすことが多い．

5 治療

　Airway（気道），Breathing（呼吸），Circulation（循環）の評価を行いアナフィラキシーと診断したら，直ちに応援をよび，下肢挙上・酸素投与を行う．

　特に最も優先されるのは発症早期のアドレナリン筋注である．皮下注は血中濃度の立ち上がりが遅く推奨されない．投与量は成人0.3〜0.5 mg，小児0.01 mg/kgで，状態が安定するまで5〜15分ごとに3回程度まで筋注を繰り返す．アドレナリンの迅速な血管収縮，気管支拡張という薬理学的作用はアナフィラキシーの治療には合理的であり，絶対的禁忌はない．また発症早期のアドレナリン投与は二相性反応を抑制する．しかしその副作用についての注意は必要である．α遮断作用を有する向精神病薬などの薬剤との併用では，β遮断作用が優位となり血圧低下を招くこともある．またβ遮断薬内服時はアドレナリンの効果が不十分であることがある．そのような場合はグルカゴン1〜5 mg（20〜30 μg/kg）を緩徐に静注する．

　またアドレナリン筋注とともに細胞外液による急速輸液を行い，H_1拮抗薬およびステロイドを投与する．ステロイドについては即時型反応を抑制する効果はないものの，遅発型反応を抑制する効果はあると推測される．二相性反応を考慮し，原則1泊2日入院として12〜24時間観察する．

6 予後

　一般に抗原曝露後の症状発現が早いほど重篤で（数〜10分以内），遅いと症状が軽い．また非経口的な抗原投与は経口的投与よりも症状が重い．曝露した抗原量が多いほど症状が重い．気道閉塞が軽度のアナフィラキシーは，適切な治療により1〜2時間で改善する．しかし，呼吸器症状や皮膚症状は24時間以上続くことがある．アナフィラキシーによる死亡は，初期の1〜2時間以内に起こり，多くは喉頭浮腫，不整脈による心停止が原因である．

7 長期管理

1）生活上の注意

　長期管理の中心は，生活のうえでの原因に応じた予防であり，原則として原因食物・薬剤などの曝露を避ける．ただし食物依存性運動誘発アナフィラキシーでは，原因となる食物摂取だけでは症状は出ないが，運動や非ステロイド系抗炎症薬内服などが加わると発症するのが特徴であり，原因となる食物摂取後2時間は運動しないよう指導する．また疲労や月経など体調の変化が重なると症状出現しやすくなるため，抗原曝露と体調変化が重ならないように指導する．花粉-食物アレルギー症候群によるアナフィラキシーでは，原因となる果物・野菜を生ではなく加熱して摂取するよう指導する．その他，症例ごとの対応も大切である．

2）薬物治療

　クロモグリク酸ナトリウムの食前内服が一部の食物アレルギーに，ステロイドとH_1拮抗薬が一部の特発性アナフィラキシーに有効である．抗がん剤や生物学的製剤，輸血などのアナフィラキシーをH_1拮抗薬の前投薬で予防できる場合がある．造影剤アナフィラキシーで造影剤使用は原則禁忌であるが，ほかの代替検査がない場合，1，7，13時間前のステロイド投与と1時間前のH_1拮抗薬投与による前投薬で予防できることがある[6]．

　また現在，難治性喘息にのみ保険適用のオマリズマブ（抗ヒトモノクローナルIgE抗体）は，免疫療法時のアナフィラキシー予防に有効であることが示されつつある[7]．また症例報告レベルでは，アリ刺傷によるアナフィラキシーや特発性アナフィラキシーでの有効性も示されている．

3）免疫療法

　小児食物アレルギーでの経口免疫療法，ハチアナフィラキシーに対する経皮減感作療法などで有効性が報告されている．また必要不可欠な薬剤に対するアナフィラキシーを認めた場合（ニューモシスチス肺炎に対す

るST合剤，糖尿病に対するインスリンなど），減感作療法が適応となる．

4) エピペン®

アナフィラキシーによる死亡者の約2/3は医療機関に到着する前に亡くなっている．誘因の除去が第一ではあるが，不幸にもアナフィラキシーが起こってしまった場合，医療機関に着くまでの迅速な対処が求められる．エピペン®は1回使い切りの自己注射用アドレナリン製剤であり，アナフィラキシーを繰り返すリスクのある患者に処方するが，処方には処方医師登録が必要である．アナフィラキシー急性期に大腿外側上部に注射するが，患者本人以外にも保護者・教師・救急救命士などが注射できる．このときズボンの上から注射して構わない．2011年9月に保険収載され，自己負担が軽減された．

（高橋健太郎，岩本逸夫）

■ 文 献 ■

1) Portier, P. & Richet, C. : De l'action anaphylactique de certains venins. C. R. Soc. Biol., 54 : 170-172, 1902
2) Sampson, H. A. et al. : Second symposium on the definition and management of anaphylaxis: summary report--Second National Institute of Allergy and Infectious Disease/Food Allergy and Anaphylaxis Network symposium. J. Allergy Clin. Immunol., 117 : 391-397, 2006
3) Harduar-Morano, L. et al. : A population-based epidemiologic study of emergency department visits for anaphylaxis in Florida. J. Allergy Clin. Immunol., 128 : 594-600, 2011
4) Joint Task Force on Practice Parameters. The diagnosis and management of anaphylaxis: an updated practice parameter. J. Allergy Clin. Immunol., 115 : S483-S523, 2005
5) De Week A. L. et al. : Diagnostic tests based on human basophils: more potentials and perspectives than pitfalls. II. Technical issues. J. Investig. Allergol. Clin. Immunol., 18 : 143-155, 2008
6) "Manual on Contrast Media, Version 6" (American College of Radiology), 2008
7) Casale, T. B. et al. : Omalizumab pretreatment decreases acute reactions after rush immunotherapy for ragweed-induced seasonal allergic rhinitis. J. Allergy Clin. Immunol., 117 : 134-140, 2006

■ 参考文献 ■

・『総合アレルギー学 改訂第2版』（福田 健/編），南山堂，2010

臨床編III アレルギー疾患

3 血清病

　血清病は，異種血清の投与により形成された免疫複合体の組織沈着により，発熱，皮疹，関節痛，リンパ節腫脹などが生じる病態である（概念図）．類似の病態は，ハチ毒，感染，薬剤などによっても生じ，血清病様反応とよばれる．古典的血清病は血清療法の減少によりまれとなったが，抗胸腺細胞グロブリンや抗体製剤に起因する血清病は増加している．成人発症スティル（Still）病，全身性エリテマトーデスなどの膠原病，伝染性単核球症，薬剤性過敏症症候群，反応性関節炎などと鑑別診断が必要である．異種血清や原因薬剤の投与中止により症状は改善し，予後は良好であるが，重症例にはステロイド治療が必要となる．

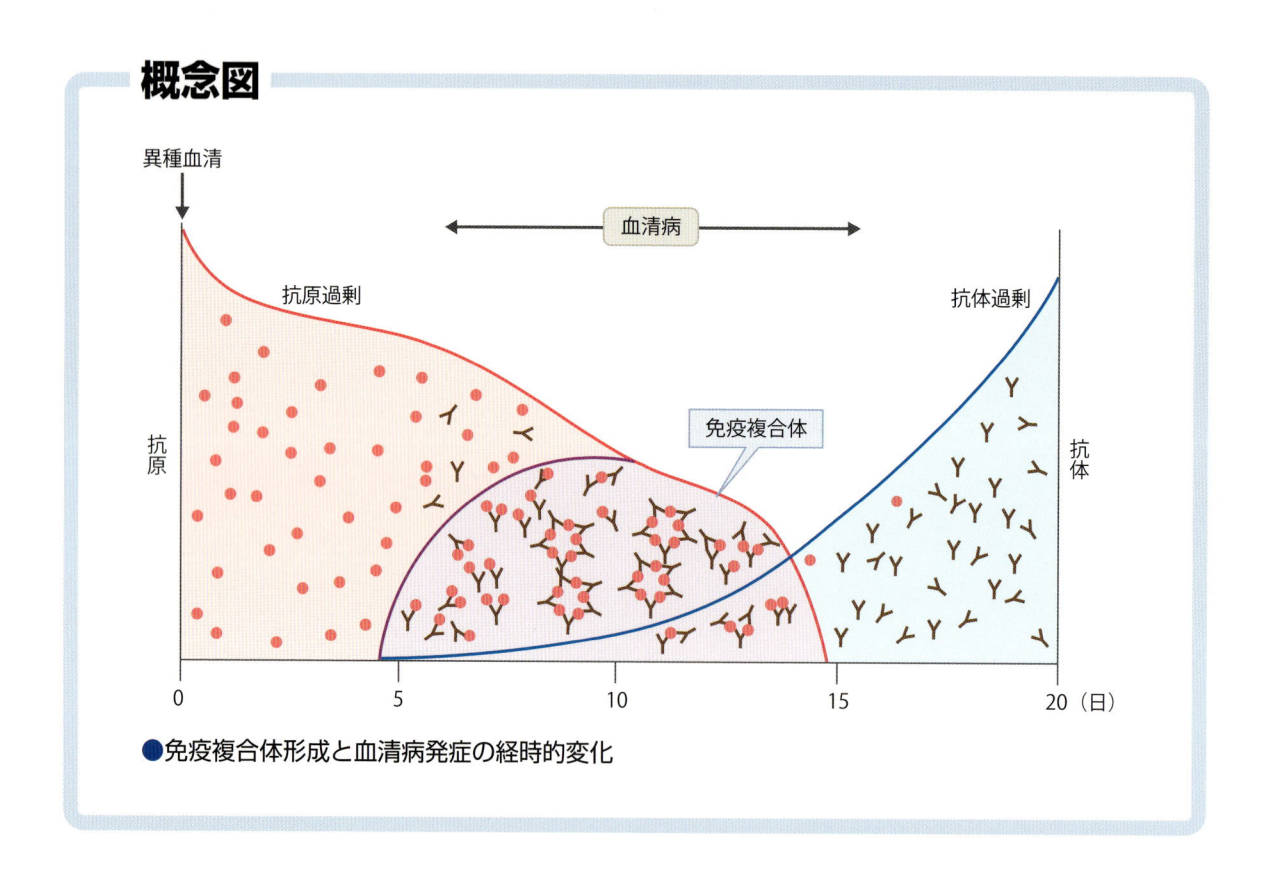

概念図

●免疫複合体形成と血清病発症の経時的変化

血清病とは

血清病（serum sickness）は，異種血清投与1～2週後に，形成された免疫複合体の沈着により発熱，皮疹，関節痛，リンパ節腫脹などが生じる病態としてvon PirquetとSchickにより提唱された[1]．類似の病態は，ハチ毒，クモ毒，細菌やウイルス感染，ワクチン，薬剤が原因で生じることが知られており，血清病様反応（serum sickness-like reactions）とよばれる．

古典的な血清病は破傷風，ジフテリア，狂犬病，ガス壊疽，蛇毒などに対する血清療法の減少に伴い，比較的まれとなったが，移植片対宿主病や再生不良性貧血の治療に用いられる抗胸腺細胞グロブリンによる血清病や，近年，関節リウマチや炎症性腸疾患などの免疫疾患やリンパ腫などの血液疾患の治療に用いられることが増えた抗体製剤に起因する血清病は増加している．

血清病の発症頻度は投与する血清の量に相関することが知られており，20 mL以下では10～15％なのに対し，100 mL以上の投与では80％以上の頻度で発症する．抗胸腺細胞グロブリンは，比較的投与量が多く，40～80％の症例に何らかの血清病症状が出現する．キメラ型抗体製剤の治療においても血清病がときに発症するが，その頻度は基礎疾患や併存治療により異なる[2]．長期休薬後に抗体製剤が投与されると，血清病のリスクが高まることが報告されている[3]．

薬剤による血清病様反応も，ペニシリン系やセファロスポリン系の抗生物質使用の増加に伴い増加している．その他，ストレプトキナーゼ，ST合剤，ヒダントイン，サイアザイド，抗炎症薬などによる血清病様反応が報告されている．急性B型肝炎の前駆期に血清病類似の病態が起こることも知られている．

1 病態生理

血清病は，免疫複合体が血管壁や腎糸球体などに沈着して組織障害を引き起こすⅢ型のアレルギー反応（**基礎編-2**参照）である（図1）．

免疫複合体の組織障害性は免疫複合体を構成する抗体のサブクラスに依存し，古典的経路（**基礎編-10**参照）で補体を活性化するIgG1，IgG2，IgG3，IgMは，IgG4，IgA，IgEより組織障害性が強い．また免疫複合体の大きさにも関係し，抗原過剰域で形成される中等大の可溶性免疫複合体が組織に沈着しやすく，組織障害性が強い．組織に沈着した免疫複合体は補体系を活性化し，C3a，C5aなどの産生により，マスト細胞の活性化，血管透過性の亢進，好中球の遊走を誘導する（図1）．炎症細胞の局所浸潤には，接着分子やケモカインの発現誘導も関与する．さらに免疫複合体は血小板，好中球，マクロファージなどのFc受容体を活性化し，炎症性サイトカインの産生，リソソーム酵素の遊離，スーパーオキシドの産生を誘導し組織を障害する．

薬剤による血清病様反応では，薬剤が血清タンパク質と結合しハプテンとして作用し，異種血清と類似の免疫応答を引き起こしている．

MEMO

免疫複合体の処理機構

免疫複合体により補体が活性化されると免疫複合体上でC3bが産生され，C3b受容体（CR1）を介して赤血球に結合する．一方，血小板にはFc受容体（FcR）が存在し，補体の活性化にかかわらず免疫複合体が結合する．赤血球や血小板に結合した免疫複合体は，肝臓や脾臓に運ばれマクロファージなどにより処理される．

Ⅲ型アレルギーの発症機序

免疫複合体により補体が活性化されると，C3aとC5aが産生される．C3aとC5aはマスト細胞や好塩基球から血管作動性アミンの放出を促進し，血管透過性を亢進させる．免疫複合体は血小板にも作用し，血管作動性アミンの放出を促進する．C5aは好中球に対し走化性因子/活性化因子として機能し，好中球の局所集積とリソソーム酵素の放出を介した組織障害に関与する．

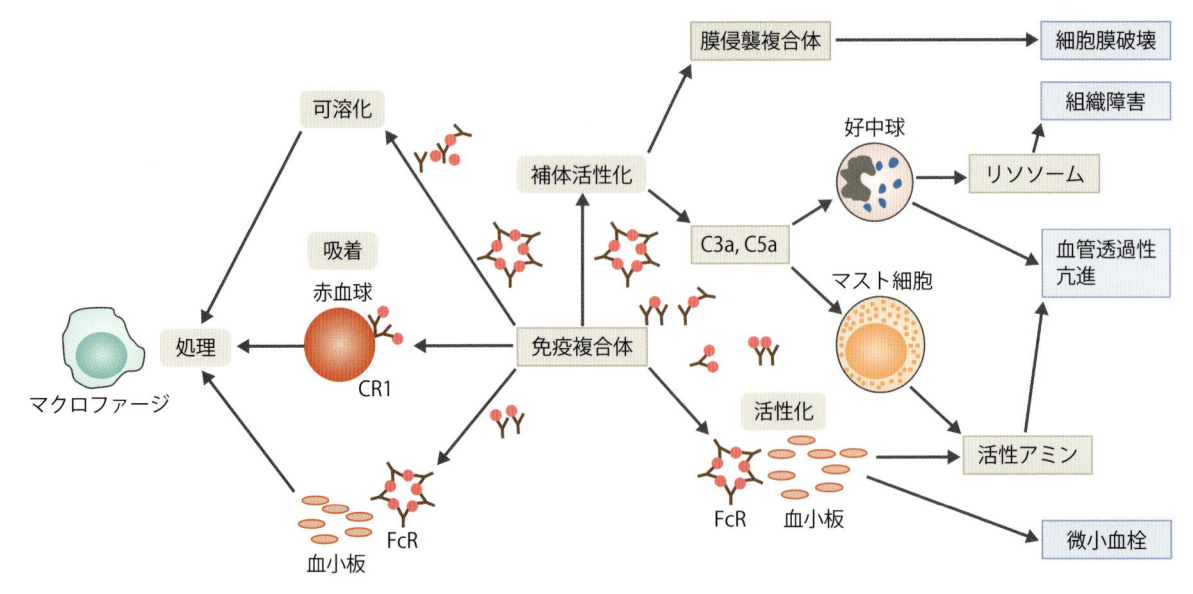

● 図1　免疫複合体の処理／組織障害機構
説明は MEMO（p.301）を参照

2 臨床症状

　異種血清の投与1〜2週後（多くは7〜10日後）に発熱，皮疹，関節痛，倦怠感，リンパ節腫脹が生じる．タンパク尿，血尿，浮腫などの腎症状，悪心，腹痛，血便などの消化管症状，筋肉痛，末梢神経炎，漿膜炎，心筋炎，ブドウ膜炎などが生じることもある．

　皮膚症状は頻度が高く（90％以上），一般に関節症状に先行する．蕁麻疹が最も頻度が高いが，手指および足趾側面の紅斑，手掌紅斑，麻疹様の皮疹，触知可能な硬結を伴う紫斑など多彩である．注射部位に発赤，腫脹がみられることもある．スティーブンス・ジョンソン（Stevens-Johnson）症候群とは異なり，粘膜病変や潰瘍が出現することはまれである．関節症状は手首，足首，膝などの大関節に多く，疼痛が強いのが特徴である．軽症例の多くは数日で症状が自然消退するが，重症例では数週間持続することもある．

　薬剤による血清病様反応の場合は，原因薬剤の中止により症状は速やかに改善する．すでに感作されている症例では，投与後早期（数時間〜数日）に全身の蕁麻疹，呼吸困難，喘鳴などアナフィラキシー様の重篤な症状が出現することがある．

3 検査

　血清病に特徴的な検査所見はない．白血球数は増加することが多いが，減少することもある．好酸球増多や異型リンパ球がみられることもある．CRP（C反応性タンパク）は陽性化し，赤沈は亢進する．補体（C3，C4）は低下し，免疫複合体は上昇する．軽度のタンパク尿や血尿を認めることもある．

4 診断

　異種血清の投与後3週間以内に発熱，皮疹，関節痛，リンパ節腫脹を認めたら血清病を疑う．薬剤による血清病様反応では，症状の出現が必ずしも投与3週間以内ではないため診断は難しい．皮疹部の生検により免疫グロブリンと補体の沈着を確認できれば，血清病的機序が推測される．異種血清や被疑薬の希釈液を皮内に注射し，発赤と膨疹が出現すれば原因である可能性が高まる．

成人発症スティル（Still）病，顕微鏡的多発血管炎，全身性エリテマトーデス（SLE）などの膠原病，伝染性単核球症，薬剤性過敏症症候群（DIHS），リウマチ熱，悪性リンパ腫，反応性関節炎，淋菌感染症などとの鑑別が必要である．小児では川崎病，CINCA（慢性乳児神経皮膚関節炎）症候群も鑑別にあがる．

5 治療，予後

異種血清や被疑薬の投与を中止する．投与中止により症状は自然に改善し，予後は一般に良好である．対症的に，蕁麻疹，血管運動神経性浮腫には抗ヒスタミン薬，発熱，関節痛には非ステロイド系抗炎症薬を投与する．重症例にはプレドニゾロン20〜40 mg/日を投与し，症状にあわせて慎重に漸減，中止する．通常2〜4週で中止可能である．

6 予防

異種血清を使用する際は，過去の異種血清投与歴を問診し，必要により皮内試験法あるいは点眼試験法で血清過敏症がないことを確認してから投与する．皮内試験や点眼試験が陽性の場合はできる限り使用を避けるべきだが，使用が必須の場合はステロイド薬および抗ヒスタミン薬の投与下にごく少量より慎重に投与する．

（中島裕史）

■ 文 献 ■

1) "Die Serumkrankheit"（von Pirquet, C. F. & Schick, B.）, Williams & Wilkins, 1905
2) Hansel, T. T. et al. : The safety and side effects of monoclonal antibodies. Nat. Rev. Drug Discov., 9 : 325-338, 2010
3) Hanauer, S. B. et al. : Incidence and importance of antibody responses to infliximab after maintenance or episodic treatment in Crohn's disease. Clin. Gastroenterol. Hepatol., 2 : 542-553, 2004

■ 参考文献 ■

- 『標準免疫学 第3版』（谷口 克/監修・宮坂昌之，小安重夫/編），医学書院，2013
- Wener, M. H. : Serum sickness and serum sickness-like reactions. "UpToDate®"（Feldweg, A. M./ed.）, Waltham, 2012

臨床編III アレルギー疾患

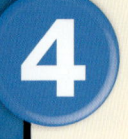

4 気管支喘息

　気管支喘息（喘息）は，可逆性の気道閉塞と気道過敏性の亢進という呼吸生理学的な特徴でとらえられてきた閉塞性呼吸器疾患である．喘息の患者数は増加傾向を示し，実地診療の場で，必ず経験する疾患の1つといえる．疾患としての歴史は古く，ヒポクラテスの時代（BC460〜370年）までさかのぼるが，喘息の病態と発症機構の解明に大きな進展をみせたのは最近のことである．本稿では，喘息の定義，疫学，病態，診断および治療について，最近の知見も踏まえて概説する．

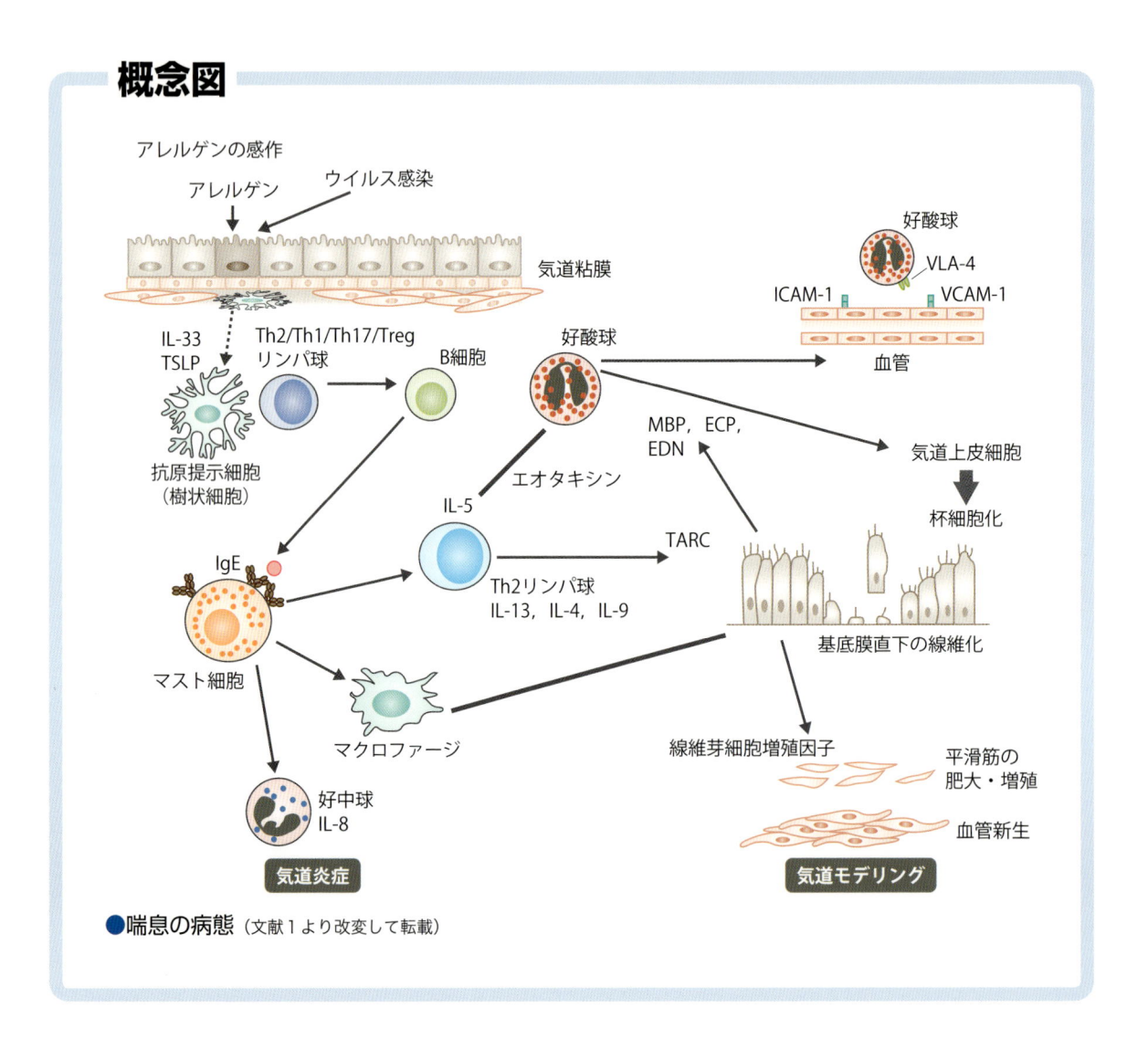

概念図

●喘息の病態（文献1より改変して転載）

喘息とは

わが国の喘息予防・管理ガイドライン（JGL 2012)[1]の成人喘息の定義によれば、「成人喘息は、気道の慢性炎症、可逆性のある種々の程度の気道狭窄と気道過敏性の亢進、そして臨床的には繰り返し起こる咳、喘鳴、呼吸困難で特徴づけられる閉塞性呼吸器疾患である。気道狭窄は、自然に、あるいは治療により可逆性を示す」とあり、さらに続けて「気道炎症には、好酸球、好中球、リンパ球、マスト細胞などの炎症細胞、気道上皮細胞、線維芽細胞、気道平滑筋細胞などの気道構成細胞、および種々の液性因子が関与する。持続する気道炎症は、気道傷害とそれに引き続く気道構造の変化（リモデリング）を惹起して非可逆性の気流制限をもたらし、気道過敏性を亢進させる」としている。

この定義は国際的にも共通であり、慢性の気道炎症が喘息の病態において重要な位置を占めている。この背景には、気管支内視鏡で喘息患者の気道粘膜の生検が施行され、喘息の気道には気道上皮の剥離、基底膜直下の線維化（基底膜部の肥厚）、好酸球の集簇を特徴とする慢性の炎症が存在することが明らかになった。なお、小児喘息は症状が「消失する」という点で成人とは異なる。概念図に喘息の病態を示す。

1 疫学

1) 喘息の有症率

小児喘息の疫学調査は、同一地域の小学生を対象に定期的な定点観察が可能であり、経年的な変化を反映している。例えば西日本11県の6〜12歳を対象とする検討では、1982年3.2％、1992年4.6％、2002年6.5％と経年的に有意な増加を示している。また、成人喘息では、静岡県藤枝市で経年的な調査が行われ、1985年3.14％、1998年4.14％、2006年7.2％と小児と同様に経年的な増加を認める[2]。この有症率から、全国の罹患者数は1,000万人近くに達していると推測される。

患者数の増加には、住宅環境の変化（アルミサッシ、絨毯、空調設備）によるチリダニの増加、衛生状態の過剰な改善（無菌化）、食生活、喫煙など種々の因子が関与していると考えられているが、疫学調査では、人口密度が有症率と最も密接な相関を示した。

2) 喘息の臨床像

小児喘息は乳児期に多く発症し、成人喘息では40〜50歳代の中高年での発症が多い。また、発症時の男女比は、国際的にも若年齢ほど男性優位で、思春期以降は女性優位となり、喘息患者全年齢での男女比はほぼ1である。

喘息の病型は、環境アレルギーに対する特異的IgE抗体が存在するものをアトピー型、存在しないものを非アトピー型とすると、アトピー型が成人喘息では約70％、小児喘息では90％以上となる。

3) 喘息死

喘息死の動向は、厚生労働省人口動態調査により知ることができる。死亡診断書をもとに喘息死とほぼ正確に判定される5〜34歳の年齢階級喘息死亡率は、1995年には10万人あたり0.7人であったが、1996年以降減少しはじめ2007年からは0.1人にまで減少し、好ましい傾向にある。また全年齢での喘息死亡総数は、1995年7,149人とピークを示した後は順調に減少し、特に「喘息死ゼロ作戦」の取り組みが開始された2006年には2005年の3,198人から2,778人へと大幅に減少し、最新の2011年のデータでは2,060人、10万人あたり1.6人まで減少している。年齢分布では、65歳以上の高齢者が90％近く（2010年は88％）を占めており、高齢者喘息への対応が求められている。

2 病態と将来への動向

1) 病態

すでに冒頭で述べたように、喘息の病態では、従来から認識されている可逆性のある種々の程度の気道狭

窄と気道過敏性の亢進に加えて，慢性の気道炎症が重要な位置を占めている．

では，気道炎症はどのように惹起されるのであろうか．喘息の患者にアレルギーの検査をすると，成人の約70％，小児の90％以上で室内塵（ハウスダスト）の主成分であるチリダニに対して陽性の結果が得られる．すなわちチリダニに対する免疫グロブリンE（IgE）抗体が陽性で，チリダニによりアレルギー反応が誘導される状態にある．したがって，喘息になる要素の1つとして，アレルギー体質と生活環境におけるチリダニをはじめとする喘息の原因物質（抗原）への曝露があげられる．

次に喘息を発症する要因として，気道が過敏性になりやすい体質も重要である．IgE抗体があってアレルギー反応が起こっても，気道が閉塞しなければ喘息の症状は出ない．喘息に結びつくアレルギーの発症には，生まれた直後から乳幼児期にかけての生活環境の衛生状態と感染の有無も後天的な要素として関与し，むしろ不衛生な環境への曝露が予防的という仮説も唱えられ，注目されている．喘息は，遺伝子と環境を背景に発症する疾患であると考えられる．

2）将来への動向

■ 表現型による分類

新しい動向としては，3つのことがあげられる．1つめは，喘息の多様性を表現型（フェノタイプ）として学問的にクラスター解析し，患者が所属するクラスターごとに診断と治療がまとめられることである[3)4)]．特に通常の治療でコントロールできない難治性喘息を中心に研究が進められている．

喘息では，Th2細胞と好酸球が重要な役割を演じることがこれまで強調されてきたが，喘息の気道炎症には好中球が主役を演じる表現型が存在し（概念図），ステロイド治療に抵抗する難治性であることが指摘されるようになった（図1）[3)]．そして好中球主体の病態に，IL-17の関与とIL-17を大量に産生するT細胞サブセットとしてTh17細胞の存在が明らかとなった．Th17細胞は，すでに関節リウマチに関与することが示唆されているが[5)]，喘息においてもマウスによる実験結果から好中球性の気道炎症の表現型において重要な役割を演じていることが示唆されている[6)]．患者ごとの細かな対応は引き続き必要であるが，クラスターを把握したうえでの対応は効率のよい治療の確立につながると考えられる．

■ 新規喘息関連分子の発見

2番めは，新しい喘息関連分子の発見である．上皮細胞や血管内皮細胞が産生するIL-33は，好酸球，好塩基球，マスト細胞を活性化し，Th2細胞にも作用して，喘息の誘導や悪化に関与することが示唆されている[7)]．

また樹状細胞を介してTh2細胞を誘導するTSLP（thymic stromal lymphopoietin）は，喘息患者の気道上皮では発現が亢進しており（概念図），特に重症喘息群では軽症や中等症喘息群よりもTSLP分子の発現が強く認められている[8)]．さらに，日本人の成人喘息においてTSLPの遺伝子多型がアレルギーのフェノタイプに関連していることも報告されている[9)]．喘息の難治化のメカニズムについて，TSLPがアレルギーとも関連してどのように機能しているか，今後の研究の進展が待たれるところである．

■ 気道リモデリングの新知見

3番めは，気道リモデリングに関する新たな知見である．これまでは炎症により傷害された組織の修復がリモデリングの引き金と考えられてきた．しかし最近の研究では，メタサコリンというコリン作動性の気道収縮薬を繰り返し吸入させることにより，炎症を惹起することなく基底膜直下の線維化を誘導することが報告された[10)]．近年の気管支拡張薬と吸入ステロイド薬（ICS）の組み合わせによる治療が実行されれば，気道収縮を原因とするリモデリングは防止されることになるが，平滑筋の新たな作用を示唆する点で非常に興味深い結果である．

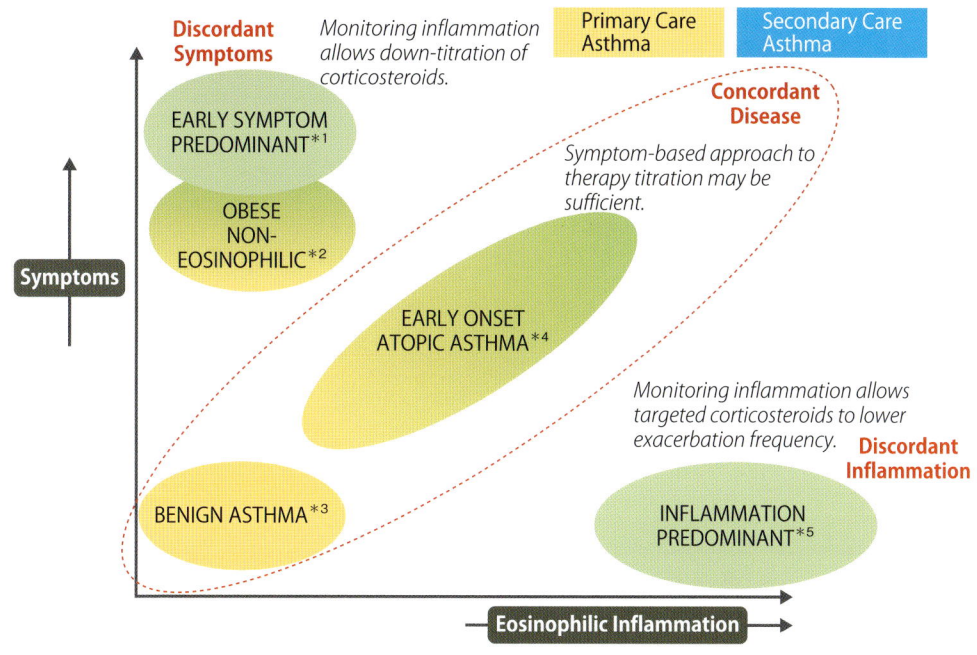

*1 Early onset, atopic. Normal BMI. High symptom expression.
*2 Later onset, female preponderance. High symptom expression.
*3 Mixed middle-aged cohort Well controlled symptoms and Inflammation. Benign prognosis.
*4 Concordant symptoms, inflammation & airway dysfunction.
*5 Late onset, greater proportion of males. Few daily symptoms but active eosinophilic inflammation.

● 図1　Clinical phenotype of asthma（文献3より引用）

● 表1　成人喘息での診断の目安（文献1より転載）

①発作性の呼吸困難，喘鳴，咳（夜間，早朝に出現しやすい）の反復	
②可逆性気流制限	：自然に，あるいは治療により寛解する．PEF値の日内変動20％以上，β_2刺激薬吸入により1秒量が12％以上増加かつ絶対量で200 mL以上増加
③気道過敏性の亢進	：アセチルコリン，ヒスタミン，メサコリンに対する気道収縮反応の亢進
④アトピー素因	：環境アレルゲンに対するIgE抗体の存在
⑤気道炎症の存在	：喀痰，末梢血中の好酸球数の増加，ECP高値，クレオラ体の証明，呼気中NO濃度上昇
⑥鑑別診断疾患の除外	：症状がほかの心肺疾患によらない

ECP：好酸球塩基性タンパク質

3 診断

1）鑑別診断

　発作中に来院すれば，喘息の診断は比較的容易であるが，非発作時やほかの呼吸器疾患，特に慢性閉塞性肺疾患（COPD）を合併する場合には，診断が困難なこともある．診断に際しては，最初から喘息と決めつけることなく，鑑別診断を行うことが重要である．

　高齢化社会を迎え，うっ血性心不全による心臓喘息といわれる状態との鑑別，またその原因として，急性心筋梗塞の有無にまで思いを巡らす必要がある．また中年以降の喫煙者では，COPDとの鑑別，あるいは合併の有無を明らかにする．急性発症の呼吸困難という点では，緊急な対応を必要とする気胸と肺血栓塞栓症

●表2 コントロール状態の評価 （文献1より転載）

	コントロール良好 （すべての項目が該当）	コントロール不十分 （いずれかの項目が該当）	コントロール不良
喘息症状（日中および夜間）	なし	週1回以上	コントロール不十分の項目が3つ以上当てはまる
発作治療薬の使用	なし	週1回以上	
運動を含む活動制限	なし	あり	
呼吸機能 （FEV_1およびPEF）	予測値あるいは 自己最高値の80％以上	予測値あるいは 自己最高値の80％未満	
PEFの日（週）内変動	20％未満	20％以上	
増悪（予定外受診, 救急受診, 入院）	なし	年に1回以上	月に1回以上*

＊ 増悪が月に1回以上あればほかの項目が該当しなくともコントロール不良と評価する

●表3 喘息治療ステップ （文献1より転載）

		治療ステップ1	治療ステップ2	治療ステップ3	治療ステップ4
長期管理薬	基本治療	吸入ステロイド薬 （低用量）	吸入ステロイド薬 （低～中用量）	吸入ステロイド薬 （中～高用量）	吸入ステロイド薬 （高用量）
		上記が使用できない場合は以下のいずれかを用いる ・LTRA ・テオフィリン徐放製剤 ※症状がまれならば必要なし	上記で不十分な場合に以下のいずれか1剤を併用 ・LABA （配合剤の使用可＊5） ・LTRA ・テオフィリン徐放製剤	上記に下記のいずれか1剤，あるいは複数を併用 ・LABA （配合剤の使用可＊5） ・LTRA ・テオフィリン徐放製剤	上記に下記の複数を併用 ・LABA （配合剤の使用可＊5） ・LTRA ・テオフィリン徐放製剤 上記のすべてでも管理不良の場合は下記のいずれかあるいは両方を追加 ・抗IgE抗体＊2 ・経口ステロイド薬＊3
	追加治療	LTRA以外の 抗アレルギー薬＊1	LTRA以外の 抗アレルギー薬＊1	LTRA以外の 抗アレルギー薬＊1	LTRA以外の 抗アレルギー薬＊1
発作治療＊4		吸入SABA	吸入SABA＊5	吸入SABA＊5	吸入SABA

LTRA：ロイコトリエン受容体拮抗薬，LABA：長時間作用性β_2刺激薬，SABA：短時間作用性β_2刺激薬
＊1 抗アレルギー薬は，メディエーター遊離抑制薬，ヒスタミンH_1拮抗薬，トロンボキサンA_2阻害薬，Th2サイトカイン阻害薬を指す
＊2 通年性吸入抗原に対して陽性かつ血清総IgE値が30～700 IU/mLの場合に適用となる
＊3 経口ステロイド薬は短期間の間欠的投与を原則とする．ほかの薬剤で治療内容を強化し，かつ短期間の間欠投与でもコントロールが得られない場合は，必要最小量を維持量とする
＊4 軽度の発作までの対応を示し，それ以上の発作については文献1（7－2「急性増悪への対応」）を参照
＊5 ブデソニド/ホルモテロール配合剤を長期管理薬と発作治療薬の両方に使用する方法で薬物療法を行っている場合には，ブデソニド/ホルモテロール配合剤を発作治療薬に用いることもできる．長期管理と発作治療を合わせて1日8吸入までとするが，一時的に1日合計12吸入（ブデソニドとして1,920 μg，ホルモテロールフマル酸塩水和物として54 μg）まで増量可能である．ただし，1日8吸入を超える場合は速やかに医療機関を受診するよう患者に説明する

を見逃してはならない．また喘息には気道感染の併発が高率にみられることも考慮することが必要である．喘息を合併するアレルギー性呼吸器疾患では，通常の喘息治療でコントロールされにくい場合が多く，副腎ステロイド薬の全身投与を必要とする難治性喘息では特に，アレルギー性気管支肺アスペルギルス症やアレルギー性肉芽腫性血管炎（Churg-Strauss症候群）などとの鑑別が必要である．

● 表4 喘息の発作治療ステップ (文献1より転載)

【治療目標】呼吸困難の消失,体動,睡眠正常,日常生活正常,PEF値が予測値または自己最良値の80％以上,酸素飽和度＞95％(気管支拡張薬投与後の値を参考とする),平常服薬,吸入で喘息症状の悪化なし
【ステップアップの目安】治療目標が1時間以内に達成されなければステップアップを考慮する

	治療	自宅治療可,救急外来入院,ICU管理[*1]
発作治療ステップ1	・β_2刺激薬吸入,頓用[*2] ・テオフィリン薬頓用	・自宅治療可
発作治療ステップ2	・β_2刺激薬ネブライザー吸入反復[*3] ・アミノフィリン点滴静注[*4] ・ステロイド薬点滴静注[*5] ・酸素吸入(鼻カニューレなどで1〜2 L/分) ・ボスミン®(0.1％アドレナリン)皮下注[*6] ・抗コリン薬吸入考慮	・救急外来 　1時間で症状が改善すれば帰宅 　2〜4時間で反応不十分 ┐入院治療 　1〜2時間で反応なし　　　┘ ・入院治療:高度喘息症状として発作治療ステップ3を施行
発作治療ステップ3	・アミノフィリン持続点滴[*7] ・ステロイド薬点滴静注反復[*5] ・酸素吸入(PaO_2 80 mmHg前後を目標に) ・ボスミン®(0.1％アドレナリン)皮下注[*6] ・β_2刺激薬ネブライザー吸入反復[*3]	・救急外来 　1時間以内に反応なければ入院治療 ・悪化すれば重篤症状の治療へ
発作治療ステップ4	・上記治療継続 ・症状,呼吸機能悪化で挿管[*1] ・酸素吸入にもかかわらずPaO_2 50 mmHg以下および／または意識障害を伴う急激な$PaCO_2$の上昇 ・人工呼吸[*1],気管支洗浄 ・全身麻酔(イソフルラン・セボフルラン・エンフルランなどによる)を考慮	・直ちに入院,ICU管理[*1]

[*1] ICUまたは,気管内挿管,補助呼吸,気管支洗浄などの処置ができ,血圧,心電図,パルスオキシメーターによる継続的モニターが可能な病室.重症呼吸不全時の挿管,人工呼吸装置の装着は,ときに危険なので,緊急処置としてやむを得ない場合以外は複数の経験ある専門医により行われることが望ましい
[*2] β_2刺激薬pMDI:1〜2パフ,20分おきに2回反復可.無効あるいは増悪傾向時にはβ_2刺激薬1錠またはアミノフィリン200 mgを頓用
[*3] β_2刺激薬ネブライザー吸入:20〜30分おきに反復する.脈拍を130/分以下に保つようにモニターする
[*4] アミノフィリン6 mg/kgと等張補液薬200〜250 mLを点滴静注,1/2量を15分間程度,残量を45分間程度で投与し,中毒症状(頭痛,吐き気,動悸,期外収縮など)の出現で中止.発作前にテオフィリン薬が十分に投与されている場合は,アミノフィリンを半量もしくはそれ以下に減量する.通常,テオフィリン服用患者では可能な限り血中濃度を測定
[*5] ステロイド薬点滴静注:ヒドロコルチゾン200〜500 mg,メチルプレドニゾロン40〜125 mg,デキサメタゾン,あるいはベタメタゾン4〜8 mgを点滴静注.以後ヒドロコルチゾン100〜200 mgまたはメチルプレドニゾロン40〜80 mgを必要に応じて4〜6時間ごとに,あるいはデキサメタゾンあるいはベタメタゾン4〜8 mgを必要に応じて6時間ごとに点滴静注,またはプレドニゾロン0.5 mg/kg/日,経口.ただし,アスピリン喘息の場合,あるいはアスピリン喘息が疑われる場合は,コハク酸エステル型であるメチルプレドニゾロン,水溶性プレドニゾロンの使用を回避する
[*6] ボスミン®(0.1％アドレナリン):0.1〜0.3 mL皮下注射20〜30分間隔で反復可.原則として脈拍は130/分以下に保つようにモニターすることが望ましい.虚血性心疾患,緑内障〔開放隅角(単性)緑内障は可〕,甲状腺機能亢進症では禁忌,高血圧の存在下では血圧,心電図モニターが必要
[*7] アミノフィリン持続点滴:最初の点滴(上記*6参照)後の持続点滴はアミノフィリン250 mg (1筒)を5〜7時間で(およそ0.6〜0.8 mg/kg/時)で点滴し,血中テオフィリン濃度が10〜20 μg/mL (ただし最大限の薬効を得るには15〜20 μg/mL)になるように血中濃度をモニターし中毒症状の出現で中止

2) 診断基準

喘息の診断基準は,公式には確立されていないが,JGL2012の「成人喘息での診断の目安」は,診断への指針として簡便で有用である(表1).この表の項目①,②,⑤を満足すれば喘息の診断が強く示唆され,また非発作時の場合で1秒量(FEV_1)やピークフロー(peak expiratory flow:PEF)が正常で可逆性気道閉塞が検出できないときは,①,③,⑤を満足しても診断を支持すると考えられる.ただし気道過敏性試験が喘息で例外なく陽性とは限らないこと,またどこの施設でもできる検査ではない点で,さらに別の指標を考案する余地を残している.

4 治療

1) 長期管理の段階的薬物療法

喘息は，発作につながる可逆性の気道閉塞と気道過敏性とともに，慢性の気道炎症とその結果引き起こされる気道傷害から成り立つ疾患である．したがって，治療する場合には，発作あるいは喘息症状だけではなく，背景にある気道炎症も標的として考え治療を組み立てることが，発作を起こさないことにつながる．

JGL2012において理想とする治療の目標は，無症状であることを完全なコントロール状態として位置づけ（表2），完全なコントロールの達成と維持であることを強調している．そのような観点から，長期管理では慢性の気道炎症を主な標的としており，喘息症状の有無にかかわらず，基本薬として抗炎症効果のあるICSを用いる（表3）．また，気道閉塞による喘息症状には，主に短時間作用性 β_2 刺激薬（SABA）を頓用する．

2) 長期管理のコツ

無治療で受診している患者では，症状が毎週は出ていない場合（軽症間欠型）は表3の治療ステップ1を選択し，毎日ではないが毎週出ている場合（軽症持続型）には治療ステップ2を選択し，毎日出ているが日常生活に支障がないとき（中等症持続型）は治療ステップ3を選択し，毎日で日常生活に支障があるとき（重症持続型）は治療ステップ4を選択する．

治療中の場合は，コントロール状態を判定しながら治療を調整する．治療中でも症状が毎週ではない場合，同じ治療ステップで内容を強化する．症状が毎週であれば，治療ステップを1段階ステップアップし，毎日であれば2段階ステップアップする．ただし，ステップアップの際には，治療のアドヒアランスや増悪因子（アレルゲン，喫煙など）の回避などを確認する．また，3〜6カ月間コントロールされた状態が得られたら，ステップダウンする．

3) 急性増悪（発作）の段階的治療

急性増悪（発作）の段階的治療では，発作強度に応じた「発作治療ステップ」を選択する．治療効果が不十分なときはより強力な発作治療ステップへと移行することにより，"動的な"喘息に"連続性のある治療"で対応する．

治療の目標値は，PEFが予測値または自己最良値の80％以上，経皮酸素飽和度（SpO_2）が＞95％と正常範囲に設定されている（表4）．

5 おわりに

喘息について，最新の情報も交えて概説した．疾患の理解と日常の診療に少しでも役立てば幸いである．

（大田　健）

■文献

1) 『喘息予防・管理ガイドライン2012』（社団法人日本アレルギー学会喘息ガイドライン専門部会/監修），協和企画，2012
2) Fukutomi, Y. et al. : Nationwide cross-sectional population-based study on the prevalences of asthma and asthma symptoms among Japanese adults. Int. Arch. Allergy Immunol., 153 : 280-287, 2010
3) Haldar, P. et al. : Cluster analysis and clinical asthma phenotypes. Am. J. Respir. Crit. Care Med., 178 : 218-224, 2008
4) Moore, W. C. et al. : Identification of asthma phenotypes using cluster analysis in the Severe Asthma Research Program. Am. J. Respir. Crit. Care Med., 181 : 315-323, 2010
5) Sato, K. : Th17 cells and rheumatoid arthritis--from the standpoint of osteoclast differentiation. Allergol. Int., 57 : 109-114, 2008
6) Ano, S. et al. : Transcription factors GATA-3 and RORγt are important for determining the phenotype of allergic airway inflammation in a murine model of asthma. J. Immunol., 190 : 1056-1065, 2013
7) Suzukawa, M. et al. : An IL-1 cytokine member, IL-33, induces human basophil activation via its ST2 receptor. J. Immunol., 181 : 5981-5989, 2008
8) Shikotra, A. et al. : Increased expression of immunoreactive thymic stromal lymphopoietin in

patients with severe asthma. J. Allergy Clin. Immunol., 129 : 104-111, 2012
9) Hirota, T. et al. : Genome-wide association study identifies three new susceptibility loci for adult asthma in the Japanese population. Nat. Genet., 43 : 893-896, 2011
10) Grainge, C. L. et al. : Effect of bronchoconstriction on airway remodeling. N. Engl. J. Med., 364 : 2006-2015, 2011

臨床編Ⅲ　アレルギー疾患

5 過敏性肺炎

　過敏性肺炎は，疾患感受性のある個体において，特異抗原の吸入に対してⅢ型アレルギー反応およびTh1/Th17細胞によるⅣ型アレルギー反応が起こり発症する疾患である．その発症は喫煙や遺伝的要因により修飾され，実際に発症するのはそのうち10％未満である．これらのアレルギー反応はやがて非特異的な炎症反応となり，さらにTh2に免疫反応がシフトし，慢性化，線維化する病態となる．治療は抗原回避が基本であるが，ステロイドも使用される．非特異的炎症や線維化の過程を抑制する治療薬も今後検討が必要である．

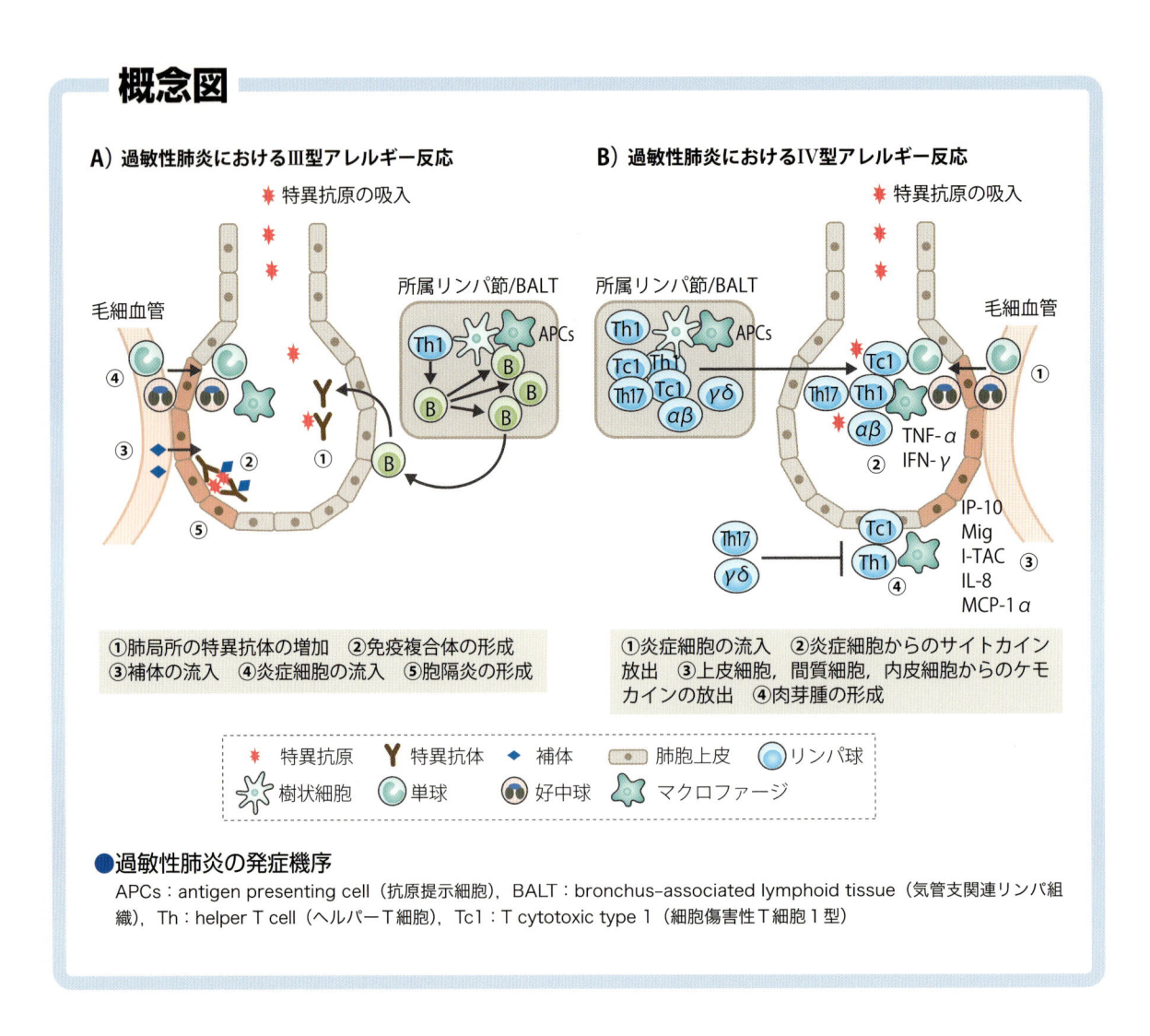

概念図

A）過敏性肺炎におけるⅢ型アレルギー反応

①肺局所の特異抗体の増加　②免疫複合体の形成
③補体の流入　④炎症細胞の流入　⑤胞隔炎の形成

B）過敏性肺炎におけるⅣ型アレルギー反応

①炎症細胞の流入　②炎症細胞からのサイトカイン放出　③上皮細胞，間質細胞，内皮細胞からのケモカインの放出　④肉芽腫の形成

凡例：特異抗原　特異抗体　補体　肺胞上皮　リンパ球　樹状細胞　単球　好中球　マクロファージ

●過敏性肺炎の発症機序
APCs：antigen presenting cell（抗原提示細胞），BALT：bronchus-associated lymphoid tissue（気管支関連リンパ組織），Th：helper T cell（ヘルパーT細胞），Tc1：T cytotoxic type 1（細胞傷害性T細胞1型）

過敏性肺炎とは

　過敏性肺炎は，真菌・細菌・異種タンパク質などの有機物と化学物質などの無機物を抗原としたアレルギー反応が，肺局所で起きることによって発症する間質性肺炎の１つである．真菌や細菌が原因とはいっても，これらの病原体が体内で増殖する"感染症"ではなく，病原体の構成タンパク質に対するアレルギーが原因である．すでに感作された個体において環境中に存在する抗原を吸入することにより，細気管支から肺胞レベルに到達した特異抗原が特異抗体（Ⅲ型アレルギー）あるいは感作リンパ球（Ⅳ型アレルギー）と反応して発症する（「発症機序」の項で詳しく述べる）．

　原因となる抗原は，真菌・細菌・トリなど由来の有機物と化学物質などの無機物であり，100以上含まれている．その代表的なものを疾患名と発生状況とともに表1に示す．重要なのは発生状況であり，羽毛ふとん，鶏糞肥料，剥製，住宅の状況などは本人によく聞かないとわからず，居住環境の調査も必要となる．また，職業の聴取も重要である．

　間質性肺炎一般の発症率は年間10万人中7.6人で，そのうち特発性肺線維症（IPF）38.6％，サルコイドーシス14.9％，特発性器質化肺炎10.4％，膠原病関連間質性肺炎10.0％，過敏性肺炎6.6％であり，間質性肺炎の原因別では第5位の頻度と報告されている[1]．

　臨床病型は，急性と慢性に分けられ，慢性は再燃症状軽減型と潜在性発症型に分類される[2]．本邦における急性過敏性肺炎と慢性過敏性肺炎の全国調査の結果を表2に示す[3)〜5)]．急性の70％以上は*Trichosporon asahii*が原因の夏型過敏性肺炎で，慢性の20〜50％が鳥関連過敏性肺炎で慢性において最も多い原因であった．

1 発症機序

1）急性過敏性肺炎—Th1とTh17が重要

　免疫複合体（Ⅲ型アレルギー）と細胞性免疫（Ⅳ型アレルギー）（基礎編-2参照）がその病態，発症機序にかかわっているので，この項では発症するまでの過程を追って解説する．

❶ Ⅲ型アレルギーと末梢循環からの炎症細胞流入 （概念図A）

　感作個体において抗原を吸入すると，水溶性抗原とIgG抗体による免疫複合体が形成され，この免疫複合体により補体経路が活性化される[6]．これにより産生されるC5および免疫複合体の貪食によりマクロファージが活性化される．

　活性化されたマクロファージはサイトカインやケモカインを放出する．これらのメディエーターのうち，IL-8などは抗原吸入直後には好中球を[7]，さらにIP-10（interferon-inducible protein 10）やMCP-1（monocytes chemoattractant protein-1）などはその数時間後にT細胞や単球を肺局所に流入させる[8]．

❷ Ⅳ型アレルギーとリンパ組織からのTh1/Tc1/Th17細胞流入 （概念図B）

　免疫複合体の反応に引き続き，T細胞がリンパ組織から肺局所に流入すると考えられている[9]．MIP-1α（macrophage inflammatory protein-1 alpha）などのケモカインにより肺および肺間質に集積したマクロファージは類上皮細胞と多核巨細胞に分化し，またIP-10などのケモカインによりTh1/Tc1細胞が局所に浸潤し肉芽腫を形成する[10]．

　さらに農夫肺モデルの研究により，Th1細胞から産生されるIFN-γがなくても，好中球などの自然免疫細胞から放出されるIFN-γによりTh1反応が起こることがわかっている．さらに外科的肺生検の網羅的遺伝子発現解析によると，急性過敏性肺炎においてはTh1関連の遺伝子に加えて，IL-17およびIL-17関連転写産物が増加していることが判明し[11]，農夫肺モデルでもTh17が病変形成に重要であることが証明されている[12]．

● 表1　過敏性肺炎の発生場所/原因抗原

疾患名	発生状況	抗原
鳥関連過敏性肺炎	トリ飼育	トリ排泄物
	自宅庭へのトリ飛来	トリ排泄物
	鶏糞肥料使用	トリ排泄物
	剝製	羽毛
羽毛ふとん肺	羽毛ふとん使用	羽毛
農夫肺	酪農作業	*Saccharopolyspora rectivirgula*
		Themoactinomyces vulgaris, *Absidia corymbifera*
		Eurotium amstelodami, *Wallemia sebi*
	トラクター運転	*Rhizopus* 属
夏型過敏性肺炎	住宅	*Trichosporon asahii*, *T. mucoides*
住宅関連過敏性肺炎	住宅	*Candida albicans*, *Aspergillus niger*, *A. fumigatus*
		Cephalosporium acremonium, *Fusarium napiforme*
		Humicola fuscoatra, *Peziza domiciliana*
		Penicillium corylophilum, *Cladosporium* 属
加湿器肺	加湿器使用	*Aspergillus flavus*? *Phoma herbarum*?
塗装工肺	自動車塗装	イソシアネート
機械工肺 (machine operator's lung)	自動車工場 (metal working fluids)	*Mycobacterium Immunogenum*
		Acinetobacter lwoffii? *Pseudomonas fluorescens*?
小麦粉肺	菓子製造	小麦粉
コーヒー作業肺 (coffee worker's lung)	コーヒー豆を炒る作業 (coffee roast factory)	コーヒー豆塵埃 (coffee-bean dust)
温室栽培者肺	ラン栽培（温室）	不明（木材チップの真菌）
	キュウリ栽培（温室）	不明
きのこ栽培者肺	シイタケ栽培	シイタケ胞子
	エノキダケ栽培	エノキダケ胞子（？）
コルク肺	コルク製造作業	*Penicillium glabrum*, *A. fumigatus*
		Chrysonilia sitophila

❸ 制御因子

特異抗体陽性の個体（感作個体）において鳥関連過敏性肺炎の発症率は8％で，農夫肺は4.3％であり，感作されていても必ずしも発症しない[13]．発症に至るまでには，前述の液性免疫と細胞性免疫以外にほかの因子（遺伝的要因，加齢，性ホルモン，喫煙，ウイルス感染など）が修飾していると考えられる．

2) 慢性過敏性肺炎—Th2へのシフト

冒頭で述べたように鳥関連過敏性肺炎は慢性化しやすいことがわかっているので，われわれはこれらの症例および鳥関連過敏性肺炎マウスモデルで慢性化のしくみを研究したところ，慢性化するに従ってTh1/Th2バランスがTh2へシフトすることがわかってきた[14) 15)]．

急性，再燃症状軽減型，潜在性進行型の血清およびBALF（気管支肺胞洗浄液）中のTh1タイプケモカインIP-10は，急性で上昇し，再燃症状軽減型，潜在性発症型の順に低下し，逆にTh2タイプケモカインのTARC（thymus and activation regulated chemokine）は急性で低下，再燃症状軽減型，潜在性発症型で有意に上昇していた[14]．さらにA/Jマウス（Th2優位マウス）にハト糞抽出物を経鼻吸入させた慢性過敏性肺炎マウスモデルにおいて，Th2優位な遺伝的背景では，線維化が強く起こることを証明した[15]．

● 表2　過敏性肺炎の全国疫学調査

急性過敏性肺炎（1980～1989，文献3より引用）

疾患名	症例数	%
夏型	621	74.4
農夫肺	68	8.1
空調器肺	36	4.3
鳥飼病	34	4.1
その他	19	2.3
原因抗原不明	57	6.8
計	835	100

慢性過敏性肺炎（1989～1998，文献4より引用）

疾患名	症例数	%
夏型	10	27.8
鳥飼病	7	19.4
イソシアネート誘発	5	13.9
住居関連	5	13.9
農夫肺	4	11.1
その他	5	13.9
計	36	100

慢性過敏性肺炎（2001～2010，文献5より引用）

疾患名	症例数	%
鳥関連	86	52.2
夏型	33	20
住居関連	26	15.8
加湿器肺	2	1.2
イソシアネート誘発	1	0.6
原因抗原不明	17	6.2
計	165	100

2 検査および画像所見の特徴

1）病歴の聴取

過敏性肺炎の診断において病歴は非常に重要である．症状が，いつ，どのような状況で起こるのかを注意深く聴取する必要がある．原因となる抗原（表1）を頭に浮かべながら，患者の職業，職場環境，自宅環境，自宅周囲環境，趣味に至るまで詳しく聞く．

2）検査所見

免疫学的所見を含めた検査所見では，KL-6やSP-Dなどのマーカーは急性で著明に上昇し，慢性では中等度上昇にとどまる．特異抗体は診断上有用であり，ト リ関連抗原（サーモフィッシャーサイエンティフィック社ファディア製品）および *Trichosporon asahii*（シノテスト社製品）が商業レベルで測定可能である（ただし，2013年6月現在，保険適用ではない）．

3）画像所見

画像も診断上有用である．急性のCT画像は，小葉中心性の粒状影あるいは辺縁の不明瞭な小結節を呈し，汎小葉性のスリガラス影を呈し，またモザイク分布になることもある．スリガラス影は濃淡があり，浸潤影を呈することもある．一方，慢性の画像は，多彩である．分布は上肺野優位か上肺野にも下肺野にも病変を認めることが多い．進行例では，蜂巣肺を呈して特発性肺線維症（idiopathic pulmonary fibrosis：IPF）との鑑別が難しくなる．

4）病理所見

また病理所見は，急性ではリンパ球性胞隔炎が細気管支領域に認められる．中心壊死を伴わない類上皮細胞肉芽腫は，150μm以下の小さく粗な肉芽腫で，細気管支壁や肺胞道に存在する．気腔内の器質化/線維化も認められる．一方，慢性の病理は多彩で，器質化肺炎パターン（organizing pneumonia：OP），非特異性間質性肺炎パターン（nonspecific interstitial pneumonia：NSIP），通常型間質性肺炎パターン（usual interstitial pneumonia：UIP）を呈する．

3 治療戦略の概略

治療は環境整備・抗原回避が基本であり，慢性過敏性肺炎においてもこれらを行った場合と行えなかった場合では予後に有意差がある．進行例では，ステロイド薬や免疫抑制薬を使用する．線維化を抑制する薬剤も今後検討する必要がある．

（宮崎泰成，稲瀬直彦）

■ 文 献 ■

1）Xaubet, A. et al.：Report on the incidence of interstitial

1) lung diseases in Spain. Sarcoidosis Vasc. Diffuse Lung Dis., 21：64-70, 2004
2) 宮崎泰成, 他：過敏性肺炎の病態と治療. 呼吸, 31：101-115, 2012
3) Ando, M. et al.：Japanese summer-type hypersensitivity pneumonitis. Geographic distribution, home environment, and clinical characteristics of 621 cases. Am. Rev. Respir. Dis., 144：765-769, 1991
4) Yoshizawa, Y. et al.：Chronic hypersensitivity pneumonitis in Japan: a nationwide epidemiologic survey. J. Allergy Clin. Immunol., 103：315-320, 1999
5) 稲瀬直彦, 他：慢性過敏性肺炎の全国調査.「難治性疾患克服研究事業 びまん性肺疾患に関する調査研究班 平成21年度研究報告書」, pp191-194, 2010
6) Shanley, T. P. et al.：Regulatory effects of endogenous interleukin-1 receptor antagonist protein in immunoglobulin G immune complex-induced lung injury. J. Clin. Invest., 97：963-970, 1996
7) Fournier, E. et al.：Early neutrophil alveolitis after antigen inhalation in hypersensitivity pneumonitis. Chest, 88：563-566, 1985
8) Haslam, P. L. et al.：Mast cells, atypical lymphocytes, and neutrophils in bronchoalveolar lavage in extrinsic allergic alveolitis. Comparison with other interstitial lung diseases. Am. Rev. Respir. Dis., 135：35-47, 1987
9) Fink, J.：Hypersensitivity pneumonitis. J. Allergy Clin. Immunol., 74：1-10, 1984
10) Suga, M. et al.：Mechanisms accounting for granulomatous responses in hypersensitivity pneumonitis. Sarcoidosis Vasc. Diffuse Lung Dis., 14：131-138, 1997
11) Selman, M. et al.：Gene expression profiles distinguish idiopathic pulmonary fibrosis from hypersensitivity pneumonitis. Am. J. Resp. Crit. Care Med., 173：188-198, 2006
12) Joshi, A. D. et al.：Interleukin-17-mediated immunopathogenesis in experimental hypersensitivity pneumonitis. Am. J. Resp. Crit. Care Med., 179：705-716, 2009
13) Trentin, L. et al.：Longitudinal study of alveolitis in hypersensitivity pneumonitis patients: an immunologic evaluation. J. Allergy Clin. Immunol., 82：577-585, 1988
14) Kishi, M. et al.：Pathogenesis of cBFL in common with IPF? Correlation of IP-10/TARC ratio with histological patterns. Thorax, 63：810-816, 2008
15) Mitaka, K. et al.：Th2-biased immune responses are important in a murine model of chronic hypersensitivity pneumonitis. Int. Arch. Allergy Immunol., 154：264-274, 2011

臨床編Ⅲ　アレルギー疾患

6 アレルギー性鼻炎

　アレルギー性鼻炎は代表的なⅠ型アレルギー疾患である．スギ花粉症など近年の有病率の急速な増加，発症の低年齢化，発症者の生活の質の低下など，大きな問題となっている．吸入性の特異的抗原の曝露により特異的IgE抗体が産生され感作が成立すると，抗原の再曝露によりマスト（肥満）細胞の活性化が起こり，即時相反応として発作性のくしゃみ・鼻水・鼻づまりの3つの特徴的な症状を引き起こす．続いて遅発相反応として好酸球・好塩基球・T細胞などを主体としたアレルギー性炎症を引き起こす．治療法としては薬物治療や手術治療をはじめ，根治性が期待される治療として免疫治療も行われる．

概念図

● アレルギー性鼻炎のメカニズム
　鼻粘膜に到達した原因抗原は，抗原提示細胞からTh2細胞へ提示され，IL-4, IL-13の産生を介しB細胞を刺激して特異的IgE抗体を産生させる．産生されたIgE抗体は鼻粘膜のマスト細胞上のIgE受容体と結合し感作が成立する．抗原の再曝露によりマスト細胞が活性化され，さまざまなメディエーターを放出し，くしゃみ・鼻水に代表される即時相反応とそれに引き続くアレルギー炎症を中心とした遅発相反応を引き起こす．LTs：ロイコトリエン，TXA_2：トロンボキサンA_2，PGD_2：プロスタグランジンD_2，PAF：血小板活性化因子

アレルギー性鼻炎とは

アレルギー性鼻炎は代表的な I 型アレルギー疾患（基礎編-2 参照）であり，鼻粘膜に到達した原因抗原（アレルゲン）によって，くしゃみ・鼻水・鼻づまりの 3 つの特徴的な症状を発作性に引き起こす疾患である．アレルギー性鼻炎の原因となるのは大部分が吸入性の抗原であり，ダニ，カビなどは通年性アレルギー性鼻炎を引き起こし，スギ，ヒノキ，ブタクサなど木や草の花粉は季節性アレルギー性鼻炎・花粉症を引き起こす．その他ペットや職業性の粉塵・薬剤なども原因となる．花粉症の発症時期は原因となる植物の開花期となり，春にはカバノキ，スギ，ヒノキなどが，春〜秋まではイネ科の植物が，秋にはブタクサ，ヨモギなどが原因となる．

有病率については国内での大規模調査は行われていないが，2008 年に行われた耳鼻科医とその家族を対象としたアンケート調査によると，アレルギー性鼻炎全体の有病率は 38.9％，そのなかでもスギ花粉症は 26.5％と高く[1]，1998 年に行われた同様な調査と比べて，アレルギー性鼻炎全体としてもスギ花粉症だけみても有病率が 10％程度高くなっており，急速な患者数の増加を示唆している．特にスギ花粉症は日本特有の花粉症であり，戦後植林された樹齢 30 年以上のスギが現在大量の花粉を飛散させている．しかもスギ花粉の飛散距離は 100 km にも達するとされ，人口の多い都市部にまで飛散し発症者も多く大きな影響を与えている．

花粉症をはじめとしたアレルギー性鼻炎は，幼少児の発症が増加し低年齢化も進んでおり，また睡眠障害や集中力の低下による学習障害など生活の質を低下させ，高血圧や糖尿病など生活習慣病やほかのアレルギー疾患と比較して労働生産性の低下が顕著であると報告されている[2]．

1 増加の要因

アレルギー性鼻炎の増加には内的要因と外的要因が関与しているとされる．内的要因としては遺伝的素因があり，父親や母親にアレルギー疾患があると発症率が増加する．外的要因としては環境的素因があり，スギ花粉の増加については，戦後広くスギの植林が行われたことから現在花粉生産能力の高い樹齢のスギ林面積が多くなっていることが大きな要因である．その他，衛生状態の改善による感染症・寄生虫の減少や，大気汚染や排ガスの影響，栄養状態の改善，ストレス社会などさまざまな要因がアレルギー疾患やアレルギー性鼻炎の増加にかかわっていると考えられている．

2 発症機序

1) 抗原に対する感作

花粉など鼻粘膜に到達した原因抗原は，マクロファージや樹状細胞など抗原提示細胞によって取り込まれると，抗原提示細胞上の MHC クラス II 分子によって細胞表面に提示される．抗原提示を受けた Th2 細胞は IL-4，IL-13 などのサイトカイン産生を引き起こす．産生された IL-4，IL-13 と，Th2 細胞上に発現する CD40L は，特異的抗体を産生する B 細胞を刺激してクラススイッチを促し，特異的 IgE 抗体を産生させる．産生された IgE 抗体は鼻粘膜に分布するマスト細胞上の高親和性 IgE 受容体と結合することで感作が成立し，抗原の再曝露に対しマスト細胞の活性化を引き起こす準備が整えられる．（概念図）．

2) 即時相反応

感作成立後，原因抗原の曝露により，鼻粘膜に侵入した抗原はマスト細胞上の特異的 IgE 抗体と結合し IgE 受容体が架橋される．これによりマスト細胞が活性化され，細胞質内の顆粒中に蓄えられていたヒスタミンの放出を引き起こし，血小板活性化因子（pletlet activating factor：PAF），プロスタグランジン，ロイコトリエンなどさまざまなケミカルメディエーター（化学伝達因子）の合成と放出が短時間に引き起こされる．アレルギー性鼻炎の即時相において，マスト細胞から放出されるヒスタミンは最も重要なメディエーターの

1つであり，知覚神経終末を刺激し中枢を介したくしゃみ反射を引き起こし，また鼻粘膜の腺分泌を刺激して鼻汁の分泌を誘導する．また血管拡張や血管透過性の亢進による組織浮腫から鼻閉も引き起こす．

抗原によるマスト細胞上のIgE受容体の架橋は，ホスホリパーゼA2を活性化し細胞膜からアラキドン酸を遊離する．さらにシクロオキシゲナーゼ経路を介して遊離されたアラキドン酸を代謝しプロスタグランジン，トロンボキサンを産生し，またリポキシゲナーゼ経路を介してロイコトリエンを産生する．これらは鼻粘膜血管への直接作用による血管拡張と粘膜腫脹により鼻閉の原因となる（概念図）．

3）遅発相反応

抗原により特異的IgE抗体を介して活性化された鼻粘膜内のマスト細胞や，原因抗原の提示を受けたTh2細胞から，GM-CSF, IL-4, IL-5, IL-13などのサイトカインや，PAF, ロイコトリエン，トロンボキサン，プロスタグランジンなどのケミカルメディエーターが合成・遊離される．これらのメディエーターにより上皮細胞，血管内皮細胞，線維芽細胞が刺激されTARC, eotaxin, RANTESなどのケモカインの産生が刺激されるとともに，血管内皮細胞にはICAM-1, E-セレクチン，VCAM-1など接着分子の発現が誘導される．これらは好酸球，好塩基球，T細胞，好中球などさまざまな炎症細胞の鼻粘膜局所への遊走・浸潤を促進させる．浸潤してきた好酸球をはじめとした炎症細胞によりロイコトリエンなど炎症性物質が放出されると，血管拡張や血管透過性亢進による鼻粘膜腫脹が引き起こされ鼻閉が増強される．さまざまな炎症性細胞の浸潤による鼻粘膜のアレルギー性炎症の進行と同時に，鼻粘膜の過敏性が亢進し，鼻炎症状が増悪・持続する（概念図）．これらの遅発相反応は抗原曝露後6～10時間後に誘導される．

4）アレルギー性鼻炎の増悪因子
　　―上皮細胞由来サイトカインの関与

最近，上皮細胞由来のサイトカインがアレルギー疾患の病態形成に関与していることが報告され[3]，アレルギー性鼻炎においてもその役割が注目されている．粘膜上皮の組織障害により，TSLP, IL-33など上皮性サイトカインが放出される．これらは，樹状細胞，Th2細胞を刺激しTh2型サイトカイン産生の増強と，マスト細胞に対しては抗原刺激時の活性化の増強を引き起こし，アレルギー性炎症の増悪に関与することが示唆されている．

3 診断

アレルギー性鼻炎の診断には，問診にてくしゃみ，鼻水，鼻づまりの典型的な三症状の存在，発症してからの期間，症状の出現する時期（一年中か季節性か），ほかのアレルギー疾患の既往などを聞き，鼻内の診察にて鼻粘膜の腫脹の程度，粘膜の色調，鼻汁の性状などを確認する．典型的な鼻内所見としては下鼻甲介の蒼白腫脹，水様性鼻汁がみられる．次に鼻汁中の好酸球の証明，血液検査にて総IgE値，血液中好酸球値を測定しアレルギーの存在を確認する．特異的IgE抗体の存在，さらには特異抗原による皮内テストや鼻内誘発テストにより，原因抗原に対する反応性を確認することで確定診断を得る[4]．

4 治療戦略

1）抗原の除去と回避

アレルギー性鼻炎の治療には，まず抗原の回避と除去による予防法が勧められる．ダニに対しては室内の掃除や布団干し，花粉に対してはマスクや眼鏡の着用，洗濯物の外干しを避けること，花粉情報の利用により飛散量の多い日は外出を避けることなどが勧められる．

2）薬物治療

薬物療法の選択について，通年性アレルギー性鼻炎の治療（表1），および重症度に応じた花粉症に対する治療（表2）が鼻アレルギー診療ガイドラインによって示されており参考になる[4]．

● 表1　通年性アレルギー性鼻炎の治療（文献4より引用）

重症度	軽症	中等症		重症	
病型		くしゃみ・鼻漏型	鼻閉型または鼻閉を主とする充全型	くしゃみ・鼻漏型	鼻閉型または鼻閉を主とする充全型
治療	①第二世代抗ヒスタミン薬 ②遊離抑制薬 ③Th2サイトカイン阻害薬 ①，②，③のいずれか1つ	①第二世代抗ヒスタミン薬 ②遊離抑制薬 ③鼻噴霧用ステロイド薬 ①，②，③のいずれか1つ． 必要に応じて①または②に③を併用する	①抗LTs薬 ②抗PGD_2・TXA_2薬 ③Th2サイトカイン阻害薬 ④鼻噴霧用ステロイド薬 ①，②，③，④のいずれか1つ． 必要に応じて①，②，③，④を併用する	鼻噴霧用ステロイド薬 ＋ 第二世代抗ヒスタミン薬	鼻噴霧用ステロイド薬 ＋ 抗LTs薬または抗PGD_2・TXA_2薬 必要に応じて点鼻用血管収縮薬を治療開始時の1～2週間に限って用いる
				鼻閉型で鼻腔形態異常を伴う症例では手術	
	アレルゲン免疫療法				
	抗原除去・回避				

症状が改善してもすぐには投薬を中止せず，数カ月の安定を確かめて，ステップダウンしていく
遊離抑制薬：ケミカルメディエーター遊離抑制薬，抗LTs薬：抗ロイコトリエン薬，抗PGD_2・TXA_2薬：抗プロスタグランジンD_2・トロンボキサンA_2薬
治療法は病型と重症度を組み合わせて選択する．抗原除去・回避はすべての症例に勧められ，薬物治療に加え，アレルゲン免疫療法，手術療法も選択肢の1つとなる

くしゃみ発作・鼻かみの回数，鼻閉の程度から，軽症～中等症，重症まで，そして花粉症では最重症まで分類される．次に症状のタイプより，くしゃみ・鼻漏型，鼻閉型，そしてくしゃみ・鼻水・鼻閉とも強く合併する充全型の3つに分類される．

一般的にはくしゃみ・鼻水には抗ヒスタミン薬が，鼻閉を主体とする症例には抗ロイコトリエン薬や抗トロンボキサン薬の効果が高い．くしゃみ，鼻汁は主にヒスタミンより誘導される症状であり，抗ヒスタミン薬はくしゃみ，鼻汁に対する効果が特に強く即効性も有する．抗ロイコトリエン薬はロイコトリエンの受容体への結合を阻害することで血管への作用を抑制し，鼻閉を中心に効果を発揮する．重症例では鼻噴霧用ステロイド薬が第一選択として推奨されているが，鼻噴霧用ステロイド薬は鼻腔局所で作用し，抗炎症作用が強く症状改善効果が高い．作用機序としては，マスト細胞，好酸球，リンパ球浸潤抑制，サイトカインの産生・放出の抑制，血管透過性，腺分泌機能の抑制，アラキドン酸代謝の抑制などがあり，くしゃみ，鼻汁，鼻閉の三症状すべてに対して効果が高い．

3）手術治療

手術治療には，鼻粘膜をレーザー法や高周波電気凝固法により変性させ，抗原に対する鼻粘膜の反応を抑える治療法や，鼻閉に対する鼻粘膜切除術，鼻汁を抑制するための神経切断術などがある．

4）特異的免疫療法と作用機序

抗原（アレルゲン）特異的免疫療法（減感作療法）は，スギやハウスダストなど原因抗原を薄めた液を皮下や舌下に投与し，徐々に濃度を濃くして抗原への反応性を低下させる治療法である．これまで長年にわたり抗原エキスを皮下注射する皮下免疫療法が施行されてきたが，まれではあるがアナフィラキシーショックなど全身性の副作用を起こすことがあり施行例は減少していた．近年，副作用の少ない方法として抗原を口腔

● 表2 重症度に応じた花粉症に対する治療法の選択 (文献4より引用)

重症度	初期療法	軽症	中等症		重症・最重症	
病型			くしゃみ・鼻漏型	鼻閉型または鼻閉を主とする充全型	くしゃみ・鼻漏型	鼻閉型または鼻閉を主とする充全型
治療	①第二世代抗ヒスタミン薬 ②遊離抑制薬 ③抗LTs薬 ④抗PGD_2・TXA_2薬 ⑤Th2サイトカイン阻害薬 くしゃみ・鼻漏型には①, ②, 鼻閉型または鼻閉を主とする充全型には③, ④, ⑤のいずれか1つ	①第二世代抗ヒスタミン薬 ②鼻噴霧用ステロイド薬 ①と点眼薬で治療を開始し, 必要に応じて②を追加	第二世代抗ヒスタミン薬 ＋ 鼻噴霧用ステロイド薬	抗LTs薬または抗PGD_2・TXA_2薬 ＋ 鼻噴霧用ステロイド薬 ＋ 第二世代抗ヒスタミン薬	鼻噴霧用ステロイド薬 ＋ 第二世代抗ヒスタミン薬	鼻噴霧用ステロイド薬 ＋ 抗LTs薬または抗PGD_2・TXA_2薬 ＋ 第二世代抗ヒスタミン薬 必要に応じて点鼻用血管収縮薬を治療開始時の1～2週間に限って用いる. 鼻閉が特に強い症例では経口ステロイド薬を4～7日間処方で治療開始することもある
			点眼用抗ヒスタミン薬または遊離抑制薬		点眼用抗ヒスタミン薬, 遊離抑制薬またはステロイド薬	
					鼻閉型で鼻腔形態異常を伴う症例では手術	
		アレルゲン免疫療法				
		抗原除去・回避				

初期療法は本格的花粉飛散期の導入のためなので, よほど花粉飛散の少ない年以外は重症度に応じて季節中の治療に早目に切り替える.
遊離抑制薬：ケミカルメディエーター遊離抑制薬, 抗LTs薬：抗ロイコトリエン薬, 抗PGD_2・TXA_2薬：抗プロスタグランジンD_2・トロンボキサンA_2薬

例年強い花粉症の症状を有する症例では, 最も症状が強い時期の症状を考慮し初期療法を勧める. 抗原除去・回避はすべての症例に勧められる. 治療法は病型と重症度に応じて薬物を選択し組み合わせて用いる. さらにアレルゲン免疫療法, 手術療法も選択肢の1つとなる

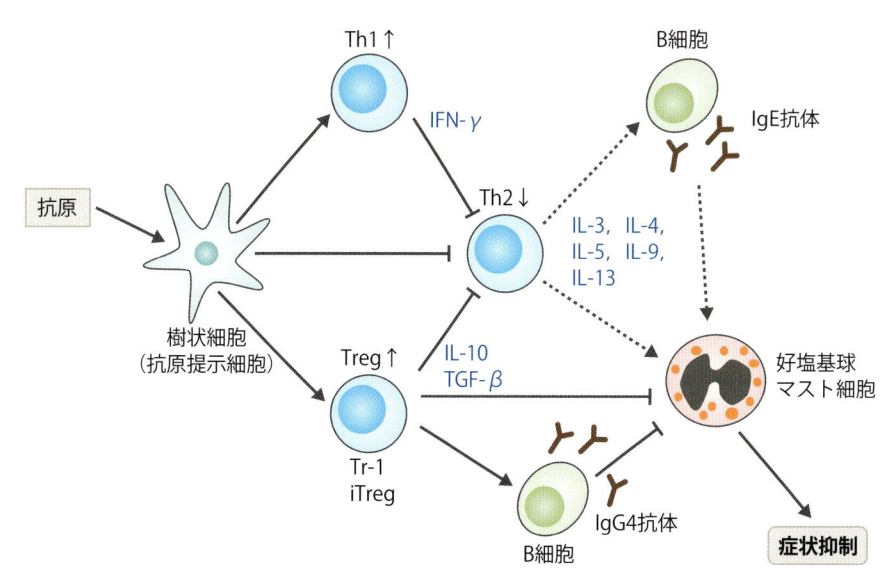

● 図1 抗原特異的免疫療法の作用機序
（文献5をもとに作成）

皮下もしくは舌下に投与された特異抗原は抗原提示細胞によってとらえられ, 制御性T細胞（Treg）の誘導, 特異的Th1細胞の反応性亢進・Th2細胞の反応性低下, B細胞からの特異的IgE産生の低下, 特異的IgG4産生増加などを引き起こし, マスト細胞や好塩基球の反応性の低下をきたし, 抗原特異的にアレルギー反応を抑えると考えられる

底粘膜から吸収させる舌下免疫療法が開発されている．

　特異的免疫療法は現在唯一，アレルギー性鼻炎の自然経過を改善し根本治療となることが期待できる治療法である．免疫療法は，制御性T細胞の誘導，特異的Th1細胞の反応性亢進・Th2細胞の反応性低下，B細胞からの特異的IgE産生の低下，特異的IgG4産生増加などを引き起こし，マスト細胞や好塩基球の反応性の低下をきたし，抗原特異的にアレルギー反応を抑えるものと考えられている（図1）[5]．

　　　　　　　　　　　（櫻井大樹，岡本美孝）

■文　献■

1) 馬場廣太郎, 他：鼻アレルギーの全国疫学調査2008（1998年との比較）－耳鼻咽喉科医およびその家族を対象として. Prog. Med., 28：2001-2012, 2008
2) Lamb, C. E. et al.：Economic impact of workplace productivity losses due to allergic rhinitis compared with select medical conditions in the United States from an employer perspective. Curr. Med. Res. Opin., 22：1203-1210, 2006
3) Bartemes, K. R. & Kita, H.：Dynamic role of epithelium-derived cytokines in asthma. Clin. Immunol., 143：222-235, 2012
4) 『鼻アレルギー診療ガイドライン－通年性鼻炎と花粉症－2013年版（改訂第7版）』（鼻アレルギー診療ガイドライン作成委員会/編），ライフ・サイエンス社，2013
5) Fujimura, T. & Okamoto, Y.：Antigen-specific immunotherapy against allergic rhinitis: the state of the art. Allergol. Int., 59：21-31, 2010

臨床編Ⅲ　アレルギー疾患

7 蕁麻疹

　蕁麻疹では，皮膚マスト細胞が何らかの機序により脱顆粒し，皮膚組織内に放出されたヒスタミンをはじめとする化学伝達物質が，皮膚微小血管と神経に作用して血管拡張（紅斑），血漿成分の漏出（膨疹），および痒みを生じる．また，膨疹を取り巻く紅斑は，軸索反射を介して神経より放出されたサブスタンスPなどの神経ペプチドによりもたらされる．さらに持続時間の長い蕁麻疹ではマスト細胞が産生するアラキドン酸代謝物やサイトカインにより炎症細胞が浸潤する（概念図）．マスト細胞活性化の機序としてはⅠ型アレルギーが広く知られているが，実際には明らかでない場合が多い．

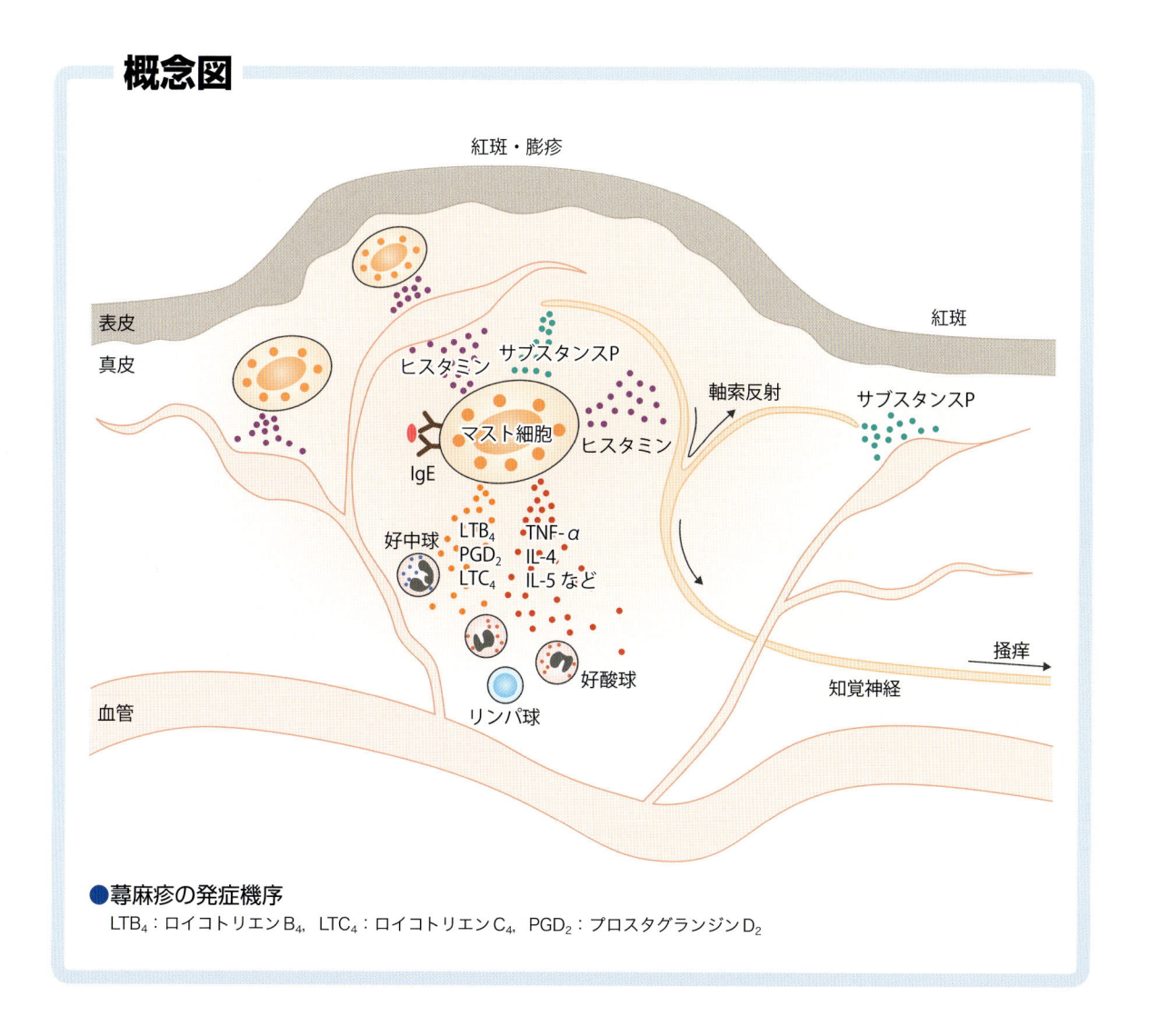

概念図

●蕁麻疹の発症機序
LTB$_4$：ロイコトリエンB$_4$，LTC$_4$：ロイコトリエンC$_4$，PGD$_2$：プロスタグランジンD$_2$

蕁麻疹とは

蕁麻疹は，日本皮膚科学会の蕁麻疹診療ガイドライン[1]では「膨疹，すなわち紅斑を伴う一過性，限局性の皮膚の浮腫が病的に出没する疾患であり，多くは痒みを伴う．通常の蕁麻疹に合併して，あるいは単独に，皮膚ないし粘膜の深部を中心とした限局性浮腫は，特に血管性浮腫とよぶ」と定義されている．その病態には，皮膚マスト細胞が中心的な役割を担い，マスト細胞活性化に伴い放出される生理活性物質が病態形成に大きくかかわっている．蕁麻疹の発現機序や膨疹出現の誘因に基づいて病型が分類されているが（表1），本稿では，そのなかでも一般的な蕁麻疹である特発性の蕁麻疹や刺激誘発性の蕁麻疹の発症機序について概説したい．

1 病態，発症機序

1）皮膚マスト細胞の活性化

蕁麻疹における皮膚マスト細胞の活性化の機序としては，アレルギー性のものと非アレルギー性のものに大別されるが，実際は明らかな誘因なく自発的に膨疹が出現する特発性の蕁麻疹が約70％以上を占める．

Ⅰ型アレルギー（基礎編-2参照）によるものは，食物，薬品，植物，昆虫毒などに曝露されることにより起こる．これらの反応は，特定の抗原物質に対する特異的IgEが産生されている感作が成立した個体に，抗原と抗原特異的IgEの抗体抗原反応によりマスト細胞上の高親和性IgE受容体が2つ以上架橋され，脱顆粒が惹起される即時型アレルギー反応である．マスト細胞活性化の機序としてはこのⅠ型アレルギーが広く知られているが，実際に特定の抗原を同定できるのは蕁麻疹全体の数％にすぎない．

また，特発性蕁麻疹ではIgG自己抗体である抗高親和性IgE受容体や抗IgE抗体の関与も明らかにされて

●表1　蕁麻疹の主たる病型　（文献1より転載）©日本皮膚科学会

Ⅰ．特発性の蕁麻疹
1．急性蕁麻疹
2．慢性蕁麻疹
Ⅱ．刺激誘発型の蕁麻疹（特定刺激ないし負荷により皮疹を誘発することができる蕁麻疹）
3．アレルギー性の蕁麻疹
4．食物依存性運動誘発アナフィラキシー
5．非アレルギー性の蕁麻疹
6．アスピリン蕁麻疹（不耐症による蕁麻疹）
7．物理性蕁麻疹〔機械性蕁麻疹，寒冷蕁麻疹，日光蕁麻疹，温熱蕁麻疹，遅延性圧蕁麻疹，水蕁麻疹，振動蕁麻疹（振動血管性浮腫）〕
8．コリン性蕁麻疹
9．接触蕁麻疹
Ⅲ．血管性浮腫
10．特発性の血管性浮腫
11．外来物質起因性の血管性浮腫
12．C1エステラーゼ阻害因子（C1-esterase inhibitor：C1-INH）の低下による血管性浮腫〔遺伝性血管性浮腫（hereditary angioedema：HAE），自己免疫性血管性浮腫など〕
Ⅳ．蕁麻疹関連疾患
13．蕁麻疹様血管炎
14．色素性蕁麻疹
15．Schnitzler症候群
16．クリオピリン関連周期熱（CAPS：cryopyrin-associated periodic syndrome）

いる．これらの自己抗体は，マスト細胞表面に発現する高親和性IgE受容体を，直接的にあるいはIgEを介して架橋しマスト細胞を活性化させる．慢性蕁麻疹の3人に1人の患者に，これらの自己抗体が検出されると報告されている[2]．

皮膚マスト細胞は，このほか補体成分やサブスタンスPなどの神経ペプチド，サイトカインなどによっても活性化される（概念図）．

非アレルギー性のものとしては，機械的擦過をはじめとする種々の物理刺激や薬剤，運動，体温上昇などに対する過敏性のものがあり，これらのマスト細胞活性化に至る機序は不明である．

実際には感受性を亢進させる背景因子が存在し，一過性の直接的な誘因が加わって蕁麻疹が発症すると考えられており（表2），複数の因子が複合的に関与している．

2）マスト細胞の脱顆粒と軸索反射による膨疹，紅斑と痒み

活性化されたマスト細胞は種々のメディエーターを産生遊離する．ヒスタミン，ヘパリンやトリプターゼ，キマーゼなどのプロテアーゼなどは顆粒内に蓄えられており，脱顆粒と同時に放出される（概念図）．それらのうち，蕁麻疹における血管拡張，透過性亢進による

● 表2　蕁麻疹の病態に関与する因子（文献1より転載）Ⓒ日本皮膚科学会

1．直接的誘因（主として外因性，一過性）
1）外来抗原
2）物理的刺激
3）発汗刺激
4）食物*
食物抗原，食品中のヒスタミン，仮性アレルゲン（豚肉，タケノコ，もち，香辛料など），食品添加物（防腐剤，人工色素），サリチル酸*
5）薬剤
抗原，造影剤，NSAIDs*，防腐剤，コハク酸エステル，バンコマイシン（レッドマン症候群），など
6）運動
2．背景因子（主として内因性，持続性）
1）感作（特異的IgE）
2）感染
3）疲労・ストレス
4）食物
抗原以外の上記成分
5）薬剤
アスピリン*，その他のNSAIDs*（食物依存性運動誘発アナフィラキシー），アンジオテンシン転換酵素（ACE）阻害薬*（血管性浮腫），など
6）IgEまたは高親和性IgE受容体に対する自己抗体
7）基礎疾患
・膠原病および類縁疾患（SLE，シェーグレン症候群など）
・造血系疾患，遺伝的欠損など（血清C1-INH活性が低下）
・血清病，その他の内臓病変など
・日内変動（特発性の蕁麻疹は夕方〜夜にかけて悪化しやすい）

これらの因子の多くは，複合的に病態形成に関与する．急性蕁麻疹では感冒などの急性感染症，慢性蕁麻疹ではしばしば上記の自己抗体やヘリコバクター・ピロリ菌感染などが関与しうることが知られているが，それだけでは病態の全体像を説明できないことが多い．また，一般に上記の直接的誘因は個体に曝露されると速やかに膨疹を生じることが多いのに対し，背景因子は個体側の感受性を亢進する面が強く，因子出現と膨疹出現の間には時間的隔たりがあることが多い．また，両者は必ずしも一対一に対応しない．そのため，実際の診療にあたっては，症例ごとの病歴と蕁麻疹以外の身体症状などに留意し，もしこれらの因子の関与が疑われる場合には，膨疹出現の時間的関係と関与の程度についてもあわせて判断し，適宜必要な検査および対策を講ずることが大切である
＊膨疹出現の直接的誘因のほか，背景因子として作用することもある
NSAIDs：非ステロイド性抗炎症薬，　SLE：全身性エリテマトーデス

膨疹形成にはヒスタミンが中心的役割を演じている（概念図）．ヒスタミン受容体にはH_1～H_4までの受容体の存在が知られており，血管内皮細胞にはH_1，H_2が発現しているが，蕁麻疹による血管拡張，透過性亢進はH_1を介したものが主体である[3]．

さらに知覚神経にはH_1，H_4受容体が存在しており，ヒスタミンにより刺激されると中枢に向かう伝達刺激により痒みを起こす．同時に，皮膚に分布する分枝を経由して逆行性に刺激が伝達され（軸索反射），神経末梢よりサブスタンスPなどの神経ペプチドが遊離し紅斑が形成される．膨疹周囲の紅斑はこの軸索反射が関与している[4]（概念図）．

3) マスト細胞からのアラキドン酸代謝物やサイトカインの産生による膨疹，紅斑の遷延化

マスト細胞のアラキドン酸カスケードの活性化によりPGD_2，LTB_4，LTC_4が産生放出されるが，これらのアラキドン酸代謝物は病変部位への顆粒球の浸潤を誘導し，紅斑や膨疹の遷延化をもたらす．さらに遅れてTNF-α，IL-4などのサイトカインが産生放出され，炎症細胞浸潤やほかの細胞からの二次的なサイトカインの産生を起こし，好酸球やリンパ球の浸潤とともに1日以上持続する紅斑が惹起される[5]（概念図）．

2 臨床症状，診断

蕁麻疹は，一過性，限局性の紅斑・膨疹が病的に出没する疾患であり，多くは痒みを伴うものである．したがって，痒みを伴う紅斑・膨疹が出現後24時間以内に消退することが確認できればほぼ蕁麻疹と考えてよいが，病型によっては，数時間～数日症状が続くものもある．またアナフィラキシーを呈するものもあるので，緊急性の判断は重要である．

3 治療

蕁麻疹の治療の基本は，原因・悪化因子の除去・回避とヒスタミンH_1受容体拮抗薬（抗ヒスタミン薬・抗アレルギー薬）を中心とした薬物療法である．

皮疹を誘発できる場合は，症状誘発因子の同定，確認を行い，それらの因子を回避する．特発性のものは薬物療法が主体となる．薬物療法では，ヒスタミンH_1受容体拮抗薬が第一選択であるが，効果が不十分な症例には補助的治療薬として，H_2受容体拮抗薬，抗ロイコトリエン薬，グリチルリチン，ジアフェニルスルホンなどの薬剤が併用される．重症例では，短期間のステロイドの全身投与を使用する場合もある．また，ガイドラインには，試行的治療として，シクロスポリン，血漿交換，メトトレキサート，シクロホスファミド，抗IgE抗体などの記載があるが，シクロスポリン以外は十分なエビデンスはまだなく，これらの治療法選択は慎重に行われるべきである．

（中原真希子，古江増隆）

■ 文献 ■

1) 秀 道広，他：蕁麻疹診療ガイドライン．日本皮膚科学会雑誌，121：1339-1388，2011
2) Sabroe, R. A. et al.：Cutaneous inflammatory cell infiltrate in chronic idiopathic urticaria: comparison of patients with and without anti-FcepsilonRI or anti-IgE autoantibodies. J. Allergy Clin. Immunol., 103：484-493, 1999
3) Gilfillan, A. M. & Beaven, M. A.：Regulation of mast cell responses in health and disease. Crit. Rev. Immunol., 31：475-529, 2011
4) 亀好良一，秀 道広：『最新皮膚科学体系 第3巻 湿疹 痒疹 掻痒症 紅皮症 蕁麻疹』（玉置邦彦/総編集），pp186-195，中山書店，2002
5) Hennino, A. et al.：Pathophysiology of urticaria. Clin. Rev. Allergy Immunol., 30：3-11, 2006

臨床編Ⅲ　アレルギー疾患

8 アトピー性皮膚炎

　アトピー性皮膚炎（atopic dermatitis：AD）はアレルゲンといわれる外来抗原に対する皮膚における過剰な免疫応答であり，瘙痒を伴う湿疹を病変の主体とする疾患である．その発症や病態には，皮膚バリア機能の異常，免疫学的異常，痒み・知覚神経の異常，日常の増悪因子などの複数の因子が互いに影響を及ぼしあい，複雑に関与している．また，ある程度の遺伝要因も関与しており，皮膚バリア機能や免疫調節因子に関連する複数の遺伝子がAD発症に関与していることも明らかにされた．

概念図

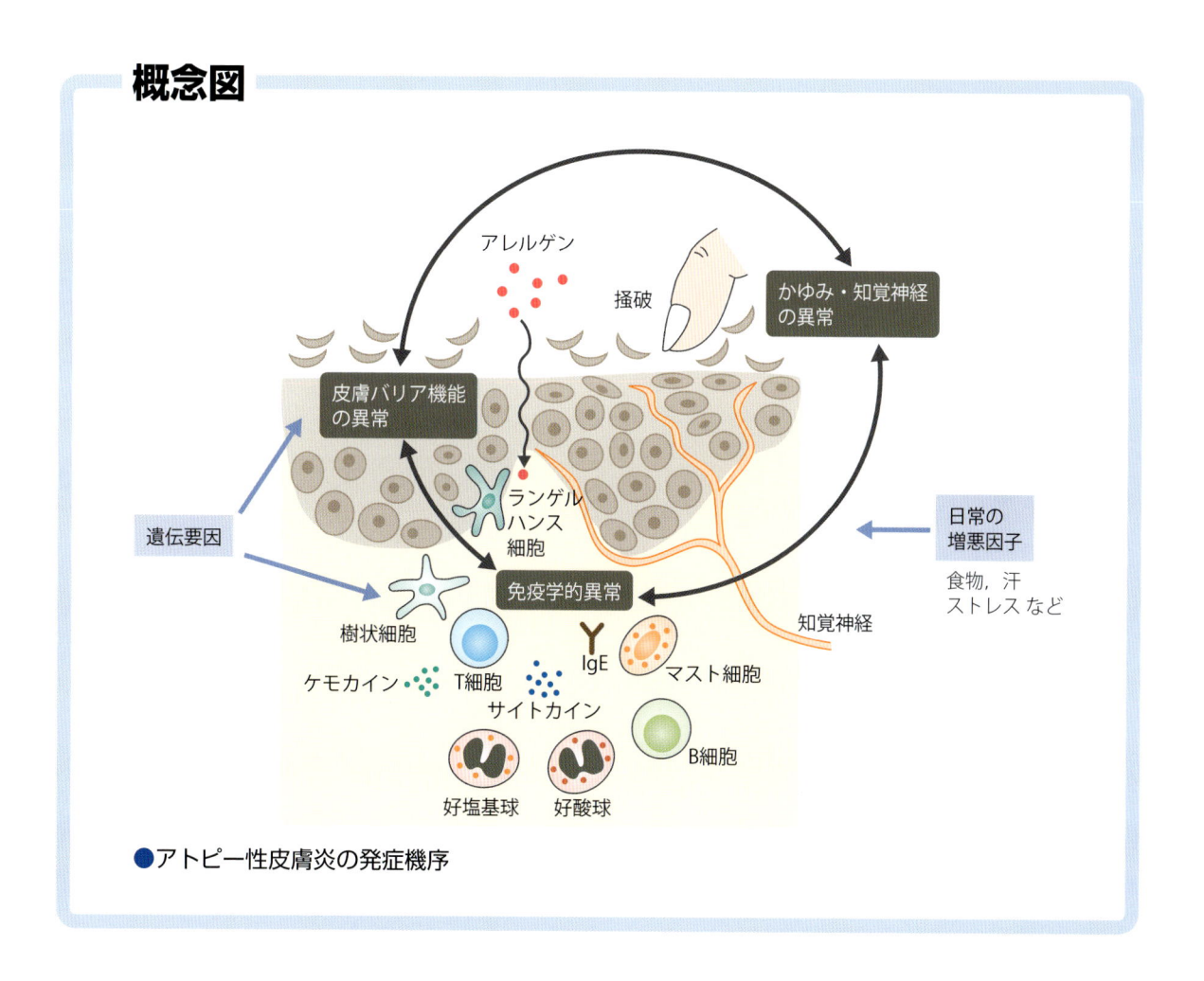

●アトピー性皮膚炎の発症機序

アトピー性皮膚炎とは

日本皮膚科学会のガイドライン[1]では，アトピー性皮膚炎（atopic dermatitis：AD）は，増悪・寛解を繰り返す，瘙痒のある湿疹を主病変とする疾患であり，患者の多くはアトピー素因をもつ，と定義されている（表1）．有病率は，小児では10〜20％で乳幼児期をピークに年齢とともに徐々に低下する．しかし，生後4カ月にADであった児の80％が1歳半までに寛解していることなどから，年齢によって発症・増悪因子は異なると考えられている．

1 病態，発症機序

1) 遺伝的要因

ゲノムワイド関連解析などの遺伝子解析によって，フィラグリンやSPINK5などの皮膚のバリア機能に関する遺伝子や，IL-4やMHC，制御性T細胞，TLR2（Toll-like recptor2）などの獲得免疫・自然免疫などに関連したいくつかの遺伝子がADの発症に関与していることが明らかにされた[2]．またADでのフィラグリンの遺伝子変異も報告された（後述）．

●表1　アトピー性皮膚炎の定義・診断規準（文献1より転載）Ⓒ日本皮膚科学会

アトピー性皮膚炎の定義（概念）	
「アトピー性皮膚炎は，増悪・寛解を繰り返す，瘙痒のある湿疹を主病変とする疾患であり，患者の多くはアトピー素因をもつ」 アトピー素因：①家族歴・既往歴（気管支喘息，アレルギー性鼻炎・結膜炎，アトピー性皮膚炎のいずれか，あるいは複数の疾患），または 　　　　　　　②IgE抗体を産生しやすい素因	
アトピー性皮膚炎の診断基準	**診断の参考項目**
①瘙痒 ②特徴的皮疹と分布 　1．皮疹は湿疹病変 　　●急性病変：紅斑，浸潤性紅斑，丘疹，漿液性丘疹，鱗屑，痂皮 　　●慢性病変：浸潤性紅斑・苔癬化病変，痒疹，鱗屑，痂皮 　2．分布 　　●左右対側性 　　　好発部位：前額，眼囲，口囲・口唇，耳介周囲，頸部，四肢関節部，体幹 　　●参考となる年齢による特徴 　　　乳児期：頭，顔にはじまりしばしば体幹，四肢に下降 　　　幼小児期：頸部，四肢屈曲部の病変 　　　思春期・成人期：上半身（顔，頸，胸，背）に皮疹が強い傾向 ③慢性・反復性経過（しばしば新旧の皮疹が混在する） 　　　乳児では2カ月以上，その他では6カ月以上を慢性とする	●家族歴（気管支喘息，アレルギー性鼻炎・結膜炎，アトピー性皮膚炎） ●合併症（気管支喘息，アレルギー性鼻炎・結膜炎） ●毛孔一致性丘疹による鳥肌様皮膚 ●血清IgE値の上昇
	臨床型
	●四肢屈側型 ●四肢伸側型 ●小児乾燥型 ●頭・頸・上胸・背型 ●痒疹型 ●全身型 ●これらが混在する症例も多い
上記①，②，および③の項目を満たすものを，症状の軽重を問わずアトピー性皮膚炎と診断する． 　その他は急性あるいは慢性の湿疹とし，経過を参考にして診断する	
除外すべき診断	**重要な合併症**
●接触皮膚炎 ●脂漏性皮膚炎 ●単純性痒疹 ●疥癬 ●汗疹 ●魚鱗癬 ●皮脂欠乏性湿疹 ●手湿疹（アトピー性皮膚炎以外の手湿疹を除外するため）	●眼症状（白内障，網膜剥離など） 　特に顔面の重症例 ●カポジー水痘様発疹症 ●伝染性軟属腫 ●伝染性膿痂疹

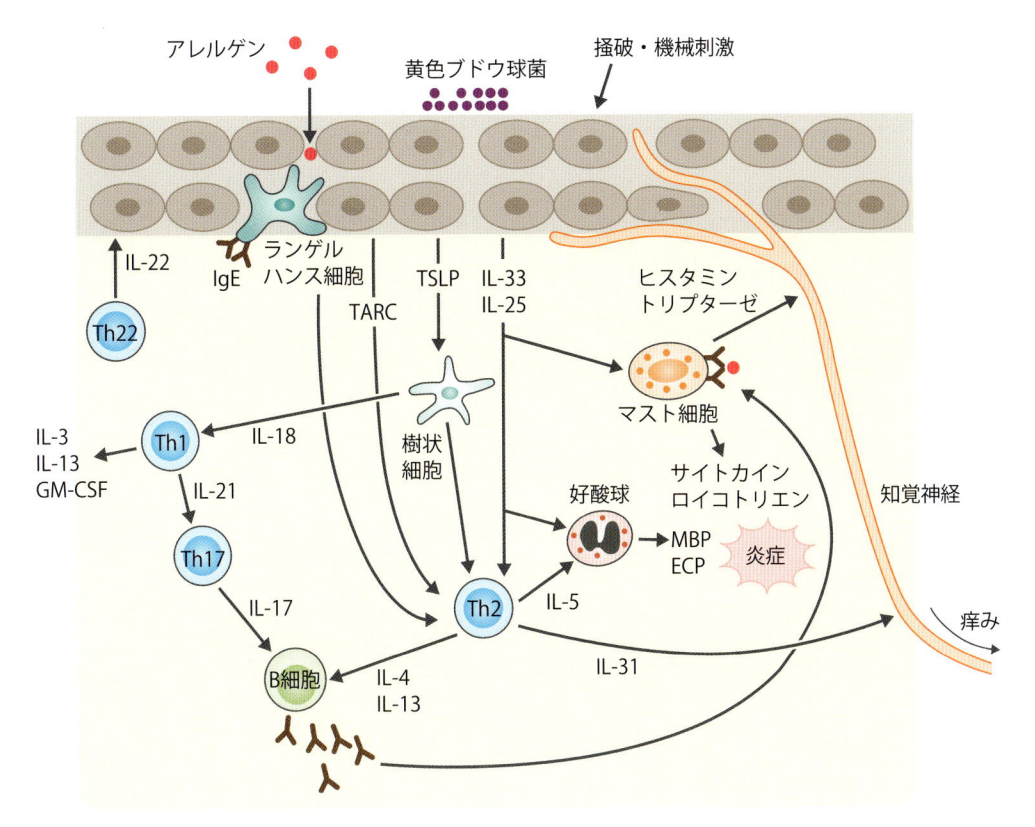

●図1　アトピー性皮膚炎（AD）の免疫学的機序
MBP：major basic protein（主要塩基性タンパク質），ECP：eosinophil cationic protein（好酸球陽性タンパク質）

2）皮膚バリア機能の異常

近年，皮膚バリア機能に重要であるフィラグリンタンパク質の遺伝子変異がAD患者で高頻度に検出されることが明らかにされた．日本人のAD患者では少なくとも27％にフィラグリン遺伝子異常を認め[3]，この遺伝子変異による皮膚バリア機能異常を介したADの発症機序が示された．

遺伝子異常以外にも，Th2型のサイトカインであるIL-4やIL-13，IL-25がフィラグリンの発現レベルを抑制し，皮膚バリア機能を障害させることも明らかにされている．さらに，アトピー性皮膚炎患者皮膚では角層細胞間脂質の一成分であるセラミドが減少しており，バリア機能低下の一因となっている．このようなバリア障害により容易にアレルゲンが皮膚に侵入し，感作を成立させると考えられる．

3）免疫学的異常
―アレルギー・獲得免疫の異常（図1）

皮内に侵入したアレルゲンをランゲルハンス細胞や樹状細胞が取り込み，Th2型抗原特異的ヘルパーT細胞を誘導する．B細胞はTh2サイトカインであるIL-4，IL-13の存在下でIgEを産生する形質細胞へと分化誘導される．このようにいったん感作された個体の皮膚にアレルゲンが再び侵入すると，マスト細胞や好酸球は種々のヒスタミンやロイコトリエンなどのケミカルメディエーター（化学伝達因子）やサイトカインを放出し，炎症を引き起こす．さらにADの皮疹部の表皮ランゲルハンス細胞にはIgE受容体が高発現しIgEが結合しており[4]，これによりアレルゲンの取り込みや抗原提示は効率化されている．

患者の70〜80％程度に血清IgE値の上昇や好酸球増多を認め，急性期はTh2，慢性期はTh1とTh2の両

者がかかわると考えられてきた．近年，IL-22を産生するTh22やCD8陽性細胞のAD病変での増加[5]や，Th17の急性期病変での増加の報告[6]があり，これらもADにおいて重要な役割を果たしている可能性がある．

ADの表皮細胞ではTSLP（thymic stromal lymphopoietin）やTARC（thymus and activation-regulation chemokine/CCL17），IL-33，IL-25などが高発現している[7]．TSLPは樹状細胞を介して，TARCはTh2細胞上のCCR4と結合し，Th2細胞を誘導，活性化させIgE産生を促す．IL-33やIL-25などのサイトカインはTh2細胞やマスト細胞，好酸球を活性化させTh2型免疫反応を誘導する．

また，Th1細胞をTh2型サイトカインも産生可能な細胞へ変容させるIL-18や，AD患者皮膚で高発現しているIL-21なども，ADの病態に関与していると考えられている．

4) 免疫学的異常—自然免疫の異常

自然免疫系の異常としては，TLR2は細菌，ウイルスなどが保有するリガンドを認識する受容体であるが，ADにおいて表皮細胞や単球のTLR2を介した刺激に対する反応性が特異的に低下していることが示されている[8]．さらに，AD患者皮膚ではディフェンシンやカテリシジンなどの抗菌ペプチドの産生が低下しており，これらによりブドウ球菌などに対する易感染性を惹起すると考えられる．

実際，AD患者の皮疹部にはほぼ100％近く黄色ブドウ球菌が検出されるが，その産生する外毒素（エンテロトキシンAなど）がスーパー抗原として働きT細胞を活性化させる，あるいは表皮細胞由来のTSLPやIL-33の産生を促し，皮膚炎を悪化させる．

5) 痒み・神経の異常

痒みによって誘導された搔破により皮膚のバリア低下や皮膚炎の増悪が生じて，さらに痒みが増すという悪循環を形成しており，痒みはADの最も重要な症状である．ADの患者皮膚では，神経伸長因子産生が増加し，セマフォリン3Aという神経反発因子の発現が減弱しており，表皮への神経伸長を促し痒み過敏を引き起こしていると考えられている．

起痒物質として，ヒスタミン，トリプターゼ，ロイコトリエン，エンドルフィン，Th2型細胞が産生するIL-31などが注目されているが，痒みを抑制するダイノルフィンA/κ-オピオイド受容体の発現がAD皮膚病変では低下していることも報告されている[9]．また，温感によって痒み感覚を引き起こすアーテミンがAD病変皮膚に強く発現していることも報告された[10]．

2 診断

アトピー性皮膚炎の診断基準では，①瘙痒，②特徴的皮疹と分布，③慢性・反復性経過の3項目を満たすものと定められている（表1）．ただし，接触皮膚炎，脂漏性皮膚炎，単純性痒疹などいくつかの疾患を除外する必要がある．

アトピー性皮膚炎の病勢マーカーとしては血中の好酸球数，IgE値，LDH（乳酸デヒドロゲナーゼ）値，TARC値などがあるが，TARC値が最も病勢を鋭敏に反映することが示されている．

3 治療

ADの治療の基本は，原因・悪化因子の検索と対策，保湿外用薬による皮膚の湿潤環境の維持とバリア機能の補充，ステロイドやタクロリムス外用薬の塗布による皮膚炎の沈静化，抗ヒスタミン薬・アレルギー薬の内服による痒みの軽減である．重症のADではシクロスポリンの内服療法を行う．皮疹が軽快した部位にも抗炎症薬外用薬を薄く間欠的に外用するプロアクティブ療法が，症状の再燃予防に有効である．

〔中原真希子，古江増隆〕

■ 文 献 ■

1) 日本皮膚科学会：アトピー性皮膚炎の定義・診断規準，日本皮膚科学会雑誌，104：68-69，1994
2) Hirota, T. et al.：Genome-wide association study

identifies eight new susceptibility loci for atopic dermatitis in the Japanese population. Nat. Genet., 44 : 1222-1226, 2012
3) Nemoto-Hasebe, I. et al. : FLG mutation p.Lys4021X in the C-terminal imperfect filaggrin repeat in Japanese patients with atopic eczema. Br. J. Dermatol., 161 : 1387-1390, 2009
4) Bieber, T. et al. : Induction of Fc epsilon R2/CD23 on human epidermal Langerhans cells by human recombinant interleukin 4 and gamma interferon. J. Exp. Med., 170 : 309-314, 1989
5) Nograles, K. E. et al. : IL-22-producing "T22" T cells account for upregulated IL-22 in atopic dermatitis despite reduced IL-17-producing TH17 T cells. J. Allergy Clin. Immunol., 123 : 1244-1252, 2009
6) Koga, C. et al. : Possible pathogenic role of Th17 cells for atopic dermatitis. J. Invest. Dermatol., 128 : 2625-2630, 2008
7) Carmi-Levy, I. et al. : A modular view of cytokine networks in atopic dermatitis. Clin. Rev. Allergy Immunol., 41 : 245-253, 2011
8) Kuo, I. H. et al. : The cutaneous innate immune response in patients with atopic dermatitis. J. Allergy Clin. Immunol., 131 : 266-278, 2013
9) Tominaga, M. et al. : Possible roles of epidermal opioid systems in pruritus of atopic dermatitis. J. Invest. Dermatol., 127 : 2228-2235, 2007
10) Murota, H. et al. : Artemin causes hypersensitivity to warm sensation, mimicking warmth-provoked pruritus in atopic dermatitis. J. Allergy Clin. Immunol., 130 : 671-682, 2012

臨床編Ⅲ　アレルギー疾患

9 接触皮膚炎

　アレルギー性接触皮膚炎の抗原には，ハプテン，金属，タンパク質抗原などがある．それらに対する反応は，免疫学的に感作相と惹起相からなる（概念図）．皮膚での抗原提示樹状細胞には，表皮樹状細胞（ランゲルハンス細胞）と真皮樹状細胞がある．ハプテンによる接触皮膚炎の感作相では，表皮角化細胞はハプテン刺激によりサイトカインを産生し，それが樹状細胞を活性化（成熟化）させる．樹状細胞はハプテンを担い，所属リンパ節に遊走し，ナイーブT細胞をメモリーT細胞に活性化させる．樹状細胞のうち，真皮樹状細胞は接触皮膚炎を起こす正の方向に働き，ランゲルハンス細胞はむしろ負の方向に制御すると考えられる．しかしランゲルハンス細胞は，タンパク質抗原ではTh2細胞の反応を誘導する．あるハプテンに感作された個体に再び同じハプテンが接触すると，皮膚炎が惹起される．この惹起相において，メモリーT細胞はハプテンを塗布した皮膚に集積する．さらにハプテン自身や集積しはじめたT細胞由来のサイトカインが，角化細胞とランゲルハンス細胞にそれぞれTh1/Tc1細胞とTh2細胞を集積させるケモカイン産生を促し，T細胞の集積はさらに高まる．活性化されたT細胞からはサイトカインが産生され，皮膚炎を形成する．

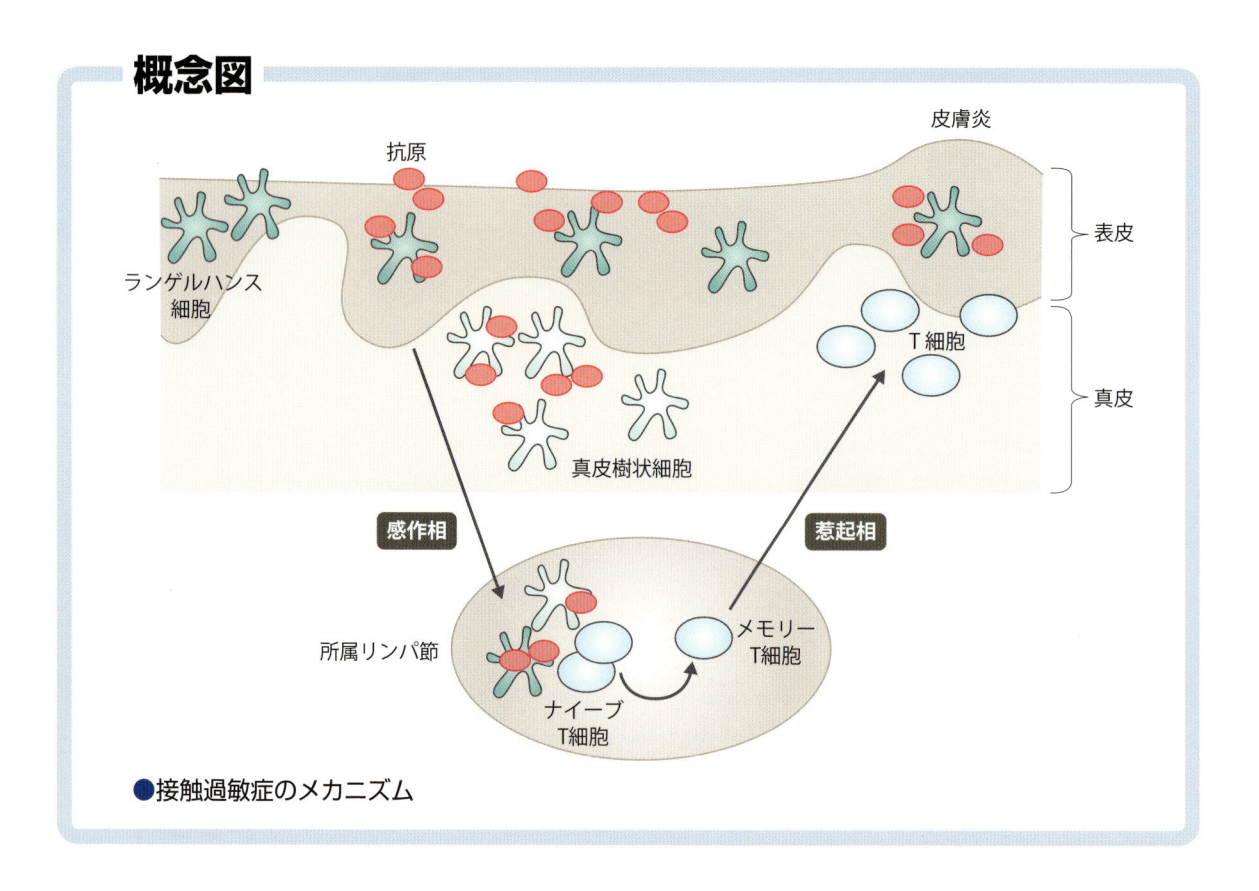

概念図

● 接触過敏症のメカニズム

接触皮膚炎とは

　接触皮膚炎は俗にいう「かぶれ」であり，最も高頻度の皮膚疾患の1つである．皮膚は絶えず外界と接する臓器で，当然ながら免疫臓器（skin-associated lymphoid tissue：SALT）として機能し，常に外界から浸入した異物に対して警戒体勢をとっている．通常は最外層にある角層がバリアとしての機能を備えているため，異物の侵入は遮られている．しかし浸入した場合には，皮膚の免疫臓器としての機能が発動し皮膚炎を起こす．これが接触皮膚炎であり，自らは炎症に曝されることにはなるが，その反応が異物を体外に排除する働きをする．すなわち接触皮膚炎は一種の「トカゲの尻尾切り」的な生体防御反応であるが，過剰な反応はアレルギーでありむしろ生体に不利に働く．

　機序として，刺激性接触皮膚炎とアレルギー性接触皮膚炎の2つがある．刺激性接触皮膚炎は誰でも起こりうる反応で，当該物質の毒性により生じ，接触原の量や曝露時間に強く依存する[1]．一方，アレルギー性接触皮膚炎は，T細胞を介する免疫反応を機序とし，特定の体質をもった人に発症する．アレルギー性接触皮膚炎は高度にオーガナイズされた免疫反応であり，微量の物質にさえ激しく反応するしくみを構築している．

1 疫学

　接触皮膚炎は皮膚科外来患者の4～30％を占める．刺激性とアレルギー性のどちらが多いかは，報告によってさまざまである．例えばパッチテストをした職業性皮膚疾患の患者において，60％がアレルギー性，34％が刺激性であったとする調査がある．しかし軽微な刺激性接触皮膚炎は日常的に起こっており，それまで含めると頻度は上がる．また反応の程度は，接触物の濃度・量以外に，人種，年齢，性別，皮膚の状態などに影響される．

　原因となる物質は金属，合成樹脂，消毒剤，植物，化学物質，塗布剤など多岐にわたる．

2 病態，発症機序

　ここではアレルギー性接触皮膚炎を中心に概説する．この接触皮膚炎は，微量の接触原でも発生し，その物質が何度も接触することにより生体が過剰反応するようになって（感作），はじめて皮膚炎が誘発（惹起）される．したがって全体の反応は，感作相と惹起相からなる（概念図）．感作は抗原塗布から感作T細胞が生成するまでの反応，惹起は再度の抗原塗布が最終的な皮膚炎を起こすまでの反応である．

　抗原には，ハプテン，金属，タンパク質抗原などがあり，それぞれに対する接触皮膚炎のメカニズムは，特に樹状細胞の働きにおいて異なる．ここでは多くの知見が得られている，ハプテンに対する反応を中心に概説する．

> **MEMO**
>
> **ハプテン**
>
> 　アレルギー性接触皮膚炎を起こす単純化学物質であり，分子量は300程度の低分子である．タンパク質との結合能があり，タンパク質と結合して抗原性を発揮する．接触物質としてだけでなく全身投与された薬剤もハプテンとして作用し，アレルギーを起こす．

1）感作相の機序

■ 感作初期での樹状細胞と角化細胞の共同作用

　外界から抗原が皮膚に侵入するためには，皮膚のバリアを越える必要がある．皮膚におけるバリアには角層バリアとタイトジャンクションバリアがある．後者は角層の直下にある顆粒層の中央に位置し，クローディン-1などによって構成されている．ほとんどの物質は正常の角層を通過できないため，毛包など付属器を経由して侵入するが，分子量約1,000以上の物質はタイトジャンクションを通過できないため，付属器からの侵入も困難になる[2]．病的角層や，掻破・炎症で角層が破壊されていれば，かなり高分子量のものでもバリ

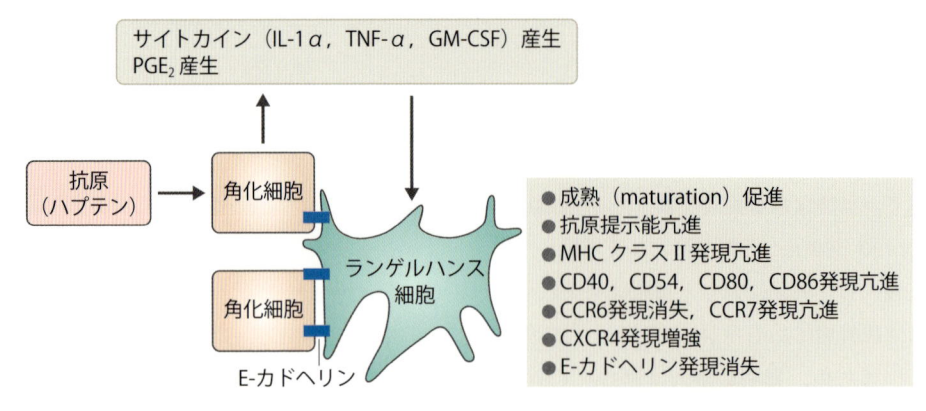

●図1　ハプテン刺激による角化細胞とランゲルハンス細胞の連携始動
PGE$_2$：プロスタグランジンE$_2$

アを通過する．

侵入したハプテンに対して，まず表皮細胞が発動する（図1）．表皮の細胞は90％以上が角化細胞で占められている．約2％存在するランゲルハンス細胞は，表皮において抗原を提示する樹状細胞である（概念図）．

> **MEMO**
>
> **ランゲルハンス（Langerhans）細胞**
> 骨髄由来で表皮に常在する細胞である．発見者であるPaul Wilhelm Heinrich Langerhans（1847.7.25～1888.7.20）は，ベルリンに開業医の息子として生まれ，マデイラ島に13年間住み，結核で没．R. Virchowに師事．膵臓のラ氏島も発見している．

ランゲルハンス細胞の表皮での選択的存在は，同細胞がケモカイン受容体CCR6を発現し，角化細胞がそのケモカインであるCCL20/MIP-3αを産生することによってもたらされる．感作相において，樹状細胞が成熟しかつ生存するためには，角化細胞が産生するサイトカインが必要である．

> **MEMO**
>
> **角化細胞**
> 角化細胞（ケラチノサイト）は，皮膚という臓器になくてはならない細胞であり，通常4～7層の積み重なりからなり，最下層の基底層で分裂増殖して上方すなわち外界に近づき，分化し死細胞からなる角層を形成する．角化細胞は長い間，外界からの刺激から身を守るためだけの細胞とみなされてきた．実際はこうしたバリア機能に加えて，多種のサイトカイン・ケモカインを産生する．

低分子単純化学物質抗原であるハプテンや金属は，角化細胞に対してサイトカイン産生を促す．すなわち抗原は樹状細胞に提示されるだけでなく，時系列的にはその前に角化細胞に対する刺激物となっているのである．産生されたIL-1α，TNF-α，GM-CSFは樹状細胞を活性化（成熟化）させる[1]．その成熟化した樹状細胞はハプテンを担う．こうしたハプテンの「抗原性と刺激性」という2つの作用は，おそらく必然的に現れたものであり，化学物質と生体の攻めぎあい，自然免疫反応から獲得免疫反応への軌跡を感じることができる．

■ **樹状細胞の成熟・遊走とT細胞感作**

樹状細胞は通常，表皮内では未熟な状態にある．角化細胞からのサイトカインなどの刺激を受けると，大型化し丸くなり（図2），MHCクラスⅡ分子発現が増し，共刺激分子の発現も亢進し，抗原提示能が高まる．成熟変化しつつある樹状細胞は，抗原を担って所属リンパ節へと向かう（図3）[2]．

角化細胞同士の結合に重要であるE-カドヘリンは，角化細胞とランゲルハンス細胞の接着にも働いている．刺激された角化細胞由来のIL-1αおよびTNF-αは

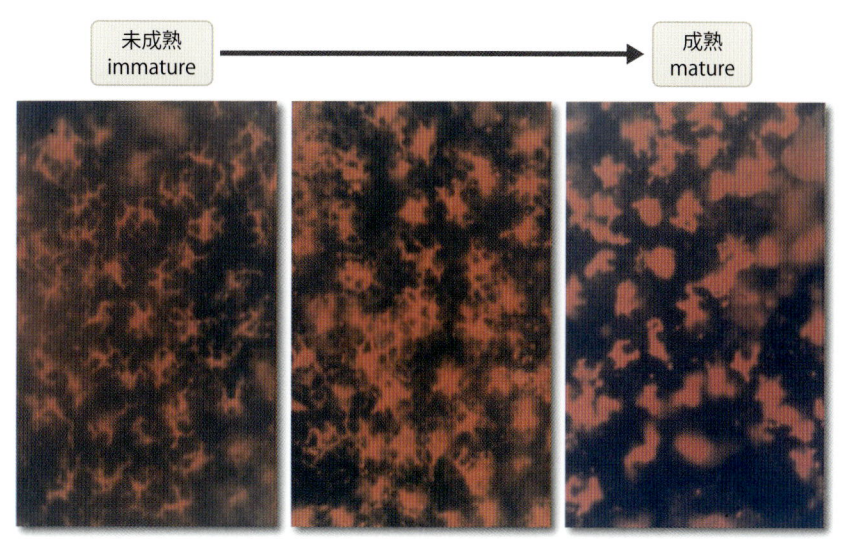

●図2　ハプテン塗布によるランゲルハンス細胞の形態変化

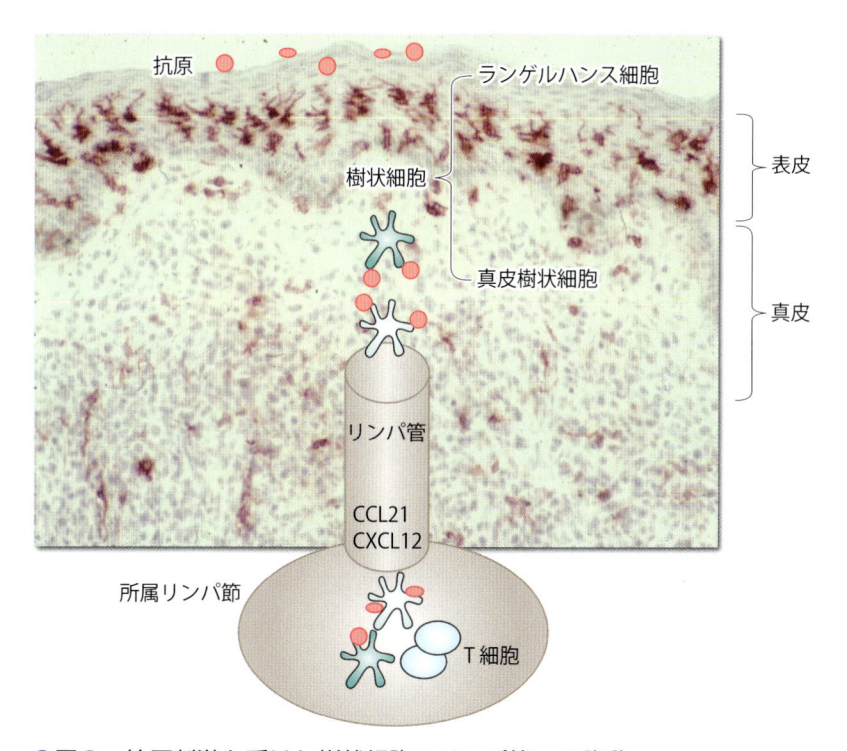

●図3　抗原刺激を受けた樹状細胞のリンパ節への移動

ランゲルハンス細胞のE-カドヘリン発現を低下させ，自由に動き回るようになる．加えてランゲルハンス細胞はCCR6の代わりにCCR7を発現するようになり，新たなホーミング場所を求める．CCR7のリガンドはCCL21/SLCであり，リンパ節に発現している．加えてランゲルハンス細胞に発現増強したCXCR4も遊走にかかわり，そのリガンドであるCXCL12を発現するリンパ管への遊走を増強させる[3]．こうして抗原を担っ

たランゲルハンス細胞は所属リンパ節へと移動し，ナイーブT細胞を感作する．活性化されたナイーブT細胞はエフェクターT細胞となり，一部はCD62Lの発現を維持しセントラルメモリーT細胞となる．

■ 樹状細胞の2面性—ランゲルハンス細胞と真皮樹状細胞

表皮樹状細胞であるランゲルハンス細胞は，T細胞を感作し接触皮膚炎を誘導する抗原提示細胞として知られてきた．しかし2005年にランゲリン-ジフテリア毒素-ノックインマウスを用いた3つの論文が独立に発表され，ランゲルハンス細胞を排除すると接触過敏反応は増強する[4]，ランゲルハンス細胞はなくても接触過敏症は起こる，ランゲルハンス細胞がないと接触過敏症は減弱するが消失はすることはない，といった三様の結果が報告された．

総括的に結論するならば，ランゲルハンス細胞がなくても感作は起こるため，真皮樹状細胞が正の働きをする抗原提示樹状細胞であり，ランゲルハンス細胞は少なくともある状況下では負の作用，すなわち制御性に働いているということがいえよう．

■ タンパク質抗原におけるランゲルハンス細胞の役割

ランゲルハンス細胞の樹状突起はタイトジャンクションの隙間から顔を覗かせるように外側に通じ[5]，角層バリアが障害され，侵入したタンパク質抗原を捕捉すると考えられている．

一般的に，タンパク質抗原に対して免疫系はTh2に変調した反応を示す．このため，ランゲルハンス細胞によるタンパク質抗原提示はTh2細胞を活性化させると考えられる．また角化細胞はPAR-2を表出しており，そのリガンドであるプロテアーゼ刺激でTSLP（thymic stromal lymphopoietin）を産生する．TSLPはランゲルハンス細胞のTh2誘導能力を高める[6]．こうしたタンパク質抗原に対するランゲルハンス細胞の反応は，アトピー性皮膚炎のTh2変調皮膚反応にもかかわっていると考えられる．

2）惹起相の機序

■ エフェクターT細胞のサブセット

ある抗原に感作された個体に，再び同じ抗原が接触すると，皮膚炎が惹起される．抗原特異的T細胞は樹状細胞に提示された抗原を認識し，活性化する．活性化T細胞から放出されたサイトカイン，あるいはT細胞自体の細胞傷害機能により湿疹反応が引き起こされる．

現在，どのT細胞サブセットが反応にかかわるかということが争点になっている．これまで，惹起反応には，①CD8陽性T細胞のみが必要でエフェクター細胞として作用，②CD8陽性T細胞とCD4陽性T細胞との両者が十分な惹起反応には必要，③CD8陽性T細胞はエフェクター細胞でありCD4陽性T細胞は抑制的に作用，と3つの考えが提示されている[1]．CD8陽性T細胞は細胞傷害性T細胞Tc1としての機能をもつことは明らかであるが，CD4陽性T細胞は，Th1であってエフェクターあるいはヘルパー機能をもつのか，Th2あるいは制御性T細胞（regulatory T cell：Treg）であって反応を抑制するために出現しているのか論争された．しかし少なくとも多数のTreg細胞の存在は明確になっている[7]．加えてTh17細胞も役割を演じていると考えられ，実際IL-17欠損マウスでは接触過敏症反応が低下している．

■ 惹起相でのT細胞集積

惹起相における抗原特異的なT細胞の集積は，末梢組織をランダムに循環する抗原特異的エフェクターT細胞，あるいは皮膚内にとどまっているセントラルメモリーT細胞が，選択性をもって抗原を塗布された皮膚に集まることからはじまると考えられる[2)8)]．同時に表皮でのケモカイン発現は，皮膚に集積するT細胞サブセットを決定することになる．

ハプテンによって刺激された表皮細胞はケモカインを産生し，T細胞や好酸球の集積を促進させる．加えて，集積したT細胞はその産生するサイトカインにより，表皮細胞のケモカイン産生をさらに亢進させ，T細胞集積をますます促す．表皮内に浸潤したT細胞は，角化細胞間の浮腫（海綿状態）を誘導し，甚だしい場合は水疱を形成する（海綿状水疱）．T細胞と角化細胞の接着には，CD54/ICAM-1が働き，この接着分子によってT細胞と角化細胞の相互作用が起こる．

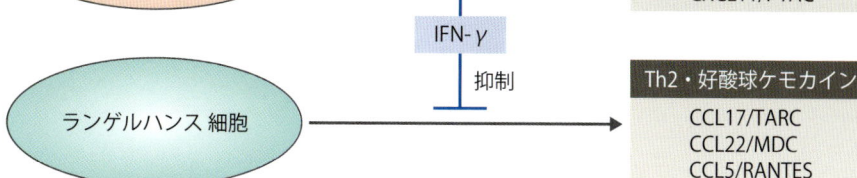

●図4　表皮細胞のケモカイン産生パターン

主なTh1ケモカインソース：角化細胞
主なTh2ケモカインソース：ランゲルハンス細胞

角化細胞 → Th1ケモカイン
　　CXCL10/IP-10
　　CXCL9/MIG
　　CXCL11/I-TAC

IFN-γ　増強／抑制

ランゲルハンス細胞 → Th2・好酸球ケモカイン
　　CCL17/TARC
　　CCL22/MDC
　　CCL5/RANTES

■ 惹起相にかかわるT細胞ケモカイン

　表皮でのケモカイン産生細胞には，角化細胞とランゲルハンス細胞があり，おおむねTh1を引き寄せるケモカインとTh2を集積させるケモカインをそれぞれ産生する[9]（図4）．表皮細胞の産生するケモカインについて，異なったハプテン，異なったマウス種での検討がマウスモデルを用いてなされている．

【Th1ケモカイン-Tc1系】

　塩化ピクリルをハプテンとして用いた場合，CXCL10/IP-10とCCL2/MCP-1が抗原の惹起塗布から4時間で皮膚に発現し，24時間持続する[1]．ジニトロフルオロベンゼンやオキサゾロンでも24時間後のCXCL10の発現はみられ，報告によっては72時間後にピークとなる．こうした発現の時間経過はハプテンによる接触皮膚炎のピークと一致している．非感作マウスでも同様に4時間でのCXCL10発現はみられるが，その後減衰する．感作マウスの特徴は24時間後も発現が持続することである．ヒトのパッチテスト部位では24時間後のCXCL10の発現は弱く，48時間後，72時間後にリンパ球浸潤とともに増強し，同時にCXCL9/MIG，CXCL11/I-TACの発現も認められる．すなわちマウスより少し遅いタイミングでTh1ケモカイン発現がみられる．こうしたCXCL10の産生細胞に関して，一時，真皮の線維芽細胞や血管内皮細胞などがあげられたが，現在は角化細胞が主な産生細胞とされている．

　CXCL10の発現に呼応して，その受容体であるCXCR3を発現するT細胞が，抗原塗布から24～72時間後に惹起部位に浸潤する．すなわち角化細胞のCXCL10産生がTh1細胞やTc1細胞の皮膚での集積を促す．局所でのIFN-γソースはTh1細胞ではなくTc1細胞と考えられる．Tc1細胞はIFN-γを産生することにより，さらに角化細胞のCXCL10産生を亢進させ，T細胞集積を促すという反応増強互助作用を起こす[10]．

【CCL27/CTACK-CCR10系】

　Th1ケモカイン-CXCR3によるT細胞集積以外に，CTACK-CCR10による集積も起こる．とくにニッケルによる接触皮膚炎の系で解析されている．角化細胞のCTACK発現はCXCL10やCXCL9の発現より遅れるため，時間経過において異なったケモカインとそれに対応するT細胞が集積することが示唆される．ちなみに，T細胞側にとってもCD4陽性細胞とCD8陽性細胞では同じケモカインに対する遊走活性が異なり，それが皮膚反応の質を規定している可能性がある．

【Th2ケモカイン-CCR4系】

　ハプテンによる接触過敏症ではTh2ケモカインであるCCL17/TARCやCCL22/MDCの発現は弱いか認められない．しかし光接触皮膚炎など，弱い発現が認められる実験系もあり，こうした皮膚炎ではTh2細胞あるいはTreg細胞の集積にかかわっている可能性もある．

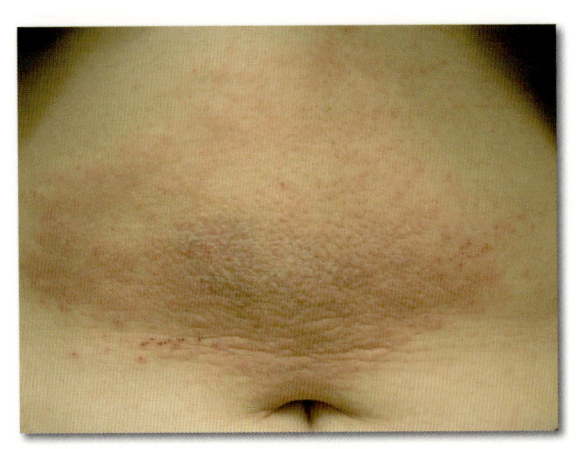

●図5　ニッケルによる接触皮膚炎（ベルトのバックルとの接触）

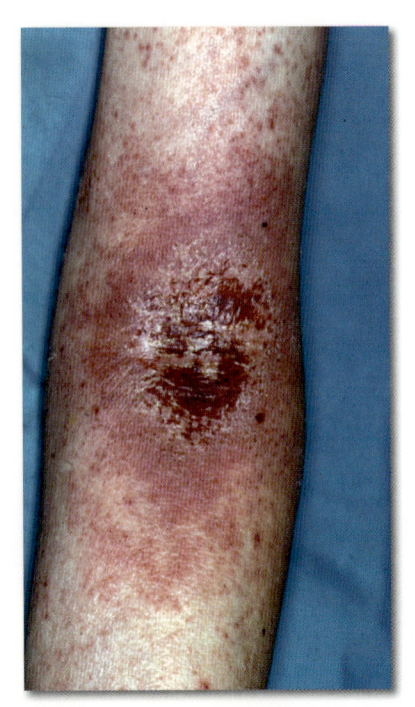

●図6　消毒剤（ポビドンヨード）による接触皮膚炎

3 臨床症状，診察所見

1）接触皮膚炎の原因

接触原は多岐にわたる．化学物質，金属，タンパク質いずれも抗原となりうる．以下，代表的なものを示す．

■ 化学物質

化学物質は刺激性接触皮膚炎の原因になりやすく，農薬に使われる殺虫剤や殺菌剤，セメント，フッ化水素などは，刺激性接触皮膚炎の極型である化学熱傷すら起こす．また化学物質はアレルギー性接触皮膚炎の典型的な原因となる．アレルギー性機序ではハプテンとして作用し，それ自体は不完全抗原であるが，タンパク質と結合する能力が高く，接触皮膚炎を引き起こす．実験的にはジニトロフルオロベンゼン，塩化ピクリル，オキサゾロンがしばしばハプテンとして用いられるが，これらに日常的に曝されることはない．実際にヒトに接触皮膚炎を起こすものには，毛染めに含まれるパラフェニレンジアミン，エポキシ樹脂，アクリル樹脂，ゴム加硫促進剤〔硬化目的のチウラム TMTD（tetramethylthiuram disulfide），MBT（2-mercaptobenzothiazole）〕，香料，防腐剤（パラベン），油脂（ラノリン），チメロサール，ホルムアルデヒドなどがある．

■ 金属

金属による接触皮膚炎は頻度が高く，ニッケル（図5），クロム，コバルトはアレルギー性接触皮膚炎を起こす三大金属である．また金属そのものに接触する場合よりも，金属を含んでいるものに触れて起こることが多い．例えば皮革の接触皮膚炎は混入する6価クロムを原因とし，セメント皮膚炎の一部も含有するクロムによる．

■ 切削油・機械油

切削油の中には種々の物質（鉱油，脂肪油，界面活性剤，添加物）が含まれており，それらによる接触皮膚炎である．

■ 植物

ウルシ，サクラソウ，キク，ハゼは頻度が高い．ウルシはウルシオール，サクラソウはプリミンが原因物質である．

■ 医薬品

医薬品によっても接触皮膚炎が起こりうる．フラジオマイシン，ゲンタマイシン，ブフェキサマク，ジブ

カイン，リドカインなどがある．特に消毒薬であるグルコン酸クロルヘキシジン，ポピドンヨード（図6）はしばしばアレルギー性接触皮膚炎を起こす．また消毒薬のベンザルコニウムは刺激性が強く，刺激性接触皮膚炎のコントロールとして実験的にも用いられる．接触部位に紫外線が当たって皮膚炎が生じることもあり，光接触皮膚炎とよんでいる．この場合の原因物質はケトプロフェン，スプロフェンといったNSAID（非ステロイド性抗炎症薬），およびベンゾフェノンを代表とするサンスクリーン剤である．

2）臨床症状

アレルギー性接触皮膚炎は，強い瘙痒を伴い，原因物質接触部位に一致して，紅斑，小丘疹，小水疱，炎症が強い場合には水疱を生じる．これらの皮疹はびらん，鱗屑，痂皮の経過をたどる．植物によるものは，葉や花が擦過状に接触するため，線状になることが多い．樹脂は，実際に触れる手のアレルギー性接触皮膚炎としてみられるほか，樹脂は微細な粉として空気中にも浮遊するため，顔面にも皮疹がみられる．工場現場以外に，歯科衛生士が樹脂を多く扱うため発症する．

4 診断，治療

1）診断

湿疹性病変が，特徴ある部位に限局している場合，あるいは全身性ではあるものの正常皮膚と境されている場合に接触皮膚炎を疑う．確定はパッチテスト（貼布試験）を行う．通常，48時間被疑物質を密封塗布するパッチテストを行い，皮膚反応を判定する．代表的な抗原については，ジャパニーズスタンダードアレルゲンとして25種類が決められている．

2）治療

ステロイド外用薬塗布が基本である．瘙痒が強いときは，抗ヒスタミン薬内服を併用する．皮膚炎が強く水疱形成がみられる場合，あるいは接触範囲を越えて皮膚炎が全身性に広がり接触皮膚炎症候群を呈している場合は，ステロイド内服（プレドニゾロン10〜20 mg/日程度）を行う．

（戸倉新樹）

■ 文 献 ■

1) 戸倉新樹：アレルギー性接触皮膚炎．西日本皮膚科，69：165-171, 2007
2) 江川形平, 椛島健治：接触皮膚炎の免疫学的メカニズム．『ファーストステップ皮膚免疫学』（戸倉新樹/編），pp99-106, 2010
3) Kabashima, K. et al.：CXCL12-CXCR4 engagement is required for migration of cutaneous dendritic cells. Am. J. Pathol., 171：1249-1257, 2007
4) Kaplan, D. H. et al.：Epidermal langerhans cell-deficient mice develop enhanced contact hypersensitivity. Immunity, 23：611-620, 2005
5) Kubo, A. et al.：External antigen uptake by Langerhans cells with reorganization of epidermal tight junction barriers. J. Exp. Med., 206：2937-2946, 2009
6) Nakajima, S. et al.：Langerhans cells are critical in epicutaneous sensitization with protein antigen via thymic stromal lymphopoietin receptor signaling. J. Allergy Clin. Immunol., 129：1048-1055, 2012
7) Tomura, M. et al.：Activated regulatory T cells are the major T cell type emigrating from the skin during a cutaneous immune response in mice. J. Clin. Invest., 120：883-893, 2010
8) Egawa, G. et al.：In vivo imaging of T-cell motility in the elicitation phase of contact hypersensitivity using two-photon microscopy. J. Invest. Dermatol., 131：977-979, 2011
9) Mori, T. et al.：Cutaneous hypersensitivities to hapten are controlled by IFN-gamma-upregulated keratinocyte Th1 chemokines and IFN-gamma-downregulated langerhans cell Th2 chemokines. J. Invest. Dermatol., 128：1719-1727, 2008
10) Tokuriki, A. et al.：Dominant expression of CXCR3 is associated with induced expression of IP-10 at hapten-challenged sites of murine contact hypersensitivity: a possible role for interferon-gamma-producing CD8(+) T cells in IP-10 expression. J. Dermatol. Sci., 28：234-241, 2002

臨床編Ⅲ　アレルギー疾患

10 アレルギー性結膜炎

　アレルギー性結膜炎はⅠ型アレルギーが関与する結膜の炎症性疾患である．ほかのアレルギー性結膜疾患とは増殖性変化のないことで区別される．非常に頻度の高い疾患で，特徴的な自覚症状として眼瘙痒感がある．診断には結膜における好酸球の証明が有用である．アレルギー性結膜炎には季節性と通年性のものがある．治療には抗原回避と抗アレルギー点眼薬投与を行う．

概念図

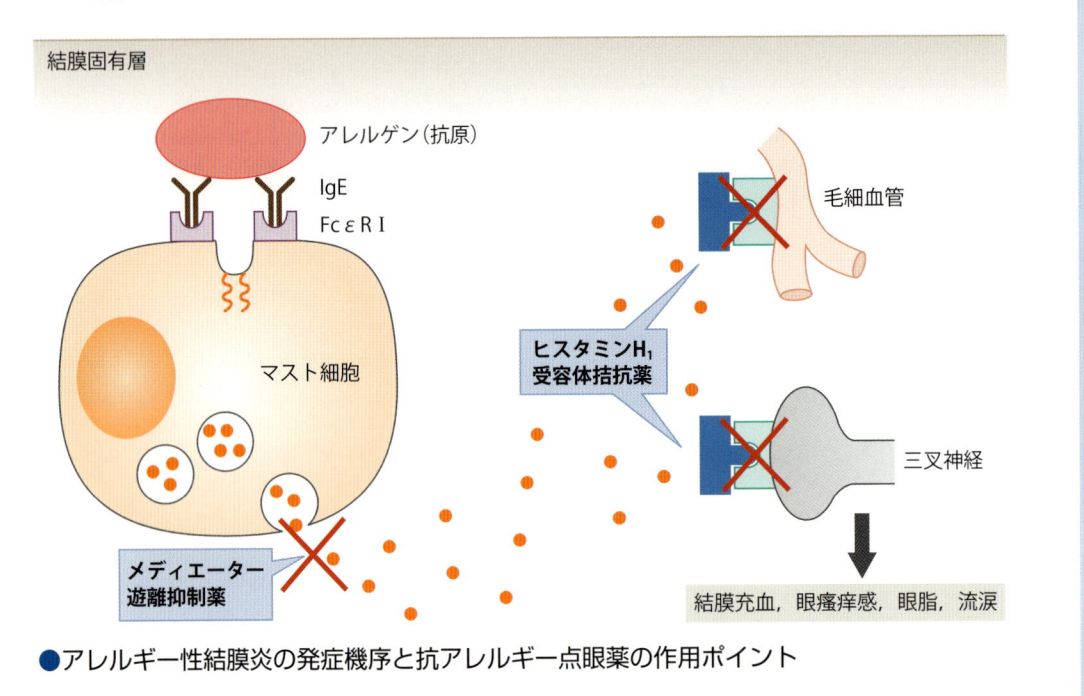

● アレルギー性結膜炎の発症機序と抗アレルギー点眼薬の作用ポイント

アレルギー性結膜炎とは

結膜とは白目の部分の最表面をカバーする組織である．結膜は解剖学的には上皮と固有層からなる．結膜上皮は，角膜上皮，涙液とともに眼の最表層を形成する，いわゆるオキュラーサーフェスとしてその恒常性維持に重要な役割を果たしている．結膜は，眼球側の球結膜，眼瞼側の瞼結膜，およびその境界部である結膜円蓋からなる．結膜は抗原提示細胞が多いこと，豊富な血流があること，涙液で抗原が溶出されること，眼表面に位置するため常に外界と接していることなどが特徴といえる．

結膜炎とは結膜に炎症をきたす疾患の総称であるが，主にはアレルギー性のものと感染性のものとがある．本稿ではアレルギー性のものを中心に概説する．

1 定義と分類

アレルギー性結膜疾患とは，日本眼科学会ガイドラインによると「Ⅰ型アレルギーが関与する結膜の炎症性疾患で，何らかの自覚症状を伴うもの」と定義される[1]．アレルギー性結膜疾患は，増殖性変化のないアレルギー性結膜炎，アトピー性皮膚炎に合併するアトピー性角結膜炎，増殖性変化のある春季カタル，異物の刺激によって惹き起こされる巨大乳頭結膜炎に分類される．アレルギー性結膜炎はさらに季節性と通年性に分けられる．

季節性アレルギー性結膜炎は，スギ，ヒノキ，イネ，ブタクサなどの花粉によって引き起こされるものが多いが，花粉の詳しい飛散時期や植物種は日本各地の地域ごとに記された花粉飛散カレンダーなどを参考にされたい．季節性アレルギー性結膜炎の治療には花粉飛散予測日の約2週間前からの抗アレルギー点眼薬の投与が有効である．また，花粉飛散情報については，環境省の花粉観測システム（http://kafun.taiki.go.jp/）や花粉情報協会（http://pollen-net.com/）の各ホームページが参考になる．

一方，通年性アレルギー性結膜炎はダニ，ハウスダストなどのアレルゲンが抗原となることが多い．

わが国のアレルギー性結膜炎の有病率は15〜20％と推定され[1]，非常に頻度の高い疾患といえる．

2 症状

アレルギー性結膜炎の眼症状は眼瘙痒感，眼充血，異物感などである．眼瘙痒感はアレルギー性結膜炎に特異的な自覚症状といえるので，診断の一助となる．

3 検査

検査としては結膜における好酸球の証明〔ハンセル（Hansel）染色〕が有用であり，健常結膜では好酸球はみられないため，好酸球が1つでもあれば好酸球検査陽性と判定する．また，涙液中のIgEを検出するアレルウォッチ涙液IgE®（図1A）も有用である．コントロールラインのみが発色すれば陰性，コントロールラインとテストラインの両方が発色すれば陽性であり，アレルギー性結膜疾患の存在を示唆する（図1B）．

4 臨床所見

図2はアレルギー性結膜炎の前眼部写真である．上眼瞼を翻転すると眼瞼結膜の充血（図2）と結膜乳頭形成を認める．結膜乳頭は上皮の炎症性増殖であり，上皮自体が肥厚し，上皮下にはリンパ球，マスト（肥満）細胞，好酸球などがみられる．

5 発症機序と治療

治療の基本は抗原回避と抗アレルギー薬を中心とした薬物投与である．アレルギー性結膜炎の抗原回避の手段としては，マスクの着用やゴーグル型眼鏡装用が有用である[2]．最近ではゴーグル型眼鏡の種類も増え，外観上は通常の眼鏡と差異が少ないものもある．

アレルギー性結膜炎はⅠ型アレルギー（基礎編-2参照）である．ある抗原に感作された後に，結膜固有

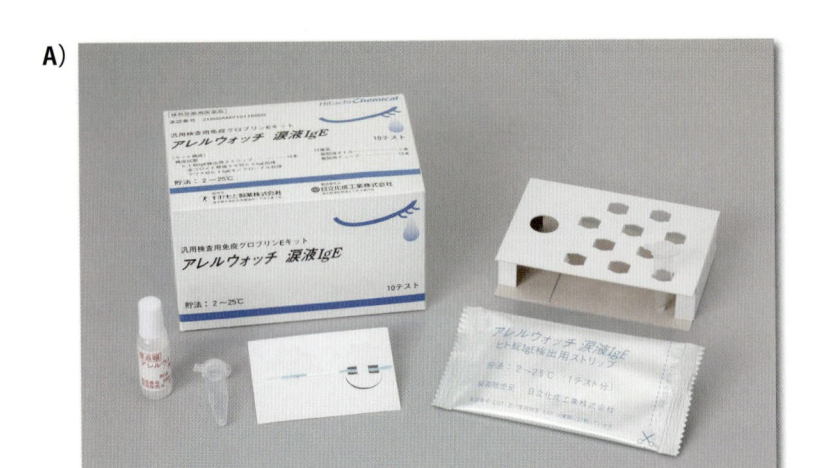

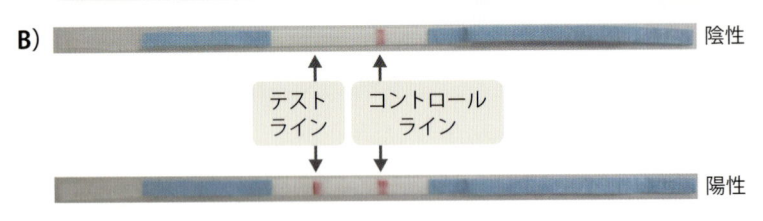

●図1　涙液中IgE検出キット
(画像：わかもと製薬より提供)
A) アレルウォッチ涙液IgE®．B) 上段：陰性，コントロールラインのみが発色している．下段：陽性，コントロールラインとテストラインの両方が発色している

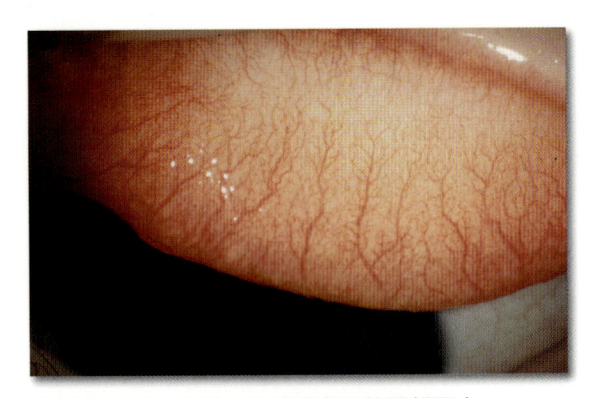

●図2　アレルギー性結膜炎の前眼部写真
上眼瞼を翻転すると眼瞼結膜の充血を認める

層に存在するマスト細胞の表面に発現したIgE受容体（FcεRI）に抗原特異的IgEが結合し，再度抗原が侵入し抗原特異的IgEを架橋すると，脱顆粒が起き，ヒスタミンなどのケミカルメディエーターが分泌され，眼瘙痒感，結膜充血，眼脂，流涙などが起こる（概念図）．

抗アレルギー点眼薬にはメディエーター遊離抑制薬とヒスタミンH_1受容体拮抗薬がある（概念図）．メディエーター遊離抑制薬はマスト細胞からのメディエーター遊離を抑制し，膜を安定化させる．ヒスタミンH_1受容体拮抗薬はマスト細胞から放出されたヒスタミンを毛細血管や三叉神経で競合的に阻害する．アレルギー性結膜炎の重症例ではステロイド点眼薬を併用するが，増悪時に限定して使用すべきである．ステロイド点眼薬の副作用として，眼圧上昇によるステロイド緑内障，白内障の進行，易感染性などがある．若い人では眼圧が上昇しやすいので，ステロイド点眼薬の使用中は眼圧測定を怠らないようにする．

（山田直之，園田康平）

■ 文献 ■

1) アレルギー性結膜疾患診療ガイドライン編集委員会：アレルギー性結膜疾患診療ガイドライン 第2版．日本眼科学会雑誌，114：829-870，2010
2) 後藤穣，大久保公裕：スギ花粉症例における花粉防御具の効果の客観的評価．アレルギー科，15：120-123，2003

臨床編Ⅲ　アレルギー疾患

11　食物，薬剤，職業性アレルギー

　食物，薬剤，職業性アレルギーとは，食物，薬剤，職業に関連した特定の物質によって引き起こされる抗原特異的な免疫学的機序を介して，生体にとって不利益な症状が惹起される現象である．食物アレルギーの危険因子としてフィラグリン遺伝子変異が最近報告された．つまり，食物アレルギーの感作は皮膚で起こっている．食物抗原に対して免疫応答が惹起されないのは食物抗原特異的なCD25陽性CD4陽性FOXP3陽性制御性T細胞が誘導され，IgA産生B細胞の誘導が惹起されているからである．ビタミンAや腸内細菌である*Clostridium*や*Bacteroides fragilis polysaccharide A*は誘導性制御性T細胞の産生を増強する．Th2に偏位させるアジュバントが存在するとCD11C陽性CD103陽性樹状細胞はOX40Lを介してナイーブT細胞をTh2細胞に分化させ，B細胞から抗原特異的IgEの産生を促す．誘導性制御性T細胞はこの食物アレルゲンの感作を抑制する．経口免疫療法の効果が期待されるが，専門機関での治療が必要である．

概念図

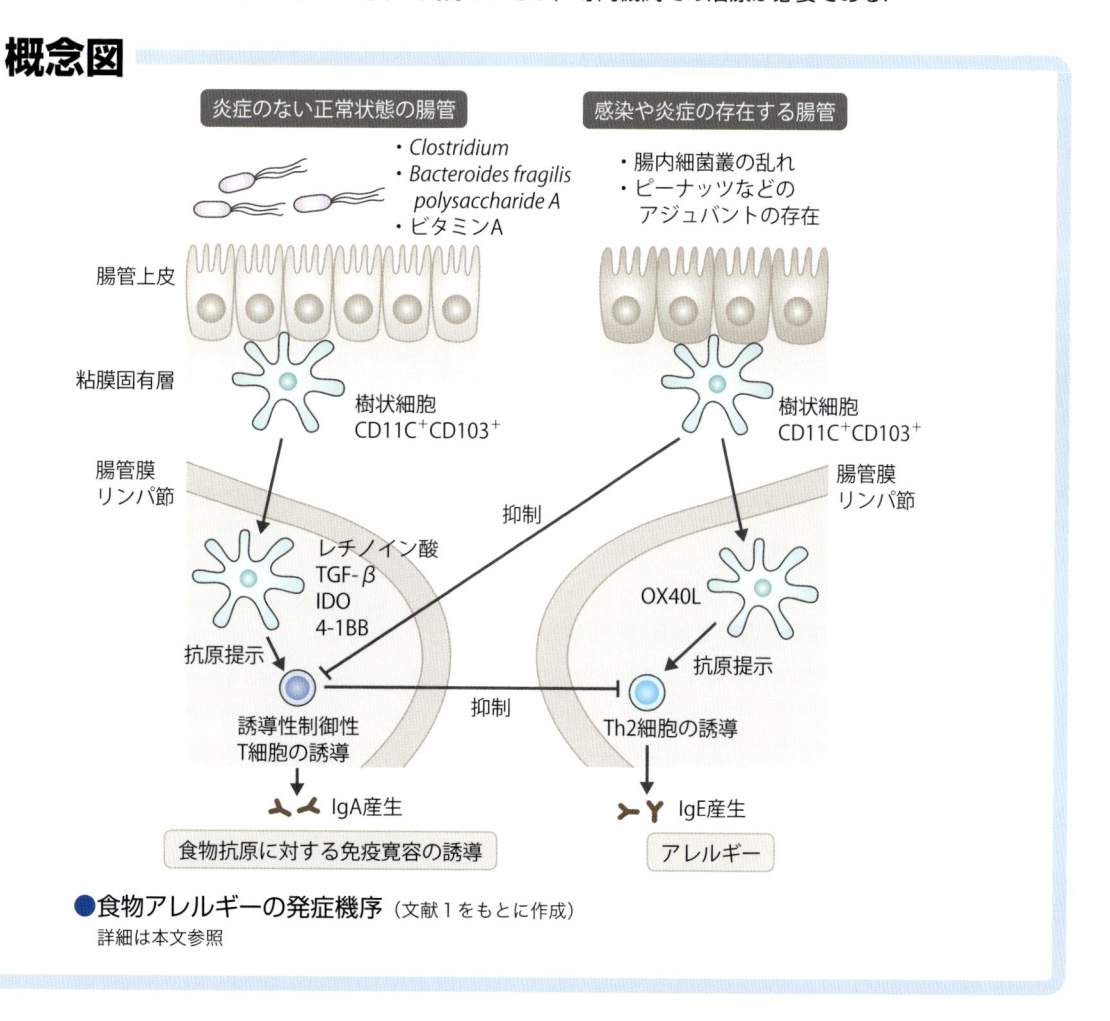

●**食物アレルギーの発症機序**（文献1をもとに作成）
詳細は本文参照

食物，薬剤，職業性アレルギーとは

◆定義

食物アレルギーとは，「食物によって引き起こされる抗原特異的な免疫学的機序を介して生体にとって不利益な症状が惹起される現象」をいう[2]．

薬剤アレルギーとは，「常用量あるいはそれ以下の用量の薬物投与により薬物自体がもっている本来の薬理作用とは異なる免疫学的機序を介して誘導される，生体にとって不利益な有害性の薬物過敏反応をもたらすような薬物過敏状態（薬物過敏症）」と定義され，その過敏反応を薬剤アレルギー反応という[3]．アスピリンなどの非ステロイド性抗炎症薬（non-steroidal anti-inflammatory drugs：NSAIDs）による薬物過敏症は薬剤アレルギーの機序が関与しない非アレルギー性の医薬品不耐症による薬物過敏症であるが，一般的に薬剤アレルギーと薬物過敏症とは同義語として使用されている[3]．

職業性アレルギーとは，「職業に関連して特定の物質に曝露され，これが抗原となって免疫アレルギー的機序により惹起される気道，皮膚，消化器などに出現するアレルギー反応」と定義される[4]．

◆疫学

わが国の食物アレルギーの有症率は，乳児で約10％，3歳児で約5％，保育所児が5.1％，学童以降では1.3～2.6％であり，全年齢を通しては1～2％といわれている[2]．最近のカナダの調査では，食物アレルギーの有症率は子どもで7.14％，成人で6.56％であり，全年齢を通しては6.69％との報告がある[5]．わが国の薬剤アレルギーの有症率に関するしっかりした報告は見当たらない．わが国の職業性アレルギーの有症率に関する正確な調査はない．成人喘息の2～16％が職業性喘息と想定されている[4]．

1 発症機序

1）食物アレルギー

■危険因子

食物アレルギーの危険因子として遺伝，食物抗原に曝露される経路と年齢，皮膚のバリア機能の低下，ビタミンD欠乏，食事中の脂肪，抗酸化剤，肥満，感染などがあげられる[6]．フィラグリンは，皮膚のバリア機能に必須のタンパク質である．フィラグリンがアトピー性皮膚炎の原因遺伝子であることが報告され，フィラグリン遺伝子変異はアトピー性皮膚炎の発症因子のなかで最も頻度が高い．27％の日本人アトピー性皮膚炎患者においてフィラグリン遺伝子変異が発症因子である．また，フィラグリン遺伝子機能喪失型変異はアレルギー性鼻炎および気管支喘息の重要な発症因子であるが，食物アレルギーの感作の危険因子であることもわかった（オッズ比 3.0）[7]．

■発症の免疫学的機序

食物抗原に対して免疫応答が惹起されないのは食物抗原特異的なCD25陽性CD4陽性FOXP3陽性制御性T細胞（Treg細胞）が誘導されているからである．食物アレルギーの患者では，食物抗原特異的なTh2細胞への偏位とB細胞からの食物抗原特異的なIgEの産生を認める．食物アレルギー患者に対する経口免疫療法のねらいは，食物抗原特異的な誘導性制御性T細胞の誘導である．

> **MEMO**
>
> **制御性T細胞**
>
> T細胞のサブセットの1つ．FOXP3は転写因子であるが，制御性T細胞のマスター遺伝子である．インターロイキン2受容体α鎖であるCD25およびCD4を発現している．
>
> 制御性T細胞は，内在性制御性T細胞と誘導性制御性T細胞に2つに分類される．内在性制御性T細胞は胸腺由来であり，未成熟T細胞が胸腺上皮細胞による自己抗原の提示を受けてFOXP3を発現し，CD4陽性CD25陽性制御性T細胞へと分化が誘導される．一方，誘導性制御性T細胞はTGF-βの存在下における抗原刺激により

FOXP3の発現が末梢血中のナイーブT細胞に誘導され，分化する．制御性T細胞は免疫寛容の機構に関与している．

炎症のない正常状態の腸管では抗原は粘膜固有層でCD11C陽性CD103陽性樹状細胞に捕獲され，腸間膜リンパ節で抗原提示が行われる．CD11C陽性CD103陽性樹状細胞はTGF-β，レチノイン酸，酵素IDO（indoleamine 2,3-deoxygenase），副刺激分子4-1BB依存性に誘導性制御性T細胞を誘導し，IgA産生B細胞（形質細胞）の誘導を惹起する．ビタミンAや腸内細菌である*Clostridium*やPSA（*Bacteroides fragilis polysaccharide A*）は誘導性制御性T細胞の産生を増強する．

Th2に偏位させるアジュバントが存在するとCD11C陽性CD103陽性樹状細胞はOX40Lを介してナイーブT細胞をTh2細胞に分化させ，B細胞から抗原特異的IgEの産生を促す．誘導性制御性T細胞はこの食物アレルゲンの感作を抑制する[1]．この説明は，T細胞がナイーブT細胞のときの論理であり（概念図），食物抗原で感作された患者に対して経口免疫療法を用いて，いかにして樹状細胞によって食物抗原が抗原提示され，獲得免疫を変化させるかはわかっていない．

2）薬剤アレルギー

薬剤アレルギーの発症機序には，Gell & CoombsのⅠ型，Ⅱ型，Ⅲ型，およびⅣ型の過敏性反応（**基礎編-2参照**）すべてが存在し，複合的な反応であることも多い．Ⅰ型の過敏性反応とはIgE依存性のいわゆるアレルギー反応であり，薬疹としては蕁麻疹型を示す．Ⅱ型過敏性反応の薬疹の代表例としては，血小板減少性紫斑型である．Ⅲ型過敏性反応の薬疹の代表例としては，IgG免疫複合体による，アナフィラクトイド紫斑型である．すなわち，これらⅠ～Ⅲ型過敏性反応は免疫グロブリン抗体依存性である．実際に，薬疹では薬剤特異的IgE抗体以外に薬剤特異的IgG抗体やIgM抗体を証明できることはまれである．T細胞依存性のⅣ型の過敏性反応はいわゆる遅延型の過敏性反応である．表皮紅斑型の薬疹，スティーブンス・ジョンソン型薬疹，中毒性表皮壊死症型薬疹，真皮紅斑型薬疹，湿疹型薬疹などがある．

3）職業性アレルギー

職業性アレルギーには，職業性喘息，職業性鼻アレルギー，職業性皮膚アレルギー疾患，職業性過敏性肺炎などがあり，職業に関連した特定の物質に曝露され起こるすべてのアレルギー反応を含める．職業性喘息や職業性鼻アレルギーは主にⅠ型の過敏性反応によるものが多いが，職業性過敏性肺炎はⅢ型およびⅣ型の過敏性反応による．原因抗原や症状によってその機序は異なる．

2 臨床症状

1）臨床症状

食物，薬剤，職業性アレルギーは，多彩な臨床症状を示す．共通する症状を述べた後，それぞれに特徴的な臨床症状をまとめる．

■ アナフィラキシー反応

原因抗原摂取あるいは曝露後，通常数分内に出現する全身性のアレルギー反応であり，蕁麻疹，紅斑，血管性浮腫，口腔浮腫，嘔気，嘔吐，腹痛，下痢，血便，鼻汁，鼻閉，咳，気管支喘息，喉頭浮腫，血圧低下，不整脈などの複数の臓器の症状を示す．血圧低下，意識消失などのショック症状を示すものをアナフィラキシーショックとよぶ．

アナフィラキシー反応を惹起する食物アレルギーの原因食物としてピーナッツなどのナッツ類，魚類，甲殻類，ソバなどがある．小麦や甲殻類を摂取した後に運動して起こる，食物依存性運動誘発アナフィラキシーがある．

> **MEMO**
>
> **食物依存性運動誘発アナフィラキシー**
>
> 原因食物を摂取後，運動を行ったときにアナフィラキシーを起こす疾患．原因食物摂取から2時間（可能なら4時間）運動は控える．原因食物を摂らなければ運動は

可能である．NSAIDsや食品添加物（サリチル酸製剤），アルコール飲料や入浴で症状が増強する[2]．

■ 皮膚症状

蕁麻疹，紅斑，血管性浮腫が認められる．蕁麻疹にはアレルゲン摂取後30分ほどで出現する即時型と6〜8時間後に出現する遅発型がある．2歳以下のアトピー性皮膚炎の30％が食物アレルギーによるといわれ，注意が必要である．

薬剤アレルギーの症状のなかで最も頻度が高いのが皮膚症状である．多様な発疹型を示し，蕁麻疹，紅斑（多形滲出性紅斑，斑状丘疹状紅斑），血管性浮腫に加え，湿疹，びらん，色素沈着，粘膜疹など多様である．詳細は皮膚科学の成書を参照されたいが，重症薬疹，特に進行が速く皮膚粘膜疹以外の発熱，リンパ節腫大を伴い，肝臓・呼吸器・泌尿器・消化器などの臓器障害を併発する場合，スティーブンス・ジョンソン症候群，中毒性表皮壊死症，薬剤性過敏症症候群，急性汎発性発疹性膿疱症が疑われる．この場合できるだけ速やかに対応可能な医療機関へ紹介することが大切である[3]．

> **MEMO**
>
> **スティーブンス・ジョンソン（Stevens-Johnson）症候群**
> 発熱を伴う口唇，眼粘膜，外陰部などの皮膚移行部における重症の粘膜疹および皮膚の紅斑で，しばしば水疱，表皮剥離などの表皮の壊死性障害を認める．原因の多くは，薬剤である[8]．
>
> **中毒性表皮壊死症**
> 広範囲な紅斑と，全身の10％以上の水疱，表皮剥離・びらんなどの顕著な表皮の壊死性障害を認め，高熱と粘膜疹を伴う．原因の大部分は医薬品である[8]．
>
> **薬剤性過敏症症候群**
> 高熱と臓器傷害を伴う薬疹で，薬剤中止後も遷延化する．多くの場合，発症後2〜3週間後にHHV-6の再活性化を生じる[9]．

■ 消化器症状

口腔浮腫，嘔気，嘔吐，腹痛，下痢，血便などの症状が出現する．これらの症状を消化管アレルギーとよぶことがある．野菜や果物による口腔浮腫や痒みを主体とした症状があり，シラカンバ・ハンノキ花粉症に合併するバラ科食物に対するアレルギー，ラテックスアレルギーに合併するバナナ・栗に対するアレルギーを代表とした口腔アレルギー症候群がある．

薬剤アレルギーでは，肝機能障害，肝腫大，肝炎，黄疸，全身倦怠感などの症状がある．

■ 呼吸器症状

鼻汁，鼻閉，咳，気管支喘息，喉頭浮腫などの症状が出現する．食物アレルギーによる気管支喘息は上気道，皮膚，消化管などの他臓器症状に随伴することが多い．薬剤アレルギーの呼吸器症状としては，上記以外にも，間質性肺炎や過敏性肺炎がある．

職業性アレルギーの主要症状に気管支喘息があり，これを職業性喘息とよぶ．職業性喘息を引き起こす吸入物質には，植物抗原，動物抗原および無機物・薬物があるが，従来問題となっていた植物抗原，動物抗原などの高分子量抗原による喘息から，無機物・薬物などの低分子量抗原による喘息が問題となっている．化学物質は抗原として働くのみならず刺激物質として働き，気管支炎を惹起することがあり，肺外病変を呈する[4]．

■ 循環器症状

血圧低下，不整脈を呈する．

■ 精神神経症状

食物アレルギーではアレルギー性緊張・弛緩症候群とよばれる，落ち着きがない，疲れやすいなどの症状が，5〜6歳以降の年長児にみられ，不登校の原因となる．薬剤アレルギーの精神神経症状としては，しびれ，痛み，全身痙攣，無菌性髄膜炎，末梢神経炎，重症筋無力症，横紋筋融解症などがある．

2）食物アレルギーの臨床型分類

食物アレルギーの臨床型分類に関しては，厚生労働科学研究班による「食物アレルギーの診療の手引き

● 表1 臨床型分類 (文献2より引用)

臨床型		発症年齢	頻度の高い食物	耐性獲得 (寛解)	アナフィラキシーショックの可能性	食物アレルギーの機序
新生児・乳児消化管アレルギー		新生児期, 乳児期	牛乳（育児用粉乳）	多くは寛解	（±）	主に非IgE依存性
食物アレルギーの関与する乳児アトピー性皮膚炎*		乳児期	鶏卵, 牛乳, 小麦, 大豆など	多くは寛解	（+）	主にIgE依存性
即時型症状（蕁麻疹, アナフィラキシーなど）		乳児期〜成人期	【乳児〜幼児】鶏卵, 牛乳, 小麦, そば, 魚類, ピーナッツなど 【学童〜成人】甲殻類, 魚類, 小麦, 果物類, そば, ピーナッツなど	鶏卵, 牛乳, 小麦, 大豆などは寛解しやすい その他は寛解しにくい	（++）	IgE依存性
特殊型	食物依存性運動誘発アナフィラキシー（FEIAn/FDEIA）	学童期〜成人期	小麦, エビ, カニなど	寛解しにくい	（+++）	IgE依存性
	口腔アレルギー症候群（OAS）	幼児期〜成人期	果物・野菜など	寛解しにくい	（±）	IgE依存性

＊慢性の下痢などの消化器症状，低タンパク血症を合併する例もある．すべての乳児アトピー性皮膚炎に食物が関与しているわけではない

2011」[2]において，①新生児・乳児消化管アレルギー，②食物アレルギーの関与する乳児アトピー性皮膚炎，③即時型症状，④特殊型の食物依存性運動誘発アナフィラキシーと口腔アレルギー症候群がある（表1）．

3 診断と治療戦略

1) 診断

■ 問診

食物, 薬剤, 職業性アレルギーの診断にとって最も重要なことは，詳細な問診である．食物アレルギーが疑われる場合では食物日誌などを利用した詳細な問診を行う．薬物が投与されていれば，薬物の種類，投与期間，投与量，投与開始より発症までの潜伏期間を調べ，症状，異常検査所見の出現と投与期間との時間的関連を綿密に調べる．薬剤アレルギー歴を参考にする．

■ 一般血液検査

薬剤アレルギーではCRP（C反応性タンパク）陽性，末梢血白血球数の異常（増加あるいは減少），血小板の減少，貧血，好酸球数増加，肝腎機能異常，各種自己抗体陽性などを検査する．食物アレルギーでも末梢血好酸球数増加がみられることがある．

■ I型のアレルギー反応が疑われる場合

ヒスタミン遊離試験，抗原特異的IgE抗体の測定（イムノキャップ法），プリックテスト，スクラッチテスト，即時型皮内テストが行われる．ヒスタミン遊離試験は，患者の好塩基球に原因と考えられる抗原を添加し，ヒスタミンの遊離を測定する in vitro 試験である．in vivo 試験としては，通常，プリックテストが用いられる．皮内テストは感度は高いが，特異性がプリックテスト，スクラッチテストに比べ劣り，全身性の反応を起こす危険性がある．

> **MEMO**
>
> **イムノキャップ法**
> 抗原特異的IgE抗体を測定する方法の1つで，セルロースのスポンジにアレルゲンを吸着させる方法[2]．

■ IV型のアレルギー反応が疑われる場合

in vivo 試験としては，遅発型皮内テストとパッチテストが行われ，in vitro 試験としては，リンパ球幼若化試験があり，主に薬剤アレルギーの検査として用いら

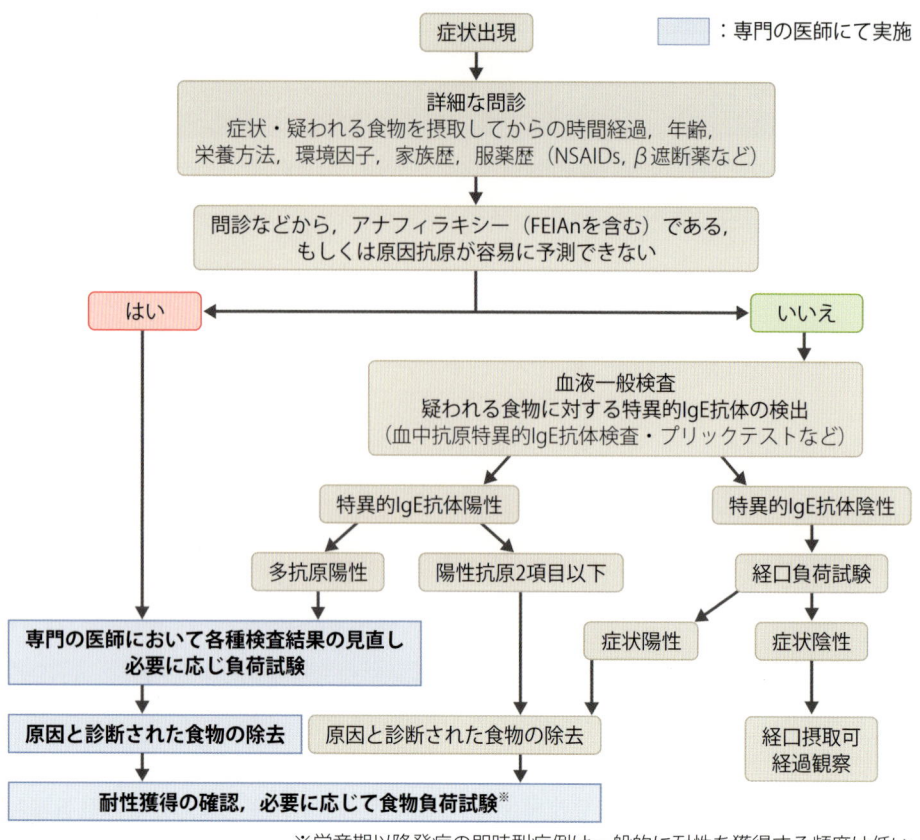

●図1 食物アレルギー診断のフローチャート（即時型症状）（文献2より引用）
FEIAn：食物依存性運動誘発アナフィラキシー

れている．

薬剤アレルギーの湿疹型や紅斑型薬疹を除くと，遅発型皮内テストに比べパッチテストでは薬物抗原の皮膚到達率が低いため，陽性率が低くなる．しかし，遅発型皮内テストは全身性の反応を起こす危険性があるので注意が必要である．固定疹型やスティーブンス・ジョンソン症候群，中毒性表皮壊死症のような表皮障害型の紅斑型薬疹では色素斑部にパッチテストを行うと陽性率が高くなり，経皮吸収が悪い薬剤は試験部位の皮膚をスクラッチした後パッチテストを行う[3]．

■ II，III型のアレルギー反応が疑われる場合

間接血球凝集反応を用いて，薬剤特異的IgG/IgM抗体の測定を行う．

■ 確定診断のための検査

食物アレルギーに関しては，食物除去試験と食物経口負荷試験がある．食物除去試験とは原因として疑わしい食物を1～2週間完全除去して症状の改善をみる試験である．食物経口負荷試験には，オープン法，単純盲検法，二重盲検法の3方法がある．単純盲検法は患者のみに，二重盲検法は患者と医師の両者に負荷する食物を知らせないで検査する方法である．食物アレルギーの診断法のなかで最も信頼性が高いが，アナフィラキシーショックなどの生命にかかわる反応が誘発される危険性があるため，専門医のいる施設で救命用器具や血管確保の準備のもと慎重に行わなければならない．

薬剤アレルギーや職業性アレルギーに関しても誘発試験があるが，信頼性が高い反面，アナフィラキシーショックなどの生命にかかわる反応が誘発される危険性がある．

2）治療戦略

■抗原物質の除去

食物，薬剤，職業性アレルギーの治療の基本は確定診断された抗原物質の除去である．しかし，食物アレルギーに関しては，厳格な除去食療法は栄養障害，摂取障害，本人や家族のストレスとなるため，アナフィラキシーを惹起するような食物でなければ薬物療法を併用しながら，除去食療法を緩めることもある．乳児の食物アレルギーは，一般に寛解しやすいため，除去食療法は6カ月～1年ごとに食物負荷試験を行い，耐性が確認されれば，その食物の除去を中止とする．除去食療法を長期に施行しても耐性を獲得しない症例に対し経口免疫療法が報告されている．原因食物をごく少量から摂取させて段階的に増量し，目標量まで摂取を可能とする治療法であるが，アナフィラキシーショックなどの生命にかかわる反応が誘発される危険性があり，専門施設への紹介が必要である．厚生労働科学研究班による「食物アレルギーの診療の手引き2011」[2]による食物アレルギー診断のフローチャートを示す（図1）．

アレルギー性職業性喘息では，抗原からの回避を推奨し，同じ仕事は続けないようにする．刺激性物質惹起性職業性喘息では，高レベルの刺激物への曝露を回避し，個人的な防御策や仕事場の変更を行う．既存の喘息の職場環境による悪化では，高レベルの刺激物への曝露を回避し，個人的な防御策や仕事場の変更を行い，特にアレルゲンやたばこへの曝露を避ける[4]．

■薬物療法

食物性アレルギーによりアナフィラキシーショックの既往がある患者には，エピネフリン自己注射器を携帯させる．偶発的な食物抗原の摂取など不測の事態に備えて，学校，幼稚園，保育園の担当者にエピネフリン自己注射器の使用法を周知させ，緊急連絡先を明確にしておく．薬物療法としては，経口クロモグリク酸ナトリウム，抗ヒスタミン薬，抗アレルギー薬が投与される．職業性喘息の薬物療法は通常の喘息治療と同じである．

（岡山吉道）

■文献■

1) Berin, M. C. & Mayer, L.：Can we produce true tolerance in patients with food allergy? J. Allergy Clin. Immunol., 131：14-22, 2013
2) 海老澤元宏：「食物アレルギーの診療の手引き2011」（厚生労働科学研究班/編），2011
3) 池澤善郎：薬物アレルギー．『総合アレルギー学』（福田健/編），pp557-562，南山堂，2010
4) 土橋邦生．職業性アレルギー．『総合アレルギー学』（福田健/編）pp631-635，南山堂，2010
5) Soller, L. et al.：Overall prevalence of self-reported food allergy in Canada. J. Allergy Clin. Immunol., 130：986-988, 2012
6) Lack, G.：Update on risk factors for food allergy. J. Allergy Clin. Immunol., 129：1187-1197, 2012
7) Tan, H. T. et al.：Filaggrin loss-of-function mutations do not predict food allergy over and above the risk of food sensitization among infants. J. Allergy Clin. Immunol., 130：1211-1213, 2012
8) 重症多形滲出性紅斑に関する調査研究班：平成19～21年度総合研究報告書
9) 藤山幹子：重症薬疹研究班診断基準2005の意義と解説．皮膚アレルギーフロンテイア，4：69-72, 2006

臨床編Ⅲ　アレルギー疾患

12 好酸球増多症，好酸球増多症候群

　好酸球は，骨髄で分化・増殖し，流血中に放出され，組織に遊走して種々の炎症性物質を産生する．この一連の流れに異常をきたすことで，好酸球増多や好酸球による臓器障害が惹起される．一般に，末梢血中に350〜500/μL以上の好酸球が出現した状態を好酸球増多症ととらえる．好酸球増多症候群（HES）の定義は明確ではないが，1,500/μL以上の好酸球増多を臨床的にHESとして取り扱うことが提唱されている．近年，多彩なHESの病態が明らかになるとともに，副腎皮質ステロイド以外にも分子標的薬など，より特異的な治療が確立されつつある．

概念図

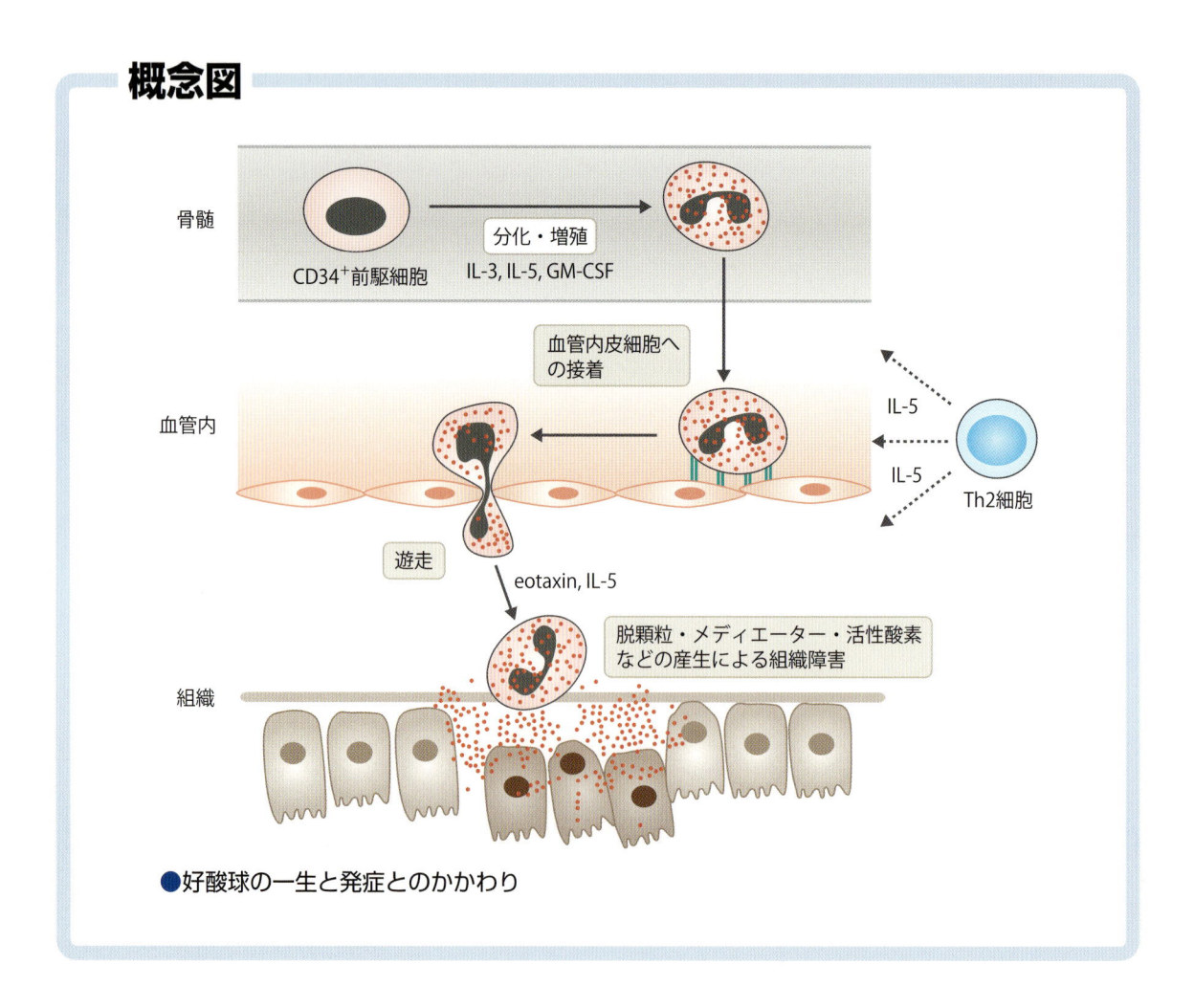

●好酸球の一生と発症とのかかわり

好酸球増多症，好酸球増多症候群とは

通常，好酸球は末梢血白血球の3～6％以下である．末梢血好酸球の上限は出典によって異なっているが，実数で350～500/μL以上を好酸球増多症（eosinophilia）ととらえる[1]．便宜上，その程度は1,500/μLまでを軽度（mild），5,000/μLまでを中等度（moderate），それより多い場合を重度（severe）と分類する[2]．好酸球増多症は，その原因によって①慢性好酸球性白血病（chronic eosinohilic leulemia：CEL）など単クローン性の好酸球増殖を原因とする原発性，②アレルギー疾患など多種多様な基礎疾患に続発する二次性，③原因不明の特発性，に分類できる．臨床的に遭遇する好酸球増多症は二次性のものがほとんどである．

好酸球増多症候群（hypereosinophilic syndrome：HES）は，「末梢血好酸球の増加（1,500/μL以上）が6カ月以上持続し，アレルギー疾患や寄生虫感染症などの明らかな原因が欠如し，好酸球増多に直接関係する臓器障害を呈する状態」と定義されていた[3]．これは最近になって現状に即した形に見直されつつあり，末梢血好酸球の高度の増加（1,500/μL以上）をhypereosinophiliaと定義したうえで，明らかな病因の認められないhypereosinophiliaが2回以上の採血（4週間以上の間隔）で確認された場合，臓器障害の有無は問わずにHESとして取り扱うことが提唱されている[4]．HESはまれな疾患で有病率ははっきりしていないが，米国での発症率は0.036人/10万人・年と報告されており[5]，成人男性に多い．

> **MEMO**
> 二次性好酸球増多症の原因は，アレルギー・アトピー性疾患，薬剤，寄生虫や真菌などの感染症，肉芽腫性疾患，炎症性腸疾患などの消化器疾患，アジソン（Addison）病などの内分泌疾患，自己免疫疾患，悪性腫瘍などがある[6]．

1 病態

1）好酸球の分化と発症のかかわり

好酸球の生物学的な一生（概念図）にさまざまな異常が生じ，過剰な刺激を受けることで好酸球増多症・HESの病態が形成される．

好酸球は骨髄で分化・増殖し，血中に放出された後，肺，皮膚，腸管粘膜などの組織に遊走する．好酸球の分化と増殖にはIL-3，IL-5，GM-CSFが重要であり，なかでもTh2細胞から産生されるIL-5は最も好酸球特異的な増殖因子である．血中への好酸球の動員はIL-5によって規定されるところが大きい．

流血中の好酸球は血管内皮細胞に接着したのち組織へ遊走するが，組織移行にはCCケモカインであるeotaxin（eotaxin-1：CCL11，eotaxin-2：CCL24，eotaxin-3：CCL26）が重要な役割を担っている．好酸球が活性化されると，MBP（major basic protein）などの強いカチオン性を有する顆粒タンパク質，ロイコトリエンC4，活性酸素などを産生する．一部の好酸球は過剰な活性化に伴って非アポトーシス細胞死をきたし，細胞内容を放出する．これらの物質はほかの炎症細胞を集積・活性化させ，もしくは直接作用して組織障害を惹起する．

組織障害は必ずしも血中の好酸球増多と関係しない．この理由の1つは好酸球のほとんどが組織にあるためで，生理的な状態で組織に分布する好酸球は血中の100倍以上といわれている．もう1つの理由は，好酸球は単なるエフェクター細胞ではなく，周囲の状況で免疫調節や炎症の収束にも働きうる多機能な細胞であるためと考えられる[7]．

2）HESの分類

HESは図1のように分類できる[8]が，分類法や名称については現在も議論がなされている．骨髄増殖性疾患によるものでは，いくつかの遺伝子異常の存在が明らかになっている．なかでもFIP1L1-PDGFRA遺伝子異常はその重要性が確立しており，後述するように治療法が異なる．発症機序としては，α型血小板増殖因

図1 HESの分類

好酸球増多症候群（HES）
- 末梢血好酸球数1,500/μL以上の持続
- アレルギー・薬剤・感染症など一般的な原因疾患を認めない

骨髄増殖性疾患: 慢性好酸球性白血病（CEL）を含む．FIP1L1-PDGFRA変異などを伴い，単クローン性の増殖が認められることがある

リンパ球性HES: T細胞によるIL-5などの好酸球増殖因子の産生による．T細胞の単クローン性増殖が認められる場合がある

原因不明: いずれの分類にも属さないもの

重複（overlap）HES: 好酸球性肺炎や好酸球性胃腸炎といった単一の臓器特異的な好酸球性疾患の存在によるもの

疾患関連性HES: チャーグ・ストラウス（Churg-Strauss）症候群や炎症性腸疾患などに伴うもの

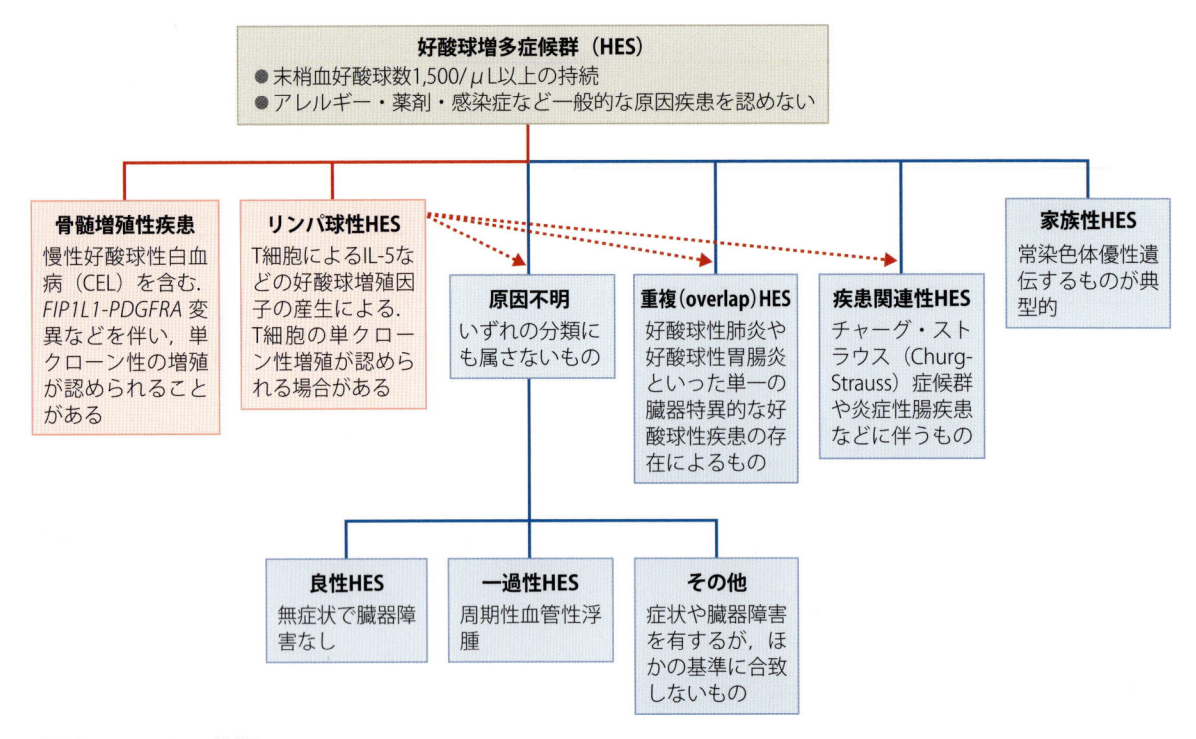

家族性HES: 常染色体優性遺伝するものが典型的

良性HES: 無症状で臓器障害なし

一過性HES: 周期性血管性浮腫

その他: 症状や臓器障害を有するが，ほかの基準に合致しないもの

● 図1 HESの分類 (文献8をもとに作成)
これまでの研究や生物学的製剤の効果から，①骨髄増殖性疾患，②リンパ球からのIL-5などのサイトカイン産生が関与しているもの，という2つの病態で大まかに分けると理解しやすい．原因不明・重複（overlap）・疾患関連性のHESではリンパ球からのサイトカイン過剰産生が背景にある場合が多いと考えられる（点線）

子受容体（platelet-derived growth factor receptor-α：PDGFRA）とFIP1L1（Fip1-like1）遺伝子が融合することによって，受容体型チロシンキナーゼの恒常的な活性化が起こり，単クローン性の好酸球増殖が誘導される．

2 臨床症状

二次性好酸球増多症の場合は，その原因疾患の臨床症状となる．HES患者の症状は冒される臓器によって多彩であり，倦怠感，咳，呼吸困難，筋肉痛，血管浮腫，発疹，発熱，視力障害などである．急激な心臓症状や神経障害として出現することもある．血管炎や血栓症も起こしうるが，その詳しい病態についてはよくわかっていない．予後を規定するうえで重要なのが心臓病変であり，好酸球の脱顆粒による心筋壊死，心内膜炎などから線維化をきたし，心不全に陥る．

3 診断と治療戦略

一般に軽度から中等度の好酸球増多をみた場合，頻度の高いアレルギーや薬剤などの二次性のものを疑い，重度の好酸球増多では原発性を念頭に置いて診断をすすめる．二次性の好酸球増多症では，基礎疾患の診断と治療を行う（他稿または成書を参照）．

原因不明のHESの治療は，臓器障害もしくは高度の好酸球増多を呈する場合，副腎皮質ステロイドの全身投与が第一選択となる．副腎皮質ステロイドは最もよく知られた好酸球の抑制因子であり，好酸球の骨髄での分化・増殖を抑制し，成熟好酸球のアポトーシスを誘導する．FIP1L1-PDGFRA変異を有する慢性好酸球性白血病では，チロシンキナーゼ阻害剤であるイマチ

ニブ（imatinib）が奏功することが明らかになっている[1)9)]．リンパ球性HESや原因不明でステロイドに反応しない場合，ハイドロキシウレアやIFN-αによる治療が試みられている[9)]．近年では，生物学的製剤の開発に伴い，ステロイドに抵抗性のHES症例に対して抗IL-5抗体やIL-5受容体抗体による治療が実用化されつつある．

MEMO

抗IL-5抗体

抗IL-5抗体は現在のところメポリズマブ（mepolizumab）とレスリズマブ（reslizumab）の開発が進んでいる．メポリズマブはHESに対してステロイドの減量効果が報告されている[10)]．この他，抗IL-5抗体は喘息，チャーグ・ストラウス症候群，好酸球性食道炎などに対する臨床試験が進んでおり，好酸球性炎症疾患の治療として期待されている．

（植木重治，茆原順一）

■ 文 献 ■

1) Gotlib, J. : World Health Organization-defined eosinophilic disorders: 2012 update on diagnosis, risk stratification, and management. Am. J. Hematol., 87 : 903-914, 2012
2) Rothenberg, M. E. : Eosinophilia. N. Engl. J. Med., 338 : 1592-1600, 1998
3) Chusid, M. J. et al. : The hypereosinophilic syndrome: analysis of fourteen cases with review of the literature. Medicine, 54 : 1-27, 1975
4) Valent, P. et al. : Contemporary consensus proposal on criteria and classification of eosinophilic disorders and related syndromes. J. Allergy Clin. Immunol., 130 : 607-612, 2012
5) Crane, M. M. et al. : Incidence of myeloproliferative hypereosinophilic syndrome in the United States and an estimate of all hypereosinophilic syndrome incidence. J. Allergy Clin. Immunol., 126 : 179-181, 2010
6) 茆原順一，伊藤 亘：好酸球増多を伴う疾患の種類と診断．アレルギー，60 : 676-681，2011
7) 植木重治，茆原順一：喘息と好酸球．日本胸部臨床第66巻増刊号『気管支喘息：最新の臨床と研究』：S89-S99，2007
8) Simon, H. U. et al. : Refining the definition of hypereosinophilic syndrome. J. Allergy Clin. Immunol., 126 : 45-49, 2010
9) Klion, A. D. : How I treat hypereosinophilic syndromes. Blood, 114 : 3736-3741, 2009
10) Rothenberg, M. E. et al. : Treatment of patients with the hypereosinophilic syndrome with mepolizumab. N. Engl. J. Med., 358 : 1215-1228, 2008

■ 参考文献 ■

- UptoDate® http://www.uptodate.com/contents/search
- Willson, M. E. & Weller, P. F. : Eosinophilia. "Tropical Infectious Diseases: Principles, Pathogens and Practice, 3rd ed." (Guerrant, R. L. et al.) pp939-949, Elsevier, 2011

索 引

数　字

I 型 AIP（自己免疫性膵炎） 236, 237
　　—の膵外病変 237
I 型アレルギー 317, 324, 340
I 型アレルギー反応 293
1 型糖尿病 272
　　緩徐進行型— 275
　　急性型— 275
　　劇症型— 275
　　自己免疫性型— 275
　　特発性型— 275
2 型 AIP 237
　　—の膵外病変 237
III 型アレルギーの発症機序 301
4-1BB 48
4-1BBL 48
^{18}F-FDG-PET 187, 191
^{131}I 265

欧　文

A・B

AChR 構成サブユニットと疾患との関係 215
AChR 抗体 214
ADCC 101
ADM（amyopathic DM） 155
AID 61
AIH（自己免疫性肝炎） 232
　　de novo— 232
AIHA（自己免疫性溶血性貧血） 249
　　温式— 249
AIP（自己免疫性膵炎） 237
　　1 型— 237
　　2 型— 237
　　type1-— 175
　　type2-— 175
AIRE（autoimmune regulator） 52
AMA（抗ミトコンドリア抗体） 242
ANCA 183
aPBC（asymptomatic PBC） 242
APC（抗原提示細胞） 41
　　プロフェッショナル— 41
B 細胞 49, 59, 82
B1 細胞 62
BAFF 64
β 受容体遮断薬 265

C

C1-INH 101
C3 転換酵素 98
C5 転換酵素 99
CD4 陽性 CD25 陽性制御性 T 細胞 14
CD4 陽性（CD4$^+$）T 細胞 154, 274
CD4 陽性 T 細胞の可塑性（plasticity） 26
CD8 陽性（CD8$^+$）T 細胞 56, 154, 274
CD8 陽性 Treg 17
CD19 100
CD28 47
CD40 47
CD40L 47
CD59 102
CD80 47
CD86 47
cDC（conventional DC） 41
CHCC2012 182
Chlamydia 125
CMS 219
CNSDC 243
CNV 31
Coombs と Gell の分類 21
COPD（慢性閉塞性肺疾患） 307
COX 90
COX 阻害薬 91
　　—と消化管粘膜障害 91
CR1 100
CR2 100
CR3 100
cross-presentation 43
CTLA-4（cytotoxic T lymphocyte antigen-4 / cytotoxic T lymphocyte-associated antigen-4） 48, 54, 262
CTLA4Ig 118

D

D-ペニシラミン 151
DAF 101
Dawson's finger 222
DC（樹状細胞）
　　detector— 46
　　presenter— 46
　　炎症性—（inflammatory—） 41
　　形質細胞様—（plasmacytoid—） 41
　　通常型—（conventional—） 41
　　遊走性— 42
　　リンパ臓器固有— 42
de novo AIH 232
de novo バリアント 35
detector DC 46
division of labor 46
DM（皮膚筋炎） 107

E

EAE（experimental autoimmune encephalomyelitis） 220
EBV 219
ECRHS 287
eotaxin 351
eponym 182
eQTL（expression-quantitative trait locus） 15
ERAP 44
ES（embryonic stem）細胞 276

F・G

FcεRI 69, 70, 71, 293, 342
FDG-PET 187, 191
FIP1L1-PDGFRA 遺伝子異常 351
FTY720 94
γ グロブリン大量静注療法 158
γδT 細胞 56
GPIb/IX 256
GPIIb/IIIa 256
GPI アンカー型タンパク質 102
GWAS（genome-wide association study） 14, 202

H

H 因子 101, 102
HES（hypereosinophilic syndrome） 350, 351
HLA（human leukocyte antigen） 32, 219, 262, 273
HLA-B27 119
HLA-B51 194
HLA-B52 190
HLA-DR4 233
HLA 領域 36

I

I 因子 102
IBD（inflammatory bowel disease） 244
ICOS（inducible co-stimulatory molecule） 238
IFN-β 225
IgE 21, 342
IgE 抗体 286, 293, 294
IgG4 237
IgG4 関連 AIP 診断基準 177
IgG4 関連甲状腺炎 267
IgG4 関連疾患 172, 236, 267
IgG4 関連疾患包括診断基準 173
IgG4 関連腎症診断基準 177
IgG4 関連腎臓病 175
IgG4 関連腎臓病（KD）診断基準 176
IgG4 関連ミクリッツ病（MD）診断基準 177
IgG4 陽性形質細胞浸潤 173
IL-1 受容体拮抗薬 130
IL-1 阻害薬 85
IL-2 47
IL-3 75
IL-5 351
IL-5 欠損マウス 73
IL-6 113
IL-6 受容体阻害薬 118
IL-12 48
IL-17 193, 306
IL-18 128
IL-33 306
iPS（induced pluripotent stem）細胞 276
ISAAC 287
iTreg 82
IVCY（シクロホスファミド大量間欠静注療法） 138

J～L

JAK/STAT 52

INDEX

JGL2012	305	
KL-6	158	
Leu-13	100	
Lrp4抗体	214	
LT（leukotriene）	92	

M

M3R	167
MAC形成反応	99
MASP-1	99
MASP-2	99
MBL	99
MBP	219
McDonald診断基準	222
MCP	101
Mdr2	245
MHC（major histocompatibility complex）	41, 51, 273
MHCクラスII区画（MHC class II compartment：MIIC）	44
MRA（malignant rheumatoid arthritis）	114
MRA（磁気共鳴血管画像）	186
MRI	195
MS（多発性硬化症）	218
一次性進行型—	222
再発寛解型—	222
—の自己抗原	220
MuSK抗体	214

N・O

NETs（neutrophil extracellular traps）	184
NKT細胞	56
NMO（neuromyelitis optica）	224
NOD2	203
NSAIDs（non-steroidal anti-inflammatory drugs）	91
OAS（口腔アレルギー症候群）	347
one airway, one disease	287
onion skin lesion	246
OSMS	219

P

p-ANCA	245
PBC（原発性胆汁性肝硬変）	241
症候性（symptomatic）—	242
無症候性（asymptomatic）—	242
—とPSCの比較	246
—の病型	243
pDC（plasmacytoid DC）	41
PG（prostaglandin）	90
PM（多発性筋炎）	107, 153
presenter DC	46
primary immune thrombocytopenia	256
PSC（原発性硬化性胆管炎）	241
—とPBCの比較	246
—の診断基準	246

Q・R

QOL	170
RA（rheumatoid arthritis）	107, 112
RAG分子	60
RCA	101
RF	113

S

Sタンパク質	103
S1P（sphingosine-1-phosphate）	93
SALT	333
SLE（systemic lupus erythematosus）	131, 132
SNP	14
sPBC	242
SPIDDM（slowly progressive type 1 diabetes）	275
SS（Sjören's syndrome）	166
—の改訂診断基準	169
SSc（強皮症）	107

T・U・X

T細胞	24, 50, 193, 333
T細胞サブセット	83
TAP1, TAP2（transporters associated with antigen processing1, 2）	44
TAPA-1	100
TARC	330
TEN（中毒性表皮剥離症）	37
Tfh細胞	54, 82
Th1	82, 312
Th1型免疫応答	76
Th1細胞	53
Th2	82, 312, 329
Th2細胞	53, 84
Th9	82
Th17	82, 120, 312
Th17細胞	16, 53, 84, 306
Th22	82
TNF-α	113, 193
TNF-α抗体製剤	200
TNF阻害薬	85, 118
TRAb	262
TRAb測定法	263
Treg細胞	54
TSH受容体	261
TSLP（thymic stromal lymphopoietin）	75, 306, 336
TX（thromboxane）	92
type1-AIP	175
type2-AIP	175
UDCA（ウルソデオキシコール酸）	244
X連鎖型無γグロブリン血症	66

和文

あ

アイソトープ治療	265
亜急性甲状腺炎	264
悪性関節リウマチ	114
悪性腫瘍の合併	153
アストロサイト	220
アドヒアランス	290
アトピー性皮膚炎	327
アドレナリン筋注	296
アナフィラキシー	293
アナフィラキシー反応	345
アナフィラキシー様反応	293
アナフィラトキシン	103
アバタセプト	57, 171
アポトーシス細胞	104
アミノアシルtRNA合成酵素	157
アラキドン酸	89, 326
アルサス反応	24
アレルギー	20, 28
アレルギー疾患	286
アレルギー性炎症	68, 70, 319
アレルギー性気管支喘息	72
アレルギー性結膜炎	340
アレルギー性鼻炎	317, 318
アレルゲン	69
アレルゲン免疫療法	291
アンジオテンシン変換酵素阻害薬	152
移行期B細胞	63
胃食道逆流症状	149
一塩基多型	14
一次性進行型MS	222
遺伝性血管性浮腫	101
イマチニブ	352
イムノキャップ法	347
インスリン補充療法	275
インスリン療法	272, 275
インテグリン	220
インフリキシマブ	198
ウートフ症状（Uhthoff's symptom）	221, 222
ウェゲナー（Wegener）肉芽腫症	177
受身皮膚アナフィラキシー	71
ウルソデオキシコール酸（UDCA）	244
エイコサノイド（eicosanoid）	89
液性免疫	274
易熱性因子	97
易疲労性	214
エピジェネティクス	56
エピペン®	299
エフェクターT細胞	47, 51, 336
炎症性DC（inflammatory DC）	41
炎症性偽腫瘍	172
炎症性サイトカイン	77
炎症性腸疾患	122, 244
エンドサイトーシス受容体	42
エンドソーム	44
円板状紅斑	132
大型血管炎	189
オートファゴソーム	45
オートファジー	204
オプソニン化	103
温式AIHA	249

か

潰瘍性大腸炎	122, 206, 207
花筵様線維化	173
化学伝達因子（chemical mediators）	87
可逆性の気道閉塞	304
角化細胞	334
角層バリア	333
拡大胸腺摘除術	216
獲得免疫	209, 286
獲得免疫系	78
カスケード反応	97
滑膜	113
過敏性肺炎	312
痒み	323, 330
顆粒球	68
寛解維持	206, 212
寛解維持療法	204, 211
寛解導入	206, 212
寛解導入治療	211
寛解導入療法	204
眼科手術	266
眼窩部の放射線外照射	266
環境整備	290
環境中のアレルゲン量	290
環境要因	16
眼筋麻痺	221
ガングリオシド	227
感作	318
肝細胞がん	235
感作相	333
環軸関節亜脱臼	114
間質性腎炎	172
間質性肺炎	154
間質性肺疾患	148
感受性遺伝子	202
緩徐進行型1型糖尿病	275
乾性咳嗽	156
関節炎	128, 166
関節リウマチ	107, 112
乾癬性関節炎	121
完全ヒト抗BLyS/BAFF抗体であるベリムマブ（belimumab）	140
乾燥性角結膜炎	167
眼瞼痒感	342
肝内外の胆管の線維性狭窄	244
寒冷凝集素症	249
記憶T細胞	221
気管支喘息	304
寄生虫感染	68
季節性アレルギー性結膜炎	341
気道過敏性の亢進	304
気道の慢性炎症	305
気道閉塞（可逆性）	304
気道リモデリング	306
キャッスルマン（Castleman）病	177
急性型1型糖尿病	275
急性間質性肺炎	155
急性増悪（発作）の段階的治療	310
キュットナー腫瘍	172, 173
強直性脊椎炎	121
強皮症	107, 146, 160
棘融解	277
ギランバレー症候群	227
金属	338
クームス試験	248
クラドリビン	225
グリア限界膜	220
グリオーシス	221
グルココルチコイド	187
クローン除去	61
クローン病	122, 200
クローン麻痺	61
蛍光色素染色	169
経口免疫療法	345
形質細胞	234
形質細胞様DC	41
経静脈的免疫グロブリン療法	227
劇症型1型糖尿病	275
血液浄化療法	224
血液脳関門	221
血管炎症候群	181
血管性浮腫	295
血管造影	186
結合組織疾患	107
血漿交換療法	188
血漿浄化療法	217, 227
血小板関連IgG	257
血清反応陰性脊椎関節症	119
血清病	300, 301
血清病様反応	300, 301
血清フェリチン著増	129
血清療法	301
結節性多発動脈炎	107
血栓形成能	194
血栓症	141, 142
血中アレルゲン特異的IgE抗体	289
結膜炎	122
ゲノム	28
ゲノム（関連）ワイド解析	14, 202
ケモカイン	80, 220, 337
限局性強皮症	147
限局皮膚硬化型	150
原発性硬化性胆管炎	241
原発性胆汁性肝硬変	241
顕微鏡的血管炎	107
腱摩擦音	149
抗AQP4抗体	224
抗CADM-140抗体	157
抗CCP抗体	115
抗CD20抗体	178
抗dsDNA抗体	136
抗GBM抗体	186
抗IL-5抗体	353
抗IL-6受容体抗体	85
抗La/SS-B抗体	168
抗PDC-E2抗体	242
抗RNAポリメラーゼIII抗体	151
抗Ro/SS-A抗体	168
抗Sm抗体	136
抗TSH受容体自己抗体	261
抗U1-RNP抗体	151, 160
好塩基球	68, 71, 75, 293
好塩基球活性化試験	296
抗炎症性サイトカイン	77
硬化性胆管炎	173
後期反応	99
口腔アレルギー症候群	346, 347
抗血小板薬	144
抗原受容体	60
抗原処理	44
抗原提示	44
抗原提示細胞	40, 220
膠原病	28, 106, 107
抗甲状腺薬	265
抗コリンエステラーゼ阻害薬	216
抗細胞質抗体	157
交叉提示（cross-presentation）	42
好酸球	68, 72, 76, 340
好酸球性胃腸炎	352
好酸球性炎症	73
好酸球性肉芽腫性多発血管炎	107
好酸球性肺炎	352
好酸球増多症	350
好酸球増多症候群	350
甲状腺亜全摘	265
甲状腺機能亢進症	261
甲状腺クリーゼ	264
甲状腺刺激ホルモン受容体	261
甲状腺中毒症	264
高親和性IgE受容体	69
厚生労働省特定疾患	182
抗セントロメア抗体	151
抗体製剤	301
抗体の構造	22, 63
好中球	82, 194
後天性表皮水疱症	281
抗トポイソメラーゼI抗体	151
紅斑	323
抗ヒスタミン薬	89, 320
抗ヒトIL-5抗体	73
後腹膜線維症	172, 175
抗ミトコンドリア抗体	242
肛門病変	201
抗リン脂質抗体	132
抗リン脂質抗体症候群	135, 141, 142
抗ロイコトリエン薬	320
骨炎	123
骨髄浮腫	123
ゴットロン（Gottron）徴候	154
骨びらん	115
古典的経路	97
コピーナンバー多型	31
コルヒチン	196
混合性結合組織病	159
コンドロイチン硫酸	74
コントローラー	291

さ

再生医療	276
サイトカイン	77, 334

INDEX

サイトカイン受容体　79
サイトカインスーパーファミリー　78
サイトカインネットワーク　79
サイトカインのヒエラルキー　78
再発寛解型MS　222
細胞傷害性（CD8陽性）T細胞　56
細胞性免疫　238, 274
細胞内シグナル伝達機構　80
シェーグレン（Sjören）症候群　107, 166, 173
　—の改訂診断基準　169
シクロオキシゲナーゼ経路　90
シクロオキシゲナーゼ阻害薬　91
シクロスポリン　197
シクロスポリンA　57
シクロホスファミド　151
シクロホスファミド大量間欠静注療法　138
刺激伝導系　156
自己管理　290
自己抗体　146, 324, 325
自己反応性B細胞　59
自己反応性T細胞　51, 184, 220
自己免疫　12
自己免疫寛容　13
自己免疫機序　232
自己免疫疾患　13, 107
自己免疫性型　275
自己免疫性肝炎　232
自己免疫性膵炎　172, 236
自己免疫性水疱症　277
自己免疫性溶血性貧血　248, 249
視神経炎　221
視神経脊髄炎　224
システインプロテアーゼ　72
指尖陥凹性瘢痕　148
自然免疫　209, 239, 286, 330
自然免疫系　78
弛張熱　128
疾患感受性　28
疾患感受性遺伝子　273
疾患関連遺伝子　208
疾患修飾療法　151
実験的自己免疫性脳脊髄炎　220

室内塵　306
惹起相　336
周期性血管性浮腫　352
重症筋無力症　213, 214
縦走潰瘍　201
重複（overlap）症候群　160
樹状細胞　41, 81, 220, 334
腫瘍随伴性天疱瘡　279
主要組織適合（性）（遺伝子）複合体／抗原　41, 51, 273
消化管寄生虫感染　76
症候性（symptomatic）PBC　242
除去試験　297
職業性アレルギー　343, 344
職業性喘息　345
触知可能な紫斑　185
食物アレルギー　343
食物依存性運動誘発アナフィラキシー　345
食物経口負荷試験　348
食物除去試験　348
シルマー（Schirmer）試験　169
腎クリーゼ　149
神経筋接合部　214
腎原性全身性線維症　147
尋常性天疱瘡　278
蕁麻疹　295, 323
膵β細胞　272
膵β細胞抗原　274
膵β細胞補充療法　275
膵管像　239
膵実質画像　239
膵臓移植　275
膵島関連自己抗体　274, 275
水疱性類天疱瘡　280
髄膜炎　104
スギ花粉症　317
スクラッチテスト　347
スティーブンス・ジョンソン（Stevens-Johnson）症候群　346
ステロイド　110, 240
ステロイドパルス療法　138, 266
スフィンゴシン-1-リン酸　93
制御性B細胞　66
制御性T細胞　219, 322, 336, 343, 344
成熟B細胞　83

生殖細胞　29
成人スティル病　108, 127
成人喘息での診断の目安　309
生物学的製剤　112, 188, 210
生命予後　171
舌下免疫療法　322
接触皮膚炎　70, 332, 333, 338
セラミド　94
セレクチン　220
線維化　146
全身性エリテマトーデス　131, 132, 160
全身性自己免疫疾患　13
喘息
　成人—での診断の目安　309
　職業性—　345
　—関連分子　306
　—死　305
　—治療ステップ　308
　—の発作治療ステップ　309
　—の有症率　305
　—予防・管理ガイドライン（JGL2012）　305
蠕虫排除　74
仙腸関節炎　123
前房蓄膿　195
爪郭毛細血管　148
臓器特異的自己免疫疾患　13
増幅経路　99
瘙痒　328
即時型皮内テスト　347
即時相反応　318

た

体細胞　29
体細胞突然変異　35
帯状絞扼感　221
代替L鎖　65
大動脈炎症候群　190
大動脈弁閉鎖不全症　192
第二経路　98
唾液腺造影　169
高安動脈炎　189
タクロリムス　57
脱顆粒　69, 294
脱髄疾患　219
多発性筋炎　107, 153, 160
多発性硬化症　218
多発性単神経炎　185

単一遺伝子性疾患　36
胆管周囲にみられる同心円状（層状）の線維増生　246
竹状脊椎（bamboo spine）　121
遅発型皮内テスト　347
遅発相反応　319
中枢性チェックポイント　59
中枢性トレランス　62
中枢性免疫寛容　51
中毒性表皮壊死症　346
中毒性表皮剥離症　37
蝶型紅斑　132
腸管外合併症　210
長期管理のコツ　310
長期管理の段階的薬物療法　310
長期管理薬　291
長期生存形質細胞　65
腸内細菌叢　16, 204, 207
チリダニ　306
通常型DC　41
通年性アレルギー性結膜炎　341
通年性アレルギー性鼻炎　319
ツベルクリン反応の臨床上での問題点　25
ディスコイド疹　132
低用量アスピリン　187
デスモグレイン　278
デスモグレイン代償説　279
デスモゾーム　278
手指と手の腫脹　161
テンシロン試験　215
伝染性単核球症　219
天疱瘡　277
特異的免疫療法　320
特発性型　275
特発性血小板減少性紫斑症　255
トシリズマブ　130
トファシチニブ　58
ドライアイ　166, 170
ドライマウス　166, 170
トランスクリプトーム　30
トランスクリプトバリアント　29
トレランス　59
トロンボキサン　92
トロンボポエチン　257

索引　357

トロンボポエチン受容体作動薬	255, 259	ヒスタミン受容体	89	ベリムマブ（belimumab）	140	免疫グロブリン静注療法	188
		ヒスタミン遊離試験	296	放射性無機ヨウ素治療	265	免疫グロブリン大量静注療法	217
な		非ステロイド性抗炎症薬	91	放射性ヨード（131I）によるアイソトープ治療	265	免疫調節薬	200
ナイーブT細胞	46	ビタミンD	219			免疫複合体	184, 300, 302
ナイセリア属感染症	104	脾摘	253, 255, 258	膨疹	323, 324	―の処理機構	301
肉芽腫	201	ヒトゲノム	28	補助刺激シグナル	46	免疫抑制薬	111, 187, 225
肉芽腫性血管炎	189	皮膚筋炎	107, 153, 160	補体	96, 97, 302	網状血小板	257
肉芽腫性多発血管炎	107	皮膚テスト	297	―系の活性化	23		
ニコルスキー現象	278	皮膚バリア機能	329	―の名称	97	**や**	
二次性好酸球増多症	352	びまん皮膚硬化型	150	発作性寒冷ヘモグロビン尿症	249	薬剤起因性ループス	109
尿道炎	122	表現型	28	発作性夜間血色素尿症	102	薬剤性過敏症症候群	346
妊娠合併症	141, 142	病態修飾療法	218	発作治療薬	291	薬剤副作用	36
粘膜治癒	200, 204	ピロリ除菌	258			薬剤（薬物）アレルギー	108, 343, 344
粘膜類天疱瘡	281	フィコリン	99	**ま**		薬物過敏症	344
ノックアウトマウス	245	フィラグリン	328	膜貫通性リング	99	遊走性DC	42
		フィラグリン遺伝子変異	343	マクロCK血症	158	溶菌反応	97
は		フィンゴリモド（Fingolimod）	94, 225	マクロオートファジー	45	ヨウ素剤	265
肺高血圧症	162	フェノーム	30	マクロファージ	48, 220		
―の治療	163	フェノタイプ	306	マスト細胞	68, 88, 293, 323, 324, 325	**ら・わ**	
肺塞栓	196	フェリチン	129	―の多様性	74	酪性類上皮細胞肉芽腫	201
排虫	74	負荷試験	289, 297	末梢血白血球ヒスタミン遊離試験	289	落葉状天疱瘡	279
胚中心	63	複合遺伝性疾患	36	末梢循環障害	146	ランゲルハンス（Langerhans）細胞	332, 334, 336
肺動脈性肺高血圧症	148, 162	副腎皮質ステロイド	224	末梢性チェックポイント	59	リウマチ性疾患	107
肺動脈瘤	196	副腎皮質ステロイドホルモン	178, 255, 258	末梢性トレランス	63	リウマトイド因子	113, 120, 168
ハウスダスト	306	副腎皮質ステロイド薬	216	末梢性免疫寛容	54	リサミングリーン染色	169
ハシトキシコーシス（Hashitoxicosis）	262	付着部炎	125	慢性好酸球性白血病	351	リソソーム	44
橋本脳症	267, 268	ぶどう膜炎	120	慢性唾液腺炎	167	リッキサン	178
橋本病	267	不明熱	190	慢性非化膿性破壊性胆管炎	243	リツキシマブ	171, 225, 255, 260
バセドウ病	261	プリックテスト	347	慢性閉塞性肺疾患	307	リポキシゲナーゼ経路	92
―眼症	262	プレB細胞受容体	65	ミエロペルオキシダーゼ	183	リリーバー	291
―治療ガイドライン2011	266	プロスタグランジン	90	ミクリッツ病	172	リンパ臓器固有DC	42
―の診断ガイドライン2010	265	プロテイナーゼ3	183	ミクログリア	220	類天疱瘡	277
パッチテスト	333, 339, 347, 348	プロテオーム	30	未熟B細胞	83	ループス腎炎	135
鼻噴霧用ステロイド薬	320	プロトンポンプ阻害薬	152	未分化結合組織症候群	160	レイノー現象	147, 155, 161
ハプテン	70, 301, 332, 333	プロフェッショナルAPC	41	脈なし病	190	レクチン経路	99
ハプロタイプ	36	分子標的薬剤	111	無菌性髄膜炎	162	レスリズマブ	353
針反応	195	分類基準	149	無症候性（asymptomatic）PBC	242	レセプターエディティング	61
ハンセル（Hansel）染色	341	ベアエリア	113	無痛性甲状腺炎	264	レルミット徴候（Lhermitte sign）	221, 222
パンヌス	85, 113	閉塞性呼吸器疾患	304	メタボローム	30	ローズベンガル（Rose bengal）染色	169
反応性関節炎	121	閉塞性静脈炎	173	メトトレキサート	117, 198	ロゼット形成	234
反復誘発筋電図	216	ベーチェット病	107, 193	メポリズマブ	73, 353	ワルファリン	144
皮疹	128	ベザフィブレート	244	免疫	12		
ヒスタミン（histamine）	88, 325	ヘバーデン結節	114	免疫グロブリン	255		
		ヘミデスモゾーム	280				
		ベラタセプト	57				
		ヘリオトロープ疹	154				

編者プロフィール

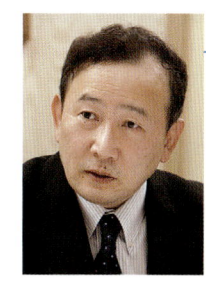

田中良哉（たなか よしや）

1988年3月産業医科大学大学院医学研究科修了．1989年9月米国国立衛生研究所（NIH）客員研究員を経て，2000年8月産業医科大学医学部第1内科学講座教授に就任．2005年4月より同大学病院副院長を兼任，現在に至る．

専門は，膠原病・リウマチ性疾患，内分泌・代謝疾患．研究は，接着分子やサイトカインを中心としたこれらの疾患の病態解明と生物学的製剤などを用いた新規治療の応用，開発．

主な所属学会は，日本リウマチ学会（理事），日本内科学会（評議員），日本臨床免疫学会（理事），日本骨代謝学会（理事長），日本炎症・再生学会（理事），日本臨床リウマチ学会（評議員），日本内分泌学会（評議員），日本免疫学会（評議員）など．

主な受賞歴は，2008年日本リウマチ学会賞，2009年欧州リウマチ学会賞など．

主な著書は，『40歳からの女性の医学 関節リウマチ』（岩波書店，2009年），『実践 リウマチ肺障害の診療』（永井書店，2011年），『生物学的製剤による難病の治療革命』（日本医学出版，2009年），『ステロイド骨粗鬆症のマネジメント』（医薬ジャーナル社，2005年），など．

病態と治療戦略がみえる
免疫・アレルギー疾患イラストレイテッド

2013年10月1日　第1版 第1刷発行

編　集	田中良哉
発行人	一戸裕子
発行所	株式会社 羊 土 社
	〒101-0052
	東京都千代田区神田小川町2-5-1
	TEL　03（5282）1211
	FAX　03（5282）1212
	E-mail　eigyo@yodosha.co.jp
	URL　http://www.yodosha.co.jp/
印刷所	株式会社 Sun Fuerza

ⓒ YODOSHA CO., LTD. 2013
Printed in Japan

ISBN978-4-7581-2044-9

本書に掲載する著作物の複製権，上映権，譲渡権，公衆送信権（送信可能化権を含む）は（株）羊土社が保有します．
本書を無断で複製する行為（コピー，スキャン，デジタルデータ化など）は，著作権法上での限られた例外（「私的使用のための複製」など）を除き禁じられています．研究活動，診療を含み業務上使用する目的で上記の行為を行うことは大学，病院，企業などにおける内部的な利用であっても，私的使用には該当せず，違法です．また私的使用のためであっても，代行業者等の第三者に依頼して上記の行為を行うことは違法となります．

JCOPY ＜（社）出版者著作権管理機構 委託出版物＞
本書の無断複写は著作権法上での例外を除き禁じられています．複写される場合は，そのつど事前に，（社）出版者著作権管理機構（TEL 03-3513-6969, FAX 03-3513-6979, e-mail : info@jcopy.or.jp）の許諾を得てください．

免疫・アレルギー疾患 関連書籍

免疫・アレルギー疾患の分子標的と治療薬事典

生物学的製剤，低分子化合物のターゲット分子と作用機序，薬効のすべて

田中良哉／編

分子標的治療が多角的に理解できる！78のターゲット分子をカテゴリー別に整理し，生理機能を簡潔に解説．さらに薬剤は辞書形式で掲載，標的・適応・薬効など必要な情報が一目瞭然．基礎・臨床問わず必携の書！

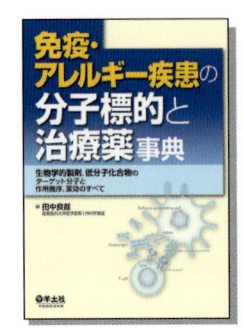

- 定価（本体7,600円＋税）
- B5判　375頁　ISBN978-4-7581-2041-8

改訂第2版 免疫学 最新イラストレイテッド

小安重夫／編

豊富なイラストで難しい免疫学がよく理解できると評判のテキスト．目まぐるしく進展する免疫学の最新知見に基づき，全章に渡ってアップデートしました．分子メカニズムの詳細から臨床応用まで網羅できます．

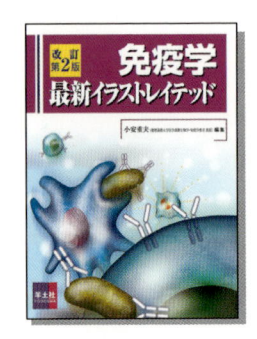

- 定価（本体5,200円＋税）
- B5変型判　293頁　ISBN978-4-7581-2001-2

実験医学別冊 もっとよくわかる！免疫学

河本 宏／著

"わかりやすさ"をとことん追求！免疫学を難しくしている複雑な分子メカニズムに迷い込む前に，押さえておきたい基本を丁寧に解説．最新レビューもみるみる理解できる強力な基礎固めがこの一冊でできます！

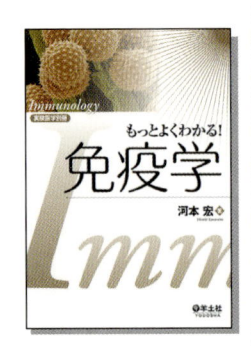

- 定価（本体4,200円＋税）
- B5判　222頁　ISBN978-4-7581-2200-9

改訂版 ステロイドの選び方・使い方ハンドブック

山本一彦／編

大好評書籍の改訂版！新薬追加やガイドライン改訂に合わせ大幅アップデート！どの薬を何錠，何日間？効果がなかったら？副作用が出たら？ステロイドの基礎知識と使用の根拠から疾患別の処方とコツまでわかる一冊．

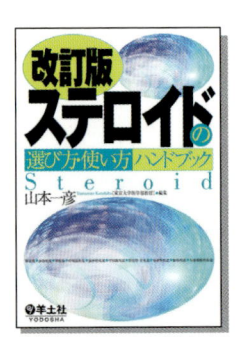

- 定価（本体4,300円＋税）
- B6判　343頁　ISBN978-4-7581-1706-7

発行　羊土社 YODOSHA　〒101-0052 東京都千代田区神田小川町2-5-1　TEL 03(5282)1211　FAX 03(5282)1212
E-mail：eigyo@yodosha.co.jp
URL：http://www.yodosha.co.jp/

ご注文は最寄りの書店，または小社営業部まで